总主编 王 键

新安医学研究集成
学术研究

Compendia of Research on Xin'an Medicine
Academic Research

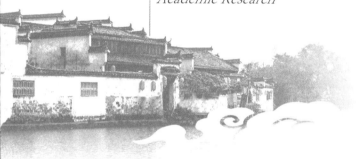

主　编　黄　辉

副主编　岳冬辉　王　鹏　王又闻

编　委　李永攀　罗梦曦　桂双英　刘守金　牛淑平　陶国水

　　　　徐　伟　吴　玲　赵建根　邓　勇　郜　峦　万四妹

　　　　王剑辉　叶　敏　卜菲菲　叶铭钢　石　立　洪　靖

时代出版传媒股份有限公司
安徽科学技术出版社

图书在版编目(CIP)数据

新安医学研究集成学术研究 / 王键总主编;黄辉主编.--合肥:安徽科学技术出版社,2018.1

ISBN 978-7-5337-7531-5

Ⅰ.①新… Ⅱ.①王…②黄… Ⅲ.①中国医药学 Ⅳ.①R2

中国版本图书馆 CIP 数据核字(2018)第 059148 号

新安医学研究集成学术研究　　　总主编　王　键　主编　黄　辉

出 版 人:丁凌云　　选题策划:吴　玲　　责任编辑:吴　玲　张　雯

责任校对:李志成　　责任印制:梁东兵　　封面设计:王国亮

出版发行:时代出版传媒股份有限公司　http://www.press-mart.com

　　　　　安徽科学技术出版社　　　　　http://www.ahstp.net

　　　　　(合肥市政务文化新区翡翠路 1118 号出版传媒广场,邮编:230071)

　　　　　电话:(0551)63533330

印　　制:合肥华云印务有限责任公司　　电话:(0551)63418899

(如发现印装质量问题,影响阅读,请与印刷厂商联系调换)

开本:787×1092　1/16　　印张:31.5　　字数:543 千

版次:2018 年 1 月第 1 版　　2018 年 1 月第 1 次印刷

ISBN 978-7-5337-7531-5　　　　　　　　　定价:188.00 元

序

一

最近，我有幸收到由安徽中医药大学原校长王键教授赠阅之《新安医学研究集成》样稿，此"集成本"由王键教授任总主编，得到了国家出版基金的立项资助。全书又分学术研究、临床研究和实验研究三大部分，每一部分除主编外，并有诸多专家参与的学术团队合作编写。本书在地域医学流派研究中呈现出璀璨、靓丽的学术风貌。

三十多年前，我曾是早期的新安医学研究者之一，当时曾与新安医学名家王乐匋、吴锦洪、李济仁教授等共同主编《新安医籍丛刊》，刊行后获得中医学术界的广泛重视和好评，曾荣获华东优秀科技图书一等奖。但因限于当时某些客观条件，仍未能达到深广、全面和创新的要求。

王键教授作为新安医学研究会首任会长王乐匋老(已故)的哲嗣和最具代表性的传承人，近二十年来，一直在进行新安医学的挖掘整理和深入研究工作，为新安医学的拓展、弘扬做出了巨大的贡献。

人所共知，阐述地域性医学的名医、名著时，如不深入辨析，或较难掌握其学验精粹，甚则可能醇疵相混。本书编者在设计、规范书稿时，多能在反复思考、分析后，使学理趋于深宏精邃，甚至能达到"无微不究、无影不洞"的高水平。须着重提出的是，多年来王键教授付出相当大的精力从事新安医学的深广研究。近十年，他先后发表了一系列新安医学研究的高水平文章，并主编了《新安医学精华丛书》《新安医学名著丛书》《新安医学流派研究》等大型著作。其中《新安医学精华丛书》荣获中华中医药学会学术著作一等奖。此"集成本"每一部分都述理明晰，见微知著，富有特色，很好地展示了新安医学的重要价值，是新安医学研究领域又一值得关注的重要研究成果。书中学术研究、临床研究两个部分固然十分重要，而第三部分"实验研究"，则是源于临床优势病种治疗有效性基础上，进一步用现代科研思路和手段对其作用机制予以验证说明，并赋予新安医学特色理论新的科学内涵，这就体现了党和国家提示要中西医并重、中西医结合的重要性，反映了这种与时俱进的先进科研思路与方法。

此书能在进一步发掘新安地区古今名家学术经验的基础上，突出若干名家的治学心得和诊疗特长，并在可能范围内，结合新知予以辨析、阐论，使读者从中获益匪浅。

通过近些年对古今新安医学的深广研究，不难看出，它起始于宋、元，迄今已800余年，根据多种文献资料统计，有800余名重要医家和800余种名著，这是国内其他地域医学流派难以相比的。读者们对于地域医学，更较重视名医、名著中的学术经验，我们从新安医学流派中，基本上可看到以下主要特色：该地区多数医家能遵循《素问·至真要大论》中所强调的医生诊治疾患，应重视"审察病机，无失气宜"的原则。明代张介宾所著《类经》中说："机者，要也，变也，病变所由生也。"历代新安名医，重视"治病求本"，强调病机辨析在诊疗中的关键作用。此书列述新安名医治病案例，均能重视察病之机宜和治病之法规。所以他们在弘扬中医药文化中，为后世树立了一座令人瞩目的丰碑。在施治大法方面，绝大多数的新安名医重视"固本培元"法，其中又以明代汪机、徐春甫、孙一奎等更具有代表性。明代陈镐《蒋恭靖别传》说："善治者，必治本。"这个观点应引起中医界的广泛重视。

此书总主编王键教授，是新安医学的世传名医，又是当代"新安王氏内科"的举旗人。他一贯重视诊疗规范，每能根据患者具体证情，运用圆机活法，将辨证与辨病融会、结合，并在治法上以"固本培元""健脾化湿""活血通络"等作为主要手段，取得明显疗效。其在传承新安医学学术经验的过程中彰显了"新安王氏内科"的特色。

最后，我认为本套书编者在表述新安历代名医的学术、临床特色方面，已能趋于"备而不繁，要而不略"的学术风貌，能很好体现弘扬、拓展和传承新安医学的目的，并能为国际临床医学做出新的贡献。是为序。

中国中医科学院　余瀛鳌

2017年12月

序
二

　　新安医学源起古徽州,肇启晋唐,历经宋元,鼎盛于明清,绵延至今,积八百年之深蕴,名家名著众多,名说名派纷呈,理论与临床均建树颇丰。新安医学的兴起与发展,是历史、文化、经济、地理诸多因素共同催化的结果,受徽文化的熏染最甚。古徽州文风昌盛,人文荟萃,素有"东南邹鲁"之称,其内涵丰富,积淀深厚,是中国优秀传统文化有机融合的典范,造就了大批医文互通、亦儒亦医、理论功底与临床能力俱佳的"儒医群体",为新安医学的延传做出了重大贡献。新安医学已不是单纯的地域性学术流派,其创新理论和实践经验,早已融入整个中医理论体系之中,始终焕发着生机与活力,成为我国中医药学的重要组成部分。其深厚的文化底蕴、鲜明的流派特色、突出的学术成就、深远的历史影响,在中医界一直享有很高的学术地位。

　　新安医学研究自20世纪50年代随着徽学研究的兴盛而兴起。新安医学以其宏富的文化内涵为世人惊羡,吸引了大批学者全身心投入其中,并取得了丰硕的学术成果。耿鉴庭、余瀛鳌、王任之等著名专家曾经重点关注和指导,继洪芳度的《新安医学史略》,余瀛鳌、王乐匋、吴锦洪、李济仁等共同主编《新安医籍丛刊》之后,王乐匋的《续医述》《新安医籍考》,李济仁的《新安名医考》等书相继出版,从史学考证角度梳理出大量新安医学相关资料,弥补了新安医籍、医家史料不足的缺憾,为后继者的深入研究打下了坚实的基础。进入21世纪,在王键教授的主持和带领下,不断深入挖掘整理研究,先后编撰出版了《新安医学精华丛书》《新安医学名著丛书》《新安医学流派研究》等著作,从理论到临床,从医药到人文,系统地展示了新安医学的丰硕成就。放眼全国,针对新安医学学术理论、治则治法、临床实践、机制研究等各个方习近平总书记曾多次指出,中医药是"打开中华文明宝库的钥匙","我们要把老祖宗留给我们的中医药宝库保护好、传承好、发展好"。中医药的传承是一项长期而艰巨的浩大工程。纵观新安医学数百年的发展,特色十分鲜明,其家族传承与学术传承融合交织,多能延续十数代,成为独特的"世医家族链"。这些世医家族链中涌现了大批传承有序、家学渊深的医家医派,对新安医学乃至整个中医学理论和实践的充实和发展起着重要推动作用,更使得新安医学出现名医如林的繁荣之象。诸如"新安王氏内科""新安郑氏喉科""新安黄氏妇科""新安余氏医学"等,均延嗣不绝,名医辈出。发掘研究新安医学"世医家族链",对当前做好中医药传承具有十分重要的借鉴意义。安徽中医药大学所开设的"新安医学教改班",可谓将这种"小"家族式的传承和"大"院校培养相结合的创举,定能培养出更多的优秀后继人才。研究新安医学,是历史赋予的使命,弘扬新安医学,是传承中医药文化的践行之举,这些需要我们中医药人齐心协力,做好接力,共同努力。

今王键教授总主编的《新安医学研究集成》即将付梓,其著书百万余言,可谓振奋人心,鼓舞后学。言集成者,集大成是也。集成之书,实为难作,其客观性、全面性、系统性、条理性,缺一不可,工程之浩瀚,责任之重大,非集众智不可为,个中艰辛亦非常人可知。幸有当代新安医学擎旗人王键教授的带领,安徽中医药同仁群智群力,对20多年来的新安医学研究成果分门别类,从学术研究、临床研究、实验研究三大板块进行详尽整理,为研究、学习新安医学提供了更为完备的学术资料。本书无疑是一部富有流派特色和极具学术价值的著作,定能使延传800多年的新安医学在与时俱进的过程中更放新辉!

有感于新安医学后继者们的至诚之心,勤恳之行,致力研究,特为之序!

徐经世

2017年12月于怀思斋

前言

源远流长的新安医学

新安医学发源于新安江流域的古徽州地区，是祖国医学中一个既古老又现代的综合性学术流派。

说她古老，是因为历史悠久，从宋代形成开始算起，至今也有800余年的历史了；说她现代，是因为命名时间不长，整理研究直到20世纪下半叶方才兴起，不过几十年的光阴。

说她古老，更重要的在于，上下800余年间，涌现出了800多位医家，编撰了800多部医著，学说纷呈、学派林立，创下了许多中医之最，对整个中医药学的发展走向产生了深刻的影响，为中医学理论体系的构建和完善做出了举足轻重的历史性贡献；说她现代，更重要的在于，新安医学创新理论与实践早已融入中医学理论体系之中，成为现代中医学的重要组成部分，并在新的历史时期焕发出了新的生机和活力，继续为医疗卫生事业、为保障人民健康发挥着举足轻重的作用。

一、群星璀璨，医学成就辉耀中华

"医之门户分于金元"，医学自宋代开始学术争鸣异常活跃，各家学说异彩纷呈，尤其金元时期刘河间、张子和、李东垣、朱丹溪四大医家(史称"金元四大家")分说立论，形成了寒凉派、攻下派、补脾派、养阴派四大医派。在宋元医学的启发下，新安医学迎来了繁荣发展时期。但明显不同的是，新安医学不是单打独斗的"孤胆英雄"，而是群英荟萃的"集团军"；不是一支一脉、一枝独秀,而是群星璀璨、辉耀中华。

1.儒医辈出,名不虚传

新安医学以医家众多、医著宏富著称于世。

古徽州一府辖六邑(歙县、绩溪、休宁、婺源、黟县、祁门),山清水秀、古色古香,古往今来文风昌盛,名贤辈出。历史上走出了"齐家治国、兼济天下"的名士群体,"贾而好儒、重义轻利"的徽商群体,更少不了"不为良相、即为良医"的儒医群体。所谓"天下名医出新安"。

据现代研究考证,自宋迄至见于资料记载的新安医家共计800余人,其中明清两代占80%以上。这是一支奇特的队伍,是人才的"硅谷",其源远流长的学术团队中,更有一批优秀的领军人物。

如宋代(960—1279)有医术"名满京洛"的张扩,有人称"神医"并在国家医生考试中拔得头筹而入翰林院为医官的御医吴源。

明代(1368—1644)有中医温补学派重要人物、载入《明史》的嘉靖年间全国四大名医之一的汪机,有医术名满北京城的太医徐春甫,有医名隆盛于吴越两地而远近闻达的孙一奎,有医经学派的重要人物、善于针灸和方药并用治病而"百不失一"的吴崐,有伤寒学派的重要人物方有执,有善用温补、时在扬州有"杏林董奉"之喻的程从周,有儒医的典型代表、以医学和儒学研究并举并重而名闻海内的程敬通。

清代(1636—1911)有致力于普及的医学启蒙派代表性人物汪昂,有中医温病学奠基人和温病四大家之首的叶桂,有潜心医学、垂范立法而为医界津梁的程国彭,有清初期三大名医和清代四大名医之一的医书总修官吴谦,有创虚损性疾病辨治新法新说的虚损病大家吴澄,有擅长针药并用治疗喉科危急重症、立新法创新方成功治愈烈性传染病白喉的郑梅涧、郑枢扶父子等。

民国时期(1912—1949)有江南四大名医之一、被誉为"海上名医"的王仲奇,有诗赞其术曰:"入门先减三分病,接坐平添一段春。"

中华人民共和国成立(1949)以来,有程门雪、王任之、程道南、王乐匋、吴锦洪、李济仁等一批学验俱丰的新安医家薪火相传。新安医学在地域性医学流派中遥遥领先,独占鳌头。

另据不完全统计,历史上凭过硬的医术治愈皇室国戚、达官显贵而走进太医院的新安太医有63人。太医院是古代专为宫廷官僚服务的最高医疗保健机构,也是全国医政管理机构和医疗的中枢机构,太医首先必须是医术高明的国字号医生。

又据目前统计,从北宋以来,新安名医世家传3代以上至15代乃至25代的有百余家,名医300余人。许多世家传承至今,如始自南宋的"歙县黄氏妇科",始自明代的"张一帖"内科,始自清代的"郑氏喉科""新安王氏医学""吴山铺程氏伤科""龙川胡氏医学""蜀口曹氏外科""西门桥汪氏儿科""祁门胡氏骨伤科"等。

清道光二十三年,学者高学文在湖北武昌曾经感叹:"余游江浙闽粤,已二十余年,遂闻天下名医出在新安。"此言不虚也。

2.医著宏富,资源宝藏

新安儒医重传承、重著述,为我们留下大量医学著作。800多位医家中,有400多位编撰了800多部医籍,可谓著作等身、资源丰富。

新安医籍不仅在数量上卷帙浩繁,更创下了许多医学史之最:

如南宋张杲《医说》(1189)是我国现存最早主要以医案体裁形式记载大量医学史料的医史传记类著作;

明代余傅山、汪宦、吴洋等集会编撰的《论医荟萃》(1543)是我国历史上第一部医学讲学实录;

江瓘《名医类案》(1549) 是我国第一部系统总结和研究历代医案的专著;

吴崑《医方考》(1584)是我国第一部完整系统地注解分析方剂的专著,《脉语》作为脉学专著首次论述并规范了医案记录的完整格式和要求;

方有执《伤寒论条辨》(1582)是第一次对中医经典《伤寒论》重新进行编排调整的伤寒著作;

清代汪昂《本草备要》(1683)首创以功效为纲解说药效的编写体例,《医方集解》(1682)是我国第一部以功效为主分类的定型规范的方剂学专著,两书分别是清代以来我国流传最广、影响最大的普及性本草和方剂著作,版次和发行总量均位居同类书榜首,《汤头歌诀》(1683) 更是家喻户晓、人人皆知,以上三书流传300多年,至今仍是中医重要的入门参考书;

叶桂《温热论》(1766)是中医温病学理论的奠基之作;

郑梅涧《重楼玉钥》(1768)是我国第一部喉科针药治疗专著;

胡澍《素问校义》(1872)是第一部引入训诂校勘的"小学"方法研究《内经》的专著;

汪宏《望诊遵经》(1875)是中国医学史上第一部望诊专著。

近代中医所推崇的"全国十大医学全书"之中,出自新安医家之手的就有三部半:明代江瓘《名医类案》12卷(1549)精选历代名医2405案(与清代魏之琇《续名医类案》一起,作为类书合算一部);明代徐春甫《古今医统大全》(1564)100卷、165门、300余万字,概括了明代以前我国重要医学典籍和医学成就,今列为十大全书之首,它的出版是载入中国医学史的一件大事;清代吴谦《医宗金鉴》(1742)90卷15门约160万字,是一部切合临床实用的大型医学教科书;清代程文囿《医述》(1826)16卷65万字,述而不作,开系统节录诸家医论之先河。

此外,明代陈嘉谟《本草蒙筌》(1565)是一部富有特色、被李时珍《本草纲目》列入重要参考书目的本草著作;明代孙一奎《赤水玄珠》(1584)30卷76门约140万字,是一部分科齐全、富有创新理念的综合性临床医著;吴崐《素问吴注》是一部研究《黄帝内经》必不可少的参考书;清代程国彭《医学心悟》(1732)是一部切合实用的综合性临床医著;吴澄《不居集》(康熙、乾隆年间)是一部系统论述虚劳性疾病的专著;《临证指南医案》(1764) 是记录一代名医叶桂临床经验的医案专著;《程正通医案》(1883) 是一部被江南名医喻为"丰城剑,卞和玉"的医案专著。这些都是在中医药界影响很大、临床上必读必备的古籍参考书,并被中医高等院校编入教材。

800余部著作分属医经、伤寒、综合临床、内外妇儿各科、医案、诊法、针灸、本草、方论、养生、丛书等各医籍门类,涉及面广,理论学术和编撰风格各具特色,在中国医学史上写下了辉煌灿烂的篇章。

3.学说纷呈,花团锦簇

新安儒医创新意识强烈,思维活跃,"于书无不读,读必具特异之见","独创之巧","推求阐发","驳正发明","意有独见","发群贤未有之论,破千古未决之疑",敢于突破、大胆创新,在医著编撰中提出了一系列富有科学价值的学术命题和创新观点。

如明代有:

程玠提出"杂病准《伤寒》治法"说,阐发了《伤寒论》辨证治法的普适性;又提出"心肺当同归一治"说,阐明一张药方可以通治心和肺两脏疾病,颇有先见之明。

汪机以"营卫一气"说阐明人体营卫阴阳相通互涵的辩证关系,以"参芪双补"阐明人参和黄芪既补气又补阴的双重价值,均极具实证性。

陈嘉谟以"治疗用气味"论倡说药物寒热温凉四性和酸苦甘辛咸五味的综合灵活运用,以"制造资水火"论阐明把握炮制程度、发挥药效又不失药性作用,言简意赅。

徐春甫提出"五脏之脾胃病"的新概念和"调理脾胃,以安五脏"的治疗新思路,对增强和调节人体免疫功能具有重要意义;其"无往不郁"说强调了心理因素在慢性病发病中的重要价值,现代已得到心理神经免疫学的支持。

孙一奎"命门动气"说对生命本原和生长发育演化过程的探索,符合生命科学的复杂性和统一性,与现代基因学理论等有惊人的相似之处,极具超前性;与"三焦相火正火说"相结合,揭开了命门学说及三焦辨证指导临床的新篇章。

方有执践行"错简重订"说,重新编排《伤寒论》的篇章条文秩序,既增强了原书的系统性和条理性,又反映了伤寒发生发展、传变转归规律。

罗周彦"元阴元阳说"首次将元气分为元阴、元阳,并强化先后天之分,赋予元气以细胞生命所具有的物质性(功能性)、遗传性、可变性三个特征,提高了元气的临床实用价值。

如清代有:

吴楚提出"脾胃分治"说,强调从胃论治,改变了以往"治脾统治胃"的局面,弥补了中医脾胃学说的不足,拓宽了从脾胃论治的临床思路。

程国彭发明"八字辨证"说,以寒、热、虚、实、表、里、阴、阳八字为辨证总纲来分析归类病情;发明"医门八法"说,以汗、和、下、消、吐、清、温、补八法综合归纳治法,构建起了中医辨证治法的新体系和新模式,成为中医临床辨证立法的主要依据。

叶桂创立"卫气营血辨证"说,揭示了温病由表入里的传变途径和规律,标志着中医温病学辨治体系的形成,得到了现代实践的验证和动物实验各项客观指标的印证,与现代西医将疾病过程分为前驱期、明显期、极盛期、衰竭期4个时期也是一致的;其"养胃阴"说以救治疫病、急救胃阴为重心,推衍至内伤杂病养胃阴法,进一步完善了脾胃学说、拓宽了诊疗思路;又提出"久病入络"说,揭示内伤杂病由浅入深而成顽症痼疾的病机,以"虫介药通络"论治,是内伤杂病治法上的一大创新。

吴澄提出"外损致虚说",认为长期外因损害、疾病缠绵日久可致内伤虚损,极具预见性,现代发现的艾滋病,其全称为"获得性免疫缺陷综合征",为这一学说做了最好的注解和说明;又有"虚损理脾阴"论,认为虚损脾胃易伤、脾阴易虚,治疗健脾勿忘脾阴,与叶桂"养胃阴"说相辅相成,又为临床开辟了一条新的治疗途径。

汪绂提出了用药"补泻相兼"说,阐明了成分复杂的中药"无药不补,无药不泻",具有补此泻彼的双向调节作用。

郑梅涧、郑枢扶父子以"养阴清肺"说论治肺热阴虚之证,卓有成效地治愈了白喉这一烈性传染病。

余国珮与众不同地提出"燥湿为纲"说,从外感时疫辨燥邪推及内外各科病症辨燥湿,抓住了水是生命之源这一要害所在,确属"医家病家从来未见未闻"之说。

此外,五运六气学说是唐宋时期以天干地支推衍气候周期变化的学说,新安医家从汪机开始,根据事实修正为"运气应常不应变"说,认为一年四时常令可以应验,六十年久远之变难以推演,前者得到了现代医学物候学、时间医学研究的论证,后者得到了天文学"木星超辰现象"的印证,提高了运用

前言

运气学说分析气候、观察病情、合理用药的科学价值。

脉诊是扁鹊发明的中医特色诊法,新安医家从北宋张扩、张挥兄弟开始普遍精于脉诊,徐春甫认为"脉为医之关键",吴崑指出"一指之下,千万人命脉所关",中医正是通过把脉来把握阴阳气血盛衰、把握脏腑功能变化、把握"生命指针"的,现代证明脉诊有血流动力学依据,疑难杂病诊治以脉诊为第一依据至关重要。

这些创新见解观点鲜明,立论独特,议论有理有据,涉及生理病理、病因病机、诊断辨证、治法用药、药性药效等各个环节,开拓了学术领域,填补了学术空白,是中医学术发展进程中的重大理论创新,现早已融入中医学理论体系之中。

4.发明众多,不胜枚举

新安医家不仅在理论上领先,学说纷呈、学派林立,而且在诊疗技术上达到了当时医学的最高水准,临床上具体的创新发明也不少。

如在传染病的防治上,明清新安医家发明了预防天花的新安种痘法,这是世界上用人工免疫法预防天花造福人类的创举;清代叶桂是第一个认识烂喉痧、发现猩红热的第一人,他所提出的"温邪上受,首先犯肺,逆传心包"的认识,概括了温病发展和传变的途径,现代从SARS、禽流感等疫病由呼吸道传入、传染性极强、传变迅速的病理变化中,进一步得到了印证;清代郑梅涧首次提出了白喉病名,首次发现"假膜"这一病症特征,首次记载了这一烈性传染病的流行,也是成功治愈白喉的第一人,这比西医史上最早的白喉资料早32年。这些都为我国预防医学史写下了极为光彩的一笔。

在诊断辨证上,针对晋代王叔和《脉经》寸口脉分候脏腑之说,明代徐春甫作了辨析和修改,清代吴谦作了补充和完善,符合临床实际,现代证明符合生物全息现象;清代叶桂提出温病"必验于舌",创立了温病舌诊辨证,发明了舌诊燥湿诊法,提出绛舌(邪入营血的标志)和舌苔黏腻(脾瘅湿盛)等新概念,察舌验齿、辨斑疹(热邪深入营血)等法,从此舌诊的作用才得到了真正的发挥。

在临床各科上,元代有李仲南首创"攀门拽伸法",首次采用过伸牵引复位法治疗压缩性屈曲型脊椎骨折;明代有《古今医统大全》首先记载了以大黄为君下法治耳眩晕、复合磁疗治疗耳聋及挂线治疗肛瘘等方法;清代有郑梅涧创"开风路针""破皮针""气针"治疗喉风重症的三针法,吴谦首次详细介绍正骨手法的作用和使用方法。

在方药上,新安医家灵活化裁,创制了许多切实有效的经典名方,流传数百年,历试不爽。如明代汪机创制的玉真散是治疗破伤风的经典名方;吴崑发明的知柏地黄丸现已是治疗阴虚盗汗的常用中成药。清代汪昂首载的金锁固精丸是治疗梦遗、滑精、早泄的名方;程国彭发明的止嗽散被后代列为治疗外感咳嗽第一名方;清代吴谦发明的五味消毒饮是内服治疗疖、疔、疮、痈的经典方;郑氏喉科创制的养阴清肺汤,与针法、吹喉药灵活施用,挽救了无数白喉患者的生命, 这要比1901年首届诺贝尔生理医学奖获得者Behring发现白喉抗毒素并应用血清治愈白喉早一个世纪。现代临床研究证明,养阴清肺汤合方加减有与特效药白喉抗毒素同等的疗效。

在本草上,明代《本草蒙筌》首次记载了健脾消食的鸡内金、行气止痛的青木香、止血散热的血余炭等药,首次介绍了徽派炮制法和某些药物的特殊贮藏法。

诸如此类的第一、首创在新安医学中不胜枚举。而随着研究的不断深入,将会有越来越多的创新发明被发现、被认识。

名医名著,名说名派,名药名方,博大精深,璀璨夺目。从基础到临床,从经典到教育,在诊疗养生、本草方药、针灸导引、内外妇儿各科等各个领域,新安医学皆有突出的成就和卓越的建树, 全方位地继承和发展了中医学理论体系,充分展示了中医药学的博大精深,故有中医药学"硅谷"之誉,是明清时期中医学的典型代表和缩影。

5.学术交流,引领时尚

学术的繁荣也是交流碰撞的成果。

明嘉靖二十二年(1543)十月,徽府儒医余傅山邀集各县名医汪宦、吴洋等9人,在徽州府城乌聊山馆集体为门人讲学授课,开展学术讨论,《论医荟萃》就是根据当时讲稿及经验交流记录整理汇编而成,是当时讲学的成果。这是新安医学首次学术交流和讲座的记载。

不仅在新安本地,即使迁居行医他乡的新安医家,在汲取积极进取、勇于创新的新安学术基因后,也会积极创造条件,营造一个突出新安学术交流的氛围。

仅仅时隔20多年,寓居京师的徐春甫充分利用自己任太医院医官的机会,于隆庆二年(1568)前,联络和召集全国各地供职京城的46位同仁(其中新安医家21人),仿孔门"以文会友,以友辅仁"之例,在北京发起成立了"一体堂宅仁医会",以"宅心仁慈"为宗旨,立"医会会款""会约条款"22项,开展讲学活动、交流学术、钻研医理、切磋技艺。这在中华医学史乃至科技史上都是史无前例的第一次,是我国医学史乃至科技史上的一大创举。会者,合也、聚也,作为最早的全国性医学团体和科技学术团体,宅仁医会的成立是社会进步、经济发展、医学需求的必然结果,是在特定历史时期医学发展的客观要求,是我国医学科技力量的第一次展现和宣示,也是新安医学的第一次对外宣示,是医学之作用、地位的具体体现,具有里程碑的标志性意义。

直到清末光绪十六年(1889)前后,还有业儒通医的俞世球,在南翔(今上海市嘉定区南翔镇)任职期间创设"槎溪会课",师生相与论医,由浅入深、循序渐进地学习讨论医学。

"乌聊论医""宅仁医会"和"槎溪会课",一在本土,一在京师,一在江南腹地,跨越明清,遥相呼应。新安医学所散发出来的感召力,已成为引领时代潮流的风向标。

6.传播海外,影响深远

新安医学的学术交流和传播,影响无远弗届,对国外医学的发展也产生了重大影响。

在日本医家丹波元胤所著《中国医籍考》中,共收载新安医家63人,医籍139部。尤其是朝鲜、日本两国,不仅通过各种途径吸收了大量的新安医学知识,而且整本翻印刊刻新安医家的许多重要著述,有些版本流传至今,成为研究新安医学及其对外交流的宝贵资料。新安医籍的外传以明清两代为主,这一时期东传的新安医籍不少于30种,主要有:南宋张杲《医说》;明代汪机《石山医案》,江瓘《名医类案》,徐春甫《古今医统大全》,孙一奎《赤水玄珠》《孙一奎医案》,吴崐《医方考》;清代汪昂《本草备要》等。明清以来,新安医学重要的历史地位和学术价值,一直受到海内外有识之士的广泛关注,影响十分深远。

儒医辈出、世医不绝,文献宏富、名著林立,创新发明、学说纷呈,交流传播、影响深远,新安医学在地域性医学流派中首屈一指。"繁星九天汇银河",在祖国医学的星空中,新安医学璀璨夺目、熠熠生辉,是最响亮、最耀眼的一颗明珠。

二、器范可风,彰显新安医学特色

新安医学以名医辈出、儒医为主、世医众多、医著宏富、学说纷呈、学派林立闻名天下,这当然也是其特色优势所在。但不仅仅如此,更为关键的是,新安医学特色鲜明,器范可风,体现在多个方面的"统一与结合"。

1.博古通今与继承创新

首先,新安医家"博古以寓于今,立言以激其后",博古通今、引故发新,融会贯通、通变创新,理论创新十分活跃,明显地表现出在继承中发展的运动轨迹。

明代程玠"杂病准《伤寒》治法"说是对《伤寒论》辨证方法的推广运用,"心肺同治"说是从《黄帝内经》肝肾同治中触类引申推导提出的;汪机从《黄帝内经》中找到"营气"这个沟通阴阳的切入点,从而发明了"营卫一气""参芪双补"说;孙一奎在《难经》等著作的启发下,引入宋代易理太极学说而发明"命门动气"说;至于"运气应常不应变"说,更是对五运六气学说的修正和完善。

清代吴楚"脾胃分治"说是对李东垣脾胃学说的补充和完善;叶桂"养胃阴"说和吴澄"理脾阴"说更是结合李东垣补土说和朱丹溪养阴说而发明的新法;吴澄"外损致虚说"是在李东垣内伤说的启发下提出的;叶桂"卫气营血辨证"说是在《伤寒论》六经辨证的启迪下,引用《黄帝内经》卫、气、营、血概念而创立的辨证新说,而其"久病入络"说追溯其源也启自《黄帝内经》;郑梅涧是在前人外感温病伏气学说、叶桂温病学说和火燥论的启发下,提出"养阴清肺"新说;余国珮也是吸取先辈温病、伤寒热病中燥气病机的认识,才提出"燥湿为纲"新说。

其次,新安医家在临床实践基础上参古博今,师古而不泥古,具体诊疗运用上多有发明,同样体现了传承中创新的特点。如元代李仲南所创"攀门拽伸法",是建立在前代牵引复位治疗骨折基础上的;明代程玠、程玠兄弟创立的"以脉统证"诊疗模式,是对脉诊作用的弘扬和发挥;吴崑所创知柏地黄丸,是在宋代名方六味地黄丸基础上加用知母、黄柏而成;清代叶桂发明的温病舌诊辨证是前人伤寒舌诊的推衍、深化和发展。

其三,新安医家擅于抓住前人智慧的闪光点,引古人之说加以推衍、引申和发挥,结合实践赋予其新的内涵,在经典注释、启蒙教育和总结归纳中不忘创新。如徐春甫在前人基础上,提出了"慎疾慎医"等很多富有价值的养生命题;方有执在重新编排《伤寒论》中,提出风伤卫、寒伤营、风寒两伤营卫的"三纲鼎立"新说;汪昂在其医药普及著作中,独具慧眼地记述了不少先进的医学理论和创新见解,如"脑主记忆"说、"暑必兼湿"说、"体温而用凉"论、"方剂归经"说;吴谦主修中医教科书,也提出"痹虚"和痹病虚实分类等诸多的新概念和新总结。

新安医家对医药知识的总结归纳,更是达到了前所未有的高度。陈嘉谟在为童蒙而作中"发明大意",总结出了"治疗用气味""制造资水火"论等;程国彭倡导"八纲辨证",首创"医门八法"及"外科十法";汪宏发明"相气十法"说,多有新的真知灼见,医理上多有阐发。

新安医家在继承基础上的一系列创用和发明,为中医学的创新和发展注入新的生机活力。

2.学术争鸣与融通并蓄

自明代16世纪开始,新安医学学术空气为之一新,学术争鸣异常活跃,但于争鸣中又多呈互相包容的态势。

首先,新安医学虽然理论创新纷呈,但新说本身往往是兼容了前人不同的学术思想和观点而提出来的。如明代汪机将李东垣学说引入朱丹溪学说中,两者有机地融为一体而创立"营卫一气"说;孙一奎创"动气命门说"的同时,又相辅发明"三焦相火为元气之别使"的观点,从而与汪机"营卫一气说"联网,形成"原气(命门动气)-宗气-营卫之气"这样一个维系生命动力与能量的链条;王乐匋在"寒温之争"中,吸收融合了新安"温病从属伤寒""温病不废伤寒"和寒温统一论从而提出"寒温根叶相连"新说。

科学本身是不断发展的,原来认为正确的可能也有不妥当的地方,原来认为错误的可能有其合理的内核,中医各家学说正是在这种不断吸收、融合、纠偏中不断完善发展的。

其次,新安医学虽然临床风格多样,温补滋阴、伤寒温病学派林立,但各家本身也是通过相互沟通、相互学习、取长补短、兼容并蓄而形成的。现代研究证明,汪机固本培元基本方虽以黄芪、人参、白术补气固本为主,但也往往配有黄芩、麦冬、黄柏等清热养阴药,阴中求阳而兼取朱丹溪养阴法;这种兼顾气血阴阳的固本培元治法,又启发了元阴元阳的划分,为新安养阴清润派的形成埋下了伏笔;而心法心悟学派既承固本培元之精髓,又传丹溪心法之附余。

你中有我,我中有你,相互融通,新安医学家触类旁通、引申发明的功夫,可谓前所未有。

从用药风格上说,除了"平和轻巧"行王道外,还有清代罗浩针对瘟疫重症猖獗之势而提出的"下手宜辣,早攻频攻"的霸道风格。

近代"新安王氏医学",融经方、时方于一体,学古方而能入细,学时方而能务实,用药轻灵之中有谨慎,平稳之中有灵动,疏密有致,进退从容。

这些本无生命的草木金石,被新安医家活用之后,就如同被赋予了灵动的生命一般,闪烁着智慧的光芒。

其三,新安医家多学出多门、转益多师,视野开阔,思想开放,为新安医学学术多元融合奠定了基础。像吴洋、徐春甫、孙一奎、吴崐、叶桂、许豫和等很多名家有游历各地、遍访名流、拜师求学的经历,吴洋为探明阴阳之理而跟博士诸生学易经,为探明经络之学而到浙江凌氏处学针灸,听说常山杨氏伤寒造诣深即东游受业于杨,听说祁门汪机医术高明即西往师从于汪;甚如吴崐为学医先后拜师不少于"七十二师",叶桂10年间"拜十七师"。世界上没有两片完全相同的叶子,每位医家在各自兼容他人之长同时,都有自己的个性特色和风格,有时候竟难以界定一位医家究竟属何门何派。

各家各派也互有长短,"任何学者或学派都不可能穷尽真理,更不能垄断真理"。难能可贵的是,新安医家秉持徽学的和谐传统,相互交流融合、求同包容、补充完善、兼收并蓄,几乎集天下中医的精粹而熔铸一体。

伤寒与温病、固本培元与养阴护阴、"四两拨千斤"与"重剂刈病根",这

新安医学研究集成 学术研究

一系列对立矛盾的中医核心学术命题,和谐统一地集中于新安医学之中,为现代深入研究中医学重大的实质性学术问题,推进中医的学术进步和临床水平的提高,提供了一个良好的切入点,不愧有中医学典型代表与缩影的美誉。

3.家族相授与学术传承

新安医学有源有流、传承有序,尤以世医家族链众多、传代久远著称。新安医学世家每一支每一脉都有其看病的本领,且秘不外传。这种秘不外传的家族传承方式,用今天的话来说,是封建社会保护知识产权的一种有效方式,世医家族链实际上也是一支特殊的学术链,家族传承是外在的形式,学术传承才是本质内容。譬如新安郑氏喉科以"养阴清肺"论治立法、以针药并治和喉科喷药为特色,代代相传,闻名全国;新安王氏医学秉承心法家风,临床以善疏肝理脾、扶阳护阴为主要特色,遣方用药以圆机活法、机动轻灵见长。在接力棒式的传承中,通过一代一代的学术、品行和人气的积累叠加,形成了一定的特色优势和声誉,成为群众看病就医的金字招牌。所以,世医家族十分珍视和注重维护自己的声誉,"品牌"概念、"知识产权"意识十分明显。

新安医学家族链与学术链是互相融合交织在一起的,医术传承是世医之家自觉的行动,是流淌在血脉之中的学术传承,家族传承与学术传承有机统一、有机结合。学术传承是中医学生命力之所在,没有学术上的传承与创新,所谓的家族传承就会成为空壳。

家族传承,由于临床时间早、临证经验多,耳濡目染,一招一式,口传心授,言传身教,毫无保留,潜移默化之中尽得家传秘术,易得病家信任,优势明显。而且代代相传、代代累积,更有利于专科特色的形成,也有利于医术的不断完善和提高。新安各家各派,内外妇儿各科齐全,形成了一个以徽州本土为中心、遍及江南城乡各地、辐射全国的医疗网络,为保障老百姓健康、为中医学持续发展做出了重要贡献。

4.以儒通医与融合道佛

中医是传统文化素养高深、儒家根基深厚的群体,新安医家更是如此。

新安医家医儒不分家,医以儒医为主,或先儒后医、医而好儒,或儒而兼医、亦儒亦医,或仕而兼医、亦仕亦医。据统计由儒、仕而入医者占70%,即使30%继承家传者,受徽州人文思想的熏陶,同样有着好儒而发奋读书的传统。如明末清初程敬通,既是名儒也是名医,"日出治医,日晡治儒;出门治医,入门治儒;下车治医,上车治儒"。他指出:"读书而不能医者有之,决未有不读书而能为医者。"因此新安医家好言"吾儒之学",将自己定位于儒,以儒为荣,认为医学与儒学互为表里,"大医必本于大儒",行事"一以儒理为权衡"。

前言

清代程应旄著《伤寒论后条辨》,干脆分礼、乐、射、御、书、数六集。

正是在好儒、通儒的基础上,形成了高水平、高素质、高修养、高密度的新安儒医群体。他们重经典、重传承、重流派、重临床、重积累、重创新,编纂、整理和保留了大量医学文献;他们援儒入医,以儒解医,以治儒之力治医,将儒学的观点、方法、见识、学理融入医学之中;他们秉持宋儒理学"格物致知"的思维传统,实事求是、理性探索,积极探寻和阐发医学新知,努力把握人体生理病理和疾病诊治的规律,提出了一系列富有科学价值的新概念、新学说,对中医学的发展和价值取向产生了重要影响。

新安医学以儒学为主,但并不排斥对于佛、道思想的合理吸取。新安山水间佛教寺院及道观众多,佛、道氛围很浓厚,新安医家在与僧道之间交往中,也留下了雪泥鸿爪。

孙一奎十分赞同孙思邈"不知易者不足以言太医"的说法,所著《赤水玄珠》就是以道家经典《庄子》所记载"黄帝遗玄珠"的典故来命名的。清代吴澄《不居集》,是根据《易经》"变动不居,周流无虚"之意而命名;郑梅涧《重楼玉钥》之书名,乃源自道家《黄庭经》"咽喉为十二重楼"之语,喻咽喉危急重症犹如重楼之门被锁闭,其书乃治疗咽喉疾病、开启"十二重楼"的玉钥匙。

宋儒以程朱理学为核心,原本就是儒家从佛、道中汲取营养,儒道释三教融合形成的,道家、佛家如影随形。二程、朱熹故里,儒道佛并兴,新安医学以"儒学为魂、道学为体、释学为用",融儒家的担当、道家的豁达、佛家的慈悲于一体,既突出了程朱理学积极向上、入世致用之精髓,又体现了以儒为主、融合道佛的有机统一与结合,具有强大的兼容性和渗透性。

5.地理新安与学术新安

新安医学并非封闭于新安一地,而是根植于本土地理时空而又不断地向外辐射。

由于特殊的山水地理环境和人文因素,新安医家习医行医并非局限于新安一地,多有游历四方、访友交友、拜访名流的经历,足迹遍及大江南北。如明代徐春甫曾游吴越江湘,历濂洛关闽,抵扬徐燕冀,后寓京城;孙一奎认为"宇宙寥阔",不可以"丘里自隘",于是自新都游彭蠡,历庐浮沅湘,探冥秦淮,钓奇于越,行医于三吴、宜兴、新都;罗周彦曾南游吴越,北走燕赵,侨居江苏泰州;吴崐由三吴,循江浙,历荆襄,抵燕赵,未及壮年而负笈万里。根据文献记载,新安医家活动范围广,北至辽蓟、南达粤南,"几遍宇内",其中最活跃的还是江浙地域。读万卷书、行万里路,行远升高、登堂入室,既开阔了视野又增长了见识,既引进新思想又传播新安学术。即使在本土,也是身处新安、放眼天下,通过各种渠道,不断与外部世界交流、研讨医道,如汪机与江苏薛己互相尊崇,程敬通曾求教江苏李中梓。新安出版家吴勉学刊刻出版医书近90种,大多数非新安医著。明清期间新安人刊刻的新安医籍约108种,而非新安医籍则有140多部。

明清时期新安与江浙山水相依、地缘相近,水陆来往便利,同属于江南这个"大家庭"。钱塘江的正源和上游称"徽港",扬州、苏州等地与徽州更有学术与人文意义上的血脉关系,可以说是"徽州飞地",也是新安医家的重要舞台和基地,行医乃至客寓者比比皆是。著名的有迁寓扬州的程从周、吴楚、郑素圃、程郊倩,迁徙苏州的叶桂;客寓浙江衢州行医的程芝田还传术于雷氏父子,后雷氏再传术于新安程曦。这是一种血肉相连或骨肉相亲的交流与融合。

学术的交流融合给新安医学带来了新思想、注入了新的生机和活力,同时又促使新安医学连续不断地由周边向中华大地扩散、辐射和延伸。譬如明代徐春甫在京组织成立宅仁医会,清末俞世球在上海南翔创设"槎溪会课",都是对外学术交流与拓展的标新之举。

明清时期中国的学术重心在江南,以苏、杭、徽三州为学术中心的苏中、浙中、新安三大中医流派呈三足鼎立之势,三地互相交融、融为一体。总结明清时期的核心中医学派如伤寒派、温病派、固本培元派等可见,其发端者或核心代表人物大多为新安人。这些流派的传承发展又是以新安及整个江南地区为大舞台,进而影响着整个中医学术界的。如随着新安医著的大量流传,汪机、孙一奎固本培元思想对浙江赵献可、张景岳,江苏缪希雍、李中梓等著名医家的温补思想,均产生了直接或间接的影响。又如方有执重订《伤寒论》,后世新安、吴中两地医家积极响应,由江南地区蔓延至全国,从而掀起热火朝天的伤寒学术争鸣态势。反过来江浙医家也促进了新安医学的发展,新安医著更多引用江浙医家之说,张景岳等温补说对后世新安医家也产生了直接的影响。可以说,明清时期的江南地区其实就是新安医学学术交流互动的大舞台,一定程度上说,新安曾是主导全国中医学术主潮流的地域。

明清时期新安医学以整个江南地区以及京畿腹地为重要基地发扬光大,近现代转移到以江淮大地和京沪两地为重点舞台,从而在全国各地一定范围形成继承、研究并弘扬新安医学的学术氛围,由点及面逐渐形成了被全国中医药界同仁所认可的大"新安学术"氛围。

"新安"是一个具有历史地理学属性的地域概念,地域概念是静态的,"地理新安"疆域是明确的,不妨称之为小新安;而学术则是动态的,"学术新安"如同新安江水一样是流动的,不妨称之为大新安。随着江水的流动,新安医学在保持地域特色的同时,积极融入和参与整个中医药体系发展的大循环中;反过来说,中医药学理论体系早已深深地植入了"新安学术"的基因。大、小新安的互动融合,"地理新安"与"学术新安"的有机统一与结合,构成了融通流动的新安医学学术体系。

新安医学的根本意义在于区域性医学流派的动态性，在于立足于局部放眼于全局、立足于本土放眼于全国的整体性、综合性。

"越是民族的就越是世界的，越是地方的就越是全国的"，新安医学相对于中医药学整体而言，可以说是这句经典最好的例证和注脚。具有时空广泛影响性的新安医学，已经超越了地理概念，成了精品中医学的代名词。可以说，新安医学是特定时期和特定地域形成的中医药学系统中的一个特殊的精品子系统，博大精深的新安医学代表了中医学的最高成就和水平。

6.医学科学与徽学文化

新安医学姓"医"，名"徽"，字号"新安"。

中医药学是中华民族在繁衍发展过程中形成的独特医学科学体系，也是中华民族5000多年积累下来的宝贵文化遗产。而从皖南古徽州这片文化土壤中生发出来的新安医学，不仅是中医药学的一个子细胞，也是徽学文化的重要组成部分，是中医药科学遗产与徽学文化遗产的交汇点。

新安医学的文化底蕴十分深厚。新安医家视野非常开阔，习医不囿于医，不仅博及医源，还从诸子百家、经史子集、野史杂记中汲取知识、扩充见闻，作为一个群体，哲学历史、天文地理、气象物候、政治军事、数学物理、生物矿物、冶金酿造、社会人类、三教九流，各门类知识无所不通。如经典校注中综合了多学科的学问，所撰本草更可以当作百科全书、博物之志来看待，至于理论创见更注重从传统文化中汲取营养，诸如"命门动气""元阴元阳""根叶相连"等学说，都有更深层次的文化内涵。没有广博的知识，根本无法承担和完成这样的使命和责任。

文是基础医是楼。古有《脉诀》"词最鄙浅"，为朱熹所不耻。新安医家以医文并茂见长，"辞学宗工""文章巨子""以文称雄""文采飞扬"者大有人在，文笔不好是不屑一顾的。新安医籍往往有着独特的文学色彩，如新安医案医话文辞古雅、行文简练，新安本草讲究声律修辞，《汤头歌诀》更是朗朗上口。

医为百艺之一，本身即富有艺术的品质，不少新安名医精通艺术、爱好书画，琴棋书画无所不能，工篆刻善山水者大有人在。譬如"新安王氏医学"世家艺术造诣深厚，擅长笔墨丹青，黄宾虹就曾称赞王仲奇的处方笺"笔墨精良，本身就是书法艺术品"。

国学大师梁漱溟说过："中医学与艺术具有相差无几的精神。"人文艺术修养对医术境界的提高具有一定的作用，体味艺术有助于理解和掌握中医药学的深刻底蕴和内涵。而且，文艺修养能够陶冶情操，也是一个人生活品位和处世方式的具体体现，事关审美情趣和人格尊严，成为涉及"形而上"之人生哲学的大事，新安医家对此就格外偏重。

新安医学的文化内涵,还有一种"传道布道"的意味,自觉地承担起了传播弘扬儒家传统文化的重任。为了说明这一点,这里不妨列出清代一位徽州人士开的《人生简便验方》:"夫忠孝友悌人生之太和汤也,安分知足居家之平安散也,溺于富贵者以清凉饮解之,处于贫困者以固本丹治之,罹于忧患者以定心丸救之。凡此数方尤为经验简便,服之既久,庶几元气充满,天理流行。"文中寓"忠孝节义"之道于药方之中,细细品味回味无穷。

根植于徽文化沃土的新安医学,作为徽文化的标志性符号之一,承载着中华文明的基因,记述着无数个百转千回的杏林故事,宛若镶嵌在新安江畔的一颗颗璀璨明珠,散发着被时光浸润过的暗香。

近百年来,通过一代又一代科技工作者的不断努力,中医药学的现代化研究取得了丰硕的科研成果,但中医药理论始终没能得到现代科学的阐释和证明,反而陷入了某种迷茫之中。其实,作为传统文化遗产的中医药科学体系,其发展并非只有尖端科技这一条单行道,历史悠久、人文内涵丰富的中医药,还完全可以借助传统文化的定力而深入人心。如果说科技成果、知识产权是一种硬实力,人文内涵则是渗入中医药科学内部的软实力。新安医学硬实力与软实力一体两翼,除了继续开展药理实验等现代科研工作,通过科技成果发挥硬实力的作用外,还可以借重传统徽学文化的软实力来弘扬新安医学,以满足人民群众医疗养生和精神文化的双向需求,更好地为社会主义物质文明和精神文明建设服务。

三、水到渠成,得益天时地利人和

古徽州一府六邑之地,数百年间竟产生出如此众多的儒医世医、医著医说、创新发明、家族链学派链,成就之多、影响之大,世所罕见,不能不说是一个历史的奇迹。它的兴起得益于天时、地利与人和,是历史、地理、政治、文教、经济诸多因素汇聚与催化的结果。

1.历史因素的影响

新安医学肇启于晋唐、形成于宋元、鼎盛于明清,它的产生和发展,与国家的命运、历史的变迁息息相关。

古徽州素有"东南邹鲁"之称,宋代以前称为新安。据文献记载,我国历史上因为战争有过三次人口大迁徙,如晋代的两晋之乱、唐末的五代之扰、宋代的靖康之变,使得众多的中原氏族大量南迁,而徽州因为地理偏僻、四面环山、少有战乱,成为躲避战乱的世外桃源、休养生息的理想场所。这些南迁的氏族多为仕宦之家、衣冠之族,文化精英和隐士高人尤多,使徽州一带逐步成为中国少有的儒士高度密集地区。

追溯起来,新安医学萌芽,就与第一次中原人口南迁之后,一位中原高官的到来密切相关。东晋之后的南朝泰山人羊欣(360—432),素好黄老,任职新安太守13年,公余常为人治病,搜集江南民间的得效良方,撰成《羊中散药方》等医书三部,后官至中散大夫。羊欣出身于官宦书香门第,幼时即深得东晋大书法家王献之怜爱。这是机缘的巧合,还是冥冥之中某种气韵文脉的安排?

中原大族南迁徽州,聚族而居,宗族制度和宗法观念森严。宗法制首要的原则就是尊祖,子承父业,为医者把祖先积累的临证经验和笔记继承下来不致失传,并示于后世,是子孙的义务与孝道。唐宋新安陆氏、吴氏、张氏、黄氏医学世家已经形成,就是明显的例证。济世活人、光宗耀祖,成了新安医家的"座右铭"和终身的希冀,这也是新安医学得以发展的思想根源所在。宗法制度是医学家族链稳固和发达的土壤和环境,促成了以家族为纽带的新安世医的传承,保持了家族传承医术的长期稳定,而牢固的家族世医是新安医学传承的有力保证,有效地防止了中医学术的失传。

南宋王朝迁都临安(今杭州市),致使中原文化再度南移,新安成了近畿之地,徽州社会自此步入了鼎盛时期;南宋以后程朱理学在思想上占据了统治地位,成为宋元明清四代的官方意识形态,影响中国思想文化600年,新安一地则以学术中心和霸主的地位向医学研究延伸;明初建都南京,徽州划入直隶省,促进了学术中心地位的提升;清代"乾嘉学派"兴起,鼎盛于乾嘉时期的新安朴学,再次以"几乎独占学界势力"的影响力向医学渗透。在社会发展、人民生活安居乐业基础上,学术的繁荣和领先,为新安医学的兴盛提供了良好的社会环境。

2.地理环境的独特

江南黄山,是祖国大好河山的代表和缩影。在黄山山脉的南麓,有一条银练自西向东蜿蜒,分流穿行于山间盆谷之间,江水清澈见底、皎洁如镜,两岸峰峦叠嶂、青翠秀丽,白墙青瓦马头墙掩映其间。这条银练就是山水画廊的新安江,这处盆地就是人杰地灵的徽州盆地。这里就是名斐杏林的新安医学的发源地——古徽州。

"徽者美也",徽州山环水抱,盆地相连,平展肥沃,气候湿润,野生动植物资源十分丰盛,生态环境宜人宜居,人与自然和谐相处。生活在这样的环境里,人的思想观点、思维方式显然会受到潜移默化的影响。

记得有位西医专家上黄山后深有感触地说,看到从悬崖绝壁的石缝生长出的黄山松,看到波涛翻涌、瞬息万变的黄山云海,一刹那间突然有些明白,中医学天人相应的生命观和整体动态的形象思维是十分深邃的。

唐代孟浩然有诗曰"江入新安清",李白也曾"借问新安江"以喻"清溪清我心",朱熹的《观书有感》何尝又不是源自新安江水的启发呢?新安医学考镜源流的功夫、穷源探本的思路、格物致知的思维和完善知识体系的努力，又何尝不是源于此呢？

天下名山僧道多，新安山水间佛寺道观林立，有歙县府城天宁万寿寺，有渐江大师曾隐居的黄山慈光阁，程国彭修行在天都峰，而齐云山更是"中国四大道教名山"之一，毗邻的九华山是中国四大佛教名山之一，如此高密度集儒、道、佛人文盛景于一地，在全国并不多见。文人与僧道之间多有交往，浓厚的儒释道氛围对新安医家的影响很大。以儒为主、融合道释，新安医学正是以程朱理学、皖派朴学、齐云山道教和九华山佛教等传统文化为底蕴而形成的。

新安一带，山水幽奇，雨量充沛，气候温和，自然生态环境得天独厚，蕴藏着丰富的中药材资源，大宗药材有400余种，地道药材和珍稀品种有60余种，丰富的药材资源也为新安医学的形成提供了有利条件。新安医家固本培元特色就与新安地道药材歙术、祁术有密切的关系。据现代计算机数据挖掘发现，新安培补脾元用药重黄芪但更重白术，人参、白术关联度高于人参、黄芪。新安医家认为，黄芪大补元气是"授人以鱼"，而白术健脾、培后天之元是"授人以渔"，更为紧要。

徽州"东有大鄣之固，西有浙岭之塞，南有江滩之险，北有黄山之厄"（康熙《徽州府志》），崇山峻岭的围阻，人民生活的安居乐业，促成了区域内医学思想的相对独立性。同时，新安江由西向东横贯徽州，新安江西北以黄山山脉与长江水系为邻，东南以天目山脉和白际山脉与浙江、江西两省接壤，绵延数百里而与千岛湖接通，向东南汇入钱塘江。徽州、杭州山水相连，属钱塘江水系上游的新安江，加上一条由徽州先民开通的蜿蜒曲折的徽杭古道，成为徽杭经济文化联系的纽带。南宋迁都临安（即杭州），近畿之地的徽州通过新安江打开了与外部世界联系的通道。尽管四面环山，但"隔山不隔水"，江水的流动性又给区域医学带来活力和发展的空间。黄山的巍然不移，强化了新安医学的地方性、独立性、稳定性；新安江水的流动不居，扩展了新安医学的兼容性、渗透性和灵动性，封而不闭的地理环境为新安医学的外向发展预留了空间和舞台。

"一方水土养一方人"，一方水土也培植一方文化。新安大好山水为新安医家提供了绝佳的思考空间，特殊的得天独厚的地理环境为新安医学的形成和发展提供了良好的自然条件。

3.圣贤名哲的推崇

自古圣贤明哲没有不留心于医药者，医者"古昔皆君、师、卿相及贤智之士"，司马迁有"圣人不得志则隐于医卜之间"的说辞。宋朝重视并扶持医学的发展，上至天子下至百姓都关心医药，为政者热衷医药，仕人通医成为风

前言

尚,如范仲淹、苏颂、沈括、苏东坡、陆游等均通医学,范仲淹更提出"不为良相,则为良医"的口号,把医学上升到与治国安邦一样崇高的地位。宋以后逐渐扭转了唐代"目医为小道"的看法,医生被尊称为大夫、郎中。元明清三代延续了重视医药的政策,掌握医术被士大夫看作应尽的义务和责任,治病同治国一样是分内之事,医学被视为推行仁道、履行孝道的重要手段,悬壶济世是经国济民的重要途径。

新安理学对医学的发展具有重要影响,"病卧于床,委之庸医,比于不慈不孝。事亲者,亦不可不知医",这一"知医为孝"说正是二程首先提出来的;"对症下药"一词也出自《朱子语类》,对新安医学的形成和发展产生了重要影响。宋元明清新安籍出仕为官而兼修医学的甚多,各级新安医官也很多。如明代官户部口的程玠开启了程姓医学,曾任县令的余傅山研医并鼓励堂弟余午亭弃举子业从医、成就了余氏世家,清末俞世球曾先后转任江苏多个县县丞、苏州府知事等,"槎溪会课"正是在其任职期间设立的。仕而兼医不仅抬升了医学的社会地位,促进了医药知识的传播,更重要的是强化了悬壶济世、经国济民的抱负和愿望,对中下层习儒者起到了引导作用。"学而优则仕"毕竟是少数,科举失意、棘闱不售,机会不遇、仕途受阻,但学识才华还在,从医退而可以为生计,进而可以"佐圣天子之仁政",确实"不负所学"。"学而仁则医",新安后生由儒入医成为一种必然的选择,带有明显的"良相良医"情结。

元代政府就有职业和地位之政策分定,行医可以子孙继承祖业,但必须精通医术,且须经选试及注册;明代沿袭了这一政策,制定了一套严格的世医制度,医户世袭,登记造册,定期清查,不许妄行变乱,违者治罪,使子承父业由自愿选择变为带有指令性的制度。政策的主导,巩固和加强了新安医学的家族传承。

16世纪是新安医学发展的第一个高峰期,而此时世界的西方也进入了"一个需要巨人而且产生了巨人"的时代。"文艺复兴"这场思想解放运动,恩格斯说是"一次人类从来没有经历过的最伟大的、进步的变革",给欧洲带来了空前的繁荣,此后科学技术逐渐加速发展。相对西方的巨变和进步,东方的中国自明成化年间开始,实施闭关锁国政策,社会发展进入全面停滞期,明清封建社会日趋衰落,传统科技未能跟上世界科技发展的潮流,科学技术水平由领先逐渐到落后于西方发展的步伐。

万幸的是,恰恰就是从明成化年间开始,新安医学风生水起,并从此繁荣兴盛,名医辈出,新说纷呈,同样进入了"一个需要巨人而且产生了巨人"的时代。

冥冥之中东西方医学科技文化似有所感应。1505年在苏格兰成立了爱丁堡皇家外科医师学会,这是目前已知世界上最早成立的自然科学学会;仅仅相距50余年,1568年前由新安医家组织创立的我国第一个全国性医学学术团体"宅仁医会"成立。这是一个典型的事例,具有一定的象征意义,象征着东西方医学遥相呼应,呈现同步发展的态势。

医学"秦火不焚",秦始皇"焚书坑儒"医书不在其列,生老病死人人平等,王侯将相概莫能外。在一系列鼓励从医研医的政策推动下,一大批知识分子由学入医,尤其新安医家面对疾病流行的新变化,实事求是,格物致知,不断突破创新,在整体科学技术日渐落后的情况下,著书立说,"为天地立心,为生民立命,为往圣继绝学,为万世开太平",创造出足以令国人自豪的了不起的医学成就。

4.儒风独茂的熏陶

新安系"中原飞地",本具孔孟儒学的底子。

宋代程朱理学勃兴,自此我国开始有了自己的一种系统的、形而上的、富有逻辑性的哲学。作为程朱桑梓之邦,新安从此也有了自己的核心理念和精神支柱。在徽州人的心目中,程朱理学占据了至高无上的地位。

作为具有重大影响的哲学形态,程朱理学曾大规模渗透到医学领域,"程朱阙里",影响尤大。宋代以前玄学迷信之风盛行,程朱理学对幻诞神术持批判态度,朱熹就提出"择民之聪明者教以医药",明显带有理性思考的成分。从此由儒入医之风潮涌起,一大批高素质的新安学子由儒入医,改变了以往医工"多是庸俗不通文理之人"的状况,改善了医生的文化素质和知识结构;医学队伍文化水平的提高,反过来推动了学术理论的发展和临证经验的总结。

朱熹在著述中常以"新安朱熹"署名,曾题"新安大好河山",引以为豪,"新安学术"由此滥觞;新安医家也每每喜以"新安"称址,新安医学之名实源于此。

格物以致知,随事以观理,即理以应事,穷尽一切事物之理,程朱理学为新安医学的形成奠定了认识论的基础和思想准备。

正是在程朱理学格物致知精神指引下,新安医家善于思考,理性探索,发现了许多新事实,提出了不少新的创新学说,彰显出了新安医学学术盛况空前的繁荣景象。从这个角度来说,新安医学是程朱理学催生出的硕果。

清代乾嘉年间考据之风盛行,对中国古典文献进行了一次大整理、大集成,同时对中医古典文献进行了一次大整理、大集成,为中医学的传承做出了重大贡献,其中皖派朴学的出现是汉学发展达到高峰期的标志,以江永、戴震为代表的新安朴学贡献尤大。

朴学考据对象从儒家经书扩展到医学等科技典籍,将实证方法引进医学文献领域,同时也引进了实事求是的治学精神和严谨的治学态度。

清代新安地区朴学盛行,搜书、校书、刻书、藏书蔚然成风,为新安医学的传承奠定了基础。

许多著名的新安理学家、朴学大家的研究都渗透到了医学领域,他们的青睐也是引领众多新安后学由儒入医的一个重要因素,为新安医学做出了独特贡献。

新安是藏龙卧虎之地,新安理学与朴学是一个思想库,不仅影响了中国思想文化的发展进程,而且影响了包括新安医学在内的中医学的发展轨迹。

古徽州还是全国四大刻书中心之一,刻书雕版业发达、雕版精良,徽墨、歙砚驰名于时,著书立说蔚然成风。明代徽府最大出版家吴勉学广刻医学,其师古斋不惜巨资校刊医书近90种。清代歙县潭渡出版家黄晟、黄履暹、黄履昊、黄履昂四兄弟,曾延请叶桂到扬州住所,与友人共同考订药性,并为之开设"青芝堂"药铺为城中百姓服务,后为其刊刻《临证指南医案》。明清期间新安人刊刻的新安医籍约108种,各地医籍140多部,保存了大量的珍贵医史文献。

古徽州教育高度发达,府学、县学、社学发达,书院书塾林立,据康熙《徽州府志》记载仅书院就达54所。"十家之村,不废诵读","远山深谷,居民之处,莫不有学、有师、有书史之藏"。朱熹提倡"读书穷理",所注四书五经是科举考试的必考科目,徽人自幼诵读四书五经,以攻举子业为重,多出状元、进士。徽人文化水平在明清处于全国前沿,无论做官还是治学,几乎达到当时最高水准。徽州士人入朝参政,徽州文人活跃于各个文化圈,他们既给徽州带来了其他区域的文化,又把徽文化传播到其他地域,并参与到中国大文化的循环中。

蓬生麻中,不扶自直。

读朱子之书,秉朱子之教,以邹鲁之风自恃,浓厚的文化氛围铸就了高素质的徽民群体,从高素质的徽民群体中走出了高素质的新安儒医。行医不仅仅是生存之道,更是文化自觉,是传统文化向心力的体现。故新安多有走四方增长见识的医家,罕有良莠不分的江湖郎中。

所谓"天下名医出在新安",盖源于博大精深的徽文化的滋养和熏陶。

徽州是一片盛产"文明"的土地,新安医学正是这一文化土壤的不朽产物。根植于传统徽学文化的沃土之中,新安医学更多地表现为一种文化,是一种特定地域环境下的医学文化,这是新安医学特有的文化注脚,也是新安医学形成和发展的动力所在。

5.徽商经济的促进

徽商是"徽州文化的酵母"。

徽商是明清时期全国十大商帮之一,称雄于世400多年,鼎盛时期曾占有全国总资产的4/7,为包括新安医学在内的徽文化的形成和发展奠定了经济基础。

徽商有"贾而好儒"的价值取向,重视对文化的全面投入。为桑梓兴学助教,捐资剞劂刻书,无不折射徽商慷慨解囊的心迹。其中不乏投资于医药事业者,新安医籍的出版就有赖社会捐资梓行,其中吴勉学出资10万银两,校刊出版大部头、高质量医学丛书;红顶徽商胡雪岩开设的"胡庆馀堂"药店,这是与北京同仁堂相提并论的全国两大药店。

明清时期徽商足迹"几遍宇内"、遍及城乡,既把徽文化传播到全国各地,又把全国各地文化之精华带回徽州。所到之处,往往形成了一个又一个融徽州文化与当地文化于一体的亚徽文化圈,譬如扬州、苏州、武汉等地。新安医家也正是伴随着徽商足迹行医各地的。

无徽不成镇,无徽不成学,徽学并无边界。新安医学也正是由点及面形成"大新安"医学学术体系的。

新安医学凭借着天时、地利、人和的优势,在徽州这块圣土上萌芽、成形、传承、发展,以深厚的文化底蕴、独特的区域特色、鲜明的流派色彩、突出的学术成就、深远的历史影响,在我国传统中医学中独树一帜。

四、继往开来,古今学术传承有序

在800多年延续不断的进程中,新安医学承前启后,继往开来,名医世家,薪火相传,绵延有序,不断呈现出持续发展和学术繁荣的景象,因此也成为新安医学流派倍受关注的一大特点。

1.名医世家众多,薪火相传不断

新安医学之所以源远流长,繁荣昌盛,与名医世家有极大的关系。父子相袭、兄弟相授、祖孙相承、世代业医,新安医学"家族链"现象十分明显。据目前研究统计,从北宋以来,新安世医家传3代以上至15代乃至25代的共有63家。在一府六县之地,出现了如此众多、传代如此久远的世医家族链,这是医史上罕见的现象。

如"歙县张氏医学"始自北宋张扩,其医术名满京洛,学医时即独得老师厚爱,后"以医术受知于忠宣范公",深得北宋重臣范忠宣的赏识。范忠宣就是北宋政治家范仲淹的次子。范仲淹不仅留下了"先天下之忧而忧,后天下之乐而乐"这句千古名言,还留下了"不为良相,即为良医"这句同样流传百世的名言。张扩传医术于弟张挥,"为徽州医师之冠";张挥后代均承家传医术,其孙就是编撰了我国现存第一部医史传记著作《医说》的张杲。一家三代5人行医,历时约130年。我们说新安医学,一般就是从"歙县张氏医学"算起的。

"歙县黄氏妇科"始自南宋,从孝宗年间(1163—1189)黄孝通受御赐"医博"开始,传至明代崇祯年14世黄鼎铉,奉旨进京治疗贵妃血崩之症,一剂而愈,"医震宏都"。再传至清代18世黄予石,妇科闻名江浙各县,著《妇科衣钵》等书。其子、其孙、曾孙、玄孙均继承家学,传至20世纪17世黄从周,曾主编《徽州日报》"新安医学"专栏,25世黄孝周曾任新安医学研究中心主任。至今已历800余年、25世,代不乏人,人称"医博世家",名闻遐迩,可以说是中国历史上传承最久的医学世家。

"新安余氏医学世家"始自明代。明正德、嘉靖年间(1505—1566),曾任湖北钟祥县令的余傅山,得隐士传授医术,归山回乡后鼓励堂弟余午亭从医。余午亭精医,"名噪寰内",著有《诸证析疑》等医书。传子余小亭、余仲亭,皆为名医,仲亭还曾任徽府医官。传到清代孙辈,名声更大,其后5代中均有继承家传医业者,时有"大江以南,良医第一"之称誉。余氏医学延续8代,代有名医,名冠徽郡,是明清时期最著名的新安医学世家之一。

"张一帖"内科也始自明代。明隆庆、万历年间(1567—1619),歙县定潭张守仁、张凤诏父子专攻劳力伤寒等危急重症,研制出18味药组成的"末药"(一种粉状药剂),往往一帖见效,逐渐有了"张一帖"之誉,世代相传,至今已历15代。当地民间凡急性热病即使深更半夜也要打着灯笼"赶定潭",民国时期经学大师吴承仕赞曰:"术著岐黄三世业,心涵雨露万家春。"传至民国13代,因膝下无子而传给了女儿张舜华和女婿李济仁。2011年"张一帖"内科疗法被列为国家级非物质文化遗产名录,成为新安医学家族传承的典型代表。

"郑氏喉科"始自清代康乾时期。其实早在明代嘉靖初年,歙县郑村郑赤山就精研岐黄,传至清朝第6代郑于丰、郑于藩兄弟,因得江西南丰名医黄明生秘传而专攻喉科,康熙六十年(1721)分为南园、西园两支。立新法治愈白喉、挽救无数人生命的著名医家郑梅涧,就是郑于丰之子。郑氏喉科南园、西园"一源双流",闻名于世,相传至今已历15代,长盛不衰。其中13代、14代传人郑景岐、郑日新分别是现代首批和第五批全国名老中医药专家学术经验继承工作导师。

"新安王氏医学"始于清代嘉道年间(1796—1850)。歙县富揭乡王学健受业于新安名医程敏之,医名渐著于江浙皖赣,当年张之洞、左宗棠常延其诊脉。子王心如、孙王养涵得其所传,声名益著,远近求医者始称"新安王氏医学"。第4代有王仲奇、王季翔、王弋真,第5代有王蕙娱、王燕娱、王任之、王乐匋,今第6代有王宏毅、王宏殷、王键等,可谓代代有名家,历时近200年,在近现代影响最大。如王任之经常应邀为叶剑英、李先念、邓颖超、邓小平夫人等一大批老一辈革命家及其家属诊病问疾,周恩来曾嘱咐他多带几名接班人;王乐匋则是首批全国名老中医药专家学术经验继承工作导师、林宗杨医学教育家奖获得者、新安医学研究会首任会长。

此外，还有歙县程氏、吴氏、殷氏等内科世家，许豫和、程公礼儿科世家，蜀口曹氏外科，吴山铺程氏伤科，休宁舟山唐氏内科，梅林江氏妇科，西门桥汪氏儿科，祁门胡氏伤骨科等，皆秉承家学，代有传人，至今不息。

新安医学世家，世代相传，经久不衰，既是新安医学兴旺繁荣、不断发展的一个重要标志，也是新安医学薪火相传、从未间断的一个重要保证。

传承文明，千秋万代地传承文明，需要有一种既能满足自身的生存又能服务于人类的技艺载体来承载和实现。百艺之中，有益于世者莫大于医，医学无疑是符合这一要求的最佳载体。新安医学的家族传承就是一个强有力的论证。

中医学能够传承至今，很大程度上有赖于这些富有儒家担当精神的世医家族；中华传统文化能传承至今，很大程度上也有赖于有一技之长、执掌着中国文脉的精神望族。

2.重视流派特色，研究新安医学

新安医学作为一个非常有特色、有影响的地方医学流派，在我国中医药发展史中具有十分重要的地位。认识到新安医学的价值，开展新安医学研究，可以追溯到20世纪。

民国19年(1930)全国医学总会歙县支会成立，创办《歙县医药杂志》，开始对新安医学进行发掘、整理，刊载流传于民间的部分新安医家著作，如《余氏医验录》《乌聊山馆医粹》等。

民国25年(1936)，屯溪中医程六如、毕成一在《徽州日报》第4版副刊开辟《新安医药半月刊》，面向海内外正式发行，共出刊19期，其中连续5期刊出"新安名医传记"，整理明代新安名医29位。

民国35年(1946)，《徽州日报》设"新安医学"专栏，由黄从周主编，每旬1期，共编辑近50期。

1963年安徽中医学院崔皎如教授发表《新安医学派的特点简介》，从新安医学派的形成、渊源及其影响、成就及其特点三个方面作了阐述，这是首次论述新安医学派的专题学术论文；1980年吴锦洪发表《新安医学流派刍议》一文，首先将新安医家分为培元、轻灵、启蒙、考古和创新诸派，至今读后仍令人耳目一新。

1978年在时任安徽省卫生厅副厅长王任之倡导下，安徽省歙县卫生局成立"新安医学史研究小组"，广为搜集散在民间的新安医学文献，编有《新安名医著作书目》(收录医著218部、名医275人)，开展了新安医学成就展览活动，正式拉开新安医学研究的帷幕。

新安医学在这一时期还引起了全国中医界的关注，1978年全国著名医史文献专家余瀛鳌发表了《明清歙县名医在医学上的贡献》一文,将其作为一个群体来观察研究。

1985年安徽省新安医学研究会成立大会暨第一次学术讨论会在屯溪召开,国家卫生部部长崔月犁到会并题词"新安医学永放光芒"。王乐匋出任首届会长。会议研探内容涉及医史和本草学、妇科、喉科、眼科、伤寒、针灸、脉学、护理学各科,结集《资料汇编》发行。新安医学研究风生水起。

1986年徽州地区挂牌成立新安医学研究所,1991年成立黄山市新安医学研究中心。这期间的1987年,卫生部副部长兼国家中医药管理局局长胡煕明题词"继承发扬新安医学的光荣传统"。

1986-2000年,安徽科学技术出版社整理出版《新安医籍丛刊》,由余瀛鳌、王乐匋、吴锦洪、李济仁等著名专家领衔主编,陆续出齐15卷册1200余万字。李济仁编撰出版《新安名医考》,收录名医668人;王乐匋主校程文囿《医述》、主编《续医述》,并主持编撰出版《新安医籍考》,收录医籍835部,将新安医学研究推向高潮。

进入21世纪,新安医学研究向纵深发展,其中安徽中医药大学的研究成果尤为突出。

2005年,张玉才主编的《徽州文化丛书·新安医学》一书,对新安医学的兴起、发展与延续和新安名医、名著等方面展开了初步的探讨。

2009年,由王键领衔主编的《新安医学精华丛书》《新安医学名著丛书》出版,对新安医学的学术特色和优势进行了全面、系统的总结,并荣获2012年度中华中医药学会学术著作一等奖。

2016年,王键主编《新安医学流派研究》,由人民卫生出版社出版。该书第一次比较系统地研究了新安医学形成的地域文明背景、发展历程,新安医学的主要特色、学术贡献、临床经验与各科成就,新安医学的学术传承及其文化品质。

以新安医学为特色,安徽中医药大学还建有新安医学研究中心、教育部新安医学研究重点实验室、安徽省"115"新安医药研究与开发科技产业创新团队,承担了包括国家科技支撑计划、国家自然科学基金项目在内的一系列科研项目,其中2011年"新安医学传承与发展研究"是我国首次将中医地方特色学术流派研究列入国家科技支撑计划的项目,其后"基于新安医学特色理论的继承与创新研究"荣获2013年度中华中医药学会科学技术奖一等奖和2016年度安徽省科学技术奖一等奖。

2013年新安王氏内科、郑氏喉科入选国家中医药管理局首批全国中医学术流派传承工作室。

2017年新安王氏内科入选安徽省非物质文化遗产代表性项目。

牛顿说过:"如果说我比别人看得更远些,那是因为我站在了巨人的肩上。"

在文献整理的同时,积极开展新安医学特色学术理论的提炼,研究推广新安医学独特的临床诊疗技术的力度也不断加大。

在临床研究中,围绕优势病种总结诊治规律,开展疗效评价,形成规范的临床治疗方案,完善和创新具有新安医学特色的诊疗理论和技术;从新安医家名方验方研究中,自20世纪末伊始,即开发出参竹养心颗粒、化痰降气胶囊、西园喉药散、慢咽宁袋泡茶等中药新药和中药保健品,取得了良好的社会效益和经济效益。

整理继承新安医学需要智慧,创新发展新安医学也需要智慧。

目前,在临床诊疗经验的发掘上,当代新安医家灵活运用新安医学益气活血、养阴活血、温补培元、健脾化湿通络等治法,治疗中风(缺血性脑血管疾病)、消渴(糖尿病)、肺胀(慢性阻塞性肺疾病)、痹病(类风湿关节炎)等多种中医疑难疾病,疗效显著,医院还据此研制出脑络欣通胶囊、复方丹蛭降糖胶囊、化痰降气胶囊、新风胶囊等系列制剂10余种,使新安医学的学术与经验在解决临床疑难疾病方面发挥出重要作用。

3.系统整理挖掘,发挥当代价值

中医药作为中华民族的伟大创造,是对人类健康和世界文明的伟大贡献,也是祖先留给我们的一份宝贵财富。中医药作为独具特色的卫生资源,是我国医药卫生事业的重要组成部分,必须充分利用这一宝贵的卫生资源,并使其特色和优势得到充分发挥。中医药作为我国原创的医药科学,具有极大的自主创新能力,要不断提高自主创新能力,切实把中医药的资源优势转化为产业优势和经济优势。中医药作为中华优秀传统文化的瑰宝,是我国文化软实力的重要体现,要充分发挥其文化价值,不断丰富医学人文科学和哲学思想,增强民族凝聚力,提高国际影响力。

新安医学,是祖国医学宝库的重要组成部分,不仅学术成就突出,学术思想深远,而且学术资源丰富,学术价值明显,需要充分发挥。

首先是理论学术价值。

新安医家在医学经典、本草方剂以及临床各科理论方面均有卓越的建树,或广征博引以阐发先贤微义,或推陈出新而开流派先河。

在《内经》研究方面,新安医家著述很多,尤以明代吴崐的《素问吴注》、清代罗美的《内经博义》及胡澍的《素问校义》影响较大,其他如汪机的《内经补注》《续素问钞》、徐春甫的《内经要旨》、汪昂的《素灵类纂约注》等,都是当今研究《内经》的良好读本,具有很高的学术价值。

在《伤寒论》的研究方面,明代的方有执著有《伤寒论条辨》,首倡错简重

前言

订之说,此外还有陆彦功、汪宗沂、汪春溥及王少峰等伤寒大家,其中清代汪宗沂辑复的《张仲景伤寒杂病论合编》,经多方考证,搜罗了仲景逸论46条、逸方23首,实为难能可贵。王少峰则以毕生精力,完成70万字巨著《伤寒从新》,对《伤寒论》进行了全面系统的注解,可谓《伤寒论》研究的集大成者。

在养生学方面,有吴正伦的《养生类要》、徐春甫的《老老余编》《养生余录》。

在诊断学方面,有吴崐的《脉语》、余柳庵的《脉理会参》和汪宏的《望诊遵经》,运气有汪机的《运气易览》、郑沛的《运气图解》等。

至于江瓘的《名医类案》、汪机的《石山医案》、陈嘉谟的《本草蒙筌》、汪昂的《本草备要》和《医方集解》、孙一奎的《赤水玄珠》、余午亭的《诸证析疑》、汪绂的《医林纂要探源》、程国彭的《医学心悟》等著作,则流传更广,为历代业医者所推崇,其理论学术价值更是显而易见的。

此外,如现今为学术界公认的新安医学流派提出的"固本培元"学说一直很受重视。"固本培元"实际上就是呵护并激发人体的自组织、自康复能力,这一根本思想对现代医学是一个重要的补充,具有重要的学术价值。20世纪七八十年代热议的痰瘀相关学说,前几年被推崇的络病学理论,还有近两年提倡的"治未病"学说,世人多以为当世之新说。其实,有关痰瘀互结,明代新安医家孙一奎即已在其医疗实践中观察到了瘀阻气滞而生痰的现象,并从理论上对这一现象做了精辟的说明;有关络病学说,清代叶桂早在其《临证指南医案》中就有记载;至于"治未病"理论,新安医家在《黄帝内经》基础上也多有实践和发挥。

可以说,自宋元伊始,植根祖国医学之中的新安医学,全方位地继承和发展了中医学的学术理论体系,继承之中多有创新,普及之中更有提高,有基础理论,有方药临床,有整理考校,有注释阐发,充分体现了中医理论体系的博大精深。新安医学的兴起与发展,无疑是中医发展历程中的一个典型缩影和代表,具有较高的学术价值。

其次是文献资源价值。

新安历代医家为我们遗留下大量的医学著作,可谓卷帙浩繁。如宋代歙县张杲编著的《医说》就收载了古代一些不太公开的处方,对保存和传播古代医籍起了一定的作用。近代中医所推崇的"全国十大医学全书"之中,出自新安医家之手的便有《古今医统大全》、《医宗金鉴》和《医述》3部。除了那些盛行于世的刊本之外,还有很多稀于流传的新安医著为世人珍藏。20世纪70年代中期,徽州地区兴起新安医籍的发掘收集工作,曾有许多重要的发现,收获喜人。由此可见,仅徽州本地的新安医学文献资源也是相当可观的。

新安医家勤于著书笔耕,其著作得以流传后世,得益于新安发达的刻版印刷业,加之新安自古少见兵燹,即便到了现代,无论是工业现代化,或是"文革"清扫"四旧"的灾难,徽州地区亦因环境相对封闭及传统文化风俗的关系,使得各类文化遗迹、文物古籍得到较好的保护。现今黄山市各地博物馆及医疗科研单位均有丰厚的藏书,此外还有很多古籍深藏于徽州民间,其中有私人收藏家,有现存的新安名医世家,也有普通百姓,文献中不乏明清时期的珍贵版本,一些孤本、抄本、名家手稿、遗墨,无论是学术价值还是文物价值都极高。

1986年安徽科学技术出版社制订的《新安医籍丛刊》出版规划中,许多选用了徽州本地的藏书作为勘本,而《伤寒从新》《王仲奇医案》得以列入,全赖于医家后世几代人对原手稿、医案的保存和保护。九十年代末,著名中医专家王乐匋教授,曾对新安医籍版本存佚情况进行了全面系统的考证,出版了学术专著《新安医籍考》,这对于该领域今后的工作,起到重要的指导作用。

《新安医籍丛刊》仅仅展现了新安医籍的一部分,今后其他形式的出版计划如影印出版、校点出版,或丛刊或专集等,必将会陆续出现,这对于弘扬新安医学、丰富祖国医学宝库,都具有重大的意义。

再则是临床应用价值。

新安医家在临床方面的贡献尤为突出,历代新安医著也以临床方面居多,诸如孙一奎、吴正伦、余午亭、吴澄、程国彭、程敬通这些以内科大方脉见长的医家,可谓不胜枚举。据粗略统计,明清时期新安医案专著有43部,近代医案专著有12部,还不包括其他医籍中大量散在记载的医案。其中不仅有全国最早的医案专著——明代江瓘的《名医类案》,还有《石山医案》《孙一奎医案》《杏轩医案》等新安名医的个人医案,更有许多私藏的尚未发表的医案类手稿等。这些医案包含了新安医家丰富的临床经验,记述了各种疑难杂症的独特治法、方药。新安医家创制了不少良药验方效法,在临床施治上效果甚佳。新安医学代表了明清时期中医学的最高水平,在临床各科都有一流的大家。

新安医家在传统专科方面有着许多发明创见,各类医著很多,除一些专科著作外,还有鲍集成的《疮疡类集》,汪喆的《产科心法》《产科良方》,许豫和的《许氏儿科七种》以及吴崐的《针方六集》、吴亦鼎的《神灸经纶》等,喉科方面除《重楼玉钥》外,还有《重楼玉钥续篇》《喉白阐微》《喉菌发明》等重要著作。这些医著都凝聚着历代新安医家临床学术的精华,是临床研究与开发取之不尽、用之不竭的源泉。

其四是精神文化价值。

中医学强调"阴平阳秘,精神乃治",注重"阴阳和合",如果用一个字来概括中医文化,就是"和"。新安医学是明清时期中医学的代表,具有丰富的和谐思想,体现了仁爱诚信、乐善好施、重义轻利的精神,这种精神对于当代和谐社会建设具有积极的意义。新安医学还是徽州文化的缩影,徽州文化是宋以后传统文化的代表。徽州地区山环水抱,徽州建筑体现了"天人合一"的和谐之美,徽州人重视自然与人文的和谐。作为儒医群体的新安医家,其"天人合一"思想是建立在深厚的伦理道德基础上的,新安医家的医德医风,体现了"赞天地之化育"的伟大胸怀和待患若亲的仁爱精神。因此说,新安医学文化具有博大精深的内涵和历久弥新的魅力,是和谐社会建设的宝贵资源和重要借鉴,弘扬新安医学文化有助于促进和谐社会建设。

中医学的生命力,不仅在于它疗效的客观,还在于它方法上的宏观、思辨,更在于产生它的深厚的文化底蕴,以及人们对这一传统文化的认同。每一个时期的中医学术,都会不同程度地留有文化的烙印,而文化的烙印、文化的注脚又昭示着它强大的生命力和未来的前景。弘扬新安医学、振兴中医事业,就必然要重视新安医学的文化资源,它是新安医学传统学术的旗帜,也是新安医学传统技术及开发产品最大的"商标"。

4.创新研究思路,展现未来前景

中医药学的研究思路,文献是基础,实验是手段,临床是目的。

中医科研必须建立在牢固的文献研究这个基础平台之上,也只有通过大量的基础文献研究,才能托举中医的尖端科研。正如中医文献学家钱超尘教授所说:"中医文献研究永远给医学研究提供不朽的平台。"

从1989年洪芳度编撰《新安医学史略》,到1995年余瀛鳌、王乐匋、吴锦洪、李济仁等编著整理出版《新安医籍丛刊》(共15册),从1990年李济仁主编出版《新安名医考》,到1999年王乐匋编著出版《新安医籍考》,到2009年王键主编《新安医学精华丛书》《新安医学名著丛书》,到2016年王键主编《新安医学流派研究》等一系列新安医学研究专著出版。这些文献研究的成果,为今后的新安医学研究提供了一个宽广的平台,也为新安医学今后的发展奠定了坚实的基础。

21世纪以来,在前人的基础上,新安医学研究团队积极采用现代研究方法,对新安医学理论的科学内涵进行深入的分析,更多地应用了分子生物学方法和现代复方药理实验方法进行新安医家临床经验与方法的研究。这些方药验证研究,充分体现了新安医学研究的现代性与实用性,是新安医学生命力的现代延续。

对新安医学的研究,不仅要体现出历史上的医学发达,更重要的一点是通过对古代医学的整理、学习、借鉴来提高今天的临床医学水平。列宁说过:"理论是灰色的,只有实践之树常青。"因此,临床实践永远是新安医学研究的根本方法,是新安医学生生不息的动力。令人欣喜的是,近几年的新安医学研究,已经形成了自身的特色与未来的思路,使系统的研究突出了有底蕴的文化、有价值的文献、有特色的理论、有创新的实验、有疗效的临床、有前景的新药等六位一体的研究特点,并把研究的重点更多地放在解决临床疑难病症、提高临床治疗水平上,展现出未来的美好前景。

本次整理编撰出版的《新安医学研究集成》,获得了国家出版基金和安徽省省级文化强省建设专项资金的立项资助。新安医学研究团队成员在系统回顾总结的基础上,集中展示了近20年新安医学研究的成果,包括学术研究、临床研究、实验研究三个部分。学术研究部分,集中展示了新安医学源远流长的学术历程、彪炳史册的学术成就、创新发明的学术特色、有容乃大的学术气度、魅力四射的学术影响、思接千载的学术内涵、与时俱进的学术精神。临床研究部分,从"名医众多,学术引领""名著宏富,临症必备""辨证立法,见解独到""名方名药,临床实用""名派名说,融入主流""历史担当,亮剑重症"六个方面介绍了新安医家临床成就的共性特征,进而从中医内、外、妇、儿、五官、骨伤、针灸等各科的症候辨析、论治特色、医案精选等方面展示了临床研究的成果与特色。实验研究部分,在研究新安医家对治则治法贡献的基础上,重点围绕中风、糖尿病、类风湿关节炎、慢性阻塞性肺疾病、溃疡性结肠炎等临床优势病种的特色治法开展实验研究,应用现代分子生物学和中药复方药理学等技术和方法,多层次、多靶点、多途径揭示其治法的科学内涵与作用机制,一定程度上丰富了中医理论的科学内涵,在传承的基础上,推进了中医理论的发展。

今后的研究工作,以传承发展新安医学为主要目标,一是要加强新安医学研究基地建设和人才培养。要充分发挥现有研究基地的作用,同时重视新安医学人才培养,既要培养新安医学的学术研究型人才,更要培养新安医学临床继承型人才。二是要提高新安医学文献整理研究水平。要继续加强新安医学文献的搜集、整理、出版工作,并借助现代信息技术手段,提高新安医学文献整理研究的数字化、智能化水平。三是要拓展新安医学研究与应用领域。在文献整理研究的同时,加大挖掘、整理、研究和推广新安医家独特的临床诊疗技术的力度,积极开展新安医学的临床应用、新安医学理论的实验观察、新安名医名方的开发性研究、新安医家独特的临床诊疗技术的整理和规范化研究以及新安医学史、新安医学与徽州文化关系、新安医学与徽商关系研究等。四是要进行黄山中药资源研究。包括黄山中药资源的调研、黄山中药资源的保护及黄山中药资源的综合利用。五是要积极开展新安医药开发性研究。要面向中医临床需要和中药生产实际,重视新安医家名方、验方、秘方的收集、整理、筛选工作,在加强知识产权保护的同时,有计划地开展中药新药的研究与开发。弘扬新安医学的特色,打出安徽中药品牌。六是积极进行国际交流与合作。"一带一路"战略的实施,为做好中医药继承发展工作提供了更加广阔的空间和更加有利的条件,也带来新的机遇和挑战,必须加强新安医学的国际交流与合作,努力形成全方位、多层次、宽领域的新安医学对外交流与合作的格局,不断提高合作的质量、水平和层次。

历久弥新的新安医学,流淌于过去、现在和未来的"时间流"中。传承发展新安医学,任重而道远。古人云:学不博无以通其变,思不精无以烛其微;唯博也故腕妙于应而生面别开,唯精也故悟彻于元而重关直辟。我们的研究,应当于博、精二字多着力,努力继承新安医学潜心学问、勤于实践、与时俱进、不断创新的光荣传统,积极从新安医学中挖掘和探索解除人类病痛的良策良方,创新和发展新安医学,开创一番无愧于祖先的事业,以更好地造福人类、造福社会。

王 键

2017年12月于少默轩

目录

新安医学研究集成 学术研究

新安医学研究集成 学术研究

目

录

绪 言

新安医学是我国传统文化底蕴深厚、区域特色优势明显的地域性、综合性中医学术流派,发源于江南新安江流域的古徽州地域并不断向外辐射,肇启于晋唐、形成于宋元、鼎盛于明清、变革于当代,以历史悠久、儒医辈出、医著宏富、流传深远著称于世,学术成就突出,创新发明众多,临床风格多样,诊疗制药精良,是认知生命、维护健康、防治疾病的地域文明与智慧的结晶。

新安医学发源于程朱理学桑梓之邦,宋代以降一大批新安学子由儒入医,形成了高密度、高素质、高水平的儒医群体,800余年涌现出了800多位医家,编撰了800多部医著。800多人的队伍中,有医经派、伤寒派、温补派、启蒙派等中医各大学派的代表人物,更有温病学奠基人,从"仙医""神医""明医"之口碑到"天医星下凡"之颂誉,从医科"三试第一"到国家"医考状元",从"海上名医"到"江南药王",从"名满京师"的太医国手到"驰名乡里"的扁鹊再世,从组织成立我国第一个医学会到疾病流行时群起而动施救行仁,从明清两代的四大名医到当代的国医大师,经典临床、伤寒温病、针灸方药、内外妇儿各科都有一批优秀的领军人物,群星璀璨,享誉中华。

800多部医著分属医经、伤寒、诊法、综合临床、内外妇儿各科、医案医话、本草、方剂、针灸、养生、丛书类书等各医籍门类。在现存古籍中,有最早的医学史话和传记体医案著作,有最早总结研究历代医案的专著,有第一部医学讲学实录,有第一部系统"方解"的方剂著作,有发行版次最多、流传最广最久的本草、方书和歌诀,有第一部喉科针药治疗专著,有首部《黄帝内经》音韵学研究专著和"小学"研究专著,有首次重新编排《伤寒论》的专著,有温病学奠基之作,有第一部望诊专著,"全国十大医学全书"中新安医著占三部半,"中医四小经典"中新安医著四居其二,《珍本医书集成》《中国医学大成》《中国古籍善本书目·子部·医家类》和迄今为止五批《国家珍贵古籍名录》中所录新安医著均占所收医籍的6%以上,"在以地区命名的中医学派中,堪称首富","卞和之玉、丰城之剑""苍生司命"之赞誉不绝于耳,在中国医学史上写下了辉煌灿烂的篇章。

新安医家秉持"格物致知"的思维传统,以穷理明道为本务,"于书无不读,读必具特异之见","耻于深信""笃于深求","推求阐发""驳正发明",对《内经》《伤寒论》及金元医家学说展开了多层次的继承创新,深入地参与了元气学说、命门学说、脾胃学说、相火论、养阴说等重大学术命题的争鸣和研讨,全方位地参与了温病理论体系的构建,并提出了一系列富有科学价值的学术观点和创新学说。从"意有独见"到"独创之巧",从"发群贤未有之论,破千古未决之疑"到"医家病家从来未见未闻"之见,从"明证""约方"到"基本分类法",在基础理论、病因病机、诊断辨证、治则治法、针灸方药各个领域和层面都有重大的理论创新,理法方药各有侧重,体系完整,开拓了学术领域、填补了学术空白,极具超前性的先见之明,极具实证性的科学内涵,达到了前所未有的高度、深度和广度,为中医学术理论体系的构建和完善做出了举足轻重的贡献。

新安医学学说纷呈,学派林立,不同历史时期崛起了不同的分支学派,按发展历程可分为固本培元派、养阴清润派、心传心悟派、经典校诂派、垂范立法派五支分支学派,而且派中有派、门中有门;新安儒医"以邹鲁之风传若子孙",薪火相传,脉脉相承,据不完全统计传承3代以上至30代的世医传承链有139支,流传至今者有列入国家级非遗名录,有列入全国首批中医药学术流派传承工作室建设单位。各家各派有源有流,传承有序,或以学术观点鲜明鼎言,或以诊疗方式独特立足,或以专科诊治特色见长,或以治法用药风格取胜,或以治学方法独到鸣世,成为中医学术发展史上一道道靓丽的风景线。

医案医话是医家著书立言的常见体裁和形式,新安医案夹叙夹议、涵泳不尽,新安医论医话包罗万象、说理透彻,深说博论、开拓思维,新安医学众多的核心学说多出自于新安医论,也充分展现了诊疗用药上的丰富多样性。

新安医学临床特色鲜明,诊断上以脉为医之关键,精于"察色按脉",创说"相气十法",创立温病舌诊辨证,发明舌诊燥湿诊法;治疗上"调理脾胃"与"固本培元"一源双流,"养阴护阴"也从滋阴扶阳中生长起来,"养胃阴""理脾阴"弥补了李东垣脾胃论之不足,标志着中医脾胃学说完整体系基本形成,而"准《伤寒》法"则完成了由"温病属伤寒"到"寒温根叶相连"的进化,治则治法自成体系;用药上相应地形成"平正轻简""轻清灵巧""稳准狠猛"三大风格。温补与养阴、伤寒与温病、"四两拨千斤"与"重剂刈病根",和谐统一于新安医学之中,为深入研究中医学重大的实质性学术问题,提供了一个良好的切入点。新安诊疗技术达到了当时的最高水准,具体的创新发明众多,仅以温疫防治为例,从认识烂喉痧、发现猩红热到首次成功治愈白喉,都在我国预防医学史写下了极为光彩的一笔,新安种痘术更是人工免疫法预防天花的创举。

新安山区自然生态环境独特,蕴藏着丰富的中药材资源;新安医籍宏富浩繁,蕴含有大量的有效验方。新安医药学家在理法方药各个环节都有阐发,用药上无论是道地药材的运用还是新安本草首载新药的发明,既有药理共性学说的提出,又有个性功用原理的推导;遣方上擅于活用古方、创制新

绪

言

方,既有系列方的新制,更有经典名方的新创,现代《方剂学》历版教材收录新安名方均不下20余首,各科医籍也都少不了新安名方的身影;制备上配方严谨、用药考究、古法炮制、制作精良,清末民国以至中华人民共和国成立初期,全国两大药店新安居其一、四大药店新安居其二,研发生产了一批新安特色品牌中成药。新安本草方书由博返约、注重分类,明体辨用、创新体例,医药合参、功效为纲,创成对语、致力启蒙,以正品正方带副药附方,首次全面运用"方论"解说组方原理,走在了知识的前列,自成体系,无论在形式上还是内容上,都为现代中药学、方剂学等学科的形成奠定了基础。本无生命的草木金石,被新安医家活用之后,就如同被赋予了灵动的生命一般活色生香,闪烁出智慧的光芒。

新安医学器范可风,特色鲜明,体现出博古通今与继承创新、学术争鸣与融通并蓄、家族相授与学术传承、以儒通医与融合道佛、地理新安与学术新安、医学科学与徽学文化的六个方面的统一与结合。

江南的古徽州是一片盛产文明的沃土,新安医学正是从这片儒家圣土中生发出来的医学流派,所谓"天下名医出在新安",盖源于博大精深的徽文化的滋养。独特的地理环境提供了良好的人文生态环境,中原文化的南迁播下了文明的基因,上层建筑的引导强化了传承创新,新安理学的兴起做足了思想准备,徽州儒风的熏陶营造了浓厚的文化氛围,徽商经济的繁荣奠定了雄厚的经济基础。无徽不成镇,无徽不成学,徽学无边界,新安医学得益于天时、地利、人和的优势而水到渠成。

名医名会,名流名派,名著名案,名论名说,名法名术,名药名方,名商名店,名儒名郡,跨越宋元明清民国流传至今,辐射江南江淮京沪遥相呼应,新安医学全方位地继承发展了中医学理论体系,创下了许多中医之最,对整个中医药学的发展走向产生了重大影响,充分展示了中医药学的博大精深,是中医学的典型代表和缩影。

习近平总书记曾明确指出:"中医药学凝聚着深邃的哲学智慧和中华民族几千年的健康养生理念及其实践经验,是中国古代科学的瑰宝,也是打开中华文明宝库的钥匙,更是中华文化伟大复兴的先行者。"著名中医学家孟庆云教授接着这个话题评价说:"新安医学既是中医药的缩影,又是中医药的光彩。如果说中医药是打开中华文明宝库的钥匙,新安医学正可堪为是打开中医药宝库的钥匙。"

源远流长的学术历程,彪炳史册的学术成就,有容乃大的学术气度,魅力四射的学术影响,思接千载的学术内涵,与时俱进的学术精神,在古徽州这片面积一万多平方公里、人口百万左右的弹丸之地,竟然创造出如此辉煌的业绩,不能不说是一个奇迹。

第一章

新安医学概论

新安医学是我国传统文化底蕴深厚、区域特色优势明显的地域性、综合性中医学术流派,发源于江南新安江流域的古徽州地域并不断向外辐射,肇启于晋唐、形成于宋元、鼎盛于明清、变革于当代,以历史悠久、儒医辈出、医著宏富、流传深远著称于世,学术成就突出,创新发明众多,临床风格多样,诊疗制药精良,是认知生命、维护健康、防治疾病的地域文明与智慧的结晶。

第一节　新安医学学术历程

新安医学800余年来,涌现出了800多位医家,编撰了800多部医著,学说纷呈、学派林立,创下了许多中医之最,对整个中医药学的发展走向产生了深远的影响,为中医学理论体系的构建和完善做出了举足轻重的历史性贡献。

一、肇启于晋唐

新安医学发源于古徽州,古徽州宋代以前素称"新安"。

汉献帝建安十三年(208)设新都郡(制所在今浙江淳安),晋太康元年(280)更名新安郡,基本辖域范围包括今安徽省黄山市三区四县(歙县、休宁、黟县、祁门、屯溪区、徽州区、黄山区)绩溪县、旌德县、石台县和江西省婺源县、浙江省建德市、淳安县等区域,即钱塘江上游的新安江流域,隋文帝开皇九年(589)从新安郡析出严州(相当于今浙江省建德市和淳安县)而改名为歙州,唐代大历五年(770)歙州辖歙县、黟县、休宁、婺源、祁门和绩溪六邑,宋徽宗宣和三年(1121)改歙州为徽州。

新安地区早期的医事活动见于文献的较少。据南朝梁国沈约所撰《宋书·卷六十二·列传第二十二羊欣传》载:"羊欣,字敬元,泰山南城人也……出为新安太守。在郡四年,简惠著称。……太祖重之,以为新安太守。前后凡十三年……素好黄老,常手自书章,有病不服药,饮符水

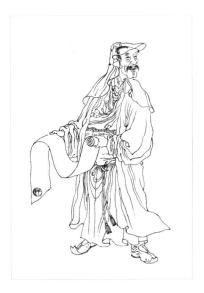

约1600年前的南朝宋国新安太守羊欣

而已,兼善医术,撰《药方》十卷。"这是目前发现的有关新安医学的最早文献记载。

唐魏徵等所修《隋书·经籍志》引用梁阮孝绪《七录》云:"《羊中散方》二十卷,羊欣撰,亡。"羊欣后官至中散大夫,故称羊中散。《羊中散方》原书已佚,稍后的《经方小品》中曾引用部分内容。《经方小品》序曰:"羊中散所撰方有三十卷,是元嘉(424—453年。引者注)中于新安时所集,皆是江东得效者,于世仍可即用。"说明《羊中散方》曾在社会上流传。

隋开皇十一年(591),南朝陈后主陈叔宝之弟陈叔安由严州桐庐迁居新安赤山镇(今属祁门县),以医济人。

唐高祖(618—626年在位)时有高僧慧明居歙西七里头,善治眼疾,以村左灵脉泉水替病人洗眼,多灵验,"初洗披识眩","翳欲冰消",时称"圣僧",至今尚存古庙圣僧庵、洗眼池等千年古迹,明代有重修。圣僧庵为省级重点文物保护单位,由大殿、天井、庭院和后庵(僧房)组成,大殿内有明万历年间歙西潭渡画家黄柱所绘珍贵壁画8幅。

初唐时期有苏州吴县人杨玄操任歙县县尉,继三国东吴太医令吕广注《难经》之后,再著《黄帝八十一难经注》,其书自序落款明确为"前歙州歙县尉杨玄操序",另著有《素问释音》《针经音》《本草注音》《明堂音义》《撰注黄帝明堂经》等5部,均佚。根据郭蔼春《中国医史年表》记述,杨玄操著《黄帝明堂经》在619年,《黄帝八十一难经注》问世于626年,杨玄操应为隋唐时人。

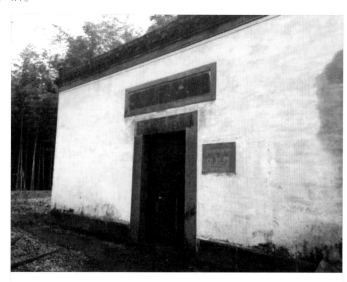

坐落于歙县七里头的宋明建筑圣僧庵

唐代宗 (762—779年在位)时太常博士方可通得嵩岳道人方脉正传,乃弃职行医,游经新安祁门赤山镇而卜居,高超灵验,济人无数。因其医德高尚,体恤百姓,时祁门百姓交口称赞,誉之为"扁鹊"。

二、形成于宋元

据不完全统计,宋代有新安医家16人,其中3人撰有8部医著;元代有新安医家17人,其中7人撰有11部著作。更为重要的是,宋元新安医学世家纷起,仅现存文献有记载者至少有10支,其中宋代6支,由元代名医明确其世家传承于宋代者1支,元代1支,由明代名医可以明确追溯到宋代者2支。

1. 宋代张氏三世医学

最早见于文献的新安医家,目前已知的是北宋末年张扩。南宋罗愿《新安志》载:"张扩,字子充,歙县人,少好医,从蕲水庞安时游,时同学六十人,安时独喜扩。后闻蜀王朴善脉,又能以太素脉知人贵贱祸福,从之期年,得衣领中所藏素书,尽其诀,乃辞去。"明代《古今医统大全·卷一历世圣贤名医姓氏》载:"张扩,字子充,新安古歙人,精研医学,闻有长于己者,虽千里求之不惮。时闻蕲水庞安常医名,遂往从之。又闻蜀中王朴太素脉,亦往师之,得其秘而归。术益高而名益著,江右缙绅士夫咸往就诊。"张扩家境富裕,财雄乡里,从小受到良好的教育,因受家族中"有以医名者"的影响,乃留意医学,研习岐黄,虚心好学,凡听说医术水平好于自己的高人,不怕路途遥远也要前往求问。元祐年间(1086—1094)拜时被誉为"北宋医王"的湖北蕲水庞安时(1042—1099)学医,当时跟从庞安时学医者共有60人,而他唯独钟爱张扩一人,足见其学习成绩之优异,深得师心;后又师从川中地区王朴潜心学习脉学,得其太素脉学要领。其行医于长江中游今皖赣湘鄂地区,方脉俱精,名盛一时,官宦读书人都慕名求诊。

南宋淳熙十六年(1189)歙县罗颀为张杲《医说》作序曰:"里中张杲季明,自其伯祖子充,以医显京洛(开封与洛阳。引者注)间,受知于范忠宣。其祖子发,盖学于伯祖而有得也。于是其父彦仁,继子发,而术更妙于充,深微所衍,固三世之医也。"南宋开禧三年(1207)建安(今福建)江畴作跋曰:"季明之伯祖子充,以医术受知于忠宣范公,名满京洛,察脉语证,妙出意表,略无毫发隐情。诸公待之如神人,盖已能儒其心矣。"据《医说·卷第三诊法·太素之妙》记载,张扩于元符、崇宁年间(1098—1106)应邀游走于将相公卿之间,行医于江东宣城、当涂、金陵、新安本土和汴京(今河南开封)、陪都洛阳等地,察人之脉即知其病与不病、可治不可治,医名盛于江东和两京之地,其人温润如玉清如冰,深受郭功甫、黄谟诰等官僚推崇,因得到北宋"布衣宰相"范纯仁(范仲淹次子)的赏识,而被奏请封为"假承务郎"之职,"蔡元度枢密吴国夫人,王荆公女也,有疾,召公而愈。叹曰:天下医工未有妙如张承务者"。应召治愈北宋宰相蔡卞妻子(王安石女儿)之病症,蔡卞赞叹其医术天下第一。《医说》载"公名盛于崇宁、大观时(1102—1110年。引者注),而享年止四十有九,卒于南昌",《歙县志》载其生活于嘉祐、崇宁年间(1056—1102)。

《医说》载南宋绍兴十七年(1147)资政公何铸镝居新安,久闻张扩医术之神,恨不相识,"后三十年,余镝居新安,识其弟挥……挥尝亲授指教于子

新安医学研究集成 学术研究

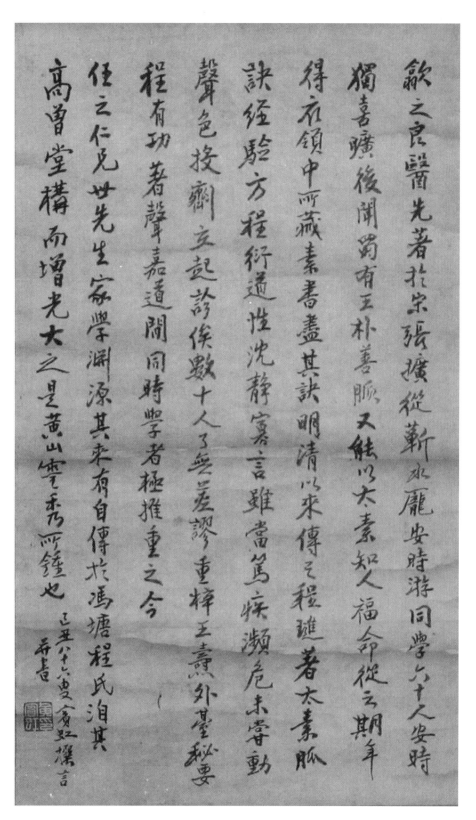

黄宾虹1949年简述新安医学源流手迹

充,故其议论有据,切脉精审,今为此邦医师之冠。余居徽三年,多赖其诊治"。张挥再传于子张彦仁,医术更加精妙;张彦仁再传于张杲,活人甚众。张杲盛年时请罗颀为《医说》作序(1189);另据李以制、诸葛兴两跋文,可知卒于1224—1228年。

张扩著有《医流论》《伤寒切要》;张杲究心50年著成《医说》10卷,"秘方奥旨,靡不备述",是第一部较完整的新安医学著作,俞慎初《中国医学简史》认为其"也是我国医学史上现存最早的传记体医史"。根据现存文献的记载,张氏三世医学历时130余年,后代传世日本,渊源有自,是目前公认的第一支新安医学世家,故著名画家黄宾虹开宗明义地指出"歙之良医先著于北宋张扩"。

2.南宋吴源积功已五世

明代《古今医统大全·卷一历世圣贤名医姓氏》载:"吴源,字得信,新安休阳人。宋孝宗(1162—1189年在位。引者注)时以诗文、医学著名。遇道人传以《金匮玉函》之秘,尤能起死回生,人称其神医。后征为翰林医官。"《休宁县志》载,吴源太祖吴谅得异人授《金匮玉函经》后业医,在公元1100年前后,传至吴源为第5代,不仅医术高超,每每起死回生,而且理论造诣高深。南宋绍兴年间(1131—1162)吴源经枢密汪勃(徽州府黟县人)推荐,参加国家组织的医经考试,考试内容为《黄帝内经》《难经》等7部医典,于数百人中拔得头筹、考中第一名,被授为御医,后又被提拔为翰林院医官。吴源擅于察色按脉,善用针灸、方药治疗急症,更擅长治疗慢性虚劳病症。医为世传,有其晚年教育子孙之诗为证:"五世活人功已积,一经教子意难忘。尔曹好展摩云翮,伴我黄昏晚节香。"

3.南宋黄孝通"医博"传后800年

黄孝通,歙县人,南宋孝宗(1163—1189)时御赐"医博",医名卓著,为歙县黄氏妇科始祖,其距中原南迁之始已28世,传承至今800余年,已历25世(按族谱已至53世)。

4.南宋程约以医承续"种德"

明代《古今医统大全·卷一历世圣贤名医姓氏》载:"程约,字孟博,新安婺源人。世业医,至约尤著,而更得针砭之妙,若有《医方图说》行世。"《婺源县志》载:程约为南宋孝宗时(1163—1189)人,"其先有号种德居士者,邑宰许应龙因改所居之坊为种德坊。精针法,同邑马荀仲自许齐名,约不然也。太守韩瑗尝有疾,马为右胁针之,半入而针折。马失色曰:非程孟博不可。约至,乃为左胁下一针,须臾而折针出,疾亦即愈,由是优劣始定"。

5.南宋江嚞不虚十五世医名

明代《古今医统大全·卷一历世圣贤名医姓氏》载:"江嚞,字明远,新安

新安医学研究集成 学术研究

婺源人,以医鸣世,十五代至矗,以儒通医,活人尤著。宋理宗不豫,召至,一进药,遂安。"《婺源县志》又载,江矗擅长妇科,家中设施药室,远近就诊者甚多,往往一剂见效,宝祐年间(1253—1264)用红藤制剂治愈公主胎漏之疾。居京10年,帝屡赐官,坚辞不受,后称疾辞归,乃赐宅一区。

6.南宋陆氏保和堂传后世

明代《新安陆氏家乘·新安陆氏保和堂引》载:"新安以保和堂丸散弘济斯人也久矣。在宋已盛行各省,而其时文、谢(指南宋名臣文天祥、谢枋。引者注)诸名荐绅多为之序记文章,以传后世……然揆厥由来,则始自唐宣公,迭传至宋绍圣(1094—1098年。引者注)进士惇彦公、翰林学士荣公、翰林安国公、宣义郎师叛夔公、太府枢密应发公、丙辰(1136年。引者注)进士梦发公,父子祖孙相继缵述,而陆氏之岐黄益以有名于天下。"唐宣公即唐代名相陆贽,编有《陆氏集验方》50卷。文献记载新安陆氏是唐末历史上第二次大规模迁徙而入新安的移民,陆氏保和堂是目前已知新安地区最早的药店,施药救人,不可胜计,名声显赫。《歙县志》载有南宋翰林院医官陆安国,好藏奇书,其后裔陆文龙为元代歙县"医学正科"。

7.元代徐存诚医可上溯五世

《祁门县志》载:徐存诚,字宗吉,元代祁门人,曾任县医学训科,世业医,精方脉,施药济人,悬"存诚"匾额于药室中。祁门籍理学家汪克宽于元至正十五年(1355)为其作《存诚堂记》以志之,载"自其上世攻岐黄之学,暨其大父仁斋翁益精其艺,名驰州里",可见徐氏世医至少可以上溯至5代,很可能追溯到南宋,并称赞其"存诚以视证,尽诚而用药,其有不中者几希"。

8.元代吴瑞世家医学再传七代

元代吴瑞,字瑞卿,著有《日用本草》8卷,李时珍《本草纲目》引用该书内容近百次。该书明嘉靖刊本有元代天历己巳(1329)吴瑞自序云"世家医学",至正三年(1343)"化庭阿思兰海涯子"序也云其"世医名家",明嘉靖年间(1522—1566)李汛序记述了吴瑞再传7代,书牌载"新安海宁医学吴瑞编辑,七世孙镇校补重刊",卷末刊有"歙西仇川黄锭、黄铣刊"字样,书后有嘉靖四年(1525)陈鳌作《书〈日用本草〉后》曰:"瑞卿公以世鸣医,尝著《日用本草》传世,年久字讹,不便观览。六世传至宗卫公,医道大行,活人莫计,郡邑之请药者,接迹其门。篁墩程先生尝服其药,屡疾屡瘳,乃书'景素堂'三字以颜其轩。"歙西虹川黄氏为徽州刻书世家,程氏为新安大族,篁墩是新安氏族发源地,自晋唐以来一直就是徽州宗族圣地,均证明吴瑞医学是新安医学世家。

9.明代丁氏儿科源自宋

明代汪道昆《太函集·丁海仙传》载:休宁丁瓒,自号海仙,明嘉靖时(1522—1566)人,自宋而下,海阳丁氏世擅小儿医。《休宁县志》曰:"丁氏自宋世业医。嘉靖初,丁绳以医名,子畜瓒,授其业,已藉数百缗欲与子,瓒谢归。医则奇中,人以仙目之。"

10.明代黄嘉章系北宋太医之后

《休宁县志》载:明代黄嘉章,号景文,休宁人,家世业医,先人曾在北宋祥符年间(1008—1016)御赐太医博士,传术至黄景文,医术更精,名声显著。

以上10支而外,文献记载世业医而不明其传承自何代的新安医家,则难以计数。如在明代早中期,歙县程伊,"历览群书,晦迹医林","家世习医",涉医书"以世其家",著有《医林史传》《脉荟》《释药》《程氏释方》等;歙县吴洋,以善用人参、黄芪重剂救治虚证而闻名,"先世以治眼科和痹证为业";休宁县李光武,"世精医业",活人殊多;歙县刘锡,自幼学医,擅幼科,其心法之妙"皆得之于家传口授",著有《活幼便览》(1510),是最早的新安儿科专著;婺源县汪继昌,"承先世业,工医术",活人无算,称国手,尤精于治痘,著有《痘科秘诀》;徽州王绍隆,"少孤,家传医业",精研医理,弟子潘辑将其所传著成《医灯续焰》;休宁县陈国榜,"家世业医",以医鸣世;绩溪县唐玄真,"世以医为业",尤精痘疹,著有《痘疹奇衡》;休宁县周英,"祖传世医",探病求源,投剂辄效。他们离元代均不足200年,且元明两代实行子承祖业的"世医制",其从医之身世也是极有可能追溯到宋元时期的。

世医家族实质上就是一支支特殊的学术链,有其一脉相承的特色技艺,如歙县张氏太素脉学、黄氏妇科、陆氏方药等,往往秘不外传。以上众多的新安世医链,到底谁为新安第一支已无从考证。其实谁为第一已不重要,重要的是,宋代新安一地诸多名医世家的兴盛,标志着新安医学的形成。

除世传医家外,元代著名新安医家还有:王国瑞,著《扁鹊神应针灸玉龙经》,创"飞腾八法",天历二年(1329)其弟子周仲良作序有载:"《玉龙经》者,婺源王先生所传针灸之书也。"《四库全书总目提要》曰:"臣等谨案《扁鹊神应针灸玉龙经》一卷,元王国瑞撰。国瑞,婺源人……乾隆四十六十二月恭校上。"李仲南,黟县人,著《永类钤方》22卷(1331),首创"攀门拽伸法",首次采用过伸牵引复位法治疗压缩性屈曲型脊椎骨折。

宋元新安医家精于切脉诊病,治疗上针灸、方药兼通,如吴源、马荀仲、程约、程汝清、张杲、鲍同仁、王国瑞等,处方投剂而外,多能兼施针灸,是这一时期的一大特色。

三、鼎盛于明清

新安医学以医家众多、医著宏富著称于世。据现代研究考证,自宋迄今见于资料记载的新安医家共计800余人,编撰医著800余部,其中明代医家194位、医著151部,清代医家499位、468部,明清两代医家、医著均占到80%

左右。

1.明代喷薄而出

"儒之门户分于宋,医之门户分于金元",宋元时期涌现出来的程朱理学和金元四大家学说这两股活力,犹如车之两轮、鸟之双翼,加之徽商的崛起,强劲地助推着新安医学的快速前行,名医名家迭出,著书立说成风,学说观点、临床发明犹如黄山日出般喷薄而出,令人目不暇接。

歙县陆彦功,成化年间(1465—1487)应召入太医院,治愈中宫之疾,补编黄仲理《伤寒类证》而作《伤寒类证便览》11卷(1499)刊行;陆乔梓,足迹遍天下,活人不可胜计;陆省吾,游学山东,声名显赫。三位医家均系陆氏"保和堂"医药世家,箕裘世业,历久弥新,"其制合丸散,非特经一二人之心思,三五年之撰造。凡其先达诸公无不研究斯道,阅数百年,升卢扁之堂者前后相望",名声之高,以至戏曲《白蛇传》也将"保和堂"药店演绎其中。

歙县程玢、程玠兄弟,医术驰名京城,尤精眼科,著有《太素脉诀》,是新安医学最早的一部诊断学专著,书中提出了"以脉统证"的诊疗模式。程玠,号松崖,甲辰(1484)进士,著有《松崖医径》和眼科著作,简化伤寒六经辨证,提出杂病可按伤寒法辨治、心肺疾病可以一方通治等新观点,先见之明,至今仍富有临床意义。程玢、程玠是程氏于唐末从中原南迁到新安槐塘的第19世,明清槐塘涌现出许多著名的程姓医家。

祁门汪机(1463—1539),中医温补学派重要人物、载入《明史》的嘉靖年间全国四大名医之一,著作等身,设"朴墅斋",编著编录医著近20种、100余卷,后人合编有《汪石山医书八种》等。其《石山医案·营卫论》以"营卫一气"说阐明人体营卫阴阳相通互涵的辩证关系,以"参芪双补"阐明人参和黄芪既补气又补阴的双重价值,前者可以从血管内白细胞的免疫性、穿透性并需要营养支持等生理中得到印证,后者也得到中药双向免疫、正常化和适应原样作用等现代药理的支持,均极具实证性;其《伤寒选录》又明确提出"新感温病"说,突破了"温病不越伤寒"传统观念的束缚,为后世温病学的发展奠定了理论基础。

祁门陈嘉谟(1486—1570),著《本草蒙筌》12卷(1565),收药742种,产地、采收、保管、真假、炮制、主治、配伍、性味、修合等靡不备述,首次论述了水银和百药煎的详细制作方法,其中百药煎制作要比瑞典药学家舍勒提取没食子酸早200多年,并以"治疗用气味"论倡说药物寒热温凉四性和酸苦甘辛咸五味的综合灵活运用,以"制造资水火"论阐明把握炮制程度、发挥药效又不失药性作用之法度,言简意赅,浓缩的都是精华,李时珍《本草纲目》将其列入重要参考书目。

歙县江瓘(1503—1565),编撰《名医类案》12卷(1549),精选了历代名医

第一章 新安医学概论

2405案,开选辑古人医案于一书之先河,是我国第一部总结和研究历代医案的专著,今与清代魏之琇编撰的《续名医类案》一起,作为类书被列为"全国十大医学全书"之一。

歙县余傅山,曾任湖北钟祥县令,回乡后鼓励堂弟余淙从医。余淙(1516—1601)曾受医于汪机弟子汪宦,著有内科杂病诊疗名著《诸证析疑》等,医界直喻名为《苍生司命》。余淙开启了余氏世家医学,由明至清传承8代,时有"大江以南良医第一"之称誉。

祁门太医徐春甫(1513—1596),师从于汪机弟子、祁门籍太医汪宦,医术名满北京城,著医学类书《古今医统大全》100卷(1564),作为类书(兼有丛书性质)今被列为"全国十大医学全书"之首。他在书中提出了"五脏之脾胃病"的新概念和"调理脾胃,以安五脏"的治疗新思路,对增强和调节人体免疫功能具有重要意义,其注重调理脾胃元气的主张,与其先师汪机相比,有过之而无不及;其"无往不郁"说强调了心理因素在慢性病中的重要价值,现代已得到心理神经免疫学的支持。

歙县方有执(1523—1599?),中医伤寒学派的重要代表人物,著《伤寒论条辨》8卷(1592),第一次重新编排了《伤寒论》的篇章条文秩序,提出了风寒中伤营卫说,后世推崇其学、力主伤寒错简者代不乏人。

休宁孙一奎(1538—1600),师从于汪机弟子黄古潭,医名隆盛于吴越两地而远近闻达,编著了一部分科齐全、富有创新理念的综合性临床医著《赤水玄珠全集》(1584),包括《赤水玄珠》30卷、《医旨绪余》2卷、《孙一奎医案》5卷;提出了两肾间命门元气为生命本原和动力、三焦为元气之别使等新观点,是将传统太极理论引入命门学说的第一人。其"命门动气"说对生命本原和生长壮老已生命进程的探索,符合生命科学的复杂性和统一性,与现代基因学理论等有惊人的相似之处,极具超前性;与"三焦相火正火说"相结合,构成了生命运动循环不止的动态链条。临床上注重培补下元,将固本培元从脾胃元气推广到下焦元气。

歙县吴崐(1552—1620),医经派的重要代表人物,从余淙学医3年,善于针药并用,临证"百不失一",持"针药补元"观,提出"针寡药补"说,指出"药之多不如针之寡,针之补不如药之长",点明了针刺迅捷而无药物之补益作用的特点,认为针药各有长短、取长补短则优势明显。其所著《黄帝内经素问吴注》24卷(1594)是一部研究《黄帝内经》必不可少的参考书,所著《医方考》6卷(1584)是我国第一部完整系统地注解分析方剂的专著,所著《脉语》(1584)首次论述了医案记录的完整格式。吴崐也是明代崛起的澄塘吴氏医家的杰出代表,吴氏医家延续7世,由明至清,代有名医。

歙县罗周彦,著《医宗粹言》14卷(1612),提出"元阴元阳说",首次将元气分为元阴、元阳,认为先后天元气均为"天赋自然之真",赋予元气以细胞生命所具有的物质性(功能性)、遗传性、可变性三个特征,并分出先天元阴、后天元阴、先天元阳、后天元阳4类元气亏虚病证,创立了4个基本方,提高了元气的临床实用价值。

歙县吴勉学,明隆庆万历年间(1567—1620)徽府最大的出版家,整理校刻经史子集及医籍数百种,其中医书近90种,包括医学丛书《古今医统正脉全书》44种205卷(1601)、《河间伤寒六书》27卷(1601)、《儒门事亲》15卷(1601)、《东垣十书》12种22卷(1601)、《黄帝内经素问吴注》24卷(1594),还自撰《师古斋汇聚简便方》(1600)等著作。《古今医统正脉全书》今列入"全国十大医学全书"。

在我国医学史上,人痘接种术是人工免疫法预防天花的一项创举。学术界经周密考证确认,人痘接种术正式发明或重新发明于明代隆庆年间,宁国、徽州、上饶一带是种痘术开展最早的地区,而且世代相传,师承相授,正如1727年俞茂鲲《痘科金镜赋集解》所云"闻种痘法起于明隆庆年间宁国府太平县(即今黄山市黄山区。引者注)";1884年董玉山《牛痘新书》所说"江南始传鼻苗种痘",指的也是皖南和江西一带。明代新安医家对痘疹进行了长期的探索,如汪机《痘治理辨》、徐春甫《痘疹泄密》、孙一奎《痘疹心印》、朱仰松《新编痘疹全书》、黄惟亮《医林统要通玄方论·小儿杂证·秘传小儿痘疹经验良方》,连刻书家吴勉学也辑刻了《痘疹大全八种》,为种痘术的发明、改进奠定了基础。

归纳起来,明代新安医学的成就主要体现在以下四个方面:一是经典理论、养生防治、临床各科、理法方药、本草针灸各个层面齐头并进,临床专著涉及面广,多部丛书类书等鸿篇巨制照耀寰区,展现出了医学作为综合性应用科学的性质;二是以汪机及其门生为核心,以营卫一气说、参芪双补说、命门动气说、三焦相火(正火)说、元阴元阳说和理脾阴说为理论依据,形成了以气血双补、培补先后天元气为特色的新安固本培元治法和学派;三是继承创新《黄帝内经》理论,汪机《续注读素问钞》(1526)、《运气易览》(1528),徐春甫《内经要旨》(1557),吴崑《黄帝内经素问吴注》(1594),黄俅《素问节文注释》(1619)等均广参诸家,注释阐发经义,尤以《黄帝内经素问吴注》影响最大;四是《伤寒论》研究既阐发了六经辨证的普适性,又突破了"温病不越伤寒"的传统观念,尤其方有执践行"错简"说,重新编排《伤寒论》的篇章条文秩序,提出了风寒中伤营卫说,既增强了原书的系统性和条理性,又反映了伤寒发生发展、传变转归的规律。

2.清代再续辉煌

清代(1636—1911)新安医学延续了明代的辉煌,加之有一批文人因际遇不系而转攻医学,薪火源源不断,新安医学如锦上添花般更加灿烂。

歙县程衍道(约1573—1662),明代名医程玠侄孙辈,儒医的典型代表,以医学和儒学研究并举并重而名宇海内,治病精审精思,并以10年之功校勘重刻唐王焘《外台秘要》40卷(1640);侄孙辈程林删定宋代许叔微《圣济总录》,编刊为《圣济总录纂要》26卷(1681),使这两部名著得以流传下来。

休宁汪昂(1615—1694),致力于普及的医学启蒙派代表人物,所撰《素问灵枢类纂约注》撷出《黄帝内经》的精华部分分类注释,所撰《本草备要》(1683)首创以功效为纲解说药效的编写体例,所撰《医方集解》(1682)成为我国第一部定型规范的方剂学专著,所撰《汤头歌诀》(1683)更是家喻户晓,流传300多年,影响很大。书中还记述了金正希提出的"脑主记忆"说,补充和发展了"心主思维"的传统思想;提出"胃乃分金之炉"说,以金属冶炼提纯比喻脾胃消化吸收水谷营养的功能,形象生动;提出并后经叶桂推广运用而形成的"暑必兼湿"说,反映了我国尤其江南地区夏季闷热潮湿、人易中暑的客观性。

歙县吴楚,澄塘吴氏医学世家第5代传人,善用甘温救治重症、医术驰名扬州,有着"天上神仙"的美名,著有《医验录》上下二集(1684),是一部救治疑难危重病症的医案专著。书中提出"脾胃分治"说,强调从胃论治,改变了以往"治脾统治胃"的局面,弥补了中医脾胃学说的不足,拓宽了从脾胃论治的临床思路。

歙县程国彭(1662—1735),潜心医学、垂范立法,著《医学心悟》5卷(1732),附《外科十法》1卷,是一部实用性临床医著。书中发明"八字辨证"说,以寒、热、虚、实、表、里、阴、阳八字为辨证总纲;发明"医门八法"说,以汗、和、下、消、吐、清、温、补八法综合归纳治法,构建起了中医辨证治法的新体系和新模式,成为中医临床辨证立法的主要依据。

休宁汪十洲,与其侄汪文誉、子汪文绮、侄汪明紫,皆当地名医,后代有承其业者,形成世医之家。汪文誉(1665—1740)注重保元,用药平淡,撰有《伤寒阐误三注真经》《济世恒方》(1827),子汪曦一,孙稼苑、松如皆承其业;汪文绮推崇张景岳温补法,乾隆年间(1752—1753)疫病流行,其制救疫汤,救人无数,著有《杂症会心录》(1754)、《脉学注释汇参证治》(1832)和《温疫论两注》。

黟县卢云乘(1666—?),伤寒学家,迁居湖北省行医,以国家医科考试县、府、司三试擢第一,而被授予湖北省全楚医学教授。其纂《伤寒医验》6卷(1738),以人身实体划分为三阳三阴六部辨证,精于辨析正伤寒、类伤寒及其兼证。

祖籍歙县的叶桂(1667—1746),祖父、父亲均为新安名医,学术之源在徽州,迁居吴中,有"天医星下凡""清代第一医家"之美誉,为中医温病学奠基人、温病四大家之首。他提出了"温邪上受,首先犯肺,逆传心包"的著名论断,概括了温病发展和传变的途径,其说现代从SARS、禽流感等疫病由呼吸道传入、传染性极强、传变迅速的病理变化中进一步得到了印证;创立了"卫气营血辨证"说,揭示了温病由表入里的传变规律,标志着中医温病学辨治体系的形成,得到了现代实践的验证和动物实验各项客观指征的印证,与现代西医将感染性(包括传染性)疾病过程分为前驱期、明显期、极盛期、衰竭期4个时期也是一致的;又从救治疫病为中心的急救胃阴法,推演至内伤杂病也重养胃阴,从而形成系统的"养胃阴"新说,进一步完善了脾胃学说、拓宽了诊疗思路;又治内伤杂病之顽症痼疾,擅以"虫介药通络"论治,形成"久病入络"新说,成为内伤杂病治法上的一大创新。其代表作《温热论》(1777)、《临证指南医案》(1764)等均为门人后生整理。

歙县吴澄,虚损病大家,著《不居集》50卷(1739),汇集虚损十法,提出"外损致虚说",认为长期外因损害、疾病缠绵日久可致内伤虚损,极具预见性,现代发现的艾滋病,其全称为"获得性免疫缺陷综合征",为这一学说作了最好的注解和说明;提出"理脾阴"论,认为虚损脾胃易伤易虚,治疗时健脾勿忘理脾阴,与叶桂"养胃阴"说相辅相成,又为临床开辟了一条新的治疗途径。

歙县吴谦(约1690—1760?),清初期三大名医和清代四大名医之一,曾任太医院院判,奉御主持编修教材性大型医学类书《医宗金鉴》90卷(1742),"全无偏执",伤寒和临床各科"心法要诀"为其精华所在,其中亲撰《订正伤寒论注》《订正金匮要略注》,尤为突出的是《正骨心法要旨》,书中正骨手法、解剖、器械图解详明,今被列入"全国十大医学全书"。

歙县郑于丰、郑于藩兄弟,因经商江西而得闽人黄明生喉科秘传,擅长针药并用治疗喉科病症,康熙六十年(1721)分为南园、西园两支,从此郑氏喉科一源双流,传承至今。郑于丰子郑宏纲(1727—1787)为郑氏喉科代表性医家,他领其二子,针药并用治疗喉科危急重症,立新法创新方,以养阴清肺汤成功治愈烈性传染病白喉,著有《重楼玉钥》(1838),为我国第一部喉科针药治疗专著。

歙县许豫和,新安儿科第一人,著有儿科临床丛书《许氏幼科七种》(1785),对小儿热病辨治独有心见,认为治壮热"泻邪以存元即是补"。其他富有影响的儿科著作还有程云鹏《慈幼筏》(1704)、何鼎亨《活法启微》(1736);王君萃《小儿烧针法》治疗惊风抽搐等症,亦颇具特色。

歙县罗浩,客寓扬州、海州(今属连云港市),著《医经余论》(1812),针对瘟疫重症,提出"下手宜辣,早攻频攻"的治法思路,为现代温病"扭转截断"

法提供了借鉴和参考;又认为"运气应常不应变",一年四季"主运""主气"之常令可以应验,而"大运""大气""客气"之变,以六十甲子干支推演难以符合实际。

歙县程文囿(约1767—1828?),擅治疑难重症,民间有"有杏轩则活,无杏轩则殆"之说,他第一次系统节录诸家医论,编著成医学丛书《医述》16卷(1826)。与其同时代还有一位程氏医家程有功,擅长杂病和虚劳证诊治,著书数十卷,惜毁于兵燹,为程文囿所推崇,叶馨谷、王学健得其薪传。叶馨谷擅治时疫,民间有"看过叶馨谷,死了不用哭"之传,著《红树山庄医案》12卷(1861);王学健则更开启了新安王氏内科流派。

婺源江考卿,著《伤科方书》(1840),善治骨折、跌打损伤,提出"三十六大穴致命"说,曾施行类似泌尿系统结石和睾丸摘除等手术。

婺源余国珮,寓居江苏泰县行医,著有《医理》《婺源余先生医案》(1851),针对时运"燥火之病"流行,而与众不同地提出"燥湿为纲"说,从外感时疫辨燥邪推及内外各科病症辨燥湿,抓住了水是生命之源这一要害所在,确属"医家病家从来未见未闻"之说。其"燥湿为纲"说侧重辨燥救阴,并从外感推及内伤、内外各科,相应提出开阖润燥的药性理论,自制有余氏普济丸等制剂。

歙县汪宏(1836—?),撰有医学丛书《汪氏医学六书》,包括《注解神农本草经》《本经歌诀》《望诊遵经》《本草附经歌诀》《脉诀》《入门要诀》,其中《望诊遵经》(1875)是我国医学史上第一部望诊专著,叙述详明,书中还提出"相气十法",通过望面部"气色"判断病情及其变化规律。

清代新安医家继续开展小儿痘麻防治的探索,明清仅痘疹防治专著共有44种,其中清代吴学损著有痘麻丛书《痘疹四合全书》(1676),程云鹏《慈幼筏》(1711),12卷中有5卷论述瘟疮(天花),为防治小儿麻痘倾注了大量心血。17世纪人痘术传入欧洲,1798年英国人琴纳发明了更安全的牛痘接种法,19世纪传至我国,新安医家迅速接受了这一新事物,如余楙著《刺种牛痘要法》(1884)。天花在世界上绝迹,新安医学的理论与实践,功不可没矣。

清代新安医家对《黄帝内经》的研究,有程知《医经理解》9卷(1653)、江之兰《医津一筏》1卷(1662)、罗美《内经博义》4卷(1675)、汪昂《素问灵枢类纂约注》3卷(1689)、江有诰《江氏音学十书·素灵韵读》1卷(1779)、胡澍《素问校义》1卷(1875)等,校注阐释均有见地,各有贡献,其中《素灵韵读》是第一部也是唯一一部以音韵方法研究《黄帝内经》的专著,《素问校义》是第一部引入训诂校勘方法研究《黄帝内经》的专著。由明代注重义训阐发向系统地运用"小学"方法校注训诂转化,是清代自乾嘉年以后新安医学《黄帝内经》研究的特点,由此形成新安经典校注派。

清代新安医家对《难经》注释,有程林《难经注疏》、汪钰《难经释义》等。

清代新安医家对《伤寒论》的研究,除汪文誉、卢云乘、吴谦外,还有程应旄《伤寒论后条辨》15卷(1670)、《伤寒论赘余》2卷(1672),吴人驹《医宗承启》6卷(1702),郑重光《伤寒论条辨续注》12卷(1705)、《伤寒论证辨》3卷(1712)、《伤寒论翼》2卷,汪宗沂《伤寒杂病论合编》1卷(1888),均各具风格、各有造诣,围绕着《伤寒论》编次、注释、研究方法、六经本质等展开论争,尤其程应旄、郑重光、吴谦等,与方有执一脉相承,并与他地名医如喻嘉言、张璐、周扬俊、黄元御、吴仪洛、章楠等相汇合,形成阵容强大的伤寒错简重订派。

清代对《金匮要略》的注释,有程林《金匮要略直解》3卷(1673),是《金匮要略》注本中的善本之一。

明清新安世医传承更为活跃,既有宋代流传下来的黄氏妇科、"保和堂"陆氏医药世家继续服务于社会,更有一批由儒入医的后代承继家学,如由明入清的歙县余氏、吴氏世家,清代形成的休宁汪氏世家、歙县郑氏喉科、新安王氏内科等流派,尤其引人注目的是,新安一地程姓医家群体沉潜医学,心悟心传,贡献卓著,形成一派。据不完全统计,历史上传承3代及以上的新安医学世医链有139支。

归纳起来,清代新安医学继承了明代的传统,除了经典校注、世家传承外,主要成就还体现在以下三个方面:

一是大型医学类书丛书层出不穷,进一步贡献出更多的鸿篇巨制。20世纪中医学术界推出的"全国十大医学全书"(实含类书7部、类书兼带丛书性质1部、丛书3部),出自新安医家之手的就有三部半:明代江瓘、江应宿《名医类案》12卷(1549)精选历代名医2405案(与清代魏之琇《续名医类案》一起,作为类书合算一部);明代徐春甫《古今医统大全》(1564)100卷、165门、200余万字,辑录了明代以前历代医著及经史百家有关医药文献,包括基础、临床医学、针灸、药物、验方、养生等多方面内容,时被誉为"医宗之孔孟,方书之六经",今列为"十大医学全书"之首(类书兼带丛书性质),它的出版是载入中国医学史的一件大事;清代吴谦《医宗金鉴》(1742)90卷15门约160万字,是一部切合临床实用的大型医学教科书(类书);清代程文囿《医述》(1826)16卷65万字,述而不作,开系统节录诸家医论之先河(类书)。还有一部王肯堂《古今医统正脉全书》44种205卷(1601)是明代徽州出版家吴勉学之"师古斋"刊刻出版的。其他五部分别是类书三部:明代朱橚《普济方》(15世纪)、明代张景岳《类经》(1624)、清代陈梦雷《古今图书集成医部全录》(1701—1728);丛书两部:民国裘吉生《珍本医书集成》(1936)、曹炳章《中国医学大成》(1936)。

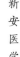

第一章 新安医学概论

此外，当今中医界以《药性歌括四百味》《汤头歌诀》《濒湖脉学》《医宗金鉴》为习医之"四小经典"，其中新安医著居其二。1997年中国中医药出版社推出的《明清十八家名医医案》，21部医案位列前三也是新安医家之作：《石山医案》《孙一奎医案》《杏轩医案》。

二是温病学独立体系诞生，温病诊疗防治水平产生了质的飞跃。从叶桂认识到烂喉痧、发现猩红热，到郑宏纲首次提出白喉病名、首次发现其"白腐"（假膜）特征、首次记载其流行，再到小儿麻痘的预防；从叶桂发明舌诊燥湿诊法，到郑氏喉科针药并治成功治愈白喉，再到新安种痘术的有效传播；从叶桂"卫气营血辨证"说，到郑氏喉科"养阴清肺"说，再到余国珮"燥湿为纲"说，从叶桂分阶段谨小慎微轻灵用药，到许豫和"泻热存元"治壮热，再到罗浩提出瘟疫重症下手宜辣，都为我国预防医学史写下了极为光彩的一笔。

三是温疫的流行促进新安医家的新思考、新实践，由防治瘟疫伤阴入手，从养胃阴到理脾阴、从养阴清肺到养阴润燥，并由外感重护阴推及内伤杂病乃至临床各科治疗均重养阴，由此形成以清代叶桂、吴澄、郑氏喉科、许豫和、余国珮等为代表的新安养阴清润派。

四是诊断成就突出，除继承宋明新安医家重视脉诊的传统外，温病舌诊辨证，从针对邪入营血的绛舌，到脾瘅的舌苔黏腻，验舌辨齿从此真正地推广为中医不可或缺的特色常规诊断内容。

名家名著、名说名派、名法名方，璀璨夺目。从基础至临床，从经典到教学，在诊疗养生、本草方药、针灸导引、内外妇儿各科各个领域，明清新安医学皆有突出的成就和卓越的建树，全方位地继承和发展了中医学理论体系，充分展示了中医药学的博大精深，是明清时期中医学的典型代表和缩影。

3.学术交流与对外传播

明代新安医学在北京诞生了我国第一个医学学术组织"宅仁医会"，而此前在徽州本土有"乌聊论医"，此后在上海有"槎溪会课"，新安医学引领学术风气之先，展示了医学的社会地位和作用。

歙县余傅山，曾任湖北钟祥县令，回乡后于嘉靖二十二年（1543）十月十三日，邀集各县名医汪宦、吴洋、黄刚、许明远等9人，在徽州府城乌聊山馆集体为门人讲学授课，这是新安医学的首次学术交流和讲座。根据当时讲稿及经验交流记录整理汇编成的《论医汇粹》，是我国历史上第一部医学讲学实录。

不仅在徽州本地，即使迁居行医他乡的新安医家，在继承积极进取、勇于创新的新安学术基因后，也会积极创造条件，营造一个突出新安学术的氛围。与"乌聊汇讲"仅仅时隔20多年，寓居京师的祁门籍太医徐春甫（1513—1596），充分利用自己任太医院医官的机会，于隆庆元年（1567）联络和召集全国各地供职京城的46位同仁，仿孔门"以文会友，以友辅仁"之例，在北京发起成立了"一体堂宅仁医会"。46名会友分别来自现代区划版图之苏、浙、皖、闽、广、湘、鄂、川、冀等地，其中新安医家最多，达21人，其次吴中医家、浙江医家各6人，其身份分别是太医院院使、院判、吏目、御医、冠带医士、医士和户部郎中、儒士、廪生等，学术品位相当高。所谓"宅仁"，宅者保存，仁者爱人，"宅仁以为会，取善以辅仁"，医会以"宅心仁慈"为宗旨，以"穷探《内经》、四子之奥，切磋医技，取善辅仁"为内容，开展讲学活动，交流学术，钻研医理，立诚意、力学、明理、讲习、格致、辨脉、审证、处方、规鉴、存心、恒德、体仁、忘利、恤贫、自重、自得、法天、知人、医学之大、医箴、戒贪鄙、避晦疾等医会条款22项，申述治学内容和要点，端正治学态度和方法，提倡良好的医德医风，从治学到品行都有具体规定，是我国最早的有明确章程和宗旨的医学学术团体。这在中华医学史乃至科技史上都是史无前例的第一次，是我国医学史乃至科技史上的一大创举。

会者，合也、聚也，作为最早的全国性民间医学团体和科技学术团体，宅仁医会的成立是社会进步、经济发展、医学需求的必然结果，是在特定历史时期医学发展的客观要求，是我国医学科技力量的第一次展现和宣示，也是新安医学的第一次对外宣示，是医学之作用、地位的具体体现，具有里程碑的标志性意义。

清末婺源俞世球，先后在江苏苏州各县任知县等职，业儒通医，以儿科见长，从学者众，撰有《麻痘新编》2卷（附《小儿疳积》1卷）、《续医宗摘要》12卷、《医学及门》1卷及《白喉治验新编》《摘录经验医案》《丹方类编》等医著。光绪十六年（1889）前后，在苏州南翔（今上海市嘉定区南翔镇）创办中医培训班——"槎溪会课"，师生相与论医，要求先学柯琴《伤寒来苏集》、李中梓《内经知要》等，再学金元四大家，"合而观之，则见其全"，最后学《黄帝内经》《金匮要略》，由浅入深，循序渐进，方臻完善，不至于误入歧途。

从明代的"乌聊论医""宅仁医会"到清代的"槎溪会课"，一在本土、一在京师、一在江南腹地，跨越明清，遥相呼应，新安医学所散发出来的感召力，已成为引领时代潮流的风向标。

明清以来，新安医学重要的历史地位和学术价值，一直受到海内外有识之士的广泛关注，影响无远弗届，尤其是朝鲜、日本两国，不仅通过各种途径吸收了大量的新安医学知识，而且整本翻印刊刻新安医家的许多重要著述，仅日本丹波元胤《中国医籍考》（1819）收载的3000多种医籍中，就有新安医家63人、新安医籍139部，对国外医学的发展也产生了重大影响。有些版本流传至今，成为研究新安医学及其对外交流的宝贵资料。

新安医籍的外传以明清两代为主，这一时期东传并刊行的新安医籍不少于30种，主要有：南宋张杲《医说》，明代汪机《石山医案》、方广《丹溪心法附余》、江瓘《名医类案》、徐春甫《古今医统大全》、孙一奎《赤水玄珠》《孙一奎医案》、吴崑《黄帝内经素问吴注》《医方考》（刊行2次），清代汪昂《本草备要》、程应旄《伤寒论后条辨》等。

方有执著《伤寒论条辨》，倡"错简重订"说和"三纲鼎立"说，为后世清初三大名医的喻嘉言所接受并大量引用，其《尚论篇》东传日本，被江户时期的名古屋医生玄医接受并大力推广，冲击了当时日本医界的丹溪学社等时方派，方有执、喻嘉言、程应旄学说大行其道，经方派兴起并逐渐盛行，至今经方派在日本仍是汉方医的主流学派。

据日本《皇国医事大年表》记载，其人痘术源于我国清代商贾李仁山传入，但流传不广，《医宗金鉴》1752年传入日本后，日本医生将其中《种痘心法要诀》精选刊行，1795年日本藩医绪方春朔在认真研究的基础上，结合自己曾用鼻干苗法预防天花的经验，撰成《种痘必顺辨》，日本藩候医多从其学，人痘法渐渐推广开来。

儒医辈出、世医不绝，文献宏富、名著林立，创新发明、学说纷呈，交流传播、影响深远，新安医学不愧有中医药学"硅谷"之誉。

四、流传至当代

20世纪以来，中医学遭遇了"三千年未遇之变局"，新安医学难免受到冲击，但表现出了顽强的生命力。

民国时期（1912—1949）有婺源籍伤寒名家汪莲石、歙县籍"海上名医"王仲奇等。王仲奇被列入江南四大名医之一，有诗赞其术曰："入门先减三分病，接坐平添一段春。"

中华人民共和国成立（1949）以来，还涌现出了方乾九、程雁宾、程门雪、王任之、黄从周、方詠涛、程道南、王乐匋、杨以阶、吴锦洪、巴坤杰、郑景岐、胡翘武、程亦成、程莘农、李济仁、洪广祥等一大批学验俱丰的新安医家薪火相传。其中婺源籍程门雪是上海中医学院首任院长、倡导伤寒与温病相统

《中华中医昆仑》为中华人民共和国成立后150位大医作传，其中包括4位新安医家

一的先行者,歙县籍王任之是卫生部学术委员会委员、安徽省卫生厅副厅长。1990年全国首批500位名老中医药专家学术经验继承工作导师中,新安医家占7位(中华人民共和国成立后全国地市级区划建制在330个左右),在地域性医学流派中首屈一指;2006年新安医学被列入安徽省第一批非物质文化遗产名录;2009年绩溪籍程莘农、歙县籍李济仁两位被评为中华人民共和国成立60年来首届三十名国医大师之一,2014年婺源籍洪广祥被评为第三届国医大师;2011年、2014年"张一帖"内科疗法和"西园喉科医术"也分别被列为国家级非物质文化遗产名录,2012年"新安王氏内科""郑氏喉科"分别被列入国家中医药管理局第一批64家全国中医药学术流派传承工作室建设单位。还有众多的新安医学世家传人遍及城乡各地,在临床第一线为民众提供医疗保健服务,为新安医学的持续发展做出了贡献。

"繁星九天汇银河",在祖国医学的星空中,新安医学璀璨夺目、熠熠生辉,是最耀眼的一片星座和星系,在地域性医学流派中首屈一指,影响十分深远。

第二节 新安医学研究回顾

认识到新安医学的价值和作用,可以追溯到明清时期。

一、明代对新安医学的关注

早在16世纪新安医学兴盛时期,明代著名文学家、戏曲家、徽籍人士汪道昆(1525—1593),在为新安医家吴崑《医方考》所著的《医方考引》中,就曾明确指出:"今之业医者,则吾郡良;吾郡贵医如贵儒,其良者率由儒从业。"

二、清初对新安医家医著的系统记述

乾隆年间徽州休宁人汪沂在乾隆十三年(1748)校刊《医学心悟》时,撰序曰:"吾乡大好山水,岩居川观者往往好以医学擅名。若王双溪军监之《伤寒论注》、张氏杲之《医说》、鲍用良同知之《经验针法》、程文炳之《经验方》、陆彦功冠带之《伤寒便览》、汪石山文学之《十书》、程松崖大行之《医经》、江正甫之《原理》、汪氏宦之《质疑》、徐春圃太医之《医统》《捷径》、汪用宾之《方书集说》、吴三石之《医教》、毕氏懋襄之《医荟》、周氏士先之《明医摘粹》、余子敬之《诸证析疑》、汪讱庵之《灵素》《本草》《医方》三纂,粲然备矣。他若张子充承务、江明远征君、吴南熏翰林、马竹庆提举,以逮胡清隐、程时卿、敬通、长裕三君,类皆声震一时,奉为神工,又不阐有所论述以行于世。"

是序所列举的医家医著,共记述了从北宋嘉祐年间(1056—1063)至清乾隆初年近600年间新安医家24位、医籍28部(不包括程国彭及其《医学心

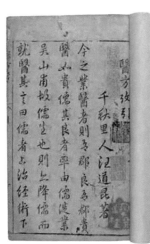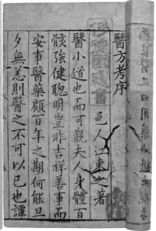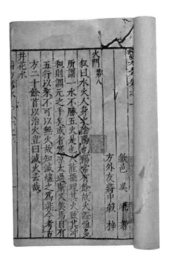

明万历竹纸线装本《医方考》(汪道昆《医方考引》见左)

悟》)。其中宋元7位医家3部医著,即宋代张子充(张扩)、吴南熏(吴源)、张杲《医说》、王双溪(王炎)《伤寒论注》、江明远(江罍),元代鲍用良《经验针法》、马竹庆(马肃);明清17位医家25部医著,即明代程文炳(程珤)《经验方》、陆彦功《伤寒便览》、汪石山(汪机)《十书》(《汪石山医书八种》加重订《推求师意》和附刻《石山医案》)、程松崖(程玠)《松崖医经》、江正甫(江时途)《医学原理》、汪宦《医学质疑》、徐春甫《古今医统大全》《医学捷径六书》、余子敬(余淙)《诸证析疑》、汪用宾(汪朝邦)《方书集说》、吴三石(吴文献)《三石医教》、毕懋襄《医荟》、周士先《明医摘粹》、胡清隐、程时卿(程大中)、程长裕,明末清初程敬通(程衍道)、汪讱庵(汪昂)《素问灵枢类纂约注》《本草备要》《医方集解》,这是目前已知的对新安医家医籍进行回顾性记述的最早文献资料。

《医学心悟·汪沂序》第一次把新安医家医籍作为一个整体加以记述和推崇,有学者认为"汪沂是研究新安医学的第一人"。但序中所列,不少医家已不为人熟知,不少医著今已失佚,至今有多少湮没于历史长河中的人物、事迹、著作和成就,也就可想而知了。

清嘉庆十五年休宁籍人士汪滋畹,在为新安御医汪必昌《聊复集》作序中写道:"新安人多能医,亦多知医,凡能以术显者,必其立身不苟,又岂仅以术言也哉。"清道光二十三年(1843),游学湖北武昌的名士高学文,因足疾三年遍请名师不治,请休宁名医汪春溥救治月余而愈,他在为汪氏《伤寒经晰疑正误》一书作序中,明确指出:"余游江浙闽粤,已二十余年,遂闻天下名医出在新安"。江苏、浙江、福建、广东等江南地区,宋元明清始终是医学发达的区域,这些区域的人们如此广泛地口耳相传,可见新安医学名声之重,清代已享誉华夏。

三、20世纪文献整理奠定基础

真正开展新安医学的整理研究工作,则始于20世纪。

民国十九年(1930)歙县医药界为抗议国民党政府"废止中医案",成立全国医学总会歙县支会,创办《歙县医药杂志》,由黄育庭、胡天宗主编,出刊6期,刊载流传于民间的部分新安医家之著作,如《余氏医验录》《乌聊山馆医粹》等。

民国二十一年(1932)双十节(10月10日)《徽州日报》创刊,民国二十五年(1936)12月在第4版开辟《新安医药半月刊》,每15日出一期,由屯溪中医程六如、毕成一主编,设地方医药状况、先贤遗著、新安名医传记、医药研究、临证笔记、民间验方、医药问答等7个固定专栏,主要是当时徽州医界名流撰写的医疗预防专业性文章,文白相兼,体例不拘,以科普为主,深入浅出地介绍医药卫生防疫知识,为民众健康服务,间有新安前代医家医疗经验的介绍。作为《徽州日报》的副刊,面向海内外发行,至1937年9月止,共出刊19期,其中连续5期刊出"新安名医传记",整理明代新安名医29位。

民国三十五年(1946),《徽州日报》开设"新安医药"专栏,由歙县黄氏妇科24代传人黄从周主编,内容由科普开始转向学术研究,但没有联系徽州人文地理、社会文化、政

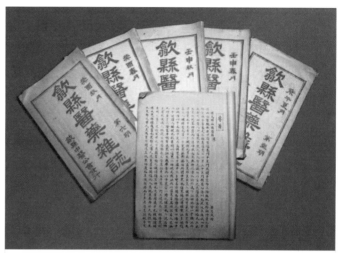

民国十九年(1932)的《歙县医药杂志》

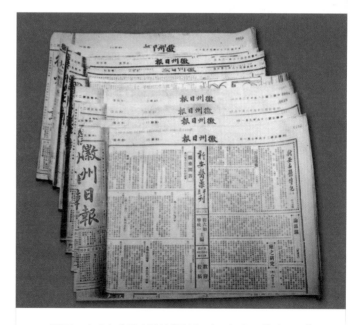

民国二十六年(1946)的《徽州日报·新安医药半月刊》

治经济等方面的分析研究。每旬1期，共编40多期。

中华人民共和国成立后的20世纪五六十年代，历史上著名的新安医家如汪机、程国彭、叶桂、王仲奇，新安医著如《名医类案》《医学心悟》《临证指南医案》等，开始进入中医研究的视野，中医类杂志有零星的报道和探讨；20世纪50年代末，安徽中医学院高如鹤教授即着手从医学史角度从事新安名医的考证，做了许多基础性工作；1963年9月初中华全国中医学会安徽省分会成立，安徽中医学院崔皎如教授在成立大会上发表了《新安医学派的特点简介》一文，从新安医学派的形成、渊源及其影响、成就及其特点三个方面作了阐述。

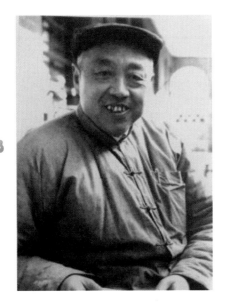

安徽省卫生厅副厅长、卫生部学术委员会委员、新安王氏内科第5代传人王任之先生

1978年，在时任安徽省卫生厅副厅长王任之倡导下，歙县卫生局成立了"新安医学史研究小组"，广为搜集散在民间的新安医学文献，编录《新安名医著作书目》，收医著218部、名医275人，开展了"新安医学成就展览"活动。1978年底洪芳度整理编成《新安医学史略》，首次梳理和介绍了新安医家医籍状况，填补了中医史上的空白。以此为开端，正式拉开了"新安医学"这一新学科领域的研究。

1978年，安徽中医学院首次招收新安医学研究方向研究生，1981年取得硕士学位授予权，80年代成立新安医学研究室，此后皖南医学院等也相继跟进，新安医学人才的培养步入正轨。

1978—1985年，新安医学研究陆续有二三十篇学术论文发表，影响较大的有：1978年全国著名医史文献专家余瀛鳌发表《明清歙县名医在医学上的贡献》一文，将其作为一个群体来观察研究，对新安医学研究起到了推进作用；1979年黄忠民发表《浅谈"新安医学"对温病的贡献》一文，考察了清初以来新安医家在温病学理论上的认识与实践；1980年吴锦洪发表《新安医学流派刍议》一文，首次将新安医家分为培元、轻灵、启蒙、考古和创新诸派，至今读来仍令人耳目一新；1985年项长生发表《新安医家对中医学的贡献及其在中国医学史上的地位》一文，比较系统地论述了新安医家的医学成就和历史地位。

1985年6月安徽省卫生厅提出"北华佗、南新安"的全省中医事业发展战略；8月国家卫生部部长崔月犁题词"新安医学，永放光芒"；12月新安医学研究会成立大会暨第一次学术讨论会在屯溪召开，会议代表共101人，研探内容涉及医史和本草学、妇科、喉科、眼科、伤寒、针灸、脉学、护理学各科，46篇论文收入《安徽省新安医学研究会成立大会暨第一次学术讨论会资料汇编》;1986年徽州地区挂牌成立新安医学研究所(今黄山市新安医学研究中心);1987年卫生部副部长兼国家中医药管理局局长胡熙明考察徽州中医工作,题词"继承发扬新安医学的光荣传统",1990年再题"弘扬新安医学",新安医学研究由此风生水起。

自20世纪80年代中期开始,徽州地区所属歙县、休宁县、祁门县、黟县、绩溪县、屯溪市等卫生行政部门和中医机构,相继组织开展了新安医学的发掘、整理工作,纷纷编辑出版《歙县中医》《休宁中医》《石山医苑》《黟山杏林》《屯溪中医》《黄山中医药》《新安医药报》等不定期内刊内报,《安徽中医学院学报》《安徽卫生志通讯》《徽州医学》也相继开辟专栏,一时形成了交流、学习和研究新安医学的新气象。

20世纪的后15年,新安医学研究取得了一系列的可喜成果,其中有多项列入省科委、省教委等科研课题。李济仁1986年校按出版《杏轩医案并按》;1990年主编出版《新安名医考》,收录名医668人;1999年主编出版《大医精要——新安医学研究》,突出学术素养和诊疗方治经验。边玉麟、夏学传1987年点校出版《医理》。王乐匋1993年主编出版《续医述》;1998年编撰出版《新安医籍考》,对新安医籍版本存佚进行了全面系统的考证,收录医籍835部。王宏毅、王运长1998年整

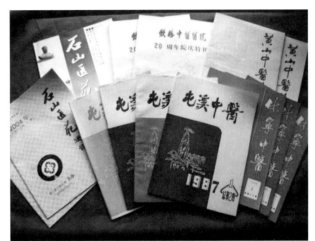

20世纪八九十年代徽州本地编印的新安医学内刊

理出版《王任之医案》。洪芳度1997年编著出版《新安历代医家名录》《新安喉科荟萃》。尤其是1988年安徽科学技术出版社组织成立了《新安医籍丛刊》编委会,由余瀛鳌、王乐匋、李济仁、吴锦洪等领衔主持这部大型丛书编校,1990—1995年共出版15册,分医经、伤寒金匮、诊法、本草、方书、综合、外科、妇儿科、针灸、喉科、医案医话、医史、杂著等10余类,含54种医书,约1100万字,是新安医学研究史上的一件大事。

这一时期徽州各县还发现了大量的新安医籍未刊本,经整理以非正式出版形式印刷的医籍约15种,其中新安医学研究所(中心)收集颇富。此外,外省有选择地刊行了新安医籍16种,如中国中医药出版社1999年出版《明清名医全书大成》,其中包括《汪石山医学全书》(高尔鑫主编)、《孙一奎医学全书》(韩学杰主编)、《吴崑医学全书》(郭君双主编)、《汪昂医学全书》(项长生

第一章　新安医学概论

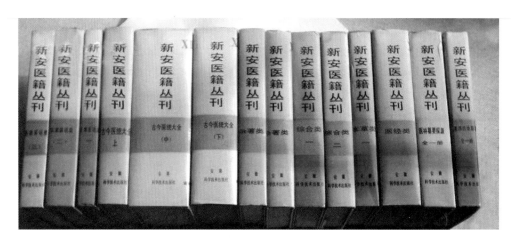

1990—1995年出版的《新安医籍丛刊》

主编)、《叶天士医学全书》(黄英志主编)等,也为新安医学文献研究做出了
重要贡献。

这些文献研究成果和新文献的发现,为新安医学研究奠定了文献学基础。

专著以外学术论文也不断发表,据不完全统计,1986—2000年共发表新
安医学研究论文300余篇,内容涉及成因分析、历史地位、医家医籍考证、世
医家族、流派体系、学术思想、创新发明、伤寒温病、医案医话、治法方药、学
术组织、徽商经济、徽州文化、徽州刻书、对外传播、域外影响、现代新安医家
等方方面面的内容,为21世纪新安医学新一轮研究高潮的到来,做好了思想
准备。

打捞历史的文明,拂去历史的尘埃,一个群星璀璨、学术纷呈、内涵丰
盛、流派特色鲜明的新安医学,已逐渐浮现在世人的面前。

四、21世纪医教研全面推进

进入21世纪,新安医学研究向纵深推进、向全面发展,其中安徽中医药
大学的研究成果尤为突出。

2001年黄山市新安医学研究中心创办《新安医学研究》内刊,至今已出
版48期。2005年,张玉才主编《徽州文化丛书·新安医学》一书出版,从医药文
化史的角度对新安医学的兴起、发展与延续和新安名医名著等方面展开了
初步的探讨。

2008年,安徽省卫生厅与中华中医药学会等联合主办了新安医学论坛,
再次在全省范围内掀起了新一轮新安医学研究的高潮。自此新安医学研究
论文逐年递增,据不完全统计,2000—2016年共发表千余篇。

2008年,安徽省财政投入400万元专项经费,用于新安医学古籍的保护

和开发利用,由安徽中医药大学组织专家,多次前往黄山市征集收购新安古籍1300余册,善本200余册。

2009年,安徽中医药大学召开"新安医学研究和医药继承创新国际研讨会",继后《新安医学精华丛书》《新安医学名著丛书》出版,对新安医学的学术特色和优势进行了全面系统总结,并荣获2012年度中华中医药学会学术著作一等奖。

2011年,安徽中医药大学"基于新安医学特色理论的继承与创新研究"被列入"十二五"国家科技支撑计划项目,这是我国首次将中医地方特色学术流派研究列入国家科技支撑计划。这项研究的成果分别荣获2013年度中华中医药学会科学技术奖一等奖、2016年度安徽省科学技术奖一等奖。

2014年,安徽中医药大学"院校—师承—地域医学教育相结合,培养新安医学特色的中医学人才研究与实践"教学项目,获得教育部国家级教学成果奖二等奖,这是对该校自2008年开设新安医学教改试点班的充分肯定。

2011—2014年,作为首批全国第4次中药资源普查的省份,安徽省对新安一地作了全面调查,发现了不少珍稀野生药用植物资源,梳理了白术等新安道地药材的历史沿革与变迁,开展了茯苓等新安道地药材的品质提升项目。

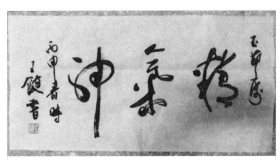

安徽中医药大学原校长、新安王氏内科第六代传人
王键教授为创业大学生题词

在2004—2016年的12年里,安徽中医药大学先后成立或组建了新安医学研究中心、省部共建新安医学教育部重点实验室、省"115"新安医药研究与开发科技产业创新团队,先后承担国家"973"计划、国家科技支撑计划、国家自然科学基金等一系列重大科研项目,其中以新安医学为研究对象的达100多项,包括新安名方、计算机及数字化、文献、治则、药材、学术思想、流派、医案等各门类。文献上,整理出版了一系列新安医学专著,建立了文献书库,收录新安古医籍300多部,并开展了文献数据库的建设工作;理论上,总结提炼出新安医学十大学说,揭示了新安医学中风病"气虚血瘀"、消渴病"阴虚燥热"、肺胀"肺失治节"、痹病"脾虚湿盛"等病机理论;临床上,针对这四个临床重点疑难病症,运用益气活血、养阴活血、温补培元、健脾化湿通络等新安治法,并应用分子生物学和现代复方药理实验方法,开发和研制出脑络欣通胶囊、复方丹蛭降糖胶囊、化痰降气胶囊、新风胶囊等中药新药,充分体现了新安医学研究的现代性与实用性,是新安医学生命力的现代延续。

第三节 "新安医学"概念争鸣

新安医学从名称的选择到概念的明确,从内涵的明晰到外延的界定,其地域性、综合性学术流派的内在本质,在不断争鸣中逐渐明朗起来。

一、"新安医学"的提出

新安医学早在明清时期就引起了有识之士的关注,无论是明代16世纪徽籍名流汪道昆看到"今医以吾郡为良,吾郡贵医如贵儒"(新安称郡,徽州称府),还是清代19世纪外籍人士高文学"闻天下名医出在新安",都为近现代"新安医学"的明确提出提供了重要依据。

民国二十六年(1937)出版的《歙县志》,其中单设"王琠"条目,称"琠幼承家学,专精医术,远近求医者咸归之,称新安王氏医学";而在此之前,《歙县志》主编许承尧还曾作有《王漾酣君传》,称"祖履中、父心如皆能医,至君益著,远近之术医者皆归之,称新安王氏医学",并记述了许氏族孙病危邀其诊治而一剂治愈的事迹。王琠(1859—1904),字养涵,又字漾酣,"新安王氏医学"第三代传人。末代翰林许承尧两次为王琠作传均提到"新安王氏医

1937年前许承尧所作《王漾酣君传》中称"新安王氏医学"

学"，意在强调王谟承家学之传，赞誉其医术之高、医名之著，与新安地域其他医家诊治风格不同，与新安域外的医家医术不同。加上同时期《徽州日报》两次以"新安医药"名义出专刊专栏，对"新安医学"提出均有重要的启示作用。

从目前掌握的文献来看，第一次明确提出"新安医学"一词的，还是安徽中医学院崔皎如教授1963年9月发表的《新安医学派的特点简介》一文。

1978年歙县卫生局成立"新安医学史研究小组"，开展"新安医学成就展览"，整理《新安医学史略》；1978年安徽中医学院首次招收新安医学研究方向研究生；1985年12月安徽省新安医学研究会成立，"新安医学"一词逐渐深入人心。

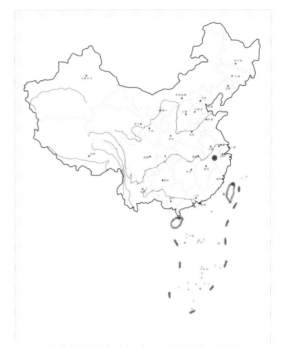

新安（徽州）在今日中国所处的地理位置

"新安医学"从徽州这片文化土壤中生发出来的，是徽州文化的重要组成部分。徽文化是我国一个极具地方特色的区域文化，传统底蕴深厚，特色优势明显，内容广博深邃，是中华文明的重要组成部分。因此，20世纪80年代改革开放初期，业内人士也提出过"徽州医学""徽派医学"等不同的名称。但徽州文化的核心是新安理学，南宋理学集大成者、徽州婺源人朱熹自署"新安朱熹"，明代有系统介绍新安理学家的专著《新安学系录》，人们在比较中最终还是选择了"新安医学"这一文化底蕴更深厚、学术性更强的名词。

二、"新安医学"的内涵

新安医学发掘研究伊始，中医学术界对其内涵就展开过讨论和争鸣。其中有两种针锋相对的观点：一种认为可称之为"新安医学派"，因为学术内涵丰富，医家有家传师承渊源，特色明显；另一种认为不能称之为"新安医学派"，因为没有公认明显的开派人物，也没有一部或数部为大家所共同尊奉和遵守的代表性医著，众多医家并非同出一门一派，学术观点千差万别，学科方向截然不同，诊法治法明显有别，用药风格迥然各异。

新安医学以历史悠久、医家众多、医著宏富著称于世，自宋迄今800余年间，见于史料记载的医家有800余人，撰写医著有800余部。新安医家思维活跃，创新意识强烈，"于书无不读，读必具特异之见""独创之巧"，"推求阐发""驳正发明""意有独见","发群贤未有之论,破千古未决之疑",敢于突破、大胆创新,在医著编撰中提出了一系列富有科学价值的学术命题和创新观点;新安医著种类繁多,分属医经、伤寒、综合临床、内外妇儿各科、医案、诊法、针灸、本草、方论、养生、丛书类书等各医籍门类,理论学术和编撰风格各具特色,对中医学术产生重要影响,很多的创新学说已经成为中医理论的基本内容。

800余位医家各擅其长,800余部医著涉及面广,学说纷呈、发明众多,如果用目前学术界公认的学术流派基本标准和条件来判断,新安医学没有一个统一明确的中心学术思想或具体鲜明的中心学术观点,没有一个能够体现全体的代表性医家和著作,当然也没有一个能够代表全体的学术传承人才链,根本就不属于中医学术流派范畴。但在新安医学内部,形成以明代汪机为代表、以其门生及后世私淑者为传承群体、以气血阴阳双补、培补先后天元气为治法特色的固本培元学派,以清代吴澄、叶桂、郑氏喉科、许豫和、余国珮等为代表,从理脾阴到养胃阴、从养阴清肺到养阴润燥、以重养阴为治法特色的养阴清润派;以明代吴崐,清代汪昂、胡澍为代表的一支考证、校诂、注解《黄帝内经》等经典著作的学术队伍——经典校诂派等;还有众多的医学世家学术流派,如国家级非物质文化遗产项目、首批全国中医药学术流派传承工作室建设单位的郑氏喉科、新安王氏内科,但都不能用其中任何一门一派、一家一法来代表全体,不能用其中任何一种学术观点或主张概括其全貌,可以说至派无派,无派之大派。

新安医学是一个地域性的、以徽文化为纽带形成的学术共同体,理论临床、伤寒温病、内外妇儿各个学科各个层面的成就都十分突出,是中医药学的一处学术高地,其传承呈现出的是一种动感的多流线状态,各家分支均有源有流有传承,传承体系持续稳定,有各自独特的研究旨趣、技艺和方法。因此,我们认为新安医学是一个地域性、综合性中医学术流派。在目前公认的地域性医学流派中,岭南医学、海派中医等也都存在着难以符合所谓的"学术流派基本标准和条件"的问题。在地域性中医学术流派的认识上,我们不能无视客观事实的存在,不应该刻板教条、削足适履,而应以学术共同体的鲜明性、学术成就的突出性为判断标准。

近几十年来,新安医学首先是引起了医史文献专家的关注,研究侧重于史学领域,文献的发掘整理一直是重中之重,对于新安医学历史的辉煌有比较深刻的感受和认知。因此也不少专家认为,新安医学是一个历史范畴的概念,或曰"新安医学是历史上的地区医学",或曰"新安医学应视为明清时期新安地域的医药文化史",或曰"新安医学是发轫于元代之前、鼎盛于明清时期,有着明显的地域文化特征的新安医药文化史",或曰"新安医学是指新安区域医家在南朝至清末这一特定时期所创造的医学成就和医学文化现象"。

中医学术不仅保留在历史文献中，更重要的是体现在医家医术的代代相传中。新安医学自其形成以来薪火传承从未中断，至近现代以至于当代，还有众多的新安医学世家传人遍及城乡各地，在临床第一线为民众提供医疗保健服务。尽管近百年来新安医学传承曾一度衰退、认知度曾一度衰减，但这是整个中医药学声誉声望衰退衰减的缩影，是大环境使然。而徽文化积蓄千年的动态势能，新安医学所播下的学术种子，一旦遇到适宜的土壤和环境就会顽强地生根发芽、成长结果，21世纪以来的新安医学在临床、教学、科研、文化方面齐头并进地传承发展，就是一个显著的证明。

我们认为，新安医学不是文物、不是古董，作为从古流传至今的活生态的中医学术流派，流淌于过去、现在乃至将来的时间流中，在当代不断传承发展的新安医学，正在新时期谱写出悬壶济世、经国济民的新篇章，将新安医学归入历史范畴显然是站不住脚的。

新安医学有过去式，有正在进行式，更有将来式，唯独没有现在完成式。形成于两宋、鼎盛于明清、变革于当代，历久弥新的新安医学，将以创新和开放的姿态走向光明的未来，为祖国医学事业的发展注入强劲的动力，为中国式医疗卫生服务体系做出积极贡献。

三、"新安医学"的外延

作为地域性的医学流派，新安医学外延无非包括时间跨度和空间地域两个方面，即时空范围。

1.形成时期观点有异

医学是伴随着人类文明的进程而同时出现的，地域医学往往与地域文明同步共振，在时限上往往难以考定，发掘研究地域医学往往可以追溯到地域文明的源头。新安医学的起源就是如此，可以追溯到晋唐新安郡乃至汉末新都郡建制伊始。晋隋唐宋时期，随着中原仕族大量南迁、落户江南，在带来了先进文明的同时也带来了较高要求的医疗卫生需求。到宋元时期新安一带医学就开始兴盛起来，尽管时隔千年，今天我们仍然能够从现存文献中，了解到当时徽州地域出了不少名医，撰有不少医著，更重要的是众多名医世家传承，标志着新安医学的形成。

但歙县黄氏妇科第25世传人黄孝周认为，新安医学形成于明朝中叶的16世纪(1500—1600)，即弘治十四年至万历二十八年。其理由有十：其一，新安医学是在程朱理学与金元四家学术两股合力作用下形成的；其二，徽商是形成新安医学的酵母，而徽商的兴盛始于15世纪中叶的明成化、弘治年间；其三，徽州人口从北宋元丰三年(1080)54万多人，到明万历六年(1578)增长到145万人，医疗需要的增长带动了新安医学的形成；其四，16世纪新安一地集中涌现了133位医家、119部医著,且多为富有影响的大家和名著;其五,现代的医史著作和教材,如陈邦贤《中国医学史》(1957年版)、俞慎初《中国医学简史》(1983年版)和高校《中国医学史》教材(1984年版),载宋代新安医家仅一二位,而16世纪记载了11~24位,占46%~75%;其六,16世纪新安医家开拓创新,学说纷呈,发明众多,引领医学风气之先;其七,16世纪新安儒医群体形成;其八,有16世纪徽州府城儒医聚会讲学授课的首次记载,有徐春甫在北京组织成立第一家民间性学术团体"一体堂宅仁医会"的文献记载;其九,以"新安"称址源于南宋朱熹,16世纪新安医家时兴此风;其十,新安医籍东传海外,日本、朝鲜医书所引用的大多是16世纪的著作。

我们认为,这十大理由恰恰是新安医学鼎盛始于明代中叶而不是新安医学形成于明代中叶的主要根据。

其一,程朱理学与金元四家学术对新安医学的学术繁荣和发展确实起到了至关重要的推动作用,但新安医学的形成与新安理学的形成一样,都是基于汉文化重心南移这一历史背景而出现的文化现象。宋元新安医学世家均有源有流有传,其中张氏医学、黄氏妇科、"保和堂"陆氏医药和吴源世医等数支世医之学,均可明确地追溯到晋唐南迁的中原旺族;而且早在宋元之前新安已是一个文风昌盛的地区,在国家医学政策的引导下,宋元新安儒医群体已经形成气候。人文新安的肇兴不仅成就了程朱理学,也成就了新安医学,新安医学与程朱理学、金元四家学派是同步形成的,只不过影响力尚不相匹及而已。

其二,宋元时期徽州已是一个以贾代耕的地区,早已形成了易货换粮的生活方式,更为重要的是,新安医学与徽商也是在汉文化南移背景下同步生成的。

其三,新安地区的人口,晋隋唐宋元明时期均成几何级增长,更为重要的是,晋唐两宋迁入新安的大族,其谋生视野并不局限于新安一地,新安医家行医同样是足迹遍天下,并由此形成了以江南为中心、全国为大舞台的传统。

其四,如果没有宋元新安医学积累的基础,明代16世纪的新安医学成就不可能在"一夜之间"成长起来。

其五,徽州一地好古,其学称"新安"之风,源于汉末新都郡、晋代新安郡建制,现存最早的南宋新安医著《医说》即署"新安张杲";后世包括新安医家在内,学必称"新安",受南宋朱熹自署"新安"影响极大,包括20世纪"新安医学"之名的提出,也提示了新安医学形成于宋元。

2.地域范围略有伸缩

徽州一地自唐起近1200年来"一州一府辖六县"的行政区划基本未变,新安医学的地域范围本没有什么大的争议。但在涉及一些具体人物时,还是

产生了分歧，人们对客寓他乡的医家是
否还属新安医家多持保留态度，这是不
了解内情、不了解徽州特殊的山水地理
环境和人文情怀的缘故。

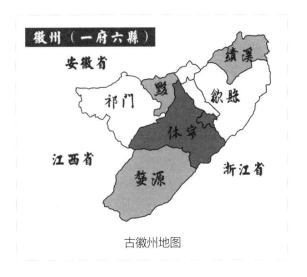
古徽州地图

　　徽州山区地少人多，土地贫瘠，粮食
不能自给，生活资源捉襟见肘，求食四方
是基本的生存出路，十分之七的男子都
要外出谋生，实属迫不得已。徽人离家闯
荡，并非拖家带口断了根，更非逃难式地
移民他乡，而是借助血脉乡谊的纽带，或
单枪匹马，或结伴而行，父母妻儿仍留在

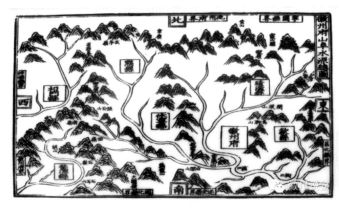
清代瓷器上的徽州府山阜水源图

老家。外出打拼显然比当地居民更努力，努力了有成功更有失败，由于没有
后路可退，再苦再难也要坚强，失败了只不过是从头再来，一代一代前赴后
继。基数如此之高的徽人群体外出谋生，成功者为数自然不少。

　　又由于徽州山城崇山峻岭环峙，少有战乱，是一个世外桃源、一个绝佳的
安身立命之处，所以无论成功失败，叶落归根是绝大多数徽人的选择；加之户
籍管理的限制，徽人离乡不离根，对家乡有着极其强烈的文化认同感，即使经
过好几代客寓他乡的打拼，逐渐安家落户、有了两个"家"之后，仍然心挂两
头，不仅籍贯仍在徽州，而且心目中的家仍在徽州，心之所归仍在新安，认他
乡为故籍有极大的心理障碍，认祖归宗、叶落归根的寻根意识，仍然十分强
烈，他乡变故乡相对于其他地域而言有一个更为漫长的历程。

　　徽州有一首古老的民谣，"前世不修，生在徽州，十三十四，往外一丢"。
这一丢就丢出了几百年，丢出了一个开拓进取的徽商精神，丢出了一个享誉
天下的徽文化，这种文化精神又孕育出了救人济世的新安医学，所谓"无徽不

成镇""无徽不成学""徽学无边界"。正如著名徽学专家叶显恩所说,徽文化"它根植于本土小徽州,伸展于中华大地,尤其伸展于以江南(苏州、松江、常州、镇江、江宁、杭州、嘉州、湖州、太仓)和淮扬地区,以及芜湖、安庆、武汉、临清等城市为基地形成的所谓大徽州,由大小徽州互动融合形成博大精深的文化",广布于各地的徽派建筑就是一个典型的物化例证,新安医家的行医足迹亦证明了这一点。

作为徽文化的重要组成部分,新安医学同样根植于本土地理时空而又不断地向外辐射。外出闯荡谋生的新安医家就好比本土放飞的风筝,往往成为一道道最靓丽的风景线,飞得越高越远越有风采越有名声,不仅是新安人的骄傲,更成为天下人的自豪。只要线不断就还是新安医家。线不断的标准是什么?视其本人与本土徽州是否双向认同。当然时间可以淡忘一切,岁月久了乡情就淡了,故以祖籍三代为分界线是比较客观的,简单明了,为中国人所公认。譬如叶桂,祖籍歙县,高祖始徙居苏州,祖父还是自歙迁吴行医,其本人医学成就与新安本土同样渊源深厚,人在苏州而心挂歙州,日常交往之间多有家乡人,本人也每每自豪地署名"古歙叶天士",所以叶桂既是新安医家又是吴门医派医家;叶桂的故事常常是徽州街头巷尾津津乐道的话题,土生土长的徽人也以家乡出了这样一位大名医引以为豪,有着强烈的双向认同感。

至于行医外地(包括迁徙、客寓、游历、任官外地)者,只要明确有文字记载为徽州籍,均可归属新安医家。甚至于供职、游历、迁寓徽州的外籍医家,只要学术上能明确源自新安医学、对徽文化有强烈认同感和归属感者,无论其行医或著述于何处,也应列为新安医家。

更有一种情况,新安医家寓外行医以江南为主,尤其是江浙一带与徽州地缘相近,山水相连,文脉相通,师承相授,交流密切。譬如明末清初徽州歙县籍名家张遂辰,随父迁居浙江钱塘,从其学者众多,形成钱塘学派,其中张志聪得其真传,再传术于高世栻,三传于徽州休宁汪文誉,堪称地域医学交互传承的典范。又如清嘉庆、道光年间,歙县槐塘程芝田悬壶浙江衢州,衢人绘《杏林春色图》以赞之,传术于雷逸仙;雷逸仙尽得秘传后,活人甚多,名噪一时,传子雷少逸(雷丰);雷丰其名又过于父,治时

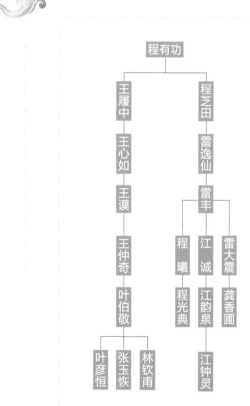

衢州"新安医派"传承谱系图

病用时方,撰《时病论》8卷,觅得先父之师程芝田手稿《医法心传》,请衢州知府刘国光作序后刊行,并将新安医术传于子雷大震和程曦,而程曦又正是歙县槐塘程氏医家之后,在雷少逸鉴定下注释刊行了先祖的《程正通医案》57则,也请刘国光作序出版。民国以来衢州四大名医龚香圃、江钟灵、叶伯敬、祝蔚文,大多秉承新安医学学术。其中龚香圃还将程芝田《医学津梁》改名为《医约》,由《六一草堂医书丛书》刊行;叶伯敬、祝蔚文则是新安王氏医学第4代传人王仲奇亲炙弟子。而新安王氏医学始祖王履中,与程芝田同出于歙县冯塘医家程有功之门。这完全是一种水乳交融的传承关系,至今衢州中医界对新安医学仍有强烈的认同感。类似的情况很多,浙江舟山邰兰荪为歙县名医程国彭弟子,学而有成,名噪浙东;毗邻的浙西和安徽旌德一带,其医学的传承是否也可以列为新安医学的组成部分呢?这是一个值得深入研究和讨论的问题。

衢州之名始于唐武德四年(621),以唐代建制来看,今衢州地域北与歙州(宋改徽州)和严州(今浙江省建德市、淳安县)毗邻,其建县伊始是东汉初平三年(192)设置的新安县。晋隋新安郡还包括严州等地域,不妨称之为"老新安"。后世学人为强调学理性,每每好以"新安""新都"称署。但随着时代的变迁,物换星移,作为地域概念,此时之"新安"已非彼时之"新安",新安逐渐趋同于徽州了,逐渐明确地指向于徽州一府六县了,不妨称之"新新安"。不过这有一个过程,宋元明清以至于今,文献所称新安从"老新安"到"新新安"逐渐过渡。清代高学文发出的"天下名医出在新安",显然又有历史回顾的意味,是"新老新安"融合之义。可见,即使从明确地域的角度去把握新安学术外延,也不能完全局限于徽州。

新安江是徽州的母亲河,历史上行政区划在不断变迁,新安江流域却基本不变。新安江今跨安徽、浙江两省,在浙江境内经淳安县至建德市而止于梅城镇,从其支流桐江、富春江汇入钱塘江,钱塘江水系干流上游段称徽港、歙港,淳安县千岛湖又称新安江水库。这些历史遗留的印迹同样证明,历史上的新安学术不能完全局限于徽州一府六县。

新安江流域范围到底有多大?南之婺源与西之休宁、黟县,北之黄山一样都是新安江的源头,而今测定新安江流域安徽省境内6500平方千米,浙江省境内5718平方千米,合计1.22万平方千米,还小于徽州(包括今江西婺源)1.34万平方千米范围,显然既不能完全代表"新新安",更不能完全代表"老新安"。

"新安医学"是徽州文化的重要组成部分,有学者认为"最能体现文化差异的是语言和宗教两项特征"。我国共有北方方言、吴方言、湘方言、赣方言、客家方言、闽方言、粤方言、晋方言、徽方言9个方言区,徽方言区除古徽州一府六县外,还广泛分布于今安徽省旌德县、石台县、宁国市(南部二乡)、东至县(西南部分),浙江省淳安县、建德市、临安市(昌化以西)、桐庐县(西部),江西省德兴县、浮梁县。从这个角度来说,这个徽方言区基本上可以代表"老新安"。

从可行性角度出发,我们认为从南宋起新安学者应以祖籍(三代)在古徽州一府六县为判断标准;而不论宋代以前还是宋代以后,凡医家的祖籍在徽方言区的"老新安"地域,即使难以确定在古徽州,皆可纳入新安医学研究范围。

四、"新安医学"的定义

综上所述,我们认为:新安医学是我国传统文化底蕴深厚、区域特色优势明显的地域性、综合性中医学术流派,发源于江南新安江流域的古徽州地域并不断向外辐射,肇启于晋唐、形成于宋元、鼎盛于明清、变革于当代,以历史悠久、儒医辈出、医著宏富、流传深远著称于世,学术成就突出,创新发明众多,临床风格多样,诊疗制药精良,是认知生命、维护健康、防治疾病的地域文明与智慧的结晶。

第二章

新安医学名家名著

新安医学以医家众多、医著宏富著称于世。

新安医学发源于程朱理学桑梓之邦，宋代以降一大批"读朱子之书"的新安学子，在"知医为孝""良医良相""医儒双修"思想指引下，"学而仁则医"，至清代以徽州朴学为标志，又有一批经学鸿儒将考经证史的触角延伸到《黄帝内经》等经典，进一步引领了新安后学由儒入医，形成了高密度、高素质、高水平的儒医群体，共造就出了800余位新安医家，其中400余位撰写了800多部医著。

800多部医籍涉及面广，理论学术和编撰风格各具特色，在经典校注、理论临床、诊疗养生、本草方药、针灸导引、内外妇儿各科等各个领域、各个层面都有卓越的建树。"新安医学的各类医籍，在以地区命名的中医学派中，堪称首富"，在《珍本医书集成》《中国医学大成》《中国古籍善本书目·子部·医家类》和迄今为止五批《国家珍贵古籍名录》中均占所收医籍的6%以上，其中在《中国医学大成》中占8.82%，在中国医学史上写下了辉煌灿烂的篇章。对新安医著的阅读研究、挖掘提炼和医史考证，不仅是新安医学研究的重要方向和内容，更重要的是为新安医学学术思想、临床风格、科学文化内涵的深入研究奠定坚实的文献基础。

第一节　代表性新安医家

自宋迄今见于资料记载的新安医家共计800余人。这支800余人组成的奇特队伍，是中医人才的"硅谷"，其源远流长的学术团队中，更有一批优秀的领军人物。在2008年度和2013年度国家"973"计划关于中医理论体系框架结构研究等项目中，子项目《中医历代名家学术研究丛书》共选取102位，其中新安医家9位，占8.8%。现行中医院校统编13门教材中，计引新安医家数34人次，占12.3%。现根据文献记载和目前新安医学研究的成果，从800多位新安医家中遴选出56位代表性医家，分52个条目简述其主要医学事迹与成就。宋元时期4位（宋代2位、元代2位），明代17位，明末清初8位，清代24位，近现代3位。明末清初是一个特殊时期，有一批新安学子因改朝换代而转攻医学，反映了新安医学的发展轨迹。

一、宋元时期

1.张扩、张杲

张扩(约1056—1104),字子充,北宋嘉祐、崇宁年间歙县人。自幼即受族中名医熏陶,成年后先师从湖北蕲水的伤寒名家庞安时,60位学生中独得老师喜爱,后从蜀地王朴学习脉学。方脉俱佳,医术"名满京洛",府衙官员及四方百姓都请他诊治疾病,誉称"神医",深得北宋重臣范纯仁、王安石、蔡卞等的赏识和李端叔、郭功甫、黄道夫、薛肇明等官僚名流的推崇,被奏请封为假承务郎,蔡卞称赞"天下医工未有如张承务者"。著有《医流论》和《伤寒切要》。子张师孟继承父学,医名亦著;弟张挥尽得其妙,有"徽州医师之冠"之誉;张挥再传术于子张彦仁,医术更精;张彦仁再传子张杲。张扩开张氏医学一脉,被认为是新安医学先驱,有"新安医学始著于张氏"一说。

张杲(约1155—1225),字季明,南宋绍兴、宝庆年间歙县人。张扩侄孙,三世医学,博览远观,搜罗医学掌故和见闻,究心50余年著《医说》10卷,是我国现存最早的记载大量医史资料的传记体医案史话类著作,也是第一部较完整的新安医著和最早东传海外的新安医著。

2.王国瑞

王国瑞,元代中期婺源人。精于针灸,临证按病取穴和按时取穴并举,著《扁鹊神应针灸玉龙经》(1329),承"子午流注"法,创"飞腾八法",与"灵龟八法"同中有异,"夫妻配合"取穴,当属子午流注法的一个支派。

3.李仲南

李仲南,一作中南,元代黟县人,因居栖碧而号栖碧山中人。尝学习丹术,并研习方脉,汇集前代医书之精粹,著成《永类钤方》22卷,首创"攀门拽伸法"治疗脊椎压缩骨折。

二、明代

4.程玪、程玠

程玪,字文炳,号宝山,明中期歙县槐塘人。通儒术,因母病而业医,师从婺源汪济凤,"医如庖丁解牛",悉中肯綮,荐官不受,著《太素脉诀》《经验方》,创"以脉统证"诊疗模式。

程玠,字文玉、松厓,自号丹厓,明中期歙县槐塘人,程玪胞弟。成化丁酉(1477)科举人,甲辰(1484)登进士,官至户部政,槐塘村立有其"进士坊"。《歙县志·方技》还有其开棺施针、救活产妇的记载。星历术数无不旁通,通木牛流马之窍,心存仁济,性好医方,尤精眼科,创制外治方药,白睛分浅深传变论治,医名播于京师,被称为"一代异人"。撰有《松厓医径》《脉法指要》《见

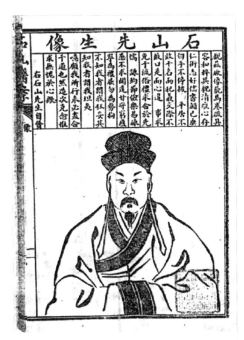

明代嘉靖年间四大名医之一、
新安固本培元派开拓者汪机

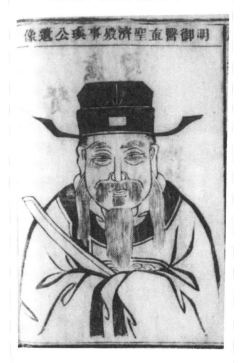

明嘉靖年间新安御医王琠

证辨疑》《医论集粹》《大定数》《八门遁甲》及眼科多种医籍,重视"通治"法,提出"杂病准《伤寒》治法""心肺同治"说。

5.汪机

汪机(1463—1539),字省三,别号石山居士,明天顺、嘉靖年祁门县人,世居石山坞(南宋时起),元代迁至石山坞以南的朴墅。出生世医之家,其父汪渭为当地名医,《祁门县志》载其"早岁习春秋经",后随父潜心医学,私淑朱丹溪之学,推崇李东垣并旁及诸家,"治病多奇中","行医数十年,活人数万计"。编刊医学甚丰,计有《医学原理》《续注读素问钞》《运气易览》《痘治理辨》《针灸问对》《外科理例》《医读》《本草会编》《伤寒选录》《脉诀刊误补注》《推求师意》《石山医案》等医书13种70余卷,提出"营卫一气说""参芪双补说"和"新感温病说",为新安固本培元派开拓者,明代嘉靖时期四大名医之一,师从者众。

6.陈嘉谟

陈嘉谟(1486—1570),字廷采,号月朋子,明代成化、隆庆年间祁门人。初习举子业,读书广博,尤精于医,以医鸣世,从游者甚众。为启蒙初学,嘉靖己未(1559)着手撰写《本草蒙筌》,历经7年"五易其稿"始成。书中提出"治疗用气味"论,总结了"制造资水火"三类炮制大法,首倡"紧火"等徽派炮制法的运用,系统论述了若干炮制辅料的作用原理。

7.王琠

王琠(1497—?),字邦贡,号意庵,别号小药山人,明弘治、嘉靖年间祁门人。明代《古今医统大全·卷一历世圣贤名医姓氏》载其"究《素问》诸子之书,得医之奥,治疗辄有神效,有济甚多"。初为当地单方草药郎中,悬壶徽州、池州、景德镇等地,明嘉靖年间"医选"选入太医院,抢救治愈大量怪症奇疾、急危病症,辄因"之见如神,之胆如斗",嘉靖二十九年(1550)因治愈皇子危笃病症有功,加授直圣殿登仕郎,升御医,名誉京都,归乡后御赐建"合一堂"(五凤楼)。著《医学碎金》《意庵医案》,善用张仲景、张子和法,经验老到,别具一格。

8.方广

方广,字约之,号古庵,明代中期休宁人,约生活于嘉靖年间(1522—1566)。少习儒,因母病被误治,遂弃举子业而攻医,广览博阅,择善而从,游学河洛地区,旅寓陈留,常活人于危殆间,一时名著中原。学宗朱丹溪,认为休宁程充(1433—1489)重订《丹溪心法》与原著有差缪,乃删去附录而增附诸家方论,成《丹溪心法附余》24卷(1536)。另著有《陶氏伤寒节抄》《脉要证治》《病源赋》《医指天机》等作。学术上重视四诊之情,考校药物性用,讲究三因制宜,立法施治擅变通。

9.江瓘

江瓘(1503—1565),字民莹,明代弘治、嘉靖年间歙县人,因"世家篁南"故有"江篁南""篁南子"之称。初学儒,因家贫又自身多病,遂自学医术,博习方书,久成名医,因感于"博涉知病,多诊识脉"古训,乃于嘉靖二十八年(1549)始分门别类集录古往今来诸家医案,历20余载未竟辞世,子江应宿继其业,编成《名医类案》(1590)完成夙愿,其中录有江瓘父子医案159则,治重温补。《名医类案》是我国第一部总结研究历代医案的名著,也是中医医案学的奠基之作,对后世医案的总结整理有很大影响,清魏之琇因袭而作《续名医类案》,今两书被一并列为十大医学全书(实含类书、丛书)之一。

10.余傅山、余淙

余傅山,明代歙县余家山人,约生活于正德、嘉靖年间(1506—1566)。早年曾为湖北钟祥令,后自任上辞归故里,得隐者医术,嘉靖二十二年(1543)十月十三日与汪宦、吴篁池、汪双泉、黄刚等名医会于徽州府城乌聊山馆,给门人余渥及汪、吴三子讲学授课,依据讲学内容所编成的《论医汇萃》(又称《余傅山医话》)是我国第一部医学讲学实录,其学术观点可以概括为"寒邪入里,统归脾胃""伤寒直中,为内伤兼外感""伤寒伤于经络、中寒中于脏腑"。

余淙(1516—1601),字午亭,明正德、万历年间歙县余家山人,余傅山堂弟。幼攻儒学,为邑之秀才,受堂兄余傅山教益和鼓励转而潜心医学,亦曾受医于祁门籍太医汪宦(汪机弟子),精思善悟,博览约取,理验相参,治用中正平和,有投必中,活人万计,名噪海内,许国、钱景山、杨东桥、沈十洲等达官显贵均向他求治,传术至清代、延续8代,时有"大江以南良医第一"之誉,被尊为"歙西余氏医学世家"开山始祖。再传弟子吴崐亦为著名新安医家。著有《诸证析疑》《医宗脉要》《余午亭医案》,有"一尺而水火两分,一脏而四腑兼属"的脉学认识,擅甘寒清解治疗温病,又提出"火病不尽用寒凉",创有降气制肝汤、十味回生丸等名方。

11.徐春甫

徐春甫(1513年—1596年以后），字汝元(汝源)，号东皋，又号思敏、思鹤，明正德、万历年间祁门县人。祖居县城东皋，"家世业儒"，为"遗腹子"，幼年学儒，因体弱多病，于嘉靖十三年(1534)在京师拜邑里名医、太医院吏目汪宦(汪机弟子)学医，博览医书；嘉靖年间的1552—1558年游学行医于江南并及全国，通内、妇、儿等科；嘉靖三十七年(1558)正值壮年时始寓居京城，在长安街开设"保元堂"居药应诊，以"随试而辄效""鲜有误"著称，"活人不可以千万计"；嘉靖三十八年(1559)以真才实学入职太医院并任吏目(六品)。其医学贡献主要有三：一是开创性地编撰医学巨著《古今医统大全》百卷，今被列为"十大医学全书"(实含类书、丛书)之首；二是由博返约编著最能反映其临床经验的《医学捷径六书》；三是于隆庆元年(1567)发起并创办我国第一个民间医学学术团体和科技学术团体。学术上认为"脉为医之关键"，临证注重辨分内伤、外感，强调明察脾胃虚实，倡用"白术参芪"补元阳，治久病当兼以解郁，依据二十四节气提出二十四法(方)调理四时违和，创有大健脾养胃丸等"三十六方"特色制剂，有较高的实用价值。

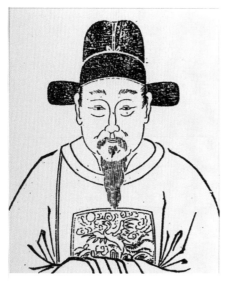

明代新安固本培元派代表性医家徐春甫

12.孙一奎

孙一奎(1538—1600)，字文垣，号东宿，自号生生子，明嘉靖、万历年间休宁县人。儒学世家，天资过人，因父亲体弱多病，少时即萌生"何得究竟秘奥，俾保吾亲无恙"之心，年长在前往括苍(今属浙江丽水)学习谋生之道的途中，遇到一位精通医术的"异人"授以禁方，验之果然多有奇效，乃转攻医学，苦读《素》《难》《灵枢》经典和三教中的医学内容，三年后又游湘、赣、江、浙等地，其中过黟县拜黄古潭(汪机弟子)为师。边行医边求教名流，历经30年游学勤访，达到了理论上"镜莹于中"、实践上"投剂辄效"的境界，行医于江南三吴和新都一带，游于公卿之间，为人治病、决死生多验，医名远近闻达，时人以"此日孙思邈，医功更有神"相赞誉。撰有《赤

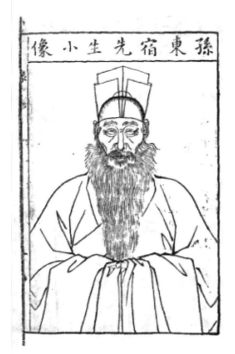

明代新安固本培元派代表性医家孙一奎

水玄珠》30卷和《医旨绪余》《孙一奎医案》《痘疹心印》《孙一奎临诊录存医案》等,以明证为特色,阐发太极学说,创"命门动气说""三焦相火正火说",治重温补下元,为新安固本培元派的中坚力量。

13.程伊

程伊,字宗衡,号月溪,约为明嘉靖年间(1522—1566)歙县岩镇人。家世习医,自幼攻举子业,因父母早亡,乃涉医书以继承家学,历览群书,通晓大义,"晦迹医林",著有《医林史传》《医林外传》《史传拾遗》《脉荟》《释药》《程氏释方》《涵春堂医案》《拯生诸方》等。《脉荟》2卷,上卷论二十九脉、三部脉、五脏脉、九候脉等,下卷"脉候钞"介绍诊脉法、脉诊测预后、妊娠脉、新病久病脉等内容;《程氏释方》收方八百,取方释义,集药为歌,循名以究其义,因末以求其本。

14.方有执

方有执(1523—1599?),字中行(仲行),别号九龙山人,明代嘉靖、万历年间歙县灵山人。早年为饱学儒士,因"两番丧内",儿女"历殇者五",病皆起于中风伤寒,遍求诸医不识,自己又险遭病厄,乃笃志仲景之学,历20余年撰成《伤寒论条辨》8卷。认为晋王叔和编次《伤寒论》有改移,金成无己作注有窜乱,提出"错简重订"说,采用"削""改""移""整"的方法重新编排,辨伤寒以六经为纲,六经以太阳为纲,太阳以风伤卫、寒伤营、风寒两伤营卫为纲,开《伤寒论》学术争鸣之先河,后世和者竞起,清代南昌喻嘉言(《尚论篇》)、吴县张璐(《伤寒缵论》)、新安吴谦(《订正伤寒论注》)、程应旄(《伤寒论后条辨》)、郑重光(《伤寒论条辨续注》)等医家纷纷从其学说,喻嘉言还将方氏之创新概括为"三纲鼎立",蔚然形成《伤寒论》错简重订学派,方氏被尊为开山鼻祖。

15.吴崐

吴崐(1552—1620),字山甫,号鹤皋,明嘉靖、万历年间歙西澄塘人。因能洞察岐黄之奥旨,人赠雅号参黄子。出身于书香门第,伯祖父吴正伦医术高超。幼年英异,因科举不售而"投举子笔,专岐黄业",15岁学医于乡贤名医余淙,"居三年,与师谈论,咸当师心。继由三吴循浙,历荆襄,抵燕赵,就有道者师受之焉","未及壮年,负笈万里,虚衷北门,不减七十二师"。熟谙针灸,擅用方药,医技精湛,往往出人意料,令众医折服,行医于宣城、当涂、和县等地,所至声名籍甚,活人无数。著《黄帝内经素问吴注》24卷和《医方考》《针方六集》《脉语》《参黄论》等,为医经派重要代表人物,倡"天人一理""气立则昌"说,开"方论"之先河,提出"针药一理""针药补元"等新说。

16.罗周彦

罗周彦,又名罗慕南,字德甫,号赤诚,约为明万历年间(1573—1618)歙县人。祖父罗闻野曾为大中丞,自幼多病,清瘦体弱,在家学影响下既攻儒学又习医学。曾从政,政绩卓著,后弃官而"南游吴楚,北涉淮泗",到过今江苏、湖北、安徽北部地区,结交医学名流,广搜方技群书,后侨居泰州行医,诊病不计酬,且常捐济贫苦病人,疫病流行时捐资修丸散以济人,活人无算,深孚众望。费时十载撰《医宗粹言》(1612),论治持先调理后汤药之论,提出"元阴元阳"新说,创44首培补先后天元阴元阳系列方。

17.鲍山

鲍山,字元则,号在斋,自署香林主人,明代婺源县人,约生活于万历天启年间(1573—1627)。赋性颖异,不与流俗为伍,20岁从国子监肄业后归故里,更加嫌恶喧闹扬尘场所,于1610年入黄山隐居7年,"筑室白龙潭上",朝夕吟诵于松云泉石间,时常同道士打坐蒲团,参禅守寂,粗菜淡食多年,偏得菜根之香、菜中滋味,认为草木清爽宜人、清淡素食益人,足以防岁歉而广仁爱,为备荒防饥而著《野菜博录》3卷(1662),考订野菜名物并注明性味食法,此书是明代四部植物图谱和四大救荒本草之一。

18.孙文胤

孙文胤,字对薇,又字薇甫,号在公,明代晚期休宁人。少时闭门苦读,因得痨瘵之疾,转而究心医书,揣摩用药自治而愈,后曾于武林(今杭州)遇异人授"还丹接命、解形度世之术",渐精于医,至镇江京口试医辄治,求诊者接踵而至,名噪江南,后迁苏州,以脉学、运气学见长,擅长针推导引之术,晚年学佛,研习于九华山天台寺,宗止观法门,认为"不通佛法,不知四悉檀因,未可以言能医也",并引佛道之理入医,著有《丹台玉案》《伤寒捷径书》《医经医方两家指诀》《蠡斯秘宝录》等,重护津液、保胃气,善用竹叶石膏汤养阴,少用苦寒,忌温燥、苦燥伤阴。

三、明末清初

19.程衍道

程衍道(约1573—1662),字敬通,明万历、清康熙年间歙县槐塘人,程珫、程玠侄孙辈。性格沉静寡言,行事稳健,临证从不草率,必问端详,反复精思,未尝厌怠,一诊即能决人生死,虽笃疾濒危投剂立起。出诊时往往云集数十人,依次从容按诊,指脉说病,气定神闲,诊毕方执笔依次立方,了无差谬。一生诊务繁忙,车填咽门,活人无算,名播徽、宁两府。以治儒的精神治医,是儒医的典型代表,"日出治医,日晡治儒;出门治医,入门治儒;下车治医,上车治儒","一以儒理为权衡",认为"读书而不能知医者有之,决未有不读书而能知医者"。用古述古而不"著作"(指发明),所撰《迈种苍生司命》《医法心传》《心法歌诀》,乃"述古人之心法"。晚年断荤少饮,穷10年之功校勘重刻唐王焘《外台秘要》40卷(1640)。学术上推崇金元四大家,融各家而能左右逢源,善于酸甘化阴,阴中求阳。侄孙辈休宁程林、太平县孙广从其学。

20.程从周

程从周(约1581—?),字茂先,明万历、清顺治年间(1573—1661)歙县人。早年曾负笈遨游,于今江苏、浙江多地游历20余年,冀访名师,学识宏博,学医受外祖父吴慕溪的启示,后精心于岐黄,深研医理,定居扬州,临证机圆法活,善于变通,治验颇丰,治疗外感证重视阐发阴证伤寒,善用参附、参芪温补回春,每遇沉疴辄多奇中,有“橘井苏耽、杏林董奉”之喻,《程茂先医案》(1632)是其寄居扬州20余年间的临证实录。

21.张遂辰

张遂辰(1589—1668),字卿子,号相期,又号西农老人,明万历、清康熙年间人,原籍歙县,随父迁居浙江钱塘仁和(今余杭)。少时身体羸弱,自检方书治愈,因应试不售,退而穷究《册府元龟》《太平御览》《太平广记》《文苑英华》四大部书,尤精于《易》,喜读黄帝之书,以岐黄术济世,明亡后购田卜居于武康三桥里(今德清县),以医自给,为人治病辄效,远近争相延诊,悬壶之处因而得名“张卿子巷”。从学者众,培植了张志聪、张锡驹、高世栻一批学验俱富的弟子,延绵不断,形成“钱塘学派”。著有《医易合参》《张卿子伤寒论》《张卿子经验方》《杂症纂要》《秘方集验》等,学术上维护旧本《伤寒论》,尊“王”赞“成”、反对方有执错简重订说,认为王叔和完整地保留了张仲景学说,是有功之臣,成无己没有曲解窜改原意,是维护旧论派的代表人物。

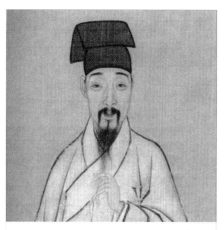

明代新安医家、钱塘学派开创者张遂辰

22.程知

程知,字扶生,号嵩庵,明万历、清康熙年间(1573—1722)休宁县人。少以医为儒,从父习《黄帝内经》之旨,甲申之变(1644)后,因改朝换代而尽弃举子之书,专攻医学,推崇张仲景之术,临证以经方见长,每获良效,名盛一时。著有《医经理解》《伤寒经注》《伤寒赘条》等。《医经理解》以《黄帝内经》为经、群书为纬、我心为抒,有人身、脏腑、经络、骨度、孔穴、色脉、诊视及运气、药物等内容,认为“读书不求甚解,此语未可用之医人”,陶渊明之读书境界重在掌握精神要领,其不必追求细节之精确的方法不能用于治医,为医“须一一明其所以然,了如指掌”,知行合一。

23.汪昂

汪昂(1615—1694),字讱庵,明万历、清康熙休宁县海阳西门人。早年攻

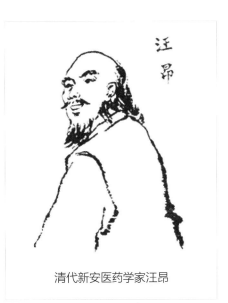

清代新安医药学家汪昂

读经史,长于文学,为明末诸生,曾著《讱庵诗文集》,30岁时明亡入清,不愿入仕,乃弃举子业而逐渐潜心于医药。一生著述颇丰,中年以后尤致力于方药医书的编写出版,积40余年之心力,撰成《素问灵枢类纂约注》《本草备要》《医方集解》《汤头歌诀》等医药著作10多种。由博返约,煅炼成章,医药合参,功效为纲,明体辨用,类聚群分,方药以正带副,为后世所尊奉效法,开创了近现代内经学、中药学、方剂学编写体例之先河;而且以开放包容的心态,独具慧眼地记述了不少先进的医学理论和独到的创新见解,如"脑神学说""胃乃分金之炉""暑必兼湿""治肝之论""龙脑体温而用凉"等,作述各半,成一家之言,不单纯是启蒙读物,亦有一定的学术价值。

24.程林

程林,字云来,号静观居士,明万历、清康熙年间(1573—1722)歙县槐塘人,曾侨居杭州等地,后徙居休宁。少时从程衍道习医10余载,尽得其真传,后宗法其先祖程玠之学,殚精医学近30年,闭门著书,撰有《金匮要略直解》《伤寒抉疑》《难经注疏》《医暇卮言》《程氏即效方》《本草笺要》等,"以经证经",言简意赅。诊疗所得编刊医书,宋代巨著《圣济总录》200卷遭兵燹散失,他搜集到后加以删定,汰除"神仙服饵"等内容,终于在康熙二十年(1681)删定刊刻《圣济总录纂要》26卷,又校刊有《玉函经》,评订《医学传灯》。其多才多艺,善绘画、精篆刻、工文章,尤擅长于医,名声在外,治学强调于无字句处读书。

25.程云鹏

程云鹏,字华仲,号凤雏,又号香梦书生,明天启、清康熙年间(1621—1722)歙县人。少攻举子业,学医是为了博得父亲的欢心,更因母染疟疾、妻患血症、三子二女患小儿惊风及痘疹等,失治误治而痛失数位亲人,切身感受到"为人父者不可不知医"之理,将家藏1790余卷医著尽悉搜出习之,昼诵夜思、深入钻研,立志成为技艺高超的医家。寄籍江夏(武昌),后游于淮,治学立说专于史志,生平喜谈王霸大业,康熙四十三年(1704)行医于广陵(扬州)一带,著有《灵素微言》《脉覆》《伤寒答问》《医贯别裁》《医人传》《慈幼筏》《种嗣玄机》等医书7种,上溯轩岐,下引诸家,持论保元,造化之机不拘一家,神动变化似"武侯用兵"。

26.程应旄

程应旄,字郊倩,明天启、清康熙年间(1621—1722)休宁人,曾寓扬州、杭州等地治学行医。出身儒门,年幼聪慧,精于文学,后入医林,博学医书,灵心慧眼,为《松厓医径》钩玄摘要、阐释发明,尤对《伤寒论》研究颇深,涉及各注家,著有《伤寒论后条辨》《伤寒论后条辨直解》《读伤寒论赘余》《医径句测》等,遵方有执之说,揭示张仲景之本旨,排除王叔和之误,提出"不以伤寒读《伤寒》,而从表里腑脏四字读《伤寒》"的治学秘诀,论述了风伤卫、寒伤营二纲之联系,立阳明经证寒、热二纲,为错简重订派的代表性医家之一。

四、清代

27.程履新

程履新,字德基,清顺治、康熙年间(1644—1722)休宁人。从名医李士材,得其传,遂精岐黄术,复博览群书。少游京师,也曾行医于吴中(苏州)一带,用药治病神见,名声见重于公卿间,车马盈门,辞官不就,志在山水,著《山居本草》《程氏易简方论》等,遵唐代文学家韩愈之言,认为天地间无一可弃之物,取常见病症及有效验方,参以前贤论说,以备缓急,便于患者拣用。学术上推崇地黄滋阴理脾的观点,提出固护脾胃阴阳的思想。

28.吴楚

吴楚,字天士,号畹庵,清顺治、康熙年间(1644—1722)歙县西乡澄塘吴氏医家第5代传人,高祖吴正伦、叔祖吴崑均为著名医家。早年入京应试时即为人疗疾,行医于扬州,省病问疾独具慧眼,辨证精准,喜用甘温补中法,擅用桂附等温阳之品,治痰饮责于肝失疏泄,随用奇验,屡起大症痼疾,有"天上神仙"之誉。著有《吴氏医验录》《保命真诠》《前贤医案》等,提出"脾胃分治"说。

29.郑重光

郑重光(1638年—1711年后),字在辛,号素圃老人,清顺治、康熙年间歙县人。早年丧父,继又身羸染疾,服药调治5年方渐渐转愈,乃发奋习医,上溯轩岐、下迄清初,虚心向名家讨教,寓仪征、扬州等地行医,临证凭脉辨证,谨慎周详,不轻信也不轻易否定道听途说的诊治经验和方药,必验之临床,求之所以然,治病有奇效,擅长内科杂病及妇产疾病,以温补见长。著有《伤寒论条辨续注》《素圃医案》《伤寒论证辨》《瘟疫论补注》《伤寒论翼》,五书合之汇辑成《郑素圃医书五种》,于伤寒、温病尤多发明,遵方有执之说,附己见续注,为错简重订派的代表性医家之一。

30.叶风

叶风,字维风,号亚斋、守恒山人,清康熙、雍正年间(1662—1735)人,妇产科医家。父籍休宁县,奉母徙居霍山县,中年入南昌郡幕府,后归隐林下,以医济世。康熙五十四年(1715)于南昌郡署之东堂,采用问答形式编著成

《达生编》一书,署名亟斋居士。书中强调接生人必须善于区别"试痛"与"正产"腹痛,重申"一曰睡,二曰忍痛,三曰慢临盆"六字诀的重要性,并记录许多治疗难产的有效方药,世人奉为妇产科圭臬。其呕呕救世之心可敬,然藏名之意不免偏狭。

31.罗美

罗美,字澹生,别字东逸,清代康熙、乾隆年间(1662—1795)歙县人。以名儒而兼习岐黄之术,贯通经史,尤明易理,对运气学说深有研究,致力于钻研《黄帝内经》《难经》及仲景之学,旁搜远昭,苦心评定,推崇薛立斋、张景岳,晚年以医药济人,侨居虞山(今江苏常熟)。著有《内经博义》《古今名医方论》《古今名医经论证治荟萃》《名医汇编》《万方类编》等。论理选方少且精,论一病而不为一病所拘,明一方而得众病之用,又详论药性、君臣佐使的配伍法度和方剂命名意义。

32.卢云乘

卢云乘(1666—?),字在田,号鹤轩,清康熙、乾隆年间(1662—1795)黟县卢村人。少年业儒,因祖父宦游粤西,为庸医耽误,痛恨莫解,遂究心医药,专志《灵枢》《素问》,旁及历代大家旨趣,18岁便开始为人医治,闻达家乡。在实践中深感学识阅历不足,于是游历各省、遍访明贤,过江城汉口救治疫类伤寒流行而获效,被挽留而侨居武汉,以活人为事,自云无异法,无非视色辨脉、乘机而为。言论丰采,温文尔雅,俨然真儒,曾以县、府、司医科三试擢第一,授全楚医学教授,奉命主持普济堂医务。著有《医学体用》《伤寒医验》,持《伤寒论》错简说,以手六经证治弥补王叔和之失,以人身实体划分为三阳三阴六部辨证,精于辨析正伤寒、类伤寒及其兼证,甚合医理。

33.程国彭

程国彭(1662—1735),原字山岭,后改钟龄,号恒阳子,晚年到普陀寺修行,法号普明子。清康熙、雍正年间歙县人。祖居槐塘,出身寒门,曾攻举子业,附贡生,少时多病,"每遇疾则缠绵难愈,因尔酷嗜医学",钻研多年,23岁悬壶乡里。审证必详,危重病人只要有一线生机均极力抢救,"四方求治者日益繁,四方从游者日益众","踵门者无虚日",诊务极忙。用药精当,方约而效、量少而专,喜用一病一方,认为"药不贵险峻,惟期中病而已",并苦心揣摩创制了止嗽散等很多效验方。其止嗽散背后还有一段辛酸的故事:据民国戴谷荪《松谷笔记》载,中年时程国彭因与一土豪发生纠纷,乡民在为之鸣不平中出了人命案,被判秋后问斩,时因巡抚之母患咳嗽之症,以自创方止嗽散治愈,保全了一条性命,但讼案在身,不得已上歙县天都山出家修行"为道",53岁时归宗普陀寺佛门。其《医学心悟》一书即成书于天都山入道之时,而《外科十法》乃"归宗普陀时所作"。他治学严谨,善于归纳,认为医道精微,

"思贵专一,不容浅尝者问津;学贵沉潜,不容浮躁者涉猎"。学术上对伤寒诸证辨析、杂病论治、临床各科多有卓见,以总结归纳"八字辨证"法和"医门八法"而著称于世,又约以"外科十法"而并行于世。

34.汪文誉、汪文琦

汪文誉(1665—1740),字广期,又字文芳,清康熙、乾隆年间休宁鹤山里人。少年曾补县学生,长于文学,世宿医业,夙以医名,曾师事钱塘医家高世栻,审脉论证,认为时人体质健壮者十无一二,用药平淡,以轻灵平和见长,注重保元扶正,奏效如神,每遇贫厄常救济之,撰有《伤寒阐误三注真经》《汪广期先生审证传方》《见心集》《胎产方》。

汪文琦,字蕴谷,清康熙、乾隆间(1662—1795)休宁鹤山里人。家世业医,其父汪十洲、伯兄文誉、从弟明紫

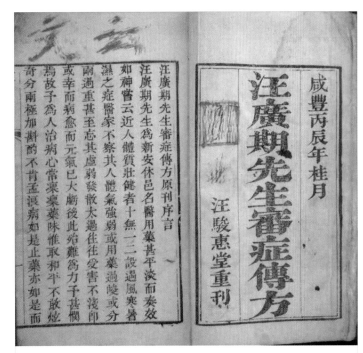

清代汪文誉著《汪广期先生审症传方》

皆为当时名医。承世医家学,博综典籍,爱究底蕴,《内》《难》迄宋元诸家靡不淹贯,明其理而不泥其词,体其旨更通其权用,推崇张景岳,凭脉辨证,应手取效,声名日盛,求诊限户,治重扶正,护阴助阳,乾隆年间的1752—1753年疫病流行,制救疫汤救人无数。学验俱丰,著有《杂症会心录》《脉学注释汇参证治》《温疫论两注》。

35.叶桂

叶桂(1666—1745),字天士,号香岩,别号南阳先生,清康熙、乾隆年间人,祖籍歙县,常自署"古歙叶天士",其高祖叶封山从歙县蓝田村迁寓苏州,居上津桥畔,晚年又号上津老人。祖父叶时、父叶朝采均为新安名医。少时在学塾攻诗书,暮归由父亲授以岐黄之学,14岁父殁从父之门人朱某习医,攻痘疹科,继转大方脉,好学不倦,18岁即拜了17位老师,悟性极高,自成一家。擅治时疫杂症,1733年苏州疫病流行,他拟定甘露消毒丹、神犀丹,活人甚多。设"种福堂"和"眉寿堂",行医50多年,治病多奇中,有"天医星下凡""清代第一医家"之美誉,《清史稿》称:"大江南北,言医者辄以桂为宗,百余年来

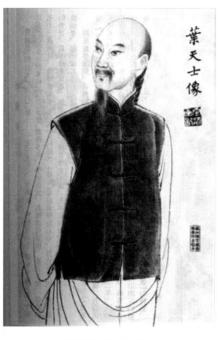

清代新安医家叶桂

私淑者众。"《温热论》《临证指南医案》《叶案存真》等医书13种均为门人后生整理。其学术成就突出体现在两大方面，一是在外感热病辨治规律的探索上，创造性地提出了卫气营血辨治观点，并发展了察舌验齿、辨斑疹白痦等诊断方法，为中医温病学奠基人。二是在内伤杂病机理及其治法发挥上，在继承李东垣学说基础上强调脾胃分治，创立胃阴学说，补充和完善了脾胃学说，并逐步发展形成完整的理论体系；重视阴亏阳亢风动理论，提出"阳化内风"说，丰富了内风病机的认识，发展了中风证治理法；善于应用奇经八脉的理论辨治杂病，形成独特的辨治体系，创立了奇经辨治法则；还总结提出了久病入络说等极具特色的临床理论。

36.吴澄

吴澄，字鉴泉，号师朗，清代康熙、乾隆年间（1662—1795）歙县岭南卉水人。先攻举子业，因屡试不第而转医，博览群书，嗜读《易》经，以《易》通医，苦心穷研医书10余年，专精岐黄，汲取各家之长，临证"随机活用，因证施治"，擅治虚劳沉疴，凡沉疴经手无不立愈，"消息盈虚"活人无计，医名噪甚，妇孺皆知。著有《不居集》《医易会参》《伤寒证治明条》《师朗医案》《推拿神书》等，指出滥用滋阴降火之害，集虚损之大成，汇集虚损十法，分内损外损，对"嗽、热、痰、血"四大证论述甚详，提出长期外因损害、疾病缠绵日久可致内伤虚损的"外损致虚说"，发明了"解托""补托"两法，又认为虚损脾胃易伤易虚，治疗上健脾勿忘"理脾阴"，创制22首得效方，是一位虚损病诊疗大家。

37.吴谦

吴谦（约1690—1760？），字六吉，清代康熙、乾隆年间歙县人。居歙西丰南，系澄塘吴氏后裔，与张璐、喻昌并称为清初三大名医。博学多才，精通各科，以骨伤科见长，曾多次翻山越岭步行五六十里山路，拜10多位民间医生为师，学习正骨手法。以诸生肄业于太医院，行医于北京，供奉于内廷，乾隆年初官至太医院右院判（正六品）。乾隆皇帝颇器重之，称其"品学兼优，非同凡医"。乾隆四年（1739）奉敕命领衔编撰大型医学教科书，为总修官，乾隆七年（1742）年底全书大功告成，乾隆帝赐名《医宗金鉴》90卷，今被列入"全国十大医学全书"之一，其中《订正伤寒论注》17卷和《订正金匮要略注》8卷为吴谦亲自编订注释，持《伤寒论》错简重订说。

38.方肇权

方肇权(1691—1760),字秉均,清康熙、乾隆年间休宁东山里人。因母病崩漏,经历多医,数年不效,遂矢志学医,弃业医,昼夜揣摩《黄帝内经》和方药,究心脉理,颇有所得,行医江、浙、湘等地,历治千般,怪病百出,经验丰富,虽未获全效,但医技益精。殚数年之心力,撰成《方氏脉症正宗》,先从脉理,次察病源,所治寒证居多,多用肉桂、附子、干姜、吴茱萸,皆凭脉用药,主张同类药并用,反对寒热药、气血药杂投,创新性地提出了改正汤散一说,列出了改正汤散34首,如改正六味地黄汤、改正逍遥散、改正独活寄生汤等。

39.郑宏纲

郑宏纲(1727—1787),字纪元,号梅涧,又号雪萼山人,清代雍正、乾隆年间歙县郑村人。为郑氏喉科代表性医家,承家传衣钵,好岐黄家言,精专喉科,兼通内科和儿科,擅长用汤药和针灸疗法治疗危急重症,疗效迅捷,是成功治愈白喉的第一人,"求治者踵门","救危起死,活人甚众",而"未尝受人丝菽之报",其处方起首篆印名曰"一腔浑是活人心"。著有《重楼玉钥》《箎余医语》《痘疹正传》《灵药秘方》等,创"热邪伏少阴,盗其母气"的白喉病因病机学说,确立"养阴清肺"治则,并创三针法治疗喉风。其喉科源自其父和叔父兄弟两人于康熙五十年(1711)经商江西,得闽人黄明生授喉科秘术,因父居"南园",叔父居"西园",世人以"南园喉科""西园喉科"称之,从此"一源双流",传今已历200余年、10代,自成一派,其治法为养阴清肺派,其喉科为中医喉科三大流派之一。

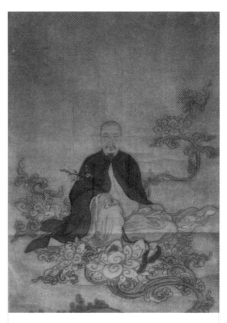

清代新安医家郑宏纲

40.许豫和

许豫和(1737—?),字宣治,号橡村,为清代乾隆、嘉庆年间(1736—1820)歙县人。因病弃举子业而从医,精研儿科,痘疹尤专,兼通妇科、内科,临床经验丰富,治小儿疾患轻车熟路,用药熟稔于胸,名震郡邑,人号橡村先生。积60余年经验,著儿科临床丛书《许氏幼科七种》(1785),有"主论补火,反对滥补""顾护脾胃,拯治药误""七情内伤,儿病有之""惊风非惊,镇惊则误""药有次第,见机而作""必先岁气,勿伐天和"诸论,所治病热者十居其八,认为治壮热"泻邪以存元即是补",善据岁气加减变化用药,创制有五疳保童丸、暑风饮子等方,善用"新定黄连香薷饮"治疗儿科暑月吐泻之证,为后世留下了宝贵的儿科医药理论和诊治经验。

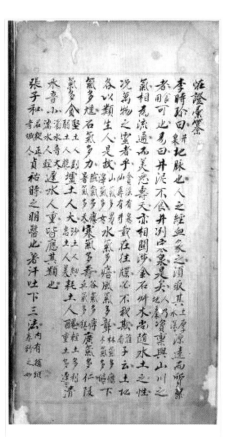

2017年新发现的汪必昌未刊本手稿
《聊复集·怪证汇纂》

41.汪必昌

汪必昌(1754—？)，字燕亭，号聊复，清乾隆、道光年间(1736—1850)歙县城中人。家世业儒，祖父、父亲、叔父均专研古诗文，在当地颇有名望，但其出生时父亲年老、母亲多病，家境转入贫寒，无法接续书香，出于谋生养家的考虑，受族中习医的影响，走上了学医之路，出手即医治好母亲之病，坚定了信念。自青年起潜心钻研医术，广读天下名医诸书，因家于黄山见识不广，立志外出游学，"游吴越，历齐鲁，至燕赵"，开阔了视野，后入京城逐渐"以术自显"，展露出高超的医术，屡次治愈王公贵族疾病，毫无偏差，经层层选拔，嘉庆五年(1801)入选太医院，探奥求真，临证经验更为丰富，任职九年，供奉内廷，时仰天颜，终成御医圣手，转封御前太医，嘉庆十五年(1810)离开太医院南归家乡，临行前整理平生所学编撰出版《聊复集》5卷，阐述诊脉要点、辨析内外诸证，详审用药宜忌节宣，尤专于眼科和口齿病症，切合实用。嘉庆二十一年（1816）出版又一部力作《伤寒三说辨》。另将《伤寒杂病论》中有关妇科的内容汇辑成《伤寒妇科》。2017年新发现其未刊本手稿《聊复集·怪证汇纂》4种，收载治疗怪症秘方偏方600方。

42.程文囿

程文囿(约1767—1833)，字观泉(灌泉)，号杏轩。清乾隆、道光年间歙县东溪人。出生世医之家，少业儒术，博学工诗，20岁始究心医术，长习方书，24岁时因大胆重用清下之剂治愈产后危重病人而名声大噪。以内、儿、妇科见长，屡起重证，求诊者接踵，民间有"有杏轩则活，无杏轩则殆"之誉。诊余之暇批阅百家，随手札记精粹，积34年编撰《医述》(1826)16卷65万余字，"不著一字，尽得风流"，开系统节录诸家医论之先河，今被列入"全国十大医学全书"，又著有《杏轩医案》。

43.江考卿

江考卿(1770—1854)，字国兴，号瑞屏，清乾隆、道光年间婺源县北乡清华街双河村人。精通医学，不拘泥古法，崇尚少林伤科学派，善治骨折、跌打损伤，著有《伤科方书》(1840)，发明触诊查摩擦音以诊断骨折，应用植骨术治疗严重粉碎性骨折，创制多种行之有效的内外用药，且将少林秘方公之于世,将穴位论治发展到三十六致命大穴、七十二小穴的辨穴治伤法,首次介绍致命大穴致死的时间,《婺源县志》还载其曾经施行泌尿系统结石和睾丸摘除等手术。这些都是世界医学史上的壮举,为弘扬少林伤科精髓做出了重要贡献。

44.余含棻

余含棻,字芬亭,号梦塘,清嘉庆、道光年间(1796—1850)婺源县沱川人。自幼多病,幸得兄长余含辉悉心诊视,少时才学出众,留心经世之务,于书无所不读,因嘉庆二十一年(1816)家中不幸,父兄侄儿一门三代相继早逝,顾影自怜,乃发愤学医,无意科举,30岁中秀才后,历经江右(江西)、远游岭南(广东),中年客居粤东经营茶业10余年,庚子(1840)禁烟曾陈言献策数万言而深得赏识。谋生之余参考方书,初阅幼科,得明代薛立斋《薛氏医案》,手不释卷,潜心19年,道光十四年(1834)于羊城客舍编成《保赤存真》10卷,杂证悉遵清陈复正《幼幼集成》,识陈氏辟惊之是,辨其用方之非,取薛氏急惊平肝、慢惊补脾以补充之。另著有《医林枕秘》10卷、《梦塘三书》8卷,探源《内》《难》,宗主张仲景,博采李东垣、朱丹溪、刘河间、薛立斋、张景岳诸家,殚精极思,以折其衷,有所发明。专务医道数十年,就诊者出手辄效,起沉疴、决生死,远近佩服。

45.余国珮

余国珮,字振行,号春山,清代嘉庆、咸丰年间(1796—1861)婺源县沱川人。寓居江苏泰县姜埝行医,为人温恭沉静,自制余氏普济丸等施舍,贫不计酬,名噪一时。三世医家,国学生,由易入医,学术得益于父亲所传,幼承庭训,耳濡目染,家传内伤从性命源头立论,外感独以燥湿为纲,脉以刚柔辨其燥湿,药辨体质之燥湿,因述家传医理而著有《医理》《婺源余先生医案》《痘疹辨证》《金石医原》《本草言体》等,理论临床相贯通,治重养阴润燥之治,针对时运燥火强调"伏邪宁多用救阴",治内伤持"欲作长明灯,须识添油法"之论,改"治风先治血,血行风自灭"为"治风先养血,血充血自灭",强调临证应随时了解大运变更、六气之纲领和致病因素,以应付疾病无穷之变化,立论立方无不有异于古法,发前人所未及。

46.程芝田

程芝田,字鉴,清嘉庆、同治年间(1796—1874)歙县人。世袭医学,少时攻医,又师从休宁石田汪仰陶,为其得意门生,医术渐精,悬壶浙江衢州,应手奏效,名震远近,衢人绘有"杏林春色图"赠之,传术于浙江雷逸仙,再传雷少逸。又博学能文,学识渊博,字法米南宫,善指墨画。尤精医理,根植《黄帝内经》,遵从张仲景,契古人之心,悟古人之言,畅古人之意,约取前贤要旨,摘选经验良方,参以心得,笔之于书,积20余年从医之历而作《医学津梁》(1863),

后世更名《医约》，又作有《医法心传》《医博》，强调以儒家之心传医家之法，认为读书临证两不可废。

47.叶昶

叶昶(1820—1890)，字馨谷，号涪兰，清道光、光绪年间歙县东乡梓坑人，幼时体弱，遵父命师从歙北冯塘名医程有功，学医10年，学成后行医于休宁县城北街，擅治时疫、温热病与疑难杂症，声名卓著，远道前来就诊者极多，清道光、咸丰年间皖浙赣一带瘟疫大流行，其自设药局，自制丸散膏丹，奔走各地送诊施药，活人甚众，民间有"见了叶馨谷，死了不要哭"之传说，名声极甚。晚年将验案交其子叶韵笙整理成《红树山庄医案》12卷(1861)。传术于后代，代代不乏名医，长子叶熙锟著《东山别墅医案》，四子叶卓民著《种蕉山房医案》，曾孙叶孟轺著《两梅庵医案》等。

48.余楙

余楙(1836—1894)，一作余懋，字啸松，清道光、光绪年间休宁县洽舍村人，长期寓居浙江省嘉兴梅里(今王店镇)。洽舍村位于白岳山麓，故将自己其室其书均取名"白岳庵"。出生于新安行医世家，先祖曾在乾隆朝任御史，自祖父起始习医经商，父亲擅长妇科，闲暇时经常把玩金石书画，余楙自幼得父亲真传，医术更在其父之上，旁及诗词篆刻，多才多艺。撰有《白岳庵杂缀医书七种》，其中《刺种牛痘要法》《方解别录》《万选良方》为余楙所撰，《洄溪秘方》辑自江苏吴江徐大椿《洄溪医案》，《推拿述略》系从世传夏氏《铁镜》中掇取推拿法简要易行者而成，注重温补凉泻的不同手法和功用。

49.汪宏

汪宏(约1836—?)，字广庵，清咸丰、光绪年间(1851—1908)歙东渔塘人。自幼失怙，14岁时由亲戚曹普携至浙江衢州，经商谋生，聪颖好学，适逢一程姓医家施送膏丹，见其手不释卷，志在医学，问答之间非为寻常孩童可及，故出家藏之典籍、搜秘授之篇章，任其揣摩，为其讲解。后问道陈思槐，问医于周洁川，究心岐黄20余载，医理、本草、诊法、脉理无所不通，著《望诊遵经》《神农本草经注解》《入门要诀》《本草附经歌括》《伤寒论集解》《金匮要略集解》医书6种。前4种合其参订之《脉诀》《本经歌括》2种，由歙东汪村竹里汇刻为《汪氏医学六书》。除普及医学和校释典籍的贡献之外，他在学术上认为知病必须知诊，诊病必须遵经，发明"相气十法"，重在望"气色"以判断病情除，所著《望诊遵经》(1875)是中国医学史上第一部望诊专著。

五、近现代

50.王少峰

王少峰(1867—1932)，字炳生，号润基，清同治六年至民国廿一年休宁西乡人。早年随父经商于浙江湖州,在恒裕典业当学徒,时因亲属多病,庸医误人,乃立志医药,遂日坐店堂、晚读岐黄,凡五年孜孜不倦,1889年又投师湖州名医凌晓五门下,经其点拨,学业猛进,临床处方,颇得青睐。光绪十七年(1891)返回故里,悬壶海阳,主治内、妇、儿科疾病,以四时外感证见长,常能一二剂即愈,擅辨证用药,尤贵变通,治讲实用,求治者众。酷喜珍藏医籍,平生所藏有390余部。撰有《伤寒从新》《内经选读》《人身谱》《脉学撮要》《女科汇编》《王氏医案》等,学术上以张仲景六经证治为主干,受张璐、吴坤安影响较大,推崇叶桂《临证指南医案》,汇通伤寒温病,博采众说而贯以己言。

51.王仲奇

王仲奇(1881—1945),名金杰,号懒翁,清光绪七年至民国三十四年间歙县富堨人。新安王氏医学第4代传人,民国江南四大名医之一,在上海与丁甘仁并称"丁、王"。15岁随父学医,22岁挂牌应诊,不数年名扬江浙,民国十二年(1923)寓居上海,曾创办徽宁中医院并兼任院长。一生行医40余年,诊务繁忙,擅内、外、妇科,擅治温病和内伤杂病,精于虚痨肺病的调治,被誉为"海上名医"。临床首重望诊,不忽问诊,亦向病人解释病因,有病人赠诗云:"入门先减三分病,接坐平添一段春";处方立案字斟句酌,一丝不苟,书法精良,很多病人珍藏其处方笺;用药轻灵,平中见妙,既用经方亦用时方,或经方、时方并用,或单方参入复方,多收良效。承家学而能博涉诸家,变通化裁,不为前人所囿,亦无门户之见,主张中西医互相学习。学术上认为治病之道,在于明阴洞阳,用药以酌其盈、济其虚、补其偏、救其弊。其后裔于1992年整理出版《王仲奇医案》,从一个侧面体现了王仲奇法活机圆、配伍精契的诊疗特色。

52.程门雪

程门雪(1902—1972),清光绪至中华人民共和国年间婺源县人。汪莲石、丁甘仁弟子,著名中医临床家、教育家,毕生致力于中医临床和教学工作,对伤寒、温病学说有深邃的理论造诣,倡导寒温统一论。临证取精用宏,博采古今,行医初期用药迅猛剽悍、大刀阔斧,后期用药简洁、轻巧、灵动,善于轻以去实,熔经方、时方与一炉,善用复方多法变通治疗热病和疑难杂症,于叶桂学说深有研究,多有补充发明。1956年上海中医学院成立任首任院长,为上海市卫生局顾问、市中医学会主任委员、中共中央血吸虫病科学研究委员会副主任委员、卫生部科学委员会委员、第二、第三届全国人大代表。代表作有《程门雪医案》《藏心方》《伤寒六种》《温热三种》《伤寒论歌诀》《女科歌诀》《金匮篇解》《叶天士医案评按》《未刻本叶氏医案校注》《叶案存真评注》《西溪书屋夜话录歌诀》等。

56位代表性新安医家,其学术理论和诊疗风格各具特色,但概括起来,

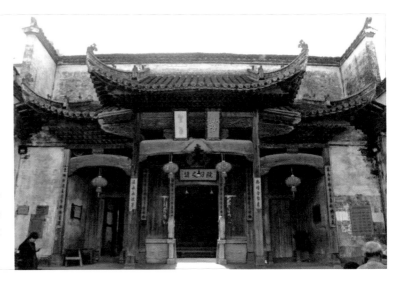

坐落于祁门县历口镇历溪村的明太医王琠五凤楼，正默默地诉说着曾经的风华与沧桑

都有经历不凡、著述丰盛、理论与实践成就突出、学术创新活跃等特点，不愧是新安医学的领军人物。

另据不完全统计，历史上凭过硬的医术治愈皇室国戚、达官显贵而走进太医院的新安太医有63人。太医院是古代专为宫廷官僚服务的最高医疗保健机构，也是管理全国医政和医疗事务的中枢机构，太医首先必须是医术高明的国医国手、国字号医生。至于主政各地方医疗的新安医官更是不计其数。

新安医学不是单打独斗的"孤胆英雄"，而是群英荟萃的"集团军"；不是一支一脉、一枝独秀，而是群星璀璨、辉耀中华。儒医辈出，世医不绝，800多位医家自觉担负起悬壶济世、经国济民的重任，成为新安医学学术繁荣的重要标志和基本保证，也不断推进了中医学术的进步和发展。

第二节　代表性新安医著

新安医家勤于笔耕，据王乐匋《新安医籍考》考证，自晋迄清有400多位新安医家编撰了800多部医籍，分属各医籍门类，见证了新安医学先辈曾经的努力、创新与辉煌。民国裘吉生《珍本医书集成》(1936)收书90种，其中新安医籍6种(占6.67%)；曹炳章《中国医学大成》(1936)实际出版136种，其中新安医籍12种(占8.82%)；《中国古籍善本书目·子部·医家类》(1998)计收书564种，其中新安医籍36种(占6.38%)；2008年起至今国务院公布的五批《国家珍贵古籍名录》共收医书224种，其中新安医籍15种(占6.70%)。著名医史专家余瀛鳌曾说过："新安医学的各类医籍，在以地区命名的中医学派中堪称首富。"

现从中遴选出56部代表性医著,其中医经和学术理论类计11部,伤寒类计4部,临床综合类计9部,临床专科类计10部(内科2部,外科1部,骨伤科1部,妇科1部,儿科3部,眼科1部,喉科1部),诊法类计2部,本草方书类计8部,针灸类计4部,养生类计2部,全书类计6部,从主要内容、编排体例、发明创新、学术价值、历史地位和作用等方面作简要介绍。所选书目,同一医家多部著作,原初各书作为分册、列为子书目,集结成医学丛书、全书或类书出版者,如徐春甫《古今医统大全》,作为一部著作选入;后世将同一医家编集的多部著作集结成丛书、全书或类书出版者,如《汪石山医书八种》,按原初出版的各部著作选入。明代程玠、清程正通等歙县槐塘程氏医家精于眼科,眼科著作繁多,后世出版计有10余种,整体上有必要选入,作为特例,以《程松崖眼科医籍》选入。

一、医经和学术理论类

1.《医说》

南宋歙县张杲编撰,成书于淳熙十六年(1189),10卷,分47门,前7门总述历代100多位名医传记及医书、针灸、诊断等,后42门论述临床内外妇儿各科疾病、杂症杂论、医案、秘方、养生调摄等,广泛集录了南宋以前多种文史著作中有关医学的典故传说等,以掌故和见闻形式记载大量医史文献史料,内容丰富,涉及面广,所搜集资料注明出处,多有据可依,助耳目、增见识,可谓一部北宋以前医家传说、医案、医话之汇编,正如《四库全书总目提要》所云:"取材既富,奇疾险证颇足,以资触发,而古之专门禁方,亦往往在焉。"《医说》是现存第一部完整的新安医籍,也是我国现存最早记载了大量医史文献史料的医案医话类传记体著作,对后世有较大影响,明代多次再版发行,曾东传朝鲜、日本等国,均有不同版本,明代姑苏俞弁又作有《续医说》10卷。

2.《黄帝内经素问吴注》

明代歙县吴崑撰,《黄帝内经》校订疏证类全注本,初刊于万历二十二年(1594),24卷。吴崑以唐王冰24卷本为底本,对《素问》79篇(无刺法论、本病论2篇)原文逐句校注,每篇之首简述该篇大意,整理、考辨、训释、阐发经义用力甚勤,共出注4386条,其中训诂条目2500余条,通过删衍繁、辨

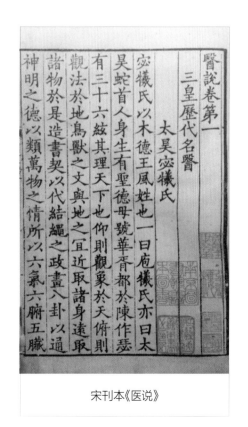

宋刊本《医说》

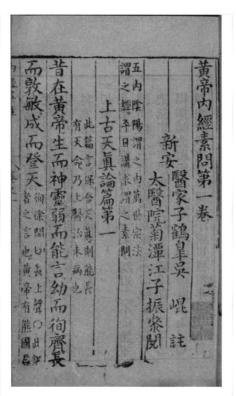

明刊本《黄帝内经素问吴注》

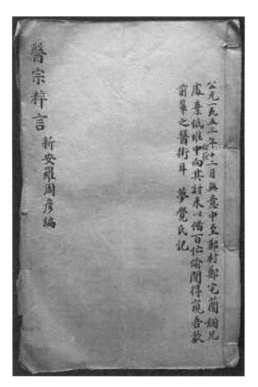

清刊本《医宗粹言》

阙文、移错简、纠讹文等方法，改动经文并出校语151处；训诂不拘古法，主用义训，偶用声训，不用形训，深入显出，化难为易，句顺意畅，语简理明，见解精当，订正了王冰经文的多处错误，补前人所未备；注释中结合临床阐发医理，注重从"善言天者必有验于人"阐发"天人一理"的思想，从"人受天地之气以立命"确立"气立则昌"的观念，是一部研究《黄帝内经》必不可少的参考书，堪称经典。本书对后世影响很大，但其对原文的改动，后世评价不一，毁誉参半。

3.《医宗粹言》

明代歙县罗周彦编撰，刊于万历四十年（1612），14卷，选摘《黄帝内经》及前代张仲景、王叔和、李东垣、刘河间、朱丹溪、罗谦甫诸名家精粹之言，附以己见，斟酌脉理，明订制方，论方药探求本源，系统论治元气亏虚。总论内容包括阴阳、脏腑、病机、运气、摄生等，各卷分述元气论，补订吴崐《脉语》，药性论、用药准绳、四时方论以及四科备录，包括妇人、小儿、外科、针灸等科病证。学术上首次"立元阴元阴之门"，置"先天后天之辨"，认为先天元气禀受于父母、附藏于左肾右命门，后天元气起源于"受生之初"、附藏于脾胃，先后天元气均属"天赋自然之真"，提出"元气空虚致生百病论"，总分先天元阴、后天元阴、先天元阳、后天元阳4类病证，相对应地拟定补水益元汤、滋阴益元汤、益火复真汤、益元冲和汤4首系列方。

4.《医宗领要》

明末清初祁门李之材辑，成书于明崇祯年间（1628—1644），刊于康熙二十八年（1689），2卷。书名源自《黄帝内经》"知其要者，一言而终；不知其要，流散无穷"，以示医学领要。首载生长原始,继述内外景(脏腑经络)、运气、诸证诊切,以合人之生成、摄生、患疾、治疗之序,常以《河图》《洛书》叩求医理,议论精微,不泥陈言,不执己见,不简不繁。

5.《医经理解》

明末清初休宁程知著,成书于清顺治十年(1653),9卷。简称《医解》。全书以《黄帝内经》为经、群书为纬、我心为抒,结合医理阐释经文,内容分脏腑解、经络解、穴名解、骨部解、脉象解、脉理解、望色解、病名解、药名解9类。卷首有脏腑总图、三焦图、心包络图等11幅图解,对三焦、命门、手心主与心包络等直抒己见。认为三焦属有形之府,包乎五脏六腑之外,为气之府;首倡"包络命门"说,认为心包络非裹心护心之外膜,包为胞胎之名,男子藏精、女子系胞之处,其络下连两肾、上属于心,故称心包络,其络与两肾相通相连之处即包门,精气由此出入,男女由此施生,生命由始之所,所谓生死之门户,故曰命门,广义而言心包络即命门。对《黄帝内经》脉象辨析较为详尽,论怪脉、真脏脉、奇经脉、运气脉、妇人脉及小儿脉等,条分缕析。"病名解"论及《黄帝内经》27种病证,细辨其症因机理;"药名解"将《黄帝内经》诸药分上、中、下三品,归入玉石、草、木、人、兽、虫鱼、果、米谷菜等9部介绍。系研究《黄帝内经》心得之作,启发后学,是后世学习研究经典的较好注本。

6.《医津一筏》

明末清初歙县江之兰编著,专门研究《黄帝内经》治法的专著,成书于康熙元年(1662),1卷,共14篇。以《黄帝内经》数语为题,分条疏论于后,故又名《内经释要》。对"治病必求其本""从者反治"等临床疑似难明之处,条分缕析,知其然而阐明其所以然。如"治病必求其本"条文,认为"治病当知标本矣,然犹不可不知标中之标,本中之本",指出既有"邪之所凑,其气必虚,

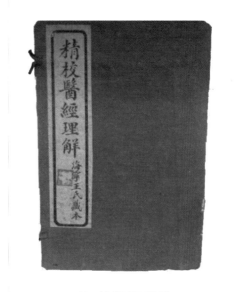

清刊本《医经理解》

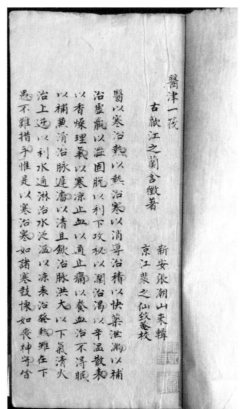

清手抄本《医津一筏》

邪乘虚而入，是虚为本邪为标”，“亦有身体壮盛之人，暴受邪气……此邪气既凑之后，其气亦必虚，是虚因邪而显，邪为本、虚为标”，从标本的含义指出了本和标的多层次性与相对性。名曰“津筏”，津者渡口，筏者渡水工具，“一筏”犹言“一得”，说理精确，解析透彻，启发后学，对正确理解经文和运用治法大有裨益。

7.《古今名医汇粹》

明末清初新安罗美编撰，成书于康熙十四年(1675)，8卷。以《素问》《灵枢》两经为本，辑录元明清初诸医家医论治验，分医论集、脉要集、病能集3集，纲目清晰，尤推崇薛立斋、张景岳之说。气运变迁，时代升降，因时因地制宜，不言轩岐而经旨悉具。后世节抄成4卷，称《名医汇编》。

8.《素问灵枢类纂约注》

明末清初休宁汪昂撰，是分类简注《黄帝内经》的专著，首刊于康熙二十八年(1689)，3卷。以《素问》为主、《灵枢》为辅，把《黄帝内经》的主要内容撷出，摘取经文分类合编，列分脏象、经络、病机、脉要、诊候、运气、审治、生死、杂论9类，偏重运气，针灸不录。广采全元起、杨上善、林亿、王冰、马莳、吴崑、张志聪诸家注释之精华，其中又以后四家为主，引注151处，占7/10；同时对前人注释并不盲从，自注占3/10，对于解释不通的经文存疑待考。本书以简明实用著称，重点突出，适用而止，简明适用，一目了然，是《黄帝内经》入门的良好读本，问世之后共计有木刻、石印、影印、铅印版本45种，为类编节注《黄帝内经》书籍单行版数最多者，具有很高的学术价值。

9.《温热论》

清代苏州叶桂(祖籍歙县)口述，门人顾景文记录整理而成，温病学奠基之作。传本有叶氏门人华岫云本、唐大烈《吴医汇讲·卷一温热证治》(又称《温热证治二十则》)本及周学海等多种注本。华本又称种福堂本，刊于乾隆三十一年(1766)，王孟英《温热经纬·外感温热篇》(1852)即以此为据；唐本约刊于乾隆五十七年(1792)。1卷，分热论、三时伏气外感篇2篇，订37条文，重点分析温病传变规律，提出了“温邪上受，首先犯肺，逆传心包”等著名诊断，创立了“卫气营血辨证”新说，提出温热病察舌、验齿和观察斑疹、白㾦等诊法；不仅于温热创见非凡，对湿热证治亦有精辟立论，认为内外湿相合在湿热类温病发病中起决定作用，并将外因及证候细分为温热夹湿证和湿热证两种，指出湿热证主要病位在脾胃和三焦，有伤阴、伤阳两种机转变化，治疗上强调分解湿热，突出“以湿为本治”，祛湿治从三焦、分消上下，尤重淡渗利小便，佐以理气，兼参体质，顾护阳气。

10.《医理》

清代婺源余国珮著，刊于咸丰元年(1851)，1卷，分六气独重燥湿论、湿气论、治湿法、燥气论(附治法)、风无定体论、暑病论、寒与燥同治论、五行异体同源论、内伤大要论、察脉神气论、外科燥湿分治论、医心论、元会大运论、医法顺时论、药性随运变更论、地天泰论、医主意论、望闻问切论、行气活血求本论、调经宝生论、石膏论附等21小节，最显著的特点是首创以燥湿为纲的病因病机说，统领望闻问切、治疗大法、专科疾病、药物性味，侧重于论燥邪致病，阐明运气变更致病之理，论脉以刚柔辨燥湿之证，论本草明体质润燥以治湿燥之病，且认为药味也随运变更，提出随时了解大运变更以此调整成方配伍，立论传方无不有异于古法，多发古人所未及，"医家病家从来未见未闻"，形成了系统的燥湿治疗特色体系。学术界曾误以为"燥湿为纲说"源自江苏安东石寿棠《医原》，《医原》成书于咸丰十一年(1861)，且书的作者明确注明引用余国珮《痘疹辨证》《医理》内容达10处。两位医家基本行医于同一时代同一区域，实则系石寿棠承袭、推广和阐发了余国珮之说。

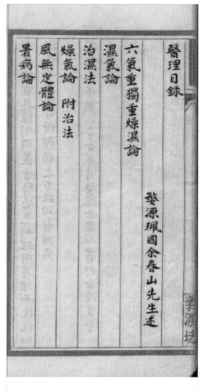

清宣统二年(1910)刻本《医理》

11.《素问校义》

清代绩溪胡澍著，成书于同治十一年(1872)，刊于光绪五年(1879)，1卷，计32条文。以宋本《黄帝内经》为主，借元熊氏本、明道藏本及唐以前典籍，采用形、音、义汉学考据法勘正文字，训诂注释，别白精审，多所发明，不仅校勘原文，而且校正王冰、林亿的部分注文，是第一部全面从文字、音韵、训诂的"小学"方法考据《黄帝内经》的专著，其中娴熟运用音韵学校诂方法是其特色，考核甚精，每多精辟之论，为后世学者推崇。

二、伤寒类

12.《伤寒论条辨》

明代歙县方有执著，初稿于万历十年(1582)，修定于万历十七年(1589)，始刻于万历二十年(1592)。作者认为张仲景《伤寒杂病论》原作，经晋代王叔和编次《伤寒论》时已有改移，金代成无己注解又多有窜改，故采用"削""改""移""整"的方法重新编排，力求还其本来面目：一是删削《伤寒论》第三篇《伤寒例》，认为非张仲景原文；二是改订三阴三阳病脉证并治诸篇，重点对"太阳篇"大加改订，分为"卫中风""营伤寒""营卫俱中伤风寒"3篇，凡桂枝汤证及其变证条文(共66条20方)均从六经病证其他篇中拎出列为"卫中风篇"，凡麻黄汤证及其有"伤寒"二字列于条首的条文(共57条32方)

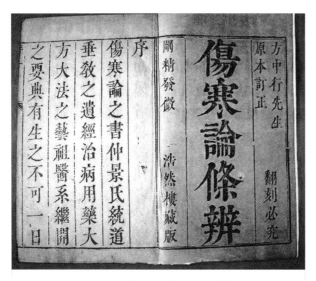

清康熙年间刊本《伤寒论条辨》

同样拎出来列为"营伤寒篇",凡青龙汤证及其变证、坏证等条文(共38条18方)同样拎出来列为"营卫俱中伤风寒篇";三是第二篇"平脉法"提至第一篇"辨脉法"之前,俱称为"辨脉法",整体移置于书后第十三、第十四上下篇,与"辨痉湿暍病脉证第十二"篇相合而为卷七;四是其他卷、篇及条文相应作前后调整,如阳明病与少阳病2篇列为卷四,太阴病、少阴病、厥阴病3篇为卷五等,由此形成《伤寒论条辨》新体例,增强了原书的系统性和条理性。但方氏的"错简重订"绝不仅仅是篇章条文的编排整移,而是把风寒中伤营卫提到整个伤寒病的共同病理基础来认识,深刻地揭示了伤寒病的发病、传变、转归规律,形成了三纲鼎立说之雏形,即辨伤寒以六经为纲,六经以太阳为纲,太阳以风伤卫、寒伤营、风寒两伤营卫为纲,开启《伤寒论》学术争鸣之先河。

全书8卷,卷首载自序、《伤寒论》诸辨引等篇;卷一至卷五论述六经证治,卷六论述温病、风温、杂病、霍乱、阴阳易、差后劳复等,卷七载王叔和编次的平脉、辨脉、痉湿暍三篇,卷八为汗、吐、下可不可诸症;书末附《本草钞》《或问》《痓书》等。

13.《医宗承启》

清代歙县吴人驹著,成书于康熙四十一年(1702),6卷。以治法编次注释《伤寒论》条文的著作。卷首有张仲景原序、著者自序、门人问答、凡例等;卷一提纲以论述注释六经提纲等条文,次按治法汤证分述;卷二论发表、渗利法,卷三论涌吐、吐下法,卷四论和解、救内法,卷五论清热、温里、针灸等,卷六载会通、死证、附翼、答书等。卷二至卷六以治法分类,先论治法大意,后列条文,不可强分的条文则归于"会通"一栏;每条原文撷取前人精辟之言加以注释,附以心得体会;注疏之后列"防误"一项,阐述疑似之症及其辨析;附方剂、主治、方药,除针灸类外均有《伤寒论》方。以治法为纲、以法统方,对后世方剂治法分类多有启发。认为《伤寒论》精髓不在于伤寒、杂病之分,而在于用其方法对"目前"的证候进行辨证论治。书名"医宗承启",作者师从新安医家余子敬,"师属医宗世系",承启者继往开来之谓也。

14.《伤寒杂病论合编》

清代歙县汪宗沂编撰，刊于清光绪十四年（1888），1卷。重新编纂整理《伤寒杂病论》的著作，辑复了宋本《伤寒论》《金匮要略》中未收入的张仲景逸论逸方，尤其是治瘟疫的内容，主要从《伤寒论·王叔和序》《脉经》《诸病源候论》《千金方》《外台秘要》中考证辑得逸论46条，从《肘后备急方》《千金方》《外台秘要》中辑得逸方23首，以还张仲景之旧、补方论之全，认为张仲景亦是温病学之鼻祖。

15.《伤寒从新》

清末民国休宁王少峰编撰，成书于民国二十一年（1932），16卷，74万字。辑录历代200位医家的400余条评注，以全面系统地注释《伤寒论》，关键之处多加己按。全书宗法张璐《伤寒缵论》，承继吴鞠通、吴坤安温热论治以羽翼伤寒，取《伤寒指掌》"正伤寒为述古、类伤寒曰新法"作为补充，将叶桂、薛雪、吴鞠通、王孟英辨证诸法、论治方药融汇其中，认为"善治伤寒者必善治温病"，以温热补充伤寒，以六经指导温病，折衷伤寒各派，汇通伤寒温病，新增察舌辨苔各法列为外篇，在厥阴病篇兼论足厥阴、手厥阴病证，将《伤寒论》"可汗"等篇选录51条分列于六经各卷之中，并将397法分解为443条，引申经义，疏证汇通，是近代《伤寒论》研究之集大成之作。

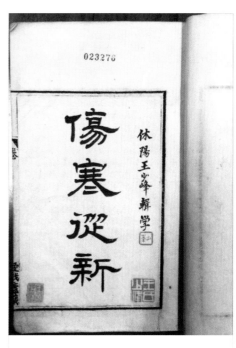

民国刻本《伤寒从新》

三、临床综合类

16.《论医汇粹》

明代歙县余傅山等9人汇编整理，系9位新安医家于嘉靖二十二年（1543）聚会徽州府城乌聊山馆交流经验并为门人讲学论道的成果，又名《余傅山医话》。1卷，共3篇，脉学篇记录了汪宦和余傅山的脉学论述，篇首论寸关尺所候脏腑，批评高阳生《脉诀》，继而讨论弦紧缓等一些相似脉象的鉴别等；伤寒篇记录了余傅山对《伤寒论》的评价和阐发，认为直中三阴乃内伤兼有外感，强调"寒邪入里，归重阳明"，指出伤寒、中寒的区别在于伤寒伤于经络，中寒中于脏腑；临床篇记录了余傅山、吴篁池、汪宦、黄刚、汪双泉对痰饮、尿浊、中风、黄疸、劳瘵、产后、闭经、惊风、痰证、积聚等的临床见解，并兼及丁翔、汪宗进、谢朴诸位医家临床心得及其单验方，临证具有善补中气、重用参芪、化痰消导中佐以行气等治疗用药特色。论脉法、论伤寒、论杂证形象精辟,是我国历史上第一部医学讲学实录。

17.《医林统要通玄方论》

明代休宁黄惟亮著,初刊于万历元年(1573),4卷。卷一论脉法、阴阳五行、五泻、五积、标本病形、本草、五味、药性赋、药性诗括、十八反十九畏、妊娠服忌、主治五脏、类集杂方等,多为脉法、脉理、药理等的诗词歌赋,102味药和43首方的七言歌诀是主体;卷二为伤寒病证的辨证诊断、伤寒证治总略歌及伤寒方,风、寒、暑、湿、疟、痢、咳嗽、霍乱、膈食各门的方药;卷三为儿科杂证、秘传小儿痘疹经验良方;卷四为外科病的诊治医方和针灸专论。内容涉及内外妇儿各科,以儿科和外科部分最具特色,儿科杂证有治小儿诸惊秘传口诀看任筋法、察儿病秘诀听声、辨孩儿五色受其病症、察色验病生死法、诊面色、观形察色、脉指歌、入门歌、指纹脉主病、小儿病症、小儿方,要在观形、察色、听声、辨阴阳,其中源自元代医书中的有关痘形轻重变化的图和论,十分形象地记载了痘疹发病过程各阶段顺逆险症的形态,是天花治疗史上的珍贵史料;外科有关痈疽疔疮图论并治方最为独特,大部分是传世医书未载的经验良方。

18.《松厓医径》

明代歙县程玠(号松厓)著,刊于万历二十八年(1600),2卷,分前后集。前集分伤寒准杂病治法、六经分属病证、六经证治之图、治病合用药方,提纲挈领地论述伤寒及伤寒诸证,以图说、提要的形式介绍了五脏、命门病证及二十四脉,阐述六经证候分类及治方,附方165首;后集分述内科杂病、外科疮疡、妇人孕产兼及儿科、目齿等计44症,颇多秘传效方。学术上推崇张仲景,将伤寒置于卷首,将六经辨证简化归类,三阳经诸证引入标本、高下、深浅之说,提出"杂病准《伤寒》治法",认为六经辨证同样适用于内伤杂病的诊疗;重视"通治"法,从《黄帝内经》"肝肾同治"和张仲景"通治方"中,推演出"心肺亦当同归于一治"的新认识。全书详于脉证,将五脏、命门分为六图,各附六腑,分浮、中、沉三候,浮沉之中又分迟、数、平,迟数之中又分虚、寒、热,所出治方多为前贤名方及秘传效方,博而不杂,内容简明扼要,为学医入门之径。

19.《医学捷径六书》

明代祁门徐春甫著,编于嘉靖四十三年(1564),刊于明万历十四年(1586),6卷。卷一《内经正脉》,以《黄帝内经》为正统,脉论主要采自《脉经》,也包括庞安常、滑寿、汪宦等诸家临床实用脉学,论脉以26脉为准;卷二《雷公四要纲领发微》为基础入门知识,以诊脉、审证、治要、处方为四要,多为四言歌诀;卷三《病机药性歌赋》将中风等75种病证的病机、辨证、治法编为七言歌诀,又分寒、平、温、热四类药性介绍182味药物的主要功用;卷四《诸症要方歌括》分中风等43门介绍276方的组成主治;卷五《二十四方》是按功效分宣、通、补、泻、轻、重、滑、涩、燥、湿、调、和、解、利、寒、温、暑、火、平、夺、安、缓、淡、清24剂的代表方,对应一年四季二十四节气,以调理四时"违和",除详列功效、证候、组方、加减、剂量、煎服外,还附有歌诀;卷六《评秘济世三十六方》是其自制自用、凭此起家的秘方成药专集,包括36首常用验方以及4首补遗秘传验方,按方名、出处、组方、制法与剂型、服法与剂量、评语、牌记记述。本书是徐春甫私授弟子的秘验家书,最能反映其平生临床实际经验,尤其最后二卷为全书精华,晚年悉数刊布于世,体现了他"物我两利"的朴素思想。

20.《丹台玉案》

明代休宁孙文胤著,刊于崇祯九年(1636),6卷。综合性医著,卷一分先天脉镜(专谈脉形)、调摄养生、灵兰秘典(主要是脏象图说及各脏用药治法等)、仙授蒸脐四篇;卷二至卷六结合多年临床治验,分伤寒、温病温疫、杂病等24门病证以及妇人、小儿、外科、五官、口齿等各科,按因、证、脉、治论述,其中卷六收有中毒门、诸虫咬、诸兽咬、中蛊毒等50多个门类秘方,介绍主方适应证、用法及加减。全书共选用内服方670余首,外治方110余首,点吹擦搽、熏洗浸熨撂敷、探吐蜜导、针灸拔罐、气功导引无所不征。学术上有两大特色:一是以论脉见长,强调诊脉须观胃气;二是收有各类医学救命秘术良方,其中大量秘方多为不传之方,非常罕见。"丹台"者神仙居处也,"玉案"者珍贵之义也,自谓受仙师秘诀而录,集《黄帝内经》诸书考证征新,内容丰富,极具实用和研究价值。

21.《医学心悟》

清代歙县程国彭著,初刊于雍正十年(1732),5卷。养生、诊断、治法、伤寒、杂症、妇产、外科等靡不备述,卷一载医中百误歌、经腑论、内伤外感致病十九字、寒热虚实表里阴阳辨、医门八法等文40余则,提示四诊、八纲、八法的理论、法则及其临床运用;卷二论伤寒,辨析《伤寒论》六经理论和证治;卷三阐述内科病辨治;

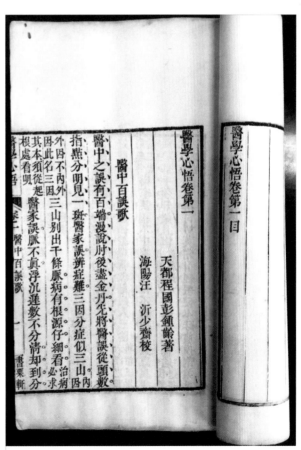
清刊本《医学心悟》

卷四除分述眼、耳、咽喉等病症外,还附载了外科证治;卷五为妇科,分述经带胎产及其病证的辨证论治。论病之原以内伤、外感括之,论病之情以寒、热、虚、实、表、里、阴、阳八纲统之,论病之方以汗、吐、下、和、温、清、补、消"医门八法"属之。一法之中八法备矣,八法之中百法备矣,使中医治法更加趋于完备与系统。各科病证先述病原、症状,次述诊断和治法,并附作者自拟经验方。自拟方切于实用,诸如止嗽散、贝母瓜蒌散、启膈散、消瘰丸、蠲痹汤、月华丸、半夏白术天麻汤、萆薢分清饮等,300多年来历试不爽。书末附《外科十法》1卷,介绍45种皮肤科病变的辨治,每证分别记述病原、病状、诊断和治法,归纳为内消法、艾灸法、神火照法、刀针砭石法、围药法、开口除脓法、收口法、总论服药法、详论五善七恶救援法、将息法十法。所谓"心悟",乃作者沉潜医学、沉心玩索所得,版本甚多,成为中医入门者的必读之书。

22.《孝慈备览伤寒编》

清代黟县汪纯粹编撰,刊于雍正十二年(1734),4卷。卷一首论伤寒治法,次别脏腑,别经络脏腑表里关系,次分合病、并病、两感之症,详析望闻问切四诊原理、诊脉所宜;卷二明六经、分阴阳,辨太阳、阳明、少阳、胃腑及三阳传经、直中三阴脉证疑问及其主治汤方;卷三辨分伤寒六经病类证、变证和兼夹证,所有宜发、宜解、宜和、宜清、宜救,并列治法方药于每证下,不治死证亦一一列载;卷四论时异地殊,考录历代名医汤方99首,按发、解、和、清、救五法,分治六经病证。论有本源、语无支叶,辨所未辨、发所未发,指点迷津、诊治较详。"孝慈"者,为人子者、为人父者均不可不知医之谓也。《孝慈备览》全书内、妇、儿各科俱备,以伤寒编为篇首,因病以伤寒为最多,故先行付梓,其他篇未见刊行。

23.《方氏脉症正宗》

清代休宁方肇权编撰,首刊于乾隆十四年(1749),4卷。卷一首言脉后列方剂、经脉等,卷二病源总论,卷三症治总诀,卷四内妇儿各科多种病症证治。脉辨左右手排列脏腑,立二十八脉提纲兼附,脉诀入式、形容、主病、顺逆、相似、余末、穷微等,申明脉诀;每证先述病机,再列证候、治法、方药,附药性、经穴述要,后附病案以佐证;案中多用肉桂、附子、干姜、吴茱萸,凭脉者十之八九,临证处方皆凭脉用药;新创补气汤、和解汤、升提汤、恶阻汤、胎动汤等80首内妇科方,皆以八味成汤,虽不免拘泥,但切中时弊。脉理证候、处方用药排弊归正,发明无隐,首次提出改正汤散说,大胆改正前人之方,有改正汤散34首,六味地黄汤、四君子汤、四物汤、麻黄汤、桂枝汤、逍遥散、独活寄生汤等名方均有改正。证脉方药清晰,论脉以迟数为纲领,辨证以寒热虚实为要领,论气血盛衰为人身之根本,足补前人之未备,是一部以脉诊和辨证为纲的临床医著。

24.《医林纂要探源》

清代汪绂编撰，成书于乾隆二十三年（1758），首刻于道光二十九年（1849），10卷。卷一医源，共47条，阐述阴阳五行、脏腑部位功能、脉象；卷二卷三分析药性180余味；卷四至卷十选辑方剂630余首，以张仲景、李东垣方

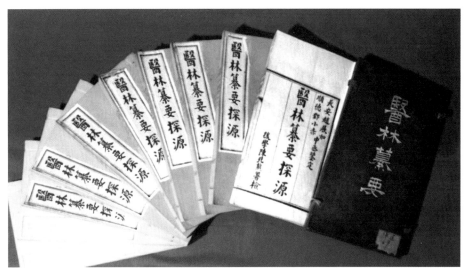

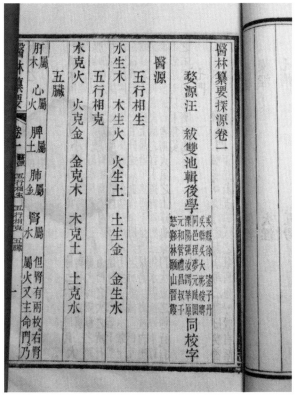

清刊本《医林纂要探源》

居多,尤其"诸伤部"收集了许多内服经方验方,每方之后均有方解,言简意赅。全书集诸家医书分类编辑而成,宗《灵》《素》,求各家,探究阴阳四时、五行生克、脏腑经络、色诊脉象、六淫、药性、方药等之本源奥义,资料丰富,条理清晰,述而不作,多有精论,实有正本清源之功。

四、临床专科类

25.《程松崖眼科医籍》

歙县明代程玠(号松厓)、清代程正通等编撰,后世有修订、增补、续编和再版。明清以来,歙县槐塘程氏儒医群体医名极盛,名声始自程玠,至程正通自号松崖,著眼科医籍,树立"程松崖眼科"品牌,后世不断编撰补订,不同时期以程松崖、程正通署名及其内容雷同却托名叶天士的刻抄本有50余部,同书异名或内容略增易的版本有22种,其名有《眼科宝籍》《眼科易知录》《简明眼科学》《眼科秘方》《眼科良方》《眼科咽喉秘集》《汇治眼目痛药性及治诸病之方》《程松崖眼科》《经验眼科秘书》等,如《眼科良方》1卷曾翻刻达16次之多,有易名《眼科易知录》《眼科应验良方》者。《程松崖眼科医籍》列眼科证治,绘刻眼病图,对很多眼科疑难杂症做了透彻分析,把眼病的病机归纳为风、火、虚三者,明辨虚实、分证论治,认为白睛证治宜分浅深传变,眼科证治既有内服也有外用,创制有内服治疗风火眼等一切目疾的还睛汤、秘传退翳方,外用眼皮生瘤方、止眼泪方、洗眼神效方,创治眼眩作痒或糜烂的蕤仁膏、洗浴眼方等眼科外治方药。经验独到,图文并茂,对症检方,辄见奏效,颇为实用。

26.《活幼便览》

明代歙县刘锡编撰,刊于正德五年(1510),2卷。上卷30余条首明保胎原理,次著随时养育诸法,记载了孕期胎养胎教、孕母保健等将养之法,初生儿护养论、乳哺论,婴幼儿的养子日用法、养子十法;下卷百余条究病之原,详述各种诊疗经验,随附急救经验之方,禀赋不足、寿命短促之症,曲腰高背、易于夭折之疾患等皆备录其中,是最早的新安儿科专著。

27.《外科理例》

明代祁门汪机编撰,成书于明嘉靖十年(1531),初刻于明嘉靖十二年(1533)。7卷,分147类、补遗7类,计154门,附方1卷,156通,共计载265方。引录宋《外科精要》、朱丹溪之论等,复采薛立斋《外科心法发挥》,结合临证心得加以点评而成,系统阐述了外科病证的病因病机、脉证病候、治则治法和方药。自序中第一次定义了"外科"概念,即"以其痈疽疮疡皆见于外,故以外科名之",特别提出"外科必本于内,知乎内以求乎外",辨病的同时兼顾脉象,又分舍脉从证、舍证从脉、治之不应三则分述,治疗上主调理元气,先固根底,不轻易用寒凉攻利之剂,用法通变,不拘泥于"以消为贵,以托为畏",主张脓未成以消散为主,感染后若已化脓则要及时用砭石铍锋切开排脓引流,创有治痈疽、恶核、肿痛、发背的万金散,治癞风的如圣丸,治杨梅疮的萆藓汤,治疮肿发背的消肿托里散,治疗破伤风的玉真散等方剂。持论公允,见解独特,随证变通,学验皆备,对后世外科发展产生了很大影响。

28.《诸证析疑》

明代余淙著、清代余士冕校补,成书于嘉靖、万历年间(1522—1618),有乾隆十一年(1746)手抄本,刊行于1993年《新安医籍丛刊》,4卷。共载杂病66症、方875首,每症均先萃选前贤诸家精论,参以己见,详论病因、病机及治则,次列脉法以参合证候,后载"诸方",方药每选历验纯正之方,录名家之言疏解。认为膨胀"属热者偏多",治疗中风、痰、嗽、失血、淋症等病皆以顺气为先,又有"热能化湿说""火病不能尽用寒凉"说。本书提纲挈领,析微纶颐,多而不繁,约而能畅,切于实用,是一部内科杂病临床诊疗名著,医界喻名为《苍生司命》。

29.《慈幼筏》

明末清初歙县程云鹏编著,成书于康熙四十三年(1704),刊于康熙五十年(1711),12卷。集录明代万密斋《活幼心法》并选采明代善幼科之聂氏、翟氏、吴氏三家方药而成。大而胎产、痘疹麻疹、惊风风痫、伤寒结胸,小至耳、目、喉、齿之疾与疱疥癣等症,无一不具。胎产列于卷首,详于痘而略于他症,大书特书惊痫、吐泻、发热诸候;种痘详悉"虚证当补、实证当清,虚中夹毒补而解之"之成法。全书对小儿生理禀赋、脏腑特点、各种病证诊治论述甚为详备,附有医案,后世或注或按或评者有80余家。新安医学中最有影响的儿科著作。又名《慈幼新书》。程氏因母染疟疾、妻患血症、三子二女惊风痘疹均失治误治而亡,乃立志于医,其自序详细记述了慈母爱妻的病情与失治情况,也论及两子误治而亡的根源,认为系因不明小儿脏气消长易虚易实之特点,未采用温中健脾法所致。

30.《达生编》

清代休宁叶风(亟斋居士)编著,刊行于康熙五十四年(1715),2卷。胎产生育专书,上篇包括原生、临产、试痛诸项,并附有医案;下篇收载保胎、饮食、小产、产后及格言、治疗方药等。其中"原生"论《达生编》大意,强调胎产是天地自然之理,极平常之事,唯愿顺承天命,避免人为难产;"临产"提出"睡、忍痛、慢临盆"六字真言,"睡"意在保养精神、养精蓄锐、保持泰然心境,"忍痛"意在解除恐惧、增强信心和良好的分娩反射,"慢临盆"义为瓜熟蒂落,主旨是力戒急于临盆坐草、揠苗助长;"试痛"强调接生要善于区别"试痛"与正产腹痛,避免过早增加产妇腹压,减少因疲倦所致娩出无力;"保胎"以绝欲为第一

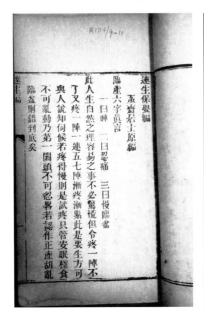
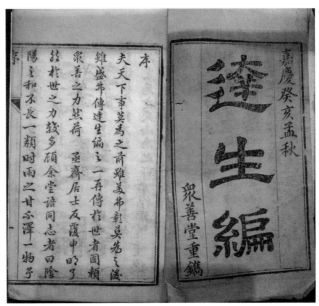

清嘉庆八年（1803）刊本《达生编》

要义，次节俗，清心寡欲有益胎养胎产，又以微劳为妙，孕期适当劳动有益于安胎、有利于分娩；"小产"不可轻视，将养须过于正产十倍，有妙用当归补血汤治疗小产后血虚发热的例证；"产后"主要论述产后诸证的治疗和调养，包括产后乳少、胎死腹中、胞衣不下、产后育婴等，指出各地不同风俗中饮食营养不合理之处。全书针对胎前产后诸多事宜的阐发见解精辟，并记录有治疗难产的有效方药，如保胎神丸、神效达生散、济生汤等，价值颇高，是一部短小实用又有真知灼见的妇科胎产专书，世人奉为妇产科圭臬，问世百余年间曾多次重刊。

31.《不居集》

清代歙县吴澄著，成书于乾隆四年（1739），刊行于道光十六年（1836）。虚劳论治专著，50卷，约56万字，分上下两集。上集30卷论治内损，以真阳真阴立论，卷首先叙述虚劳病的统治大法，继则引述诸家治虚损法，自秦越人起，张仲景行阴固阳、葛可久立十方治阴虚脉数、刘河间"感寒则损阳，感热则损阴，尽上下传变"说、李东垣温补脾胃、朱丹溪滋阴降火、薛立斋补阴中之阳以引火归元、张景岳补真阴真阳以及水丘道人开关把胃治虚损，全面详备。书中以"嗽、热、痰、血"为虚损四大证，论述尤详，其中血证论治强调"治血必先治气"，立气虚、气陷、气进、气滞、实火、虚火、外寒、内寒8证，提出补气温气法、补气升气法、降气治血法、利气行血法、苦寒泻火法、引火归原法、滋阴降火法、温表散寒法8种治血法则。下集20卷论治外感虚损，皆从六淫外邪补入，

新安医学研究集成 学术研究

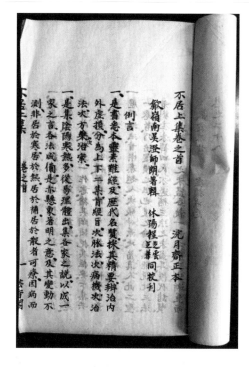
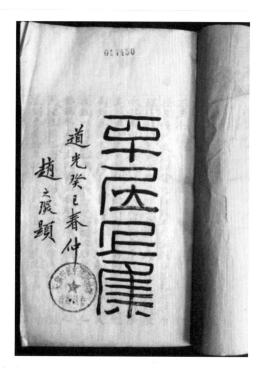

清道光十三年(1833)刊本《不居集》

每一病证门首为经旨,次脉法、病机、治法、方药、治案,大多有论有注,有新增有补遗,有新方有治法,辨治方法详明。其中以10卷之篇幅,专论"外损"理法方药,系统提出"外损"说,发明补托、解托治法,创立13首"外损"治方,而与诸家九法一并成为"虚损十法"。书中还主张健脾胃为治疗虚损第一步,而脾虚当分阴阳,理脾阴又是重中之重,自制中和理阴汤等9个效方,以芳香甘平之品润燥合一、培补中宫。书名"不居",取《易经》"变动不居"之意,一语双关,一因于虚劳病因颇多,"变动不测,非居于寒、居于热、居于补、居于散者可疗";二则强调不居一家之言,"监前贤之偏而会其全,矫前贤之枉而归于正"。全书集虚劳证治之大成,而又自成一家之言,为后世治疗脾胃病乃至一切虚损病提供了有益的借鉴和启发。

32.《重楼玉钥》

清代郑宏纲编著,郑枢扶、郑既均批注、增订和续编,初稿于乾隆二十八年(1768)前,修订于乾隆六十年(1795),刊行于道光十八年(1838),2卷。以家传清代黄明生喉科授徒秘本《喉口三十六证》为基础,参以郑氏三代临床经验撰成。上卷嘉庆四年(1799)曾以《咽喉总论》梓行,嘉庆十五年(1810)曾以《聊复集·玉钥集》刊行。详述咽喉生理病理、列"喉风三十六症"辨治,首列咽喉说等8篇,为咽喉病总论,言病因证治及不治之症等;次收载

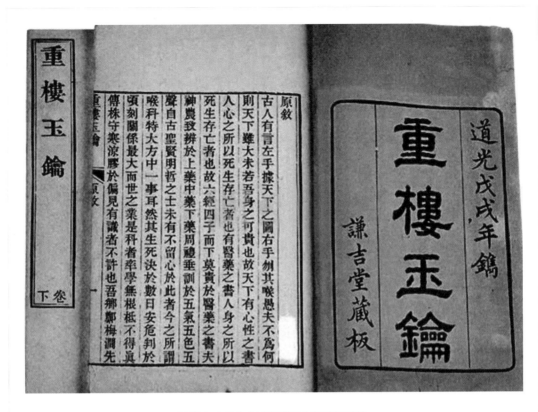

清道光十八年(1838)刊本《重楼玉钥》

内服药24方,咽喉局部吹药28方,熏、含化、外敷药6方;卷末附梅涧论症2则及郑既均"又论喉间发白治法及所忌诸药",列麻黄等"喉间起白所切忌药味"13味。指出白喉本发于肺肾亏虚不足,遇燥气流行或多服辛烈之物而触发,提出"热邪伏少阴肾经,盗其肺金之母气"之病因病机新学说,阐发"喉间发白"病理,认为疫病潜伏、初期就属虚证,强调"养阴忌表",确立养阴清肺治则。下卷专论喉症针灸疗法,包括行针手法、补泻、禁忌及咽喉科常用十四经经穴等。创三针学说,开风路针治喉风极重症一针定乾坤,破皮针刺破皮肤以消红肿,气针开导经络、通利气血,针灸起效迅速。咽喉急症首重外治,治后调理。内治首创"拦定风热""气血并治"治则,刀针灸熏、洗敷吹噙、内服外治相辅而行,内外兼治,是第一部喉科针药治疗专著。书名乃源自道家《黄庭经》"咽喉为十二重楼"一语,喻咽喉之危急重症犹如重楼之门被锁闭,其书乃开启咽喉闭证的玉钥匙,亦确实是最早记载和成功治愈白喉的文献。

33.《保赤存真》

清代婺源余含棻编著,始作于嘉庆二十一年(1816),定稿于道光十四年

(1834)，10卷。儿科疾病证治心得之作。学习前人经验并结合自身临床，系统论述小儿体质属性、惊风名称、麻痘治法等理论，杂证门类悉遵清代陈复正《幼幼集成》，采他书以成全，重点补入明代薛立斋《薛氏医案》急惊平肝、慢惊补脾等说，各症虚实分别注明，补泻逐层剖析。学术特色体现在两个方面：一是认为小儿有先天禀赋厚薄之异，故有肾阴肾阳虚之可能，治疗也应有补阴补阳之法，不可过于偏执钱乙"小儿纯阳之体"的观点；二是指出幼科之惊风即成人伤寒之痉症，小儿病以肝脾之证最多，急惊风主要责之于肝，慢惊风主要责之于脾，其风由外入者宜平肝祛风豁痰为主，其风由内鼓者宜养肝滋水镇木为主。

34.《伤科方书》

清代江考卿编著，成书于道光二十年(1840)，1卷。在唐朝蔺道人《理伤续断方》基础上，发展了理法方药与少林寺武术致伤特点相结合的临床运用；在明朝异远真人《跌损妙方》基础上发展了按穴位论治法，提出"三十六致命大穴""七十二小穴"的辨穴治伤法，首次介绍致命大穴致死的时间，丰富了穴位时辰医学，并根据受伤的经络和穴位采用不同的方药进行治疗。创制有多种行之有效的内外用药方，通治方11首，秘方56首，切合实用，有出奇制胜之效，其后少林武术伤科秘方大多出自本书。诊疗上颇多巧思创见，如以触诊检查骨擦音以判断损伤处有无骨折，手法复位以轻灵为要，粉碎性骨折采用麻醉后切开复位，严重者施行植骨术，在当时都是最先进的。

五、诊法类

35.《脉语》

明代歙县吴崑著，刊于万历十四年(1586)，2卷，计50论。脉学专著，一名《脉学精华》。荟萃历代医著脉理，提要钩玄，将五行乘侮之理运用于脉学，对太素脉基本上持批评态度，阐发己见，颇有见地。书末附脉案格式，对医者诊病时书写病案提出了具体要求，首次规范了医案的完整格式。书名"脉语"，脉有言相告，古谚"脏腑而能语，医师色如土"，而此乃言其书真切可信。

36.《望诊遵经》

清代歙县汪宏编著，刊于光绪元年(1875)，2卷。从《黄帝内经》《难经》《伤寒杂病论》等医籍中搜集有关望诊资料归纳整理而成。上卷39论叙述了望诊的基础知识，人体正常生理的气色表现、重要性及其基本原则，根据"有诸内必形诸外"理论，结合周身部位、四时、五方、气质、老少、居养、变色等因素，阐明病理状态下的气色主病等；下卷62论列述面、目、口、鼻、唇、舌、齿、耳、眉、须、发、皮、肉、爪、甲、腹背、手足四肢等体表各部位和形体、容态的望诊提纲，以及汗、血、便、溺、痰、月经等的变化在疾病辨治中的特殊意义。书中还提出

"相气十法",即浮沉、清浊、微甚、散抟、泽夭,作为五色望诊的纲领与"五色主病"合参,以望"气色"判断病情及其变化规律,今改名为"望色十法",被编入现代高校《中医诊断学》教材中。述气色之奥旨,观形辨色、察五官、辨六部精确全面,曹炳章《中国医学大成》评价曰:"全书提纲挈领,叙述分明,虽西医诊断学的详博,亦未有过于是者,非经实验,曷克臻此。"是中国医学史上第一部望诊专著。

五、本草方书类

37.《日用本草》

元代休宁吴瑞编撰,成书于天历二年(1329),初刊于至正三年(1343),现存有嘉靖四年(1525)重刊本,8卷。从《证类本草》及方书中摘取编成。每卷一类,依次为诸水类、五谷类、五畜类、诸禽类、虫鱼类、五果类、五菜类、五味类,诸水类和五味类的分类记载,在本草中尚属首创。收食物药540种,新增豆腐、香蕈、天花蕈、石耳、银杏、西瓜、山羊、琼芝(石花菜)等不少于8种,山珍和水产品、海产品是其精彩部分。每药包括三部分,一是或有别名、种类、形态、采集、制作法等,二是性味、良毒、配伍禁忌或副作用,三是主治、功能、药法,内容简要。末附有"察脏腑气候宜忌服食诀"。李时珍《本草纲目》在76种药物下,引用该书内容近百次。

38.《本草蒙筌》

明代祁门陈嘉谟编撰,初刊于嘉靖四十四年(1565),12卷。由总论和各论组成。总论"举大要而发明大意",仅9000余言,浓缩的都是精华,尤其"制造资水火"论,对炮制理论做了系统的归类总结,第一次提出了"凡药制造,贵在适中"的炮制原则,第一次概括了火制、水制、水火共制共三类九种炮制方法,精炼地总结了酒制、姜制等加入辅料炮制所起的作用,富有徽派炮制特色。各论分草、木、谷、菜、果、石、兽、禽、虫鱼、人10部,收药742种,实际重点讨论448种,其余仅附录药名。首次论述了水银和百药煎的详细制作,百药煎的制作比瑞典药学家舍勒提取没食子酸早200多年,介绍有某些药物的徽派特殊贮藏法。每味药物的气味、药性、升降、阴阳、归经、有毒、无毒、产地、形态、采收、保管、加工、炮制、修合、贮藏、真伪、主治功用以及七情、七方、十剂、五用、配伍宜忌等靡不备述,并附插图,图文并茂,书后附记应验诸方,切合实用。书曰"蒙筌","筌者取渔具也",授人以渔之意也,《本草纲目》将其列为参考书目,赞其"创成对语,以便记诵,间附己意,颇有发明。便于初学,名曰蒙筌,诚称其实",是一部富有炮制特色、具有实用价值和理论创新的本草著作。

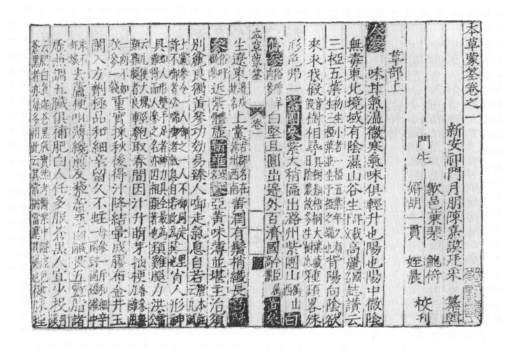

明刊本《本草蒙筌》

39.《医方考》

明代吴崐著,刊于万历十二年(1584),6卷,约25万字,按病证分为72门,正文共779条,方剂条文655条,含内服方602条、取吐方13条、外治方40条,除重复不计外实际收方540首,多数采自明代以前30部医籍,既有《伤寒论》《金匮要略》等经方,又选有金元四大医家等效方,还收有民间验方,其中1/5为首次记载,如清气化痰丸、六味地黄丸加黄柏知母方、五磨饮子、六和汤等名方。卷一设中风、伤寒、感冒、暑、湿、瘟疫、大头瘟7门,卷二设火、斑疹、疟、痢、泄泻、秘结、霍乱、痰、哮喘、咳嗽10门,卷三设虚损、劳瘵、气证、血证、脱肛、呕吐、呃逆、翻胃、噎膈、情志10门,卷四设脾胃、伤食、吞酸、痞、嘈杂、郁、五疸、消渴、水肿、鼓胀、小便不通、大便不禁、淋涩、精浊、自汗、盗汗17门,卷五设痿痹、厥、痙、癫狂、惊悸怔忡、健忘、痛风、疠风、喉闭、头疾、腹痛、胁痛、腰痛、七疝、脚气、眼疾、耳疾、鼻疾、口齿舌疾20门,卷六设虫、痔漏、疥疮、暴死、痘、妇人、广嗣、延年8门。每列一门一证必有简短论述,先叙病因病机,继列现证,再论诸家治法,然后汇集同类名方。每方均附方义解说,详细分析其主治证候,对其名义、组成、功效、见证、配伍用药、加减应用、变通得失、禁忌等,详加考释与辨析,所谓"考其方药,考其见证,考其名义,考其事迹,考其变通,考其得失,考其古方之所以然",故名之《医方考》,言简意赅、切合临床,是我国第一部理法方药俱备、全面注释方剂的专著,16世纪东传

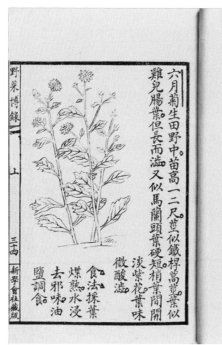

724

清光绪年间刊本《野菜博录》

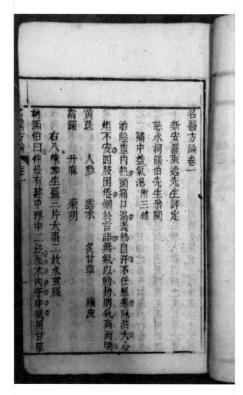

清代刊本《古今名医方论》

日本、朝鲜及东南亚各国,影响很大。

40.《野菜博录》

明代婺源鲍山编著,刊于天启二年(1662),3卷,草部2卷,木部1卷,自序录草木"四百数十种",实载药262种,其中草部叶可食142种,木部叶可食59种,花可食5种,实可食25种,花实可食3种,叶实可食19种,花叶实俱可食5种,叶皮实俱可食4种。每药均有名称、别名、形态、性味内容,考订野菜名物,描述生长习性、形态特征,注明性味和调食方法,图绘其形,灵秀逼人,方便采食,以备荒年,是明代四部植物图谱和四大救荒本草之一。书中提出"草木清爽宜人"说,主张清淡素食,强调"草木之功足以广仁爱"。

41.《古今名医方论》

明末清初罗美编著,刊于康熙十四年(1675),4卷。精集前贤效方及自制方136首,选方以《伤寒论》方为主,薛立斋所用诸方收录亦多,《金匮要略》《千金方》《外台秘要》及张元素、李东垣、罗知悌、朱丹溪诸家方之佳者亦择而录之。方末附明代至清初名医方论180余则,以柯韵伯为多。详论方剂命名意义和组成药物的性能,细辨君臣配伍法度,复论方剂适应证内外新久之殊,兼论寒热虚实之病机,列举各方之治证,比类诸方之异同,论一病而不为一病所拘,明一方而可得众方之用。选方少而精、切于实用,方论简明精要,析疑解惑,发前人之未发,对后世影响颇大。

42.《医方集解》

明末清初休宁汪昂编著,初刊于康熙二十一年(1682),3卷。仿宋陈无择《三因极一病证方论》、明吴崐《医方考》释方之意,一改按病症分类的惯例,代之以功用为主的综合分类法,分为补养、涌吐、发表、攻里、表里、和解、理气、理血、祛风、祛寒、清暑、利湿、润燥、泻火、除痰、消导、收涩、杀虫、明目、痈疡、经产21门,共收方865首,其中正方377首,附方488首(包括有方无名者30

首），末附"急救良方"22首和《勿药玄诠》1卷。选方以"三录三不录"为原则：一录正中和平、公认常用的效验方，药味偏僻、采治艰难者概不选录；二录组成简洁精当、疗效专一之方，药过20味者概不选录；三是以效验实用为凭据，古方今不常用者亦不选录。首载方有金锁固精丸、百合固金汤、六味香薷饮、龙胆泻肝汤等名方。二十一门一门一法，每门之下首设概说，次列各方。概说概述本类方剂的基本属性、功用、主治病证及病机大略。每方以功用与出处冠于

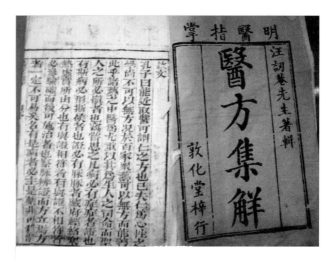

清乾隆年间刊本《医方集解》

其首，先分析主治病症及其临床表现、病因病机，次述药味组成、剂量、炮制、用法，再述药性归经、方义集解，最后详论附方加减等。"方义集解"博采众家，引录历代各家学说尤其著名医家之言，博采众长，详析方理，阐明方义，故书名"集解"。其中377首主方首次统一标注归经。凡例中还提出了"胃乃分金之炉"说，清暑剂中还阐发伤暑的证候病机，提出"暑湿相兼"病机和"清暑化湿"治则，推出四味香薷饮等10首清暑之剂。医药合参，方药兼备，与《本草备要》相呼应。全书以功效为纲、以法统方，以正方带附方、加减有法，理法兼备，编排合理，切合实用，是我国第一部定型规范的方剂学专著，对后世方书的编撰有很大影响，现代《方剂学》教材和专著沿用了这一编写体例；本书也是清代以来我国流传最广的方剂著作，"清、民（国）医家无不人手一册"，现存木刻、石印、铅印及与《本草备要》等合刊本不少于百版之数，居现存同类方书之首。

43.《本草备要》

明末清初休宁汪昂编著，初刊本成书于康熙二十二年（1683），2卷；增订本刊于康熙三十三年（1694），4卷。卷前篇首为药性总义，介绍四气五味、升降浮沉、药物归经、七情畏恶、药物炮制、真伪鉴别等中药基本理论知识。各论按自然属性分为8部，

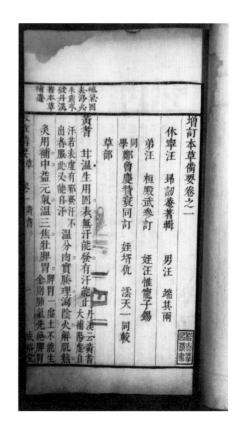

清康熙三十三年（1694）刊本《本草备要》增订本

增订本计有草部192味、木部83味、果部31味、谷菜部40味、金石水土部58味、禽兽部25味、鳞介鱼虫部41味、人部9味,加上附注药物,共载药530味左右。所谓"备要",一是载药规模适度,选药适当;二是文字简明扼要,从大量文献中提取出价值最大的部分;三是"煅炼成章",正文朗朗上口。每药以功效冠于其首,然后分正文(大字)和注文(双行小字)行文,正文一般按药名、性味、归经、主治、配伍、适应证、禁忌证、产地、形态、优劣鉴别、加工炮制、释名、七情畏恶等依次介绍,间附古方,其中功用主治、性味归经及品质形态、加工炮制等为必备项。注文引申解释正文,多联系实际,"释药而兼释病",药性病情互相阐发,往往还引述医疗案例与人文轶事加以佐证,与《医方集解》《素问灵枢类纂约注》相贯通。引文多引自《本草纲目》《本草经疏》及金元各家,作者自己的见解皆注明"昂按"。按语中记述了"人之记性皆在脑中""冰片体温而用凉""暑必兼湿"等独到见解。由博返约,创新编撰体例,功效"冠于诸药之首",各药以功效统摄主治,为后世所尊奉效法。本书是清代流传最广的普及性本草著作,一版再版,迄今有木刻本、石印本、铅印本不下百余版,1729年东传至日本、琉球,清吴仪洛《本草从新》(1757)即根据该书考订删补而成,影响广远。

44.《山居本草》

清代休宁程履新著,刊于康熙三十五年(1696),6卷。前有引文,简述38

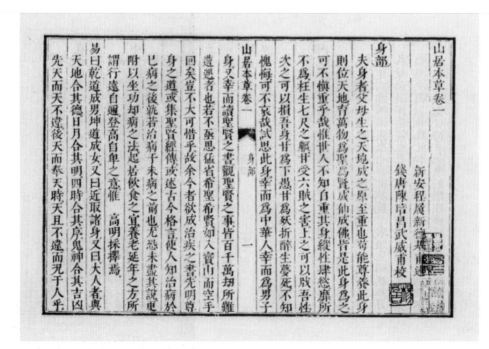

清康熙年间刻本《山居本草》

部历代本草书籍的主要内容及其源流关系。卷一身部引用《黄帝内经》及儒释道各家灵心正心之言,气功导引诸法并附图,养生延年方,人身须、发、乳、尿等可入药者20种,力主"病有不以药治者""心病还将心药医",以达到"不以药治,病前自防,无病自养"之境界。卷二至卷六收录常见药物593种,附品720种,合1313种。卷二谷部收日常药物98种,造酿类65种,卷三菜部338种,卷四果部357种,卷五竹木花卉部317种,卷六水火土金石部148种。多取一身一家、山林园圃眼前易得易取之品,谷、菜、花、果占很大比例。每药记其正名、别名、鉴别、炮制、性味、功能主治、用法、宜忌、附方等,简便易行。后附总论,列有"辨药八法",非特指真伪优劣之"辨",而是全面认识、把握和判别中药物理属性和药物特性诸多方面之"辨",辨清"体、色、气、味,形、性、能、力",方能明药理而不为古今诸书所误,克服了传统四气五味等理论的局限性。以"山居"为名,以物言志,身居山中而心系天下,是一部以养生哲理为引领、别具特色的日用本草著作。

六、针灸类

45.《扁鹊神应针灸玉龙经》

元代婺源王国瑞编著,刊于天历二年(1329),1卷。七言一句,四句一小歌。首为120穴玉龙歌,计85首歌诀,记述85种病证的取穴针刺法,后依次为注解标幽赋1篇,天星十一穴歌诀12首,人神尻神歌诀、太乙九宫歌诀、六十六穴治证,子午流注心要秘诀,日时配合六法图,盘古金直刺秘传等,附以针灸歌和杂录切要、飞腾八法等。总结记载针灸处方54条,其中有承浆配风府等37组配穴,得穴即得法;提出透穴针法,一针两穴乃至多穴,如丝竹空透率谷治疗偏头痛等,取穴少、针感强、疗效好;提出异穴补泻和同穴补泻,特色突出;创"飞腾八法",以八脉交会穴为基础,与九宫八卦数字相配合,再根据日、时干支计数推演,逐日按时取穴。剖析简要,在继承窦汉卿针法基础上有所发展,对后世有较大影响,如明高武《针灸聚英》辑改为《玉龙赋》收入,杨继洲又为之作注,徐凤《针灸大全》灵龟八法即取"飞腾针图"而创制。托名扁鹊,名曰玉龙,因玉为天地之精、龙之神变极灵,此书之妙用亦如此。

46.《针灸问对》

明代祁门汪机编著,刊于嘉靖九年(1530),3卷。上、中两卷论述针法,下卷论述灸法及经络腧穴。内容取自《黄帝内经》《难经》及诸家针灸之书,仿黄帝、岐伯问对形式设问作答,阐述针灸原理、方法、适应证和注意事项等,论针能治有余之病,不能治不足之症,虚耗在内的病证针灸不如汤液,指明误针误灸之害,认为虚补实泻系针对虚邪实邪而言,"治病无定穴",对子午流注针法和金元以后的各种针灸学说持批判或否定的态度,是我国第一部全

第二章　新安医学名家名著

面评议针灸理论与方法的专著。

47.《针方六集》

明代吴崑编著,刊于万历四十六年(1618),6卷。卷一神照集,论述脏腑形态功能、经脉流注、经穴分布及奇穴考证等,附图30余幅;卷二开蒙集,除收载《窦太师标幽赋》并加注释外,还论及五门针方、八法针方、子午流注及十二经补母泻子法等;卷三尊经集,选录了《灵枢》《素问》《难经》等经典著作中针灸要旨148节,阐发经义,并提出己见;卷四旁通集,论针药之理,阐发"针药二途,理无二致"、针药兼有、针药正治等45论,修订《金针赋》24条;卷五纷署集,按头、背、面、颈、胸、手、足之顺序,分述身体各部位腧穴的取穴方法和主病主治,共收腧穴641个;卷六兼罗集,收载《玉龙歌》等歌赋13首并加注释,推崇一针二穴的透刺法,附灸法等。其中"开蒙集"对五腧穴、八法的运用见解独特,尤其"旁通集"以针明药、以药明针,以后溪、申脉四穴并刺尽表邪,其效如桂枝、麻黄、葛根、大小青龙诸方,而通圣散之治风热则可与五十九刺争美为例,阐述针药并用理论;认为"药之多,不如针之寡也""针之补不如药之长""用针以元神为重",阐明了针刺简便快捷、补益不如药物和针灸保元的特色。本书汇集经典述论,集针灸之大成,是一部针灸处方学专著。

48.《神灸经纶》

清代歙县吴亦鼎、吴云路编著,成书于咸丰元年(1851),刊于咸丰三年(1853)4卷。卷一论灸疗方法、禁忌、灸后调养、经络循环及诠释周身部位名称,卷二为十二经、奇经八脉的经穴位置与灸法,卷三、卷四论诸病病候及灸法,后附《医愿》一文。以"《灵枢》为针灸之宗本",熔历代灸法精华于一炉,认为"针之手法未可以言传,灸之穴法尚可以度识",用灸治病范围甚广,涉及内、外、妇、儿、五官、皮肤、肛肠痔瘘各科400多种,认为"热证可灸""疮疡宜灸",急症、热证、疑难杂症均可灸治。本书置针言灸,独树一帜,指穴指腧,十分罕见,不失为风格独特的灸法专著。

七、养生类

49.《养生类要》

明代歙县吴正伦编著,刊于清代康熙三年(1664),2卷。上卷载导引诀、卫生歌及炼红铅秋石之法,下卷分春夏秋冬论述诸证宜忌合用方法,内容涉及按摩、气功、饮食和药物炮制、剂型、药膳、药酒等养生健体知识,胎产、儿科、老年病防治等方面,载有数首滋阴和固本酒、薏苡仁粥方。慈幼养老,简明扼要,有较高的实用价值。

50.《摄生总要》

明代歙县洪基编撰,刊于崇祯十一年(1638),4种9卷。含四书:其一《摄生秘剖》,亦称《胞与堂丸散谱》,4卷,从搜集的上万首方中筛选出切用有效的方剂80首,制为丸、散、膏、酒,用于内、外、妇、儿、五官各科疾病;其二《摄生种子秘剖》2卷,上卷为养生、导引、种子、十月胎形,下卷为房中之法术、要旨,有使男欢女畅而不伤身之"存、缩、抽、吸、闭、展"六字延生诀及壮阳益女延寿的方药;其三《摄生种子秘方》,又名《种子方剖》,1卷,继嗣珍宝篇记述了种子、调经及选择生男、生女的方法,金精直指篇以阴阳八卦阐述求嗣种子之理;其四《房术奇书》,又称《陈希夷房术玄机中萃纂要》(陈希夷即陈抟老祖,北宋道家隐士),1卷,抄自明代任拱辰所传《延生密旨》,分为筑基、铸剑、调神、聚财、结友、择地、择鼎等,主要论述以性养生而不伤身的方法,后附增进性欲、治疗阳痿和性欲低下药方50余首,并有房中炼己捷要"存、缩、抽、吸、闭"五字妙诀,归真还原,参天地阴阳之造化,以达延年益寿之目的。

八、全书类(含丛书和类书)

51.《名医类案》

明代歙县江瓘编撰,成书于嘉靖二十八年(1549),其子江应元、江应宿增补完成于万历十九年(1591),次年刊行,至清代又经余集、魏之琇、沈琅、鲍廷博等校正重订,于清乾隆三十五年(1770)由新安知不足斋刊行。12卷、205门,约40万字。搜集选录历代医著及经史子集、稗官野史散在验案及家藏秘验方、

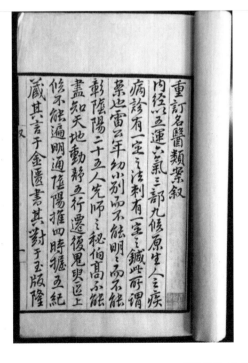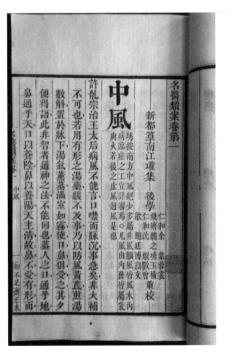

清重订刻本《名医类案》

个人医案2 405则,上自扁鹊、淳于意,下迄明代嘉靖年间,计引诸书150种、可考医家141人,其中以李东垣、朱丹溪、薛己、汪机为多,江瓘父子医案也达159首。

卷一主要为伤寒、瘟疫病,卷二至卷六为内伤杂病,卷七为五官、皮肤病,卷八为肛肠病、血证,卷九至卷十为外科疮疡病,卷十一为妇科,卷十二为小儿科。编排体例以病证分门类,门下分列各家医案,将不同时代、不同医家治疗同一种疾病的医案汇编在一起。如中风、虚风、伤寒、瘟疫、痹、疟、喘、中毒等门下,各按年代顺序选择有关医家验案分列,案后间列出处。每案均忠实于原始资料,多数有姓名、性别、年龄、体质、诊断、脉证、证候、方药、疗效等内容,较为完整。间附注释评论,评其病情方药,揭示病机治疗之理、遣方用药之妙。

《名医类案》"宣明往范,昭示来学",是我国第一部系统总结历代医案的专书,开医案类医书编纂之先河,具有较高的学术水平和实用价值,《四库全书总目提要》评价说:"可为法式者,固十之八九,亦医家之法律矣。"现存的明清刊刻本及日本版本就有20余种,足见其影响之大。清代魏之琇仿此复编《续名医类案》,两书合而被列入"全国十大医学全书"。

52.《古今医统大全》

明代祁门徐春甫编撰,嘉靖四十三年(1564)编撰完成,嘉靖三十六年至隆庆四年(1557—1570)陆续刊行。100卷,200余万字。从《黄帝内经》入手,上溯秦汉、下至明代嘉靖以前医籍史料496种,取其精华分科编集而成。前7卷为

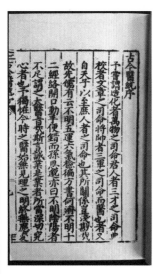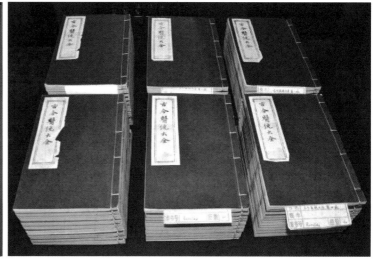

明刊复制本《古今医统大全》

医经、医论、脉候、运气、经穴、针灸等理论内容,卷一为《后世圣贤名医姓氏》《助梓缙绅诸公氏号》《采撼诸书》,卷二《内经要旨》类编《黄帝内经》作为全书纲领,卷三《翼医通考》博赅各家医论以为羽翼,卷四《内经脉候》辨误纠偏诸家之论,卷五录新安医家汪机《运气易览》,卷六《经穴发明》图说经穴尺寸以为准绳,卷七《针灸直指》引述前贤针灸治论。卷八至卷九十三分述临床各科病证辨治,占86卷,包括内科杂症、伤寒,皮肤科、骨伤科、外科、五官科、妇产科、儿科病证,生育嗣续、奇病、老年保健及经验秘方,各科病证归纳为400余种,分属于165门。卷九十四至九十八为《本草集要》(明代王纶编著)、《本草御荒》(选录自明代朱橚《救荒本草》)、《制法备录》、《通用诸方》,分述本草性能、功用、制法和通用方等。卷九十九至卷一百为《养生余录》,引述养生要点和难点。

全书分门别类,有章有法,尤其临床各卷有一定的编辑体例,每一病证皆以病机为纲,从分析病机、审查脉候、确定治则、选用方药四步着手。病机祖《黄帝内经》,脉候以晋王叔和《脉经》、元滑寿《诊家枢要》比较取舍,治法取各家所长,方药精选必效之方。间或备有灸法、易简诸方、导引法、熨法、蒸法、洗药、敷药、点眼、吹鼻药、合用药味、制法、治案、不治证之种种列项。全书随文附注,多有阐发,创造性地提出了"慎疾慎医""五脏之脾胃病"等命题和"调和脾胃为医中之王道""治病不查脾胃之虚实,不足以为太医"等观点,确立了"调理脾胃以安和五脏"的治疗思路;发明"脏腑之郁"说,推崇"七情之郁",提出"无往而不郁"的观点,强调"久病当兼解郁";诊断上认为"脉为医之关键""脉为元气之苗",辨顺逆、辨证情须"总切脉于寸口",治疗当凭脉辨证用药。

所谓"医统",宗《黄帝内经》之旨,以"正岐黄之统,总统百家",概括了《黄帝内经》以降尤其金元至明代以前的主要成就,名副其实地成为"远稽古哲,近述名流,宗旨必存,小技兼录"的医学大全之作,现被列为中国医学史上现存的"十大医学全书"(实含类书、丛书)之首。

53.《赤水玄珠全集》

明代休宁孙一奎编撰,刊于万历十二年(1584),合《赤水玄珠》《医旨绪余》《孙一奎医案》3种。

《赤水玄珠》30卷,约140万字,分76门,包括内外妇儿各科病症,每门又分若干病证,随证附方,兼述医理,强调八字辨证,认为"凡证不拘大小轻重,俱有寒、热、虚、实、表、里、气、血"八字,每证先以《黄帝内经》及各家学说为引,继而参合个人临证经验,分述病因、病证、处方,并附诸家治验等。引录历代文献273种,汇集明代以前诸家之粹,多祖金元四大家之言,偏宗张洁古、汪机之说,亦时引明代徐彦纯、刘宗厚《玉机微义》之语,创有温补下元的壮原汤、壮元丸等方药。在综合性临床医著中,以分门细致、科别整齐、专以明证、论

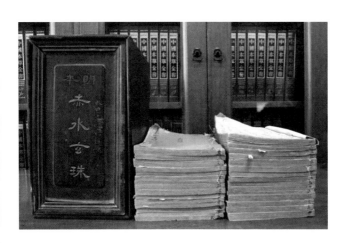
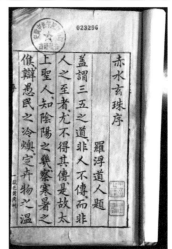

明万历黄鼎刻本《赤水玄珠》

治有条理见长,历来为医家所称颂,自明末刊行后多次翻刻,并先后东传朝鲜、日本等国,影响深远。书名取自《庄子》"象罔得珠"的典故,自喻其书为黄帝游南方"赤水"之北而遗失的"玄珠",自比无心的"象罔",于漫不经心中得道,非刻意求之。

《医旨绪余》2卷,上卷44篇,下卷26篇,集诸家之说,辩论脏腑、气血、经络、腧穴,阐述太极、阴阳、五行,解释命门、相火、三焦之意,提出命门动气说、三焦相火为元气别使说,对前代诸家学说,评述较为公允,是一本理论性很强的医论著作,也是孙氏学术思想的集中体现。

《孙一奎医案》又名《生生子医案》《孙文垣医案》,由其子泰来、明来及门人余煌等整理而成。按其行医地区顺序编写,分三吴治验2卷、新都治验2卷、宜兴治验1卷,共5卷,集医案398例,各案以时间为序,少叙医理,多论证治,辨证精详,立法得当,遣药合理,分析脉证不落常套。

三书相辅相成,医理有阐发,论症有独见,治病有特色,有"出独见而著医绪,辑试方而成玄珠"之誉。

54.《医宗金鉴》

清代歙县吴谦奉敕领衔编修,乾隆七年(1742)以武英殿聚珍本与尊经阁刻本印行,乾隆十四年(1749)被钦定为太医院教科书。90卷,15门,约160万字,计《订正伤寒论注》17卷,《订正金匮要略注》8卷,《删补名医方论》8卷,《四诊心法要诀》1卷,《运气要诀》1卷,《伤寒心法要诀》3卷,《杂病心法要诀》5卷,《妇科心法要诀》6卷,《幼科杂病心法要诀》6卷,《痘疹心法要旨》4卷,《种痘心法要诀》1卷,《眼科心法要诀》2卷,《针灸心法要诀》8卷,《正骨心法要诀》4卷,《外科心法要诀》16卷。编写体例上,以病统证、以证统方、以方统药,每病证分病因、病机、症状、诊断、治疗、方药等项。每病每方先列歌诀,后加注释,图、说、方、论俱备,条理分明。伤寒和各科"心法要诀"为全书精华所在。各科多有发明,如内科提出"痹虚"概念和痹病虚实分类,膨胀施治提出了攻补兼施治则;骨科重视正骨手法和损伤内证,重点介绍了正骨适应证、手法、禁忌证和摸、接、端、提、按、摩、推、拿八法,以及牵引固定、外敷内服药物的处方和临床应用;外科辨痈疽之肿、痛、脓、痒、晕,述痈肿之阴证、阳证、半阴半阳证、五善、七恶、顺证、逆证均十分详细,提出了"痈疽原是火毒生,经络阻隔气血凝"的论断,治疗上重视灸法,并创用五味消毒饮、内疏黄连汤、双解通圣散、连理汤、桃红四物汤等方。书名乃乾隆皇帝御赐,全书采集了上自春秋战国、下至明清时期历代医书的精华,执中不偏,平正通达,有叙说、有图谱、有验方、有议论,内容全面精要,切合临床实用,流传极为广泛,自成书以来一再翻刻重印,至今版本流传已有50

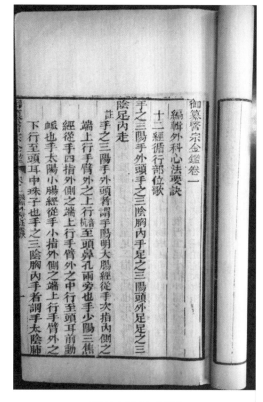

清刻本《医宗金鉴》

余家,是清代自乾嘉以来200多年习医者必读之书,现已被列入"全国十大医学全书"(实含类书、丛书)。

55.《聊复集》

清代歙县汪必昌编撰,有已刊本与未刊稿本两种形式存在。

已刊本初刊于嘉庆十五年(1810),5卷。卷一《医阶辨脉》述诊脉要点,载脉学要义23目,附诊法体用1则,所论人迎气口之义、诊脉调息、脉之上下来去至止及论七绝脉中虾游、鱼翔之形,描述精确切用;卷二《医阶辨证》辨析内外诸证,阐述各病要点、总括症状鉴别大要,对病状相同而病因不同的疑似之证加以辨析;卷三《医阶辨药》详审用药宜忌节宣,从性能、归经、疗效、分类等方面对常用药加以对比分辨;卷四《眼科心法》编述眼科约要,其

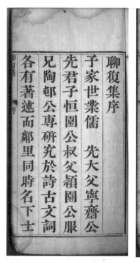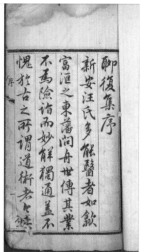

清嘉庆十五年(1810)刊本《聊复集》

中金针拨内障之法远出《审视瑶函》(1644)之前,述及眼睑内痰核手术精细可叹;卷五《玉钥集》系乡贤先辈郑宏纲、郑枢扶父子《重楼玉钥》上集,附"喉口三十六风"插图37幅,线条明快逼真。辨证、辨药、诊脉等各有范围,眼科、妇科、口齿咽喉等分科叙述,各书内容互不间杂而又浑然一体,确实属"无浮文,无余白,一字一句,惟求实学,上保太和,下济世民,非好名泛泛而作也"。

未刊稿本4种新发现于2017年,属孤本秘籍,分别是为《怪证汇纂》七叶、批注《陶氏杀车三十七槌法》《针灸论》与《怪证方法》。其中《怪证方法》篇幅最大,占3/4强,收录治疗疑难杂症秘方、偏方540种,共计600余个,其中不乏治疗"肿瘤""尿血吐血"等方;《针灸论》对针刺取穴和灸法的论述中肯、可信、可用,尤其对灸法用艾原理、适用证论述颇详,对恶疮、痈疽、惊痫、乳疮、少乳等用法于今也有指导意义。

56.《医述》

清代歙县程文囿编撰,成书于道光六年(1826),始刻于道光十年(1830),刊行于道光十三年(1833),16卷,65万余字。分为《医学溯源》2卷,《伤寒提钩》《伤寒析疑》各1卷,《杂证汇参》8卷,《女科原旨》《幼科汇要》《痘科精华》《方药备考》各1卷,共分130门、570类。作者诊暇随手摘录历代医书精要,"或议论纯粹,或治法精良,或譬喻明切,或辩驳条畅",以札记形式"或节录数行,或采摘数语,或撮拾数字",文字或有节略,积34年方分类汇编而成。计采辑古今医书320余籍,经史子集40余种,辑先圣经义650余条,前哲名

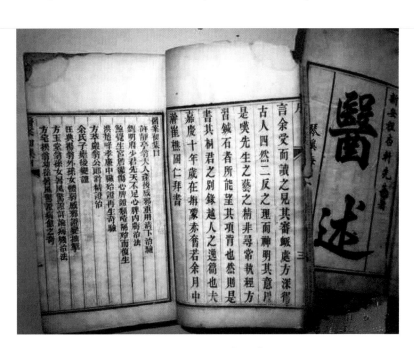

清道光年间刊本《医述》

论5 000余款,选辑医案280余则,附方191首。书名《医述》,取"述而不作"之义,上采《素问》《灵枢》经义,下逮汉唐宋明诸家哲言,无一字无来历,无一字无出处,"不著一字,尽得风流",开系统节录诸家医论之先河,是一部切于实用而又颇具文献价值的参考书,现已被列入"全国十大医学全书"。

800多部医籍分属医经、伤寒、综合临床、内外妇儿各科、医案、医话、诊法、针灸、本草、方论、养生、丛书类书等各医籍门类,涉及面广,理论学术和编撰风格各具特色,对中医学的传承和发展产生了深远影响,至今仍有很高的学术价值和临床指导意义。对新安医著的阅读研究、挖掘提炼和医史考证,不仅是新安医学研究的重要方向和内容,更重要的是为新安医学学术思想、临床风格、科学文化内涵的深入研究奠定坚实的文献基石。

第三节　新安医籍刻本

作为程朱理学的故乡,徽州自宋以来学术空气浓郁,著书立说成风,刻书业也由此兴盛发达起来,特别是明代中期以后,徽商崛起,经济空前繁荣,大量亦贾亦儒、财力雄厚、经营有术的徽商涉足出版行业,利用得天独厚的自然条件和人文优势,使得徽州刻书业迅速发展起来,很快跻身于全国刻书业的前列,明清时期成为全国四大刻书中心之一,这是新安医学以医著宏富著称于世的一个重要因素。

徽州刻书数量之多,范围之广,质量之精美,可与宋版相媲美,与苏杭相争价,在全国刻书业中占有重要的地位。明代谢肇淛《五杂俎》指出:"宋时刻本,以杭州为上,蜀本次之,福建最下。今杭刻不足称矣。金陵、吴兴、新安三地,剞劂之精者不下宋版。楚蜀之刻,皆寻常耳。闽建阳有书坊,出书最多,且版、纸最滥恶,盖徒为射利计,非以传世也。"胡应麟《少室山房笔丛·经籍会通》也指出:"余所见当今刻本,苏、常为上,金陵次之,杭州又次之。近湖刻、歙刻骤精,遂与苏、常争价。"徽州刻书与苏州、常州刻书争价,时在明嘉靖、隆庆庆间;至隆庆、万历后,新安地区的刻书物美质优,已名噪大江南北,在全国深有影响,实已超过苏、常地区。

新安医籍多有在徽州地区刻印者,雕版精美,用料讲究,校雠精审,质量上乘,带有浓郁的地域文化特色和版本特色。新安医籍中大量的家刻本和坊刻本,随着徽州刻书业的兴盛,随着徽商的经营传播,流入全国各地。新安医家精湛的医技,也随着新安医籍的广为传播,渐被世人所了解,从而享誉中医药学术界。

第二章　新安医学名家名著

一、雕版精美

书版雕刻精美是新安医籍最重要的版本特色。

明清时期的徽州刻书,规模庞大,官刻、书院刻、家刻、坊刻齐头并进,据统计出版达到万卷以上的家刻和坊刻,超过1300家。徽刻书籍不仅数量多,且以雕刻精美而著称于世,刀法细腻流畅,线条一丝不苟,成为当时全国最有影响的一大派别,世称"徽刻""徽版"。

雕刻书版是印制书籍的第一步骤,刻工技术的优劣,直接影响到书籍的质量。徽派刻工多是家族世传,其中尤以刻工之乡歙县虬村黄氏最为闻名。黄氏世业剞劂,代代相承,家传户习,能工巧匠辈出,技术精益求精,是徽州刻工中的一支生力军,也是全国实力最强大的一支刻书队伍,徽派版刻十之八九出自该村黄氏刻工之手。清代郑恭在其《杂记》中有云:"歙邑刻工盛于明季,而虬村黄氏尤多良工。"已故文化部副部长兼国家文物局局长郑振铎在《中国版刻图录·序》中说:"歙县虬村黄氏诸名手所刻版画,盛行于明万历至乾隆初,时人有刻,必请歙工,而黄氏父子昆仲尤为其中之俊。"

徽刻书籍内容涉及经、史、子、集各部,其中包括翻刻大部头正史、类书、全集、丛书等,名著多、分量重、质量好、影响大,被《四库全书》收录的有经部105种976卷,史部64种597卷,子部120种1141卷,集部149种2185卷,其中子部医家类收录和存目的新安医籍有25种。另收入歙县人吴勉学"师古斋"校刊而得以流传的《河间伤寒六书》27卷。

徽州版古医籍雕版精美,版面精致柔活,字体劲秀清晰,印制精良,线条绵密,使人观之赏心悦目、手不释卷。

二、笔墨精良

徽版新安医籍刊本,多用徽纸徽墨在当地刻印,虽历经数百年,纸张仍柔韧如初,墨色不变,字迹清晰不花,此是新安医籍刻本的第二个重要特色,笔墨品质优良为新安医学的文献传承提供了有效保障。

徽州生产的笔、墨、纸、砚,品质精良,闻名遐迩,为徽州刻书提供了优质材料,其中尤以"澄心堂纸""李廷珪墨""诸葛高、汪伯玄所制宣笔""羊头岭旧坑砚"为代表,为历代文人墨客所颂赞,被视为"文房四宝"中之精品。

1.徽纸绵韧精伦

纸张作为信息的载体,千百年来一直受到文人墨客的关注。皖南山区气候温暖潮湿,植被郁郁葱葱,盛产竹、木、藤、麻、楮等植物,都是极好的造纸原料。徽纸制作程序相当严格,分理材(理楮)、漂白、煮料、抄纸、焙干等工序,每一道工序都有严格的要求。优良的造纸材料和严格谨慎的造纸操作程序,使得徽纸质量上佳,历来受到称颂。

历史上,皖南地区生产的麻纸、桑皮纸、楮纸、藤纸、檀皮纸、绵纸、竹纸等纸张,在古籍印刷中都曾被大量使用过。特别是明清时期,竹纸在皖南、江西、福建等地盛行。竹纸的问世,标志着皖南造纸技术已相当精熟。在今天所见的新安古医籍中,明嘉靖以前刻本多是用绵纸印制,明万历以后刊印的,绵纸、竹纸都有见。竹纸纸张纹理稍粗,微黄,纸质稍脆,韧性不如绵纸,但其价格低廉,坊刻为降低成本多用之。

2.徽墨馨润存真

徽州制墨从五代南唐奚超、李廷珪父子起,经宋、元、明、清至现代,历时千余年从未间断过。徽墨质量精良,墨色光泽柔润,细腻匀称,黏而不泄,刷版印纸不晕色。用徽墨印制的书籍,字迹清晰明快,长期存放仍墨色如新。明清徽版古籍,版面均字迹清晰如新刻,观之墨色仍有光泽,嗅之仍有淡淡墨香。

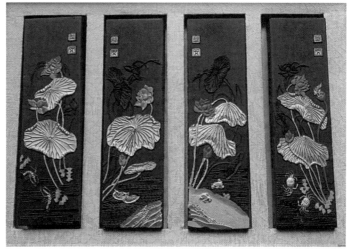

万载存真的徽墨

明代曾有书坊为牟利,使用煤粉和面粉代替墨来印制书籍,手触之极易脱落,造成版面模糊而成"大花脸"。如万历三十八年(1601)金陵书坊蒋氏石渠阁刻本《杏苑生春》,即是用煤和面粉代墨所印制,至今用手触之仍易脱落。而在徽版印书中,用煤和以面粉带墨印制的刊本绝见。

徽纸、徽墨的质量上乘,为印制徽版书籍提供了极优良的材料,也为徽版书籍的刊印创造了很好的条件。

3.宣笔刚柔适中

在传统印刷术中,书版雕刻之前先要反写字样和描图,这是雕版印刷术中一道重要的工序,毛笔质量的优劣直接关系到雕版的质量。"文房四宝"之首——"笔"即源于宣州。宣州接壤黄山,毗连九华山,与徽州仅一线之隔。该地区生产的宣纸和宣笔,在历史上久负盛名。

"宣笔"制作源于秦代,从唐宋时期起就已成为全国的制笔中心,制笔名家辈出。"宣笔"笔锋整齐,犹抱不散,毛纯耐用,用其书画时,刚柔适中,被列为"新安四宝"珍品之首进贡朝廷,唐律中有"岁贡青毫六两,紫毫二两"的规定。唐代大诗人白居易诗云:"紫毫笔,尖如锥兮利如刀。江南石上有老兔,吃竹饮泉生紫毫。宣州之人采为笔,千万毛中拣一毫。"北宋文学家欧阳修,也曾作诗咏宣笔:"软硬适人手,百管不差一。"可见当时宣笔在书画界名声已是盛誉空前。后世由于战乱,宣州制笔工匠多流于他省,带动了他地制笔工艺的发展。如湖笔的崛起,与宣州制笔工匠的东流与相互交往不无关系。

徽州出版业的繁荣带动了造纸业和制墨业的繁荣,精良纸墨的大量使用又促进了出版业的繁荣,两者相辅相成,相互推动。

三、私刻为主

古代刻书形式主要有官刻和私刻两种。官刻指各级各类官署及公办学校所刻之书。官府刻书以正史、历史名作或官修地方志等为主,也曾少量刻印过医书。如沈王府(封地于山西省潞州)曾刊刻宋代新安医家张杲之《医说》,福建省邵武府曾刊刻过明代新安医家方广之《丹溪心法附余》24卷,徽州府刊刻过《伤寒方》等医书。新安医籍虽有部分官刻,但大部分还是出自私刊。

私刊一般分为家刻和坊刻两种,家刻书又可称为"家刻本"或"家塾本",主要刻印本人所著,或先人或先贤所著之书,是以传承为主要目的;坊刻以赢利为主要目的,一般为书商所为,作为商品流通。徽州刻书在元代以前多以官刻和家刻为主,坊刻是明隆庆、万历以后才发展起来。徽刻医书不仅有从医者家刻所为,未事医学的家刻名家也参与刻印。

明清时期徽刻医书质量精良,善本多、校勘精、印制好,新安医籍之所以流传至今,除了本身学术水平较高外,也与徽州私人刻书质量上乘、校勘精湛息息相关,这是新安医籍刻本的第三个重要特色。

现重点介绍部分刊刻徽版古医籍的家刻和坊刻,他们均以版刻精良而著称于世。

1.汪机"朴墅斋"

明代汪机世居祁门石山坞以南的朴墅,他不仅是明代著名医家,也是著名出版家,其刻书堂号名"朴墅斋"。汪氏一生编著、抄录、点评医著颇丰,有目可查近20种,虽有亡佚,但仍可见10余种,其中被《四库全书》收录8种。汪机去世后直至清代,"朴墅斋"仍以家刻形式重印或重刻汪机医著。可以说汪氏精湛医技的流传,与汪氏家刻有着直接的关系。

"朴墅斋"先后刻印有《续注读素问钞》3卷(《补遗》1卷)、《脉诀刊误集解》2卷(《附录》2卷)、《运气易览》3卷、《针灸问对》3卷、《外科理例》7卷(《附方》1卷)、《痘治理辨》1卷(《附方》1卷)、《石山医案》3卷,以上7部习称《汪石山医书七种》,以及《医学原理》13卷、《推求师意》2卷、《伤寒选录》8卷、《内经补注》1卷、《本草会编》20卷、《医读》7卷等书。明正德六年(1511),"朴墅斋"还刊刻了明代王纶《本草辑要》8卷。

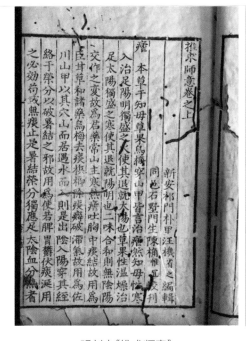
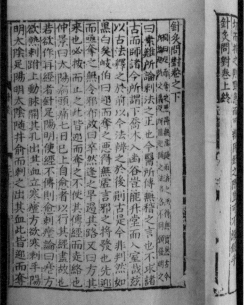

明刻本《推求师意》　　　　　　　明刻本《针灸问对》

2.吴勉学"师古斋"

明代歙县丰南人吴勉学,博学多才,官至光禄署丞,后弃官回到家乡,凭借雄厚的家资和丰富的藏书,开设"师古斋"刻坊,专门从事图书的刊刻,一生刻书60种,加上丛书的子目有300余种3500卷,成为明隆庆、万历年间徽州府最大的刻书家,其"师古斋"发展为规模大、分工细、享誉大江南北的刻书名坊。后其子吴中珩继承父业,也成一代刻书大家,父子先后刻书更高达400余种、4700余卷,如《十三经》15种90卷、《周易本义》14卷、《书经集传》38卷、《文选六臣注》60卷、《四书集注》4种19卷、《海岳山房存稿》25卷(附录1卷)等,都是传世善本,世称"吴本"。

吴勉学自幼爱好医学,家藏医籍众多,便广刻医书,兼而出售,在校刻医学典籍上贡献最大。"师古斋"出版医书近90种之多,多是大部头高质量的丛书,包括晋代皇甫谧《针灸甲乙经》12卷;宋代朱肱《重校类证活人书》22卷,张杲《医说》10卷;金代张子和《儒门事亲》15卷,刘河间《河间伤寒六书》8种27卷(自编);元代王好古《汤液本草》,朱震亨《活法机要》,校刊滑寿《新刊滑伯仁先生诊家枢要》(附《十四经发挥》)3卷,李东垣《医学发明》和《东垣十书》12种22卷;明代王肯堂辑《古今医统正脉全书》44种205卷,顾从德《医学六经》6种68卷,俞弁《续医说》10卷,陶华《伤寒六书》6种10卷本和6卷本,戴元礼辑《证治要诀类方》4卷、《医学发明》1卷、《活法机要》3种10卷,以及吴氏自编《师古

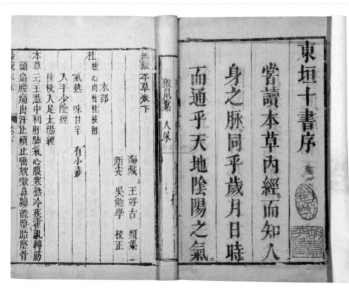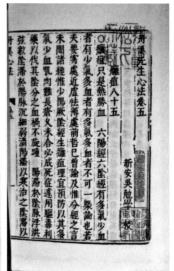

吴勉学校刊金元李杲《东垣十书》、王好古《汤液本草》,明程充订《丹溪心法》书影

斋汇聚简便单方》7卷、《痘疹大全》8种20卷等书。

经其编辑刊刻,《河间伤寒六书》被《四库全书》收录存目,《古今医统正脉全书》被列入"全国十大医学全书"(实含类书、丛书)。《四库全书·医家类提要》云:"《河间伤寒六书》27卷,明吴勉学编。勉学字肖愚,歙县人。是编裒辑金刘河间之书,凡计《原病式》1卷,《宣明论》15卷,《保命集》3卷,《伤寒医鉴》1卷,《伤寒直格》3卷,《伤寒标本》2卷,附《伤寒心要》《伤寒心镜》各1卷。名为六书,实八书也。其中多非完素所作,已分别各著于录。今存其总目于此,以不没勉学缀集刊刻之功焉。"

"师古斋"所刊刻书籍,主要特点有三:一是校勘精。吴勉学身兼编审和校勘,分工明确,责任到人,经其刊刻之书皆以校勘精审而闻名。二是刻工精。"师古斋"聘请虬村黄氏等享誉刻书行业的歙县剞劂高手,所刻医书,版式划一,刀法极精。明末学者谢肇淛在《五杂俎》中,评价其刻《二十子·庄子南华真经》《楚辞·离骚》二书时曰:"新安所刻《庄》《骚》等本,皆极精工,不下宋人。然亦多费校雠,故舛讹绝少。"三是范围广、种类多、部头大、版本善、丛书多,内容包括经、史、子、集、丛书、类书各部图书。

清代学者赵吉士在《寄园寄所寄》中云:"歙吴勉学一家广刻医书,因而获利。乃搜古今典籍,并为梓之,刻资费及十万。"吴勉学学识渊博,编书审慎,所选用医书多为古今名著典籍,或选某领域或某个人精华论著,多为善本。自《黄帝内经》以来,尤其是宋金元的重要医学著作,因得益于吴勉学的刊刻而有幸流传下来。也因此,吴刻医书的面貌,成了今日不少古典医著的版本由来。

3.汪昂"延禧堂"与"还读斋"

汪昂，休宁县人，明末邑之秀才。30岁前寓居杭州，长年在苏杭从事刻书出版和医书编撰工作。明末在杭州钓矶楼以"延禧堂"号从事刻书出版工作，其钓矶楼里有一藏书室，内有数千种珍贵藏书。期间广交文友，与博学之士黄星周、许仕俊、金正希等过从甚密，"切磋商榷，日以为常"。明清易帜，同乡师友金正希（1598—1645）抗清失败被杀害，汪昂因避株连而寄籍处州府括苍县（今属浙江丽水）。清顺治初年，汪昂又与寓居杭州的同族汪淇，转到苏州开设"还读斋"坊刻书铺，从事坊刻业，晚年重启"延禧堂"号。

在主持"延禧堂""还读斋"刻书中，他邀请在朝代更迭中穷困潦倒的博学之士一起合作出书，编辑出版一批批优秀读物，题材十分广泛。初期注重鼓舞士气的"社科类"，后期以刻印自著医书为主。由于在写作方法上做了深入的思考，读者定位上"上达宰相，下及妇孺"，并且采用广告、装帧设计等吸引读者的有效方法，所出书籍深受读者好评。据不完全统计，几十年中其出版并保存至今的书就有近70种。

汪昂先后刻印过自己编著的《医方集解》6卷、《本草备要》（后增订）4卷、《汤头歌诀》1卷、《本草医方合编》6卷、《汪讱庵全书》4种17卷、《素问灵枢类纂约注》3卷、《经络歌诀》1卷、《日食菜物》1卷、《医方汤头歌诀》等，此外还刻有《改正内景五脏六腑经络图说》1卷，《濒湖二十七脉歌》1卷，明虞抟《苍生司命》8卷，清朱本中《四种须知》（又名《贻善堂须知》）不分卷初印本和8卷后印本等。

汪昂一生注重著述，其著作之所以流传甚广，与其反复修订、不断再版有关。其书之版本往往可见数十种乃至百种，如《本草备要》有120余种版本，除了初刻版和增订版外，像《神农本草备要》1卷、《本草纲目摘要》4卷、《本草易读》8卷都是其前期作品。除"还读斋""延禧堂"因多次重修而再版重印外，还有坊间转刻、汪氏去世后后人续刻（如光绪十二年敬文堂刊《脉草经络五种会编》）等，从而使其所著几乎全部保留了下来。

4.歙县潭渡黄氏"青芝堂"

寓居外地的徽籍人士，也曾刻印多部医籍。如《扬州画舫录》载："黄氏本徽州歙县潭渡人，寓居扬州，兄弟四人，以盐筴起家，俗有'四元宝'之称。"四元宝指的是清代寓居扬州的盐商黄履晟、黄履暹、黄履昊、黄履昂四兄弟。四兄弟中黄履晟、黄履暹是我国古代出版史上有一定地位的出版家。

黄履晟又名黄晟，其扬州藏书刻书处，乾隆帝于乾隆二十二年（1757）南巡时御赐堂号"趣园"，在康山筑"易园"，又在别墅内构"四桥烟雨"和"槐荫草堂"，所刻书籍"精工绝伦"。

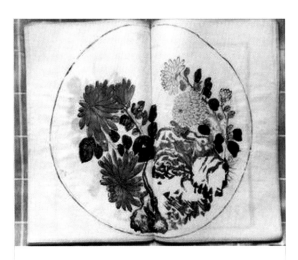

《十竹斋画谱》饾版套彩菊花图

黄履暹在扬州有十间房花园，曾延请叶桂、王晋三、杨天池、黄瑞云等名医到其家中考订药性，并在城内开青芝堂药铺，广施汤药。还以青芝堂为名刻宋《圣济总录》200卷，乾隆三十一年（1766）刊刻叶桂《临证指南医案》10卷。

5.休宁胡氏"十竹斋"

明代胡正心、胡正言，休宁县人，在金陵（今南京）开设有"十竹斋"堂号。胡氏兄弟出生于世代医儒之家，胡正心承家学，通医术，喜刻医籍，辑有袖珍本《伤寒三种》，曾将《伤寒金镜录》1卷、《伤寒秘要》2卷、《伤寒五法》2卷三种书汇为一编；胡正言博学多才，善书画，尤以篆籀名震当地。万历末年由皖迁居金陵，定居鸡笼山北极阁下。两人合辑有《十竹斋订补万病验方》（又名《订补简易备验方》）。

"十竹斋"刻书范围广泛，涉及版画、书法、篆刻、医学、语文、诗文等多学科。出版的医籍有《薛氏医案八种》23卷和《古今辞命达》《万应验方》《十竹斋刊袖珍珍本医书十三种》《伤寒二种》等，装订形式以巾箱（袖珍）本为多。

"十竹斋"所刻书籍以雕版精细、纸墨精良闻名于世，有很高的历史价值、学术价值和艺术价值。值得一提的是，用"饾版""拱花"法所创制印刷的《十竹斋画谱》《十竹斋笺谱》，色彩丰富，精美绝伦，开世界彩色印刷术之先河，历来被美术界所赞赏，称其为不可逾越的艺术高峰。

6.绩溪胡氏家刻

胡姓是绩溪县名族大姓，该家族历代名人辈出，素有"三胡礼学"之称，先后出现了一大批经学家。从清康熙时代起，该家族就开始刊刻先人遗泽，至民国其家刻仍在继续。从雕版印刷至清末的活字印刷，直至后来的石印、铅印，均有从印。其堂号有"惜分斋""授经堂""绳轩""研六室""世泽楼""耘经堂""枕葄斋""鹏南书屋"等。胡澍著《黄帝内经校义》，即由世泽楼于光绪五年（1879）刊印。

7.其他徽刻医籍刊刻者

明清时期徽刻医籍尚有：

明代嘉靖年间祁门陈嘉谟《本草蒙筌》12卷自刻本；万历十二年（1584）歙县虬村黄鼎刻《赤水玄珠》30卷，又刻印《朱崇正附遗》、杨世瀛《（新刊）仁斋直指医书四种》；婺源县吴琯西爽堂刊行薛立斋《薛氏医按》（又名《薛氏医按合刻》《薛氏全书》)24种107卷;万历三十八年(1610)迁居南京的潘之恒刻唐王冰注、宋林亿校正的《素问》24卷、《灵枢》9卷;天启五年(1625)歙县程开社刊刻明程玠《松厓医径》;崇祯十四年(1641)汪邦锋刻《补订脉诀刊误》2卷。

清乾隆十五年(1750)歙县江兰"三瑞堂"刻自辑《集古良方》12卷;康熙十四年(1675)"古怀堂"刻《古今名医汇粹、古今名医方论合刊》12卷;康熙十五年(1676)朱本中"贻善堂"刻自编《贻善堂四种须知》;乾隆十四年(1749)休宁方氏"存仁堂"自刊《方氏脉症正宗》4卷;乾隆三十五年(1770)歙县鲍氏"知不足斋"刻《名医类案》12卷;嘉庆二十一年(1816)汪必昌自刻《伤寒三说辨》1卷;道光年间婺源单氏"遗经堂"刻汪绂《医林纂要探源》9卷;宣统六年(1909)张氏家刻《张氏医参》7种;歙东汪村竹里刊刻汪宏《汪氏医学六书》;光绪十年(1884)黟县李宗煝重刊俞正燮《癸巳存稿》15卷,光绪十七年(1891)作序刊刻明代程玠《眼科秘方》1卷、清程正通《眼科秘方》1卷等。

徽州私人刻书,无论家刻或坊刻,多是以家族为主要纽带。其实徽刻何为家刻何为坊刻,很难明确区分出来。一般家刻医书范围较局限,刊刻者多自通医学,所刻书多为自著或先人所著,印数不多,且多为原刻本,具有很高的学术价值和收藏价值。坊刻医书多儒商所为,刻书范围较广,除刻本地医著外,还精选历代医学典籍,重新校订、编辑或汇集刊刻,使一些中医重要典籍得以流传下来。

四、现代影印出版

近20年来,部分出版社影印出版了一批过去难得一见的新安医籍。

2002年,上海古籍出版社出版了《续修四库全书》,所收均为各类古籍优良版本的影印本。《续修四库全书》医家类收有261种中医古籍的影印本,其中属于新安医籍的有汪机《运气易览》、陈嘉谟《本草蒙筌》、孙一奎《医案》、吴崑《黄帝内经素问吴注》《针方六集》、罗美《内经博议》《名医方论》、汪昂《增订本草备要》《医方集解》《勿药玄诠》、叶风(遁斋居士)《达生编》、程国彭《外科灰余集》《医学心悟》(附《华佗外科十法》)、程应旄《伤寒论后条辨》、程林《金匮要略直解》、郑宏纲《重楼玉钥》、吴亦鼎《神灸经纶》、汪宏《望诊遵经》。

中医古籍出版社出版的《中医古籍孤本大全》中,先后影印出版了5种新安医籍。2002年影印了汪机《伤寒选录》8卷,底本为日本国立公文书馆内阁文库藏明万历三年(1575)敬贤堂刊本;2005年影印了余国珮《婺源余先生医案》1卷、吴迈《方症会要》4卷、叶风《遁斋急应奇方》2卷,底本分别为安徽中医学院(现为安徽中医药大学)图书馆藏刘祉纯抄本、中国中医科学院图书馆藏乾隆二十一年(1756)刊本、中国中医科学院图书馆藏清稿本;2011年影印了程大中、程伊的《太素脉要·脉荟》,底本不详。

2005年,中医古籍出版社出版了《海外回归中医古籍善本集粹》,其中第24册内有《本草备要》康熙二十二年(1683)初刻本。

21世纪开始,北京图书馆出版社出版了《中华再造善本》。在其名下,2005年影印了李仲南《永类钤方》22卷,底本为上海图书馆藏元至顺刻本。2006年影印了张杲《医说》10卷,底本为南京图书馆藏宋刊本。

2012年,中医古籍出版社《珍本古医籍影印丛书》影印出版了张杲《医说》10卷,底本为中国中医科学院图书馆藏嘉靖二十二年(1543)顾定芳刊本。

2016年,湖南科学技术出版社已编辑出版出齐的《中医古籍珍本集成》,采纳原版校注的新整理方式,所收均为中医古籍的影印本,文献计360余种、15卷,其中有不少于20种新安医籍,包括张杲《医说》、王国瑞《扁鹊神应针灸玉龙经》、江瓘《名医类案》、汪机《续注读素问钞》《针灸问对》《推求师意》、吴崑《医方考》、程云鹏《慈幼新书》、汪昂《医方集解》《本草备要》、程应旄《伤寒论后条辨》、叶风(呕斋居士)《增广大生要旨(达生编本)》、江之兰《医津一筏》、罗美《内经博议》《古今名医方论》、程国彭《医学心悟》、郑宏纲《重楼玉钥·白喉辨证》、王绍隆《医灯续焰》、吴亦鼎《神灸经纶》、汪宏《望诊遵经》等,展示了新安医籍整理的新成果。

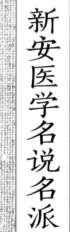

第三章

新安医学名说名派

新安医学作为富有影响力的综合性中医学术流派，学术争鸣活跃，创新发明众多，理论学说纷呈，学术流派林立。

富有创新精神的新安医家，在程朱理学格物致知治学精神指引下，勇于实践、勤于思考，"耻于深信""笃于深求"，在探研学术过程中参古博今、融会贯通、结合临床、大胆创新，提出了一系列富有科学价值的理论观点和创新发明，开拓了学术领域、填补了学术空白，在多个领域、多个层面都达到了前所未有的高度、深度和广度，为中医理论体系的形成和完善做出了不可磨灭的贡献，至今仍有很高的学术价值和临床指导意义。

新安医家众多，派中有派、门中有门，不同历史时期崛起了不同的分支学派，按发展历程大致可分为固本培元、养阴清润、心传心悟、经典校诂、垂范立法五大分支学派；新安儒医"以邹鲁之风传若子孙"，薪火相传，脉脉相承，经久不息，据不完全统计，传承3代以上至30代的世医传承链有139支。各家各派有源有流，传承有序，或以学术观点鲜明鼎言，或以诊疗方式独特立足，或以专科诊治特色见长，或以治法用药风格取胜，或以治学方法独到鸣世，成为中医学术发展史上一道道靓丽的风景线。

第一节　新安医学创新学说

新安儒医创新意识强烈，"于书无不读，读必具特异之见""独创之巧"，"推求阐发""驳正发明""意有独见"，"发群贤未有之论，破千古未决之疑"，敢于突破、大胆创新，在基础理论、病因病机、诊断辨证、治则治法、针灸方药各个方面新说迭出、异彩纷呈，极大地推动了中医学术的进步，产生了广泛而深远的影响。现从医学社会背景、理论实践基础、学术内容、历史意义和现代价值等方面，对其中创新学说加以梳理、凝练和阐述，力求阐明其学术内涵的精华所在。

一、基础理论新说

新安儒医秉承新安理学格物致知的治学传统，好读书、善读书，勤思考、不盲从，严谨治学、理性探索，在医著编撰中密切结合临床，提出了一系列带有基础性、根本性和普遍性的学术命题和创新观点,拓展和充实了中华传统哲学的学术内核,巩固和完善了中医基础理论体系,有力地推动了中医药学术的进步和发展。

1.营卫一气说

营卫一气说是明代祁门汪机(1463—1539)为修正和完善朱丹溪的"养阴说"而提出的营卫二气新说。

元末明初,江南地区朱丹溪滋阴学说盛行,当时富有影响的医家如王履、戴元礼、虞抟、王纶等都力主丹溪学说,王纶专著《忌用参芪论》,力辩过服人参、黄芪之害。朱丹溪"阳有余、阴不足"之说,本是对南宋滥用《局方》香燥流弊的纠偏,但王纶倡言后盛行过度,一些医家理解不深,株守滋阴,盲从于"气常有余、血常不足""气有余便是火"诸论,"视参芪不啻鸩毒",凡遇"虚热"之证,动辄滋阴降火,过用苦寒滋腻,戕伤元气,矫枉过正而渐成新的时弊。

对此,汪机与同时代的韩懋、薛立斋等医家都有所觉悟,汪机在《辩〈明医杂著·忌用参芪论〉》一文中,反复列举朱丹溪治疗血虚有火而"率以参、芪等剂治之而愈"的案例。明代《名医类案》载有朱丹溪医案339则,其中应用人参、白术、黄芪者就有203则。当时求诊汪机者,多曾遍试诸医、历尝诸药,非发散太过即降泻偏多,非伤于刚燥即损于阴柔,尤其滥用苦寒而致脾胃正气受损的案例颇多。《石山医案·营卫论》就指出了胃虚气弱多用四物汤反致胸腹痞闷之害,发出这样的感叹:"何世人昧此,多以阴常不足之说横于胸中,凡百诸病,一切主于阴虚,而于甘温之药一毫不敢轻用,岂理也哉?"

生活在丹溪学说占统治地位的时代和地区,如何疏通和化解理论与实践相冲突的矛盾和困惑,纠正滥用苦寒之时弊,汪机专著《营卫论》一文,以《黄帝内经》气血营卫立论,煞费苦心地从中找到"营气"这样一个沟通阴阳的切入点,引出"营卫一气说"。

首先,《营卫论》开言就将朱丹溪"阳有余阴不足"解释为"论人之禀赋也",系专论人在生命进程中阴气不足而阳气有余,"而非论治阴虚之病""未尝专主阴虚而论治",也"不专主于血"。生理发育过程中阴精难成而易于亏乏、情欲无涯而相火易动,摄生延年必须保养易损之阴精,并且汪机反又补充了人生多劳倦伤阴、七情伤气,故而阴常不足的认识,发明了病理状态下阴气易伤之论。

其次,汪机将朱丹溪"阳有余阴不足"统归为营卫阴阳,认为"阴不足"是指营气而言,"阳有余"是指卫气而言,由此把滋阴说引向补营气。营为水谷之精气,各种疾病都可耗伤营阴之气;卫为水谷之悍气,慓疾滑利,"阳有余者,指卫气也",正常情况本是有余的,一旦不足就是虚脱,就有生命危险,往

第三章　新安医学名说名派

往标志着生命的终结，并无药物可救。关键是营卫同源，营卫一气，异名同类，相互依存，营阴依靠卫阳才能营昼夜、利关节，卫阳依附于营阴才能固护于外，两者一虚俱虚。所谓阴不足当指营阴不足，包括营气之虚，而且临床上营气亏虚致卫阳散失者更为常见，"使阴气若虚，则阳亦无所依而飞越矣"，可从营之阴气角度入手治疗，认为这是朱丹溪念念不忘补阴的原因。

再者，根据"太极"阴阳互根原理，营非纯阴，营中有卫，营兼气血，营中亦有阴阳，只不过在各经的分布有气多血少与血多气少之别，营血中的营气即是阴中之阳，化生、推动营血而发挥功能，此中阳气可虚可补矣。《营卫论》分析说："古人于营字下加一气字，可见卫固阳也，营亦阳也。故曰血之与气，异名而同类。补阳者，补营之阳；补阴者，补营之阴。"这样就在滋阴理论与温补气血方药的运用之间架起了一座桥梁，由此"是知参、芪补气，亦补营之气，补营之气即补营也，补营即补阴也"，论证了人参、黄芪"不惟补气亦能补血"，具有补气又补阴的双重实际疗效，从这个意义上来理解，"人身之虚皆阴虚也"。

"营卫一气"论关键是对营气的阐述，更明确地说就是"营气论"。汪机紧紧扣住营气的"气"字大做文章，巧妙地把"补阴"定为"补营"、再把"补营"转成"补气"，阳生阴长，补气也就成了补阴的基本原则，扩大了朱丹溪"阳有余，阴不足"的内涵和外延，冰释了滋阴学说与实践的自相矛盾，阐发了"补营"具有补阴和补气的双重价值，修正和改造了朱丹溪养阴理论和临床应用，使补养阴气变得更为重要而广泛，故其再传弟子孙一奎云其"深有功于丹溪者"也。

"营卫一气说"的提出，同时还受到李东垣学说的启发。汪机父亲汪渭亦为当地名医，对朱丹溪滋阴说的局限性也有所认识，尝谓："东垣主于升阳补气，丹溪主于滋阴降火，若阴虚阳亢，当合东垣、丹溪两法治之。"受父亲影响，汪机同样也推崇李东垣，重视脾胃元气。《营卫论》指出"营气卫气皆藉水谷而生"，"诸病亦多生于脾胃"，人参、黄芪味甘性温为"补脾胃之圣药也"，强调"脾胃无伤，则水谷可入，而营卫有所滋，元气有所助，病亦不生，邪亦可除矣"。

汪机以营气为切入点和共同环节，通过一番推陈出新的科学改造，将李东垣胃气不足生内热、元气不足则阴火亢盛，与朱丹溪阴气不足而相火有余两者联系起来，指出"丹溪以补阴为主，固为补营；东垣以补气为主，亦补营也，以营兼血气而然也"。由苦寒滋阴过渡为甘温补气，沟通了朱丹溪补阴与李东垣补气之说，实质上是"引李入朱"，在朱丹溪补阴的名义下倡言李东垣补气思想，不仅使朱丹溪养阴说与李东垣补气说熔为一炉，也为其倡立"参芪双补说"奠定了理论基础，最终形成"调补气血、固本培元"的特色治法，开创了新安医学"固本培元派"。

2.动气命门说

动气命门说是明代休宁孙一奎(1538—1600)吸收太极的非阴非阳思想而创立的命门新说。

"命门"一词首见于《黄帝内经》，其位置是指目或睛明穴，又有"七节之旁，中有小心"之论，后世有指其为命门者；《难经》一改而提出"左肾右命门说"，认为"命门者诸精神之所舍，原气之所系也"，"男子以藏精，女子以系胞"，同肾属水；又言"诸十二经脉者，皆系于生气之原……谓肾间动气也"，似有指"肾间动气"为命门。晋代皇甫谧《针灸甲乙经》在两肾俞穴中间径有命门一穴，宋铸"铜人"命门穴亦在两肾之间。金元时期，刘河间《黄帝内经宣明论方》根据道教《仙经》"心为君火、肾为相火"说而立命门相火说，明确"右肾属火不属水"，突破了两肾属水之论；朱丹溪《格致余论》则首次引进理学太极概念，专论肝肾相火。宋明时期理学昌盛，面对命门具体部位、脏腑属性、阴阳水火属性众说纷纭的局面，理学功底深厚、易医兼通的孙一奎，吸收理学集大成者朱熹"太极自是太极，阴阳自是阴阳"的思想精髓，著《医旨绪余》一书，创"动气命门说"，以探明生命的本原。

《医旨绪余》开篇即引用朱熹"万物各具一太极"之语，以豆发芽为喻，指出生命之初，"男女未判，而先生此二肾，如豆子果实，出土时两瓣分开，而中间所生之根蒂，内含一点真气，以为生生不息之机，命曰动气，又曰原气，禀于有生之初，从无而有"。进而在《难经》原气论的启发下，结合佛学"圆觉"和道家"金丹""玄牝之门"等认识，明确提出此生生不息之肾间动气即是命门，乃人身"太极之本体"、阴阳之根蒂，即先天之太极，生命由是而生。在孙一奎心目中，命门动气比五脏六腑层次更深，生命的中枢不是心也不是肾，控制脏腑生长发育和功能协调的是命门动气。我们可以这样理解，"心为五脏六腑之大主"是从生命存在的空间纬度而言的，而命门为生命中枢则是从生命进程的时间轴线而言的，两者并不矛盾。

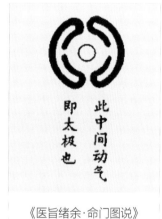

《医旨绪余·命门图说》命门图

"动气命门说"否定了左肾右命门说，使命门从两肾之中分离出来，而处于两肾之间、独立于脏腑系统之外的命门动气，显然是难以用脏腑阴阳属性来定性的。为此，孙一奎进一步以《黄帝内经》原旨为依据，指出命门是无形的动气，非水非火，非有形之脏腑，并无脏腑表里经脉之连属，也无十二经之动脉可诊察。《医旨绪余》曰："命门乃两肾中间之动气，非水非火，乃造化之枢纽，阴阳之根蒂，即先天之太极。五行由此而生，脏腑以继而成。"在孙一奎看来，太极、阴阳是宇宙和生命起源的两个不同阶段，太极元气化生阴阳。他指出："若谓属水属火、属脏属腑,乃是有形之物,则经络动脉而形于诊,《灵》《素》亦必著之于经也。"由此认定,肾间动气应属《周易》之"坎"卦,两肾包括右肾属水无疑,命门应为阴中之阳,一阳而居二阴间而为坎,"坎中之阳,即两肾中间动气"。命门无形,生命之根,原气所系,非脏非腑,非水非火,乃坎中之阳,造化之枢纽,生殖活动的调节中枢,生生不息的生命动力,"五行由此而生,脏腑以继而成"。此说逻辑严谨,一理贯通,堪称典型的"太极(命门)→阴阳→五行(脏腑)"的生命演化模式。

孙一奎临证注重补养命门元气,推崇温补肾阳,既擅用补中益气汤治疗元气不足,又长于以人参、黄芪合用附子、肉桂等,益气温阳以调治内伤杂病,更创制有壮原汤、壮元丸等温补命门元气的代表方,以纠正当时滥用寒凉而损伤元阳的时弊。在临证中他体验到生命"活力"的重要性,创说"命门动气",又据十二经配脏腑的原理,相辅发明"三焦相火为元气之别使"的观点,否认肝肾相火论,指出"命门不得为相火,三焦不与命门配",三焦为相火而由命门源源不断地提供火力(能源),推动生命的正常运行,并继承汪机"营卫一气说",倡言"原气(命门动气)—宗气—营卫之气"相互为用,认为先天原气推动宗气,后天宗气滋养命门原气,宗气又推动营卫而不离营卫,后天化生之营卫之气也同样反哺滋养命门原气,形成了一个维系生命动力与能量的链条。孙一奎的阐发将培元固本从脾胃元气扩展到命门元气,完善了温补培元治法的理论基础,成为继汪机之后的第二位固本培元派代表性医家。

"动气命门说"是明代"太极—命门"理论研究之发端,是医易合流的第二次高潮时创造的新学说,引发了明清两代的学术创新,明代赵献可、张景岳等均有进一步阐发。孙一奎融儒、释、道之说而发明"动气命门说",既有物质基础又有哲学内涵,切合生命科学的复杂性和统一性,实际上是充分运用古代哲学对中医人体调控机制进行的简明阐述,是中医学术发展进程中的重大理论创新。

3.三焦相火元气别使论

三焦相火元气别使论是明代休宁孙一奎(1538—1600)以《黄帝内经》为宗旨提出的相火新说。

"相火"概念出自《黄帝内经》,《素问·天元纪大论》曰:"君火以明,相火以位",上焦心君之火普照全身,公正无偏,三焦其他五脏之火温养自身,各安其位,共同维持生命的正常运行。宋代陈无择《三因极一病证方论·君火论》将"相火"释为"人之日用者",即手足少阳三焦和胆二经,启发后世以"君火""相火"论述生理病理。金元之后"相火"逐渐成为医家关注的议题,刘河间最先明确提出命门相火说,《素问病机气宜保命集》指出"右肾属火,游行

新安医学研究集成 学术研究

三焦,兴衰之道由于此";张元素承袭此说,《脏腑虚实标本用药式》云:"命门为相火之原,天地之始,藏精生血,降则为漏,升则为铅,主三焦元气。"李东垣称"相火"为系心流肾乘土位之"阴火",《脾胃论》云:"心火者,阴火也。起于下焦,其系系于心。心不主令,相火代之。相火,下焦胞络之火,元气之贼也。火与元气不两立,一胜则一负,脾胃气虚,则下流于肾,阴火得以乘其土位,故脾证始得",相应提出"甘温除热"之法。朱丹溪认为"惟火有二,曰君火,人火也;曰相火,天火也",指定相火"寄于肝肾之阴",为龙雷之火,一方面"天非此火不能生物,人非此火不能有生",另一方面"相火易起,五性厥阳之火相煽则妄动矣。火起于妄,变化莫测,无时不有,煎熬真阴,阴虚则病,阴绝则死",倡导用滋阴降火法治之。由于各家理解不同,相火实质始终未能分明。

孙一奎沉酣《黄帝内经》,不满于前人所论三焦与相火,在《赤水玄珠》《医旨绪余》中创造性地提出"三焦相火"论:一是大力倡发三焦有经无形,"乃上焦、中焦、下焦三处地位合而名之",上焦主纳不出、治在膻中,中焦腐熟水谷、治在脐旁,下焦分别清浊、治在脐下,可各呼为三焦;二是从《黄帝内经》出发,探究君相之火相成之理,认为君火犹君主,应君之德,至尊而无为,唯正火之名,相火犹宰相,奉行君命,守其位而司其职,故君火在人身即为心火,乃人体之主宰,而相火则为包络、三焦之火。因为包络为血母、为里,三焦为气父、为表,两者相为表里,然其相配不同于其他脏腑,只因俱属于经,均藏相火而以类相从。三焦相火和包络相火共同主持气血协同作用,以维持人体的生理功能,"营卫出于三焦,而所以营于中、卫于外,大气搏于胸中以行呼吸,使脏腑各司其职,而四肢百骸奠安者,孰非相火斡旋之功哉?"

针对前人所论相火,孙一奎据理驳斥。对命门相火论,他认为命门内藏原气(动气),其性质"非水非火",乃"阴阳之根蒂,即先天之太极",本身并非相火,故"命门不得为相火,三焦不与命门配"。但命门却是"三焦之原",三焦内寄之相火,始于命门的原气,为"原气之别使",借助命门元气提供的火力能源,推动生命进程的运行。对朱丹溪肝肾相火说,他认为并非真正的相火,而是"阴火",肝藏血、肾藏精,何以能寄存自然界外来之所谓"天火"?二者并无相火,"肝肾虽皆有火,乃五志之淫火,而非五行之正火",故肝肾火动,可"致人疾而为元气之贼"。如果说汪机"营卫一气说"是对朱丹溪"阳有余阴不足论"的扬弃,那么孙一奎"动气命门说""三焦相火正火说"以及"外邪火、五志淫火"论,则是对朱丹溪"相火论"的彻底否定。

金元之后在"火热"学说影响下,世医多用苦寒之品,孙一奎特别指出:若不参考时令节气滥用寒凉之剂,或妄以命门阳气为相火,动则投滋阴降火之剂,是不明"火"的特点以及治"火"的原则,往往会导致阳气伤损,从而加重病情,甚至致使虚损病人重笃而亡的严重后果,应将人身之阳气与阴精置于同样重要的地位。孙氏的相火理论与实践,体现了新安固本培元派的学术特点,是对当时医学主流寒凉学派的挑战,客观上起到了纠正滥用寒凉而损伤阳气之时弊的作用,为丰富中医理论、指导临床实践做出了重要贡献。

4.元阴元阳说

元阴元阳说是明代歙县罗周彦首次以元阴元阳细分元气并用以指导疾病辨治的创新学说,是"元气论"在中医诊疗领域的具体运用和拓展发挥。

元气是指产生和构成天地万物的终极本原,"元气论"是我国古代以"气"来探求宇宙本原、阐释天地变化并解释万事万物运动变化规律的哲学学说,《难经》首次将元气引入医学领域,用以阐明生命的原始动力,强调元气源于先天,化生于命门。金元时期,李东垣汇通真气、元气,而又视胃气为元气,有"真气又名元气"和元气即"胃气之别名"两种含义,从此医学临床实践运用中有了先天元气与后天元气两个含义。朱丹溪将太极引入医学,有"相火乃元气之贼"论。明代汪机起而修正朱丹溪之偏,其门生及后学承其学说,在罗周彦之前就已形成一大批以温养气血、培补元气为治法的新安培元派,如程廷彝倡说《病用参芪论》、汪副护自号"培元子"、徐春甫自设"保元堂"、孙一奎自号"生生子"、吴崑以"针药保元"等,尽管在或补脾或固肾或脾肾同治上有种种不同,但治疗上都善用人参、黄芪或合干姜、附子共用。新安固本培元实践突显了元气的实用价值,但治病范围有限,仍停留在未病培元、既病保元、病后复元、防伤元气以免加重病情甚或导致不治的范畴。

罗周彦幼年多病而学医,禀赋薄弱应是其关注元气的最初动因,所著《医宗粹言》14卷(1612),开宗明义首列《元气论》2卷,指出"元气论乃根本要语",并"立元阴元阳之门",首次将元气分为元阴、元阳,认为元气犹如太极,有阴有阳,有体有用,水为有形之体,火为无形之用。在罗周彦看来,太极阴阳是一体的,对两者作为世界和生命起源两个阶段的区别视而不见。同时置"先天后天之辨",认为先天元气禀受于父母,附藏于肾和命门;后天元气起源于"受生之初",附藏于脾胃,"受生之初"禀母之脾胃谷气,由受孕母亲提供营养,有生之后复藉于己。先天无形元阴即肾水,其本体深藏于左肾;无形元阳即命火,其体则附藏于右肾命门。后天元气有化生营血卫气之功,其有形元阴为营血之母,有形元阳为卫气之母。两神相搏,合而成形,先身者为先天,后身者为后天,先后天元气均属"天赋自然之真",但离不开脾胃谷气之充养。

《医宗粹言》还专立有《元气空虚致生百病论》,系统地将元气不足作为病因看待,指出先天不足,后天失调,皆可耗伤元气而致生百病。《黄帝内经》中虽早有"百病生于气"的病因说,宋明时期分外感病邪之气、内伤失常之气,对内伤已有气机升降出入的生理病理认识与应用,但其仅限于气的运行失常、气化失宜,虽又有"正气存内,邪不可干"之论,也仅作为宏观整体的把握,气虚致病的具体论述尚属空白。罗周彦详细分析说,先天元气亏损起始于"受生"前之父母,后天元气亏损起始于"受生"后之母养。先天元气耗伤多为重笃之病,难治难养,非久治久养不能斡旋造化;而后天元气不足,六淫从皮毛而袭,多属营血卫气为患,易治易愈。诸病论治当以先天、后天元气亏虚为根本,脾胃谷气生化弥补为要领。其《元气论》篇指出:"脾胃之谷气实根于先天无形之阴阳,而更为化生乎后天有形之气血","肾命之真阴元阳不足,固不能为十二经气血以立天根;脾胃之谷气不充,更不能为肾命之真阴元阳以续命"。即使是先天元阴元阳之虚,也需要补脾胃以助其生化,所谓"先天元阴元阳,全赖中气滋培而施生化也"。正因此,后天之症较先天易治,治疗上有"先入为主"的优势。

元气为病,多属不足,病涉五脏,证候纷繁,《元气论·元气与气血所伤不同论》指出:"苟有所伤,不可以寒凉药治,不可以辛热药治,不可以汗吐下治,不可以针灸治,不可以毒药治,唯宜温存以养,而药用甘温、甘寒之剂治之。"罗氏总分先天元阴、后天元阴、先天元阳、后天元阳4类,列出各类不同的病症表现,并创立了4首基本方。甘温甘寒存养元气,理法方药一"气"贯通,突出了元阴元阳论治百病的主体地位。先天无形元阴不足,则虚火内燔,燥其真阴,魂魄不安,宜用补水益元汤,并称其中熟地、生地、当归、白芍"上四味大补真阴元精之圣药也";后天有形元阴不足,则吐血、衄血、嗽血、便血、骨蒸烦热、津血虚少,筋脉痿弱,肢体懈惰,形容憔悴,常用滋阴益元汤,并称当归、白芍、沙参、麦冬、熟地等组方药物"是为滋阴养元方略之要";先天无形元阳不足,则形寒肢冷,精神短少,脉象微弱,常用益火复真汤,并称其人参、附子、当归、白术、黄芪等组方药物"皆甘温大补阳气之圣药也";后天有形元阳不足,或自汗,或呕吐,或泄泻,或遗尿,或滑精,常用益元冲和汤,并称其中黄芪、人参、白术、干姜四味为"大补阳气之圣药也"。

罗周彦以元气亏虚为切入点,剖析了元气损伤的病机特点及其与各具体病证间的关系,从元阴、元阳的划分开始,由抽象到具体,细分出4类内涵明确的辨证概念,并有针对性地分类提出具体可辨的证候特征、实用可行的治法方药,提高了临床诊疗的可操作性,彻底摆脱了元气无所不在却无所指定、无所不能却无所使用,临床上难以措手的尴尬窘境,深化和提高了元气的临床实用价值,形成了从元气辨治疾病的完整学术体系。

5.包络命门说

包络命门说是明末清初歙县程知基于脏腑解剖与经文考证而提出的命门新说。

对于命门的认识,历来持见不一。其中以包络为命门的观点,明代李梴曾有提及,其《医学入门·脏腑赋》有"上为心包"之语,亦有"心包即命门"之注,但所指并不明确,其又云:"黄脂漫包者,心也。其漫脂之外,有细筋膜如丝,与心肺相连者,此包络也。"所论心包与心包外膜之说未能分开。

程知著《医经理解》9卷(1653),首先在开篇的命门图中指出:"肾有两枚,形如豇豆,如环相并,中间一点即命门也。是谓坎中之一阳,旧以右肾为命门,非也。"这与明代新安医家孙一奎"命门动气说"是相统一的,所不同的是,"命门动气"是动态的、无形的,"包络命门"是有形的、静态的位置。

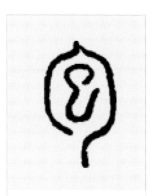

"包"字本义,象人裹妊,巳在中,"象子未成形"

程知继而在《手心主心包络命门辨》中大力阐发"包络命门说",认为心包络并非裹心之外膜,乃系于心肾的器官。书云:"以心包络为裹心外膜,千古惯惯,不可不以经文考正也。夫包者,包胎之名,即子户也,精以此藏,其在女子者,则有形如合钵,可以系包。其络下联于两肾,而上属于心,故谓之心包络。故《评热论》曰包脉者,属心而络于包中,心气不得下通,故月事衰少不来。《奇病论》曰包络者,系于肾。若云裹心外膜,则经文未有著见也。夫心既为一脏矣,岂有心外脂膜复为一脏之理?脏者,有所藏之名也。遗此人生藏精之户,而以脂膜当之,必不然也。"从《素问·评热论》《奇病论》出发,指出包络既直接系于肾,又影响着月事。并从分析字义出发,举出大量的文献资料论证:"包者,抱也。《经》所谓以抱人形。《六书正伪(同讹)》谓包胎乃单包字,象子未成形而包裹于中。俗作胞,盖溺胞字也,其音为脬。故《五味论》曰膀胱之胞薄以懦。《痹论》曰胞痹者,小腹膀胱,按之内痛,若沃以汤,涩于小便。后人所以相沿而误者,由不知包之为包,又不知胞之非包,而遂杜撰其说,以包膜为裹心外膜,亦不经甚矣。"

《医经理解》所论命门,广义指"心包络",即心与藏精系胎之包之间的脉络,《内经》所谓手心主之主干经脉;狭义即藏精系包之包门,位于两肾之间,通于两肾。《手心主心包络命门辨》曰:"然,所称命门者果何脏也?曰:命门即心包络也。《难经·三十六难》曰:命门者,诸神精之所舍,原气之所系也;男子以藏精,女子以系胞。夫以命门为藏精系包之处,则命门之为包门无疑矣。……又名子户,又名子宫,又名血室,道家谓之丹田,又谓之玉房。其门居直肠之前,膀胱之后,当关元、气海之间,以其精气由此出入,男女由此施生,故有门户之称。以其为生之门、死之门,故谓之命,故命门即包门也。《经》谓之心包络者,以其络属之心也;后人谓之命门者,以其窍通乎肾也。《刺禁》曰:七节之傍,中有小心。七节之傍,肾也。中有小心,命门也。命门为心火之相,故曰小心。《胀论》曰石瘕生于包中、寒气客于子门,是子门即包也。东垣亦云包络一名命门。故心主也,包络也,命门也,一言而三名也。……虞天民、

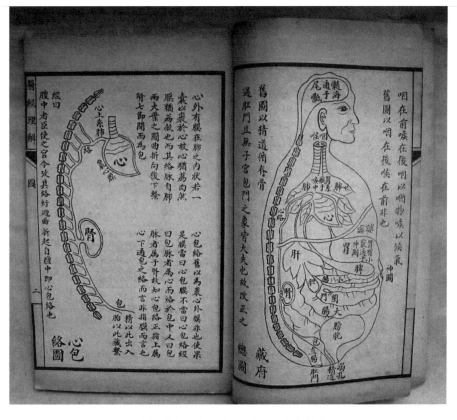

明末清初新安医家程知《医经理解》心包络图

张景岳知命门之不在右肾，而不知命门之即包络，由不知包之非裹心外膜也。"心包络和命门实为一体，从其组织形态而言，其络上属于心，下系于包门，故名之曰"心包络"，而决非护心之膜；从其功能作用而言，其为男女精气之所出入，生命之所由始，故名之曰"命门"。所谓"心肾相交"，也源于此。

程知包络命门说首次从脏腑解剖形态的实体研究和经文考证角度两方面论证，见解独到，有理有据，多有创见，与右肾命门说、动气命门说、肾间命门说一起，被认为是中医学术史上最有影响的四大命门学说，为命门学说的丰富与发展做出重要贡献。

6.脑主记忆说

脑主记忆说是明末清初休宁金正希(1589—1645)接受西学思想而提出的，经休宁汪昂(1615—1694)记述阐发的心脑关系新说。

西汉时期对"脑"已有所了解，纬书《春秋元命苞》就有"人精在脑"、"头者，神之居也"的记载。其后道家称"脑"为"泥丸"，《黄庭经》云"头有九宫，脑有九瓣"，《金丹正理》对其结构、功能做了研究："中间一宫，谓之泥丸……乃元神所住之宫……神存则生，神去则死。"中医自《黄帝内经》始，更强调心主神明,虽亦有"头者精明之府也"之说,但更多的是"心者君主之官,神明出焉"、"心者五脏六腑之大主,精神之所舍也"之论,另有"五脏神"(神、魂、魄、意、志)的观念并存。隋朝杨上善《黄帝内经太素·厥头痛》提出"头为心神所居",唐代孙思邈《千金要方·卷二十九·灸法》中强调"头者人之元首,人神之所住",明代李时珍进一步提出"脑为元神之府,而鼻为命门之窍"(道家认为"元神"与"命门"直接相关),然"元神"内涵并不清晰,功用并不明朗。

金正希为崇祯元年进士,曾在京中与徐光启等一同向西人学习历算之学,对意大利传教士利玛窦的脑学新说有所了解。同乡汪昂从其处得知西人新说后,及时在《本草备要》"辛夷"条中加按语说:"吾乡金正希先生曾语余曰:人之记性皆在脑中。小儿善忘者,脑未满也;老人健忘者,脑渐空也。凡人外见一物,必有一形影留于脑中。昂思今人每记忆往事,必闭目上瞪而思索之,此即凝神于脑之意也。不经先生道破,人皆习焉而不察矣。李时珍曰:脑为元神之府,其与此义,怠暗符欤?"金正希所语"脑未满……脑渐空",与利玛窦《西国记法》论述极为类似,汪昂结合自身体悟加以理解、阐发,成为中医著作中传播西人脑说的第一人;李时珍有"脑为元神之府",汪昂敏感地意识到"元神"与"记忆"(属于"识神")可能都属于脑,其义"暗符",由此揭开了"脑主神明"研究的新篇章,也因此成为"脑为元神之府"与"脑主记忆"汇通并论的第一人。

中医理论认为,"心之官则思",而汪昂则以严谨求实的精神和丰富的思辨能力,"昂思"而思出"凝神于脑之意"来。考"思"字,从"囟"从"心",会意字,《说文解字》曰"思,容也",段玉裁注:"思,容也。自囟至心如丝相贯不绝也。"可见"思"乃心脑结合、相贯一气产生的功能。其实《黄帝内经》对"脑神"学说也有所觉察,《素问·解精微论》有曰:"夫心者,五藏之专精也;目者,其窍也。"这一论述是神脑学说的重要基点之一,却被历代注家所忽略,汪昂敏锐地意识到这段经文的重要价值和意义,在《素问灵枢类纂约注》中明确指出 "目为肝窍","然有辨别事物,故又为心窍";联系其在《本草备要》中的记述,"目为心窍""目瞪而思""凝神于脑","昂思"可谓深得心脑结合之"思"的奥妙。

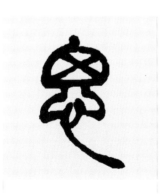

思从囟从心
(从脑到心如丝相贯不绝方为"思")

记述"脑主记忆"说的《本草备要》增订本刊于1694年,而《西国记法》早已于1595年和1605年分别在中国刊行,利玛窦是用中文撰写的,其中《原本篇》就有对"记忆在脑"观察研究的记叙:"记含有所在脑囊,盖颅囟后枕骨下为记含之室,故人追忆之事骤不可得,其手不觉搔脑后,若索物令之出者,虽儿童也如是,或人脑后有患则多遗忘。""博学强记之士,人以石头击破其头,伤脑后遂尽忘其所学,一字不能复记。又有人坠楼者,遂忘其亲,知不能复识。"而从《西国记法》刊行到1694年汪昂《本草备要》增订本问世,我国近百年间并无医家谈及脑主记忆之事。明清交替之际,与汪昂同时接受西方医药知识的还有方以智(著《物理小识》)、赵学敏(著《本草纲目拾遗》)、王宏翰(著《医学原始》)等,由于《本草备要》流传甚广,故影响最大。以"脑主记忆"为例,清代王清任《医林改错上卷·脑髓说》(1830)即以李时珍、金正希、汪昂之论,作为"机灵在脑之证据"。其后中西医汇通医家无不心脑相提并论,脑为生命中枢并主思维意识的认识基本形成。

二、病因病机新说

新安医家思维活跃、不囿旧说,立足临床、追溯病原,在伤寒、温病、久病、虚损的病因病机认识上各有发明,富有新意,完善和发展了中医病因病机理论,为中医学术界注入了一股清新的风气,影响深远。

7.风寒中伤营卫说

风寒中伤营卫说是明代歙县方有执(1523—1599?)在重新编排《伤寒论》的篇章条文秩序中提出来的伤寒杂病病机新说。

东汉末年张仲景著《伤寒杂病论》,问世不久即因战乱而散佚缺失、简牍错乱,西晋太医令王叔和通过收集和整理,将其伤寒内容重编为《伤寒论》。方有执认为王叔和整理"流源已远""颠倒错乱殊甚",宋本"代远年湮而失仲景之旧",后经成无己作注时又多有误改和窜乱,失去了原著的本来面目,遂逐条辨析,采用"削""改""移""整"的方法通盘进行订正与编次,调整篇章秩序、整移条文,改订削删、重新排列,形成《伤寒论条辨》新体例,增强了原书的系统性和条理性。但条辨重订绝不仅仅是简单的篇章条文编排整移,而是反映了作者对伤寒病发病、传变、转归的新认识。

《伤寒论条辨》重点是改订三阴三阳病脉证并治诸篇,其中将"太阳篇"分为3篇、列为前3卷,改动最大,也是全书的重点。方有执认为,风寒之邪分别侵犯人体营卫,风则中卫,寒则伤营,风寒俱有而中伤,则营卫皆受而俱病,故凡桂枝汤证及其变证一类风中卫的条文,计66条20方,均纳入第一篇;凡麻黄汤证一类伤寒而病及其冠以"伤寒"二字于条首的条文,计57条32方,悉收入第二篇;凡青龙汤证和有"脉浮紧""伤寒脉浮"字样的属风寒同时侵犯营卫的条文,计38条18方,全汇入第三篇。由此将外感风寒邪气发病归纳为"风伤卫、寒伤营、风寒俱伤营卫"3种,将风寒中伤营卫提到整个太阳病的共同病理基础来认识,深刻地揭示了伤寒病的发病、发展、传变、转归规律,是对仲景学说的发挥。其在太阳病第一条中有注释曰"此揭太阳之总病,乃三篇之大纲",后经喻嘉言的大力提倡,概括为"三纲鼎立"之说,和者竞起,形成了伤寒学说中的错简重订派。

第三章　新安医学名说名派

风寒中伤营卫之论,实又"本之于风暑湿寒,发之于三阳三阴"。方有执认为,《伤寒论》实为"医经","所论不啻伤寒而已",亦论杂病,"论病以辨明伤寒,非谓论伤寒之一病也"。外感风寒六淫,其传变有发为伤寒病者,也有发为杂病者。他把诸如桂枝汤证、麻黄汤证、青龙汤证等证的变证、坏病,从原书的六经其他篇中拎出来,并入太阳病"风伤卫、寒伤营、风寒俱伤营卫"三篇中,而所谓坏病即《素问》曰万病皆生于风寒暑湿燥火之意也",明确伤寒兼杂病,其病因病机是风寒中伤营卫,营卫不和是伤寒和杂病共同的病理基础。他还提出"乱伤寒"和"杂伤寒"的概念,将温病归为杂伤寒,"凡痉湿暍,皆与伤寒相涉无疑,故一一条辨而例论之",三者"自风寒变来,本属太阳,犹有风寒涉似之疑";新增"温病、风温、杂病"篇,把条文前有"病人""病"及有关杂病的条文归入此篇,"论温以辨明伤寒"。《伤寒论条辨·或问》指出"六经岂独伤寒之一病为然哉,病病皆然矣",提示温病同样有营卫不和的病理基础。

风伤卫、寒伤营虽始倡于晋王叔和,宋成无己和之而述于后,但王叔和《伤寒例》并没有将风寒分提;唐孙思邈特别推崇太阳病桂枝、麻黄、青龙三法的运用,宋朱肱、许叔微承其说而倡为三方分主鼎立,但都未能从整个太阳篇系统地加以总结。方有执的错简重订以风中卫、寒伤营、风寒两感营卫为纲,直接将太阳篇分3篇,认为营卫不和是包括温病在内的伤寒杂病的共同病理基础,认知独特、富有新意,形成了风寒中伤营卫的系统理论学说,推动了"伤寒学派"的兴盛,进一步丰富和发展了伤寒学理论。

8.暑必兼湿说

暑必兼湿说是明末清初休宁汪昂(1615—1694)明确提出,后经清代叶桂(1667—1746)大力推广运用所形成的阐述暑邪特征、暑病病机和治疗的新说。

暑与湿均为六气之一,《黄帝内经》已认识到夏与长夏时令相继,暑湿二气相连、病性相关的特性。张仲景发现暑月见有中热与伤湿之证,《金匮要略》中论及暑伤气津或伤湿之"暍"。晋代葛洪也认识到夏月发病有暑湿证候存在,《抱朴子》认为体虚之人易感暑湿。唐代孙思邈《备急千金要方》也有暑月感湿的记载。宋代陈无择《三因极一病证方论》列有《暑湿风湿证治》专篇,其《伤暑证治》篇所用5首伤暑治方,均用茯苓等渗利水湿药。金元时期,张元素分析了夏秋之际暑湿夹杂的气候因素,在《医学启源》中提出"渗泄之法";李东垣《内外伤辨惑论》有长夏"天暑湿令"的记述,其《暑伤胃气论》篇强调"宜以清燥之剂"治之,创清暑益气汤渗利除湿。明代王纶《明医杂著》提出"清心利小便"的治暑之法;新安医家余淙认为"热蒸其湿是为暑,无湿名为干热"。清初喻嘉言《医门法律》提出"暑病乃夏月新受之病"的新感说。至明末清初治疗暑病,香薷饮、六合汤、五苓散、胃苓散等宣化暑湿、淡渗利湿方已为临床医家所常用,但未有明确提出"暑病兼湿"者。

汪昂在前贤诸家暑病证治基础上明确提出"暑必兼湿说"。他指出,暑与热均为阳邪,两者的区分就在于有无兼湿。《本草备要·香薷条》强调"治暑必兼利湿",但须辨清病情,合理运用化湿之法。认为香薷"为清暑之主药",但"伤暑大热大渴,汗出如雨,烦躁喘促,或泻或吐"之津伤重证则不宜使用,"气虚尤不宜多服"。《医方集解·清暑剂》推荐了10首清暑之剂,所载四味香薷饮、清暑益气汤、六一散、缩泉丸、消暑丸、五苓散等清暑剂也各有所宜;还对伤暑的证候病机进行了全面阐发,指出:"暑为阳邪故蒸热,暑必兼湿故自汗,暑湿干心则烦、干肺则渴、干脾则吐利、上蒸于头则重而痛,暑能伤气,故倦怠。"认为"烦、渴、吐利"等都是暑湿伤及心、肺、脾三脏所致。

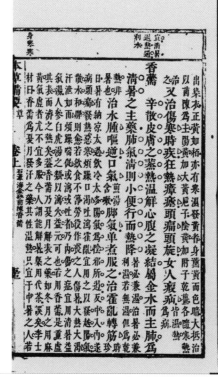

清汪昂在《本草备要》初刊本"香薷"条中明确提出"暑必兼湿"说

继汪昂之后,已迁吴行医的"古歙叶天士",从临证角度进一步对"暑必兼湿说"加以阐发和应用,其于《三时伏气外感篇》中云"长夏湿令,暑必兼湿",《临证指南医案·暑》更反复强调,暑湿相兼首先伤气犯肺,指出"暑必夹湿,二者皆伤气分,从鼻吸而受,必先犯肺"。经一代宗师推崇和应用,"暑必兼湿说"更加深入人心。清代吴鞠通赞同其说;王孟英则改提"暑多夹湿",认为暑与湿并非一体,非谓暑中必有湿也;俞根初则进一步认识到,湿温有暑

第三章 新安医学名说名派

| 113 |

多湿少和湿多暑少两类,"传胃而暑重湿少""传脾而湿重暑轻",治有不同。暑湿虽非一体,但新安余淙、汪昂在概念上明确将有无湿区分为"中暑"和"干热"两种,逻辑上是清晰的,保证了"暑必兼湿"理论自成体系。

我国处于大陆性季风气候地域,冬冷物燥而夏季湿热,故历代医家治暑病多兼化湿;尤其东南沿海地区夏季气温高、湿度大,暑热之中多湿热之气,常具郁蒸之性,这正是江南新安医家提出"暑必兼湿说"的客观原因所在。湿温气候有利于微生物的滋生繁衍,更增加了夏季外感热病(即暑温)的复杂性,故近代医家曹炳章在《暑病证治要略》中指出:"病之繁而苛者,莫如夏月暑湿为最甚。"因此,"暑必兼湿说"对于今日暑温证的治疗仍有重要的指导意义。

9.久病入络说

久病入络说是清代祖籍歙县迁入苏州的叶桂(1667—1746)明确提出并由此针对不同病情确立了多种治法的络病新说。

"络脉"概念始自《黄帝内经》,《灵枢·脉度》载有经脉、络脉、孙脉之别,《素问·经络论》将络脉分为阴络和阳络两类,《灵枢·痈疽》指出络脉具有灌注、输布全身血气的生理功能。"久病入络"之说亦萌芽于《黄帝内经》,《素问·缪刺论》曰"今邪客于皮毛,入舍于孙络,留而不去,闭塞不通,不得入于经,流溢大络而生奇病",论述了久病入络的原因,提示病邪可通过络脉而达全身,继生百病。《灵枢·终始》曰:"久病者,邪气入深。刺此病者,深内而久留之,间日而复刺之,必先调其左右,去其血脉,刺道毕矣。"《素问·调经论》曰:"病在血,调之络。"《灵枢·寿夭刚柔》曰:"久痹不去身者,视其血络,尽出其血。"久病《黄帝内经》多从络脉论治。进而张仲景在《金匮要略》中论述了肝着、黄疸、水肿、痹证、虚劳等"络脉瘀阻"相关病证,并创制辛润通络之旋覆花汤、辛温通络之大黄䗪虫丸、虫类通络之鳖甲煎丸等;此后《诸病源候论》《备急千金要方》《外台秘要》《景岳全书》等著述,从胸痹、心痛、中风等病证出发,讨论络病病机、治法,但都未明确说明。

叶桂认为,初病之期多伤气分,病初在经是气分病,久病由气入血,由血入络,络脉不通,血行不畅,与客邪相搏,渐成沉疴痼疾,形成"络病",临床常见疼痛、瘀滞、痰阻等症状。他在前人基础上多有发挥,《临证指南医案》中多次提及"初病在经,久病入络,以经主气,络主血"、"初为气结在经,久则血伤入络"、"大凡经主气,络主血,久病血瘀"、"病久痛久入血络"、"百日久恙,血络必伤"、"经年宿病,病必在络",临床上从络脉角度治疗病证,系统展示了多种病证的发展趋势、临床特征以及治疗方法。

叶桂从络治法可概括如下。

①辛润宣通法:针对"久病入络"之血络,瘀痹之发黄,"瘀血在络"之便血,"病入血络"之胁肋痛、脘痛,"伤及肝脾"之腹痛,"久痛在络,阴阳两伤"

之癥瘕，主张"不投燥热敛湿呆补"、"药不宜刚"、"勿投燥热劫液"，注重育阴保津，通过辛咸柔润之品，以达"辛润宣通"之功。用药上多选用旋覆花、新绛（新采茜草或西草染绯帛）、清葱管、韭白汁、柏子仁、杏仁、胡麻等，濡养络脉，宣通瘀滞。

②辛香开通法：针对"痛甚于下，浊结有形"之癥瘕，"病在络脉"之脾厥心痛，"寒入络脉"之胸胁痛，"瘀血积于胃络"之胃痛，认为"病在脉络，为之辛香以开通"，"浊结有形，非辛香无以入络"。药用芳香辛温之桂枝、香附、橘核、川楝核、橘红、郁金等，配以活血通络之品如当归、桃仁等，辛香苦温，辛香流气，芳香走窜，开通络瘀。

③清络宣通法：针对"气分热邪逆传入营，逼心包络中"、"抽搐动风者"、"阳气怫逆，阻其灵窍"之痫者，阳气燔灼少阳络脉而咳血、咯血者，"热邪郁阻心包络"之心窍蒙闭者，以咸寒之品清络脉邪热，用芳香之品透散络中之邪。多用犀角、生地、玄参、丹皮、连翘、郁金、丹参、桃红，配以麝香、冰片、田七、天竺黄、石菖蒲等芳香之品，清透邪热，开窍醒神。

④搜络化瘀法：针对络脉凝滞之诸痛、积聚、癥瘕、疟母、痹证等顽疾，利用虫类药"灵动迅速"之性，"追拔沉混气血之邪"。药用地龙、全蝎、穿山甲、蜂房、蜈蚣、白花蛇舌草等，并配伍当归尾、川芎、五灵脂、桃仁等活血化瘀之品，意在"血无凝著，气可宣通"，攻不伤正，以达到润以濡其干、虫以动其瘀、通以祛其闭的目的。

⑤涤痰通络法：针对络为痰阻之证而现麻痹、舌歪、言謇者而设。《外感温热篇》有言："平素心虚有痰，外邪一陷，里络就闭。"药用半夏、竹沥、姜汁、胆南星、枳实、石菖蒲、茯苓、陈皮、瓜蒌、贝母等味，涤痰通络。

⑥补络法：针对"下焦空虚，脉络不宣"之腰髀痛，"阴阳脉衰"之肩不举而痛，"脉芤，汗出，失血"所致之背痛，"脉细色夺，肝肾虚"而腰痛，"络虚，色脉衰夺"等证，选用鹿角、人参、白术、当归、黄芪、杜仲、核桃、羊肾、枸杞、牛膝、桂枝等补益气血，气血充足则络脉通达，诸症自除。

此外，由于久病入络，病势深重，痼结难解，如见诸痛痹、积聚、癥瘕、疟母、中风、咳血诸证，叶氏提出"久病当以缓攻"，"缓图为宜"，"勿事速达"，以调治络病。常以峻猛之药入丸、膏剂，缓图其效，攻邪而不伤正气。

叶桂创用多种治络方法，理论与实践相结合，辨证周详，取法圆活，用药灵变，开拓了新思路新治法，形成了较为完整的治疗体系。久病入络说发前人未发之旨，既是对临床经验的总结，也奠定了络病学说的理论基础。诚如华玉堂在《临证指南医案·诸痛》按语中所言："然其独得之奇，尤在乎治络法。盖久痛必入于络，络中气血，虚实寒热，稍有留邪，皆能致痛，此乃古人所未及详言，而先生独能剖析明辨者，以垂训后人，真不愧为一代名医矣。"

10.外损致虚说

外损致虚说是清代康熙、乾隆年间(1662—1795)歙县吴澄针对虚损病因和证治提出的新说。

《黄帝内经》已有"精气夺则虚""阳虚则外寒、阴虚则内热"等论述;《难经》有"五损"等症情治法,张仲景《金匮要略》中首先提出虚劳病名,隋代巢元方《诸病源候论》中论述有五劳、六极和七伤,金元李东垣倡脾胃内伤说,明代张景岳强调真阴真阳虚损,但直到清代康乾时期尚无六淫外邪致虚的探讨。

吴澄致力于虚损证的研究,著虚劳专著《不居集》,上集30卷取古人论治虚损之精要而归纳为九法,下集在李东垣内伤说的启发下,从六淫外邪致虚入手,以20卷之篇幅发明外感内伤的外损论治法,补前贤之未逮,而与诸家九法合归为"虚损十法"。

吴澄认为"虚损一症,不独内伤,而外感者亦有之矣",拘泥于内伤和久虚成损,专用滋阴降火,难免会虚其所虚,损其所损。六淫、痰积、食郁、失血、酒伤、外虫等外因长期侵袭,"缠绵日久,渐及内伤,变成外损"。外感之后成损与否,因人而异,取决于体质之强弱,有"即病而无阳"(一病即倒)者,有"循而变外损者"(逐渐外感致损)。或素体虚弱,外感即病,又妄用汗吐;或真元不足,感受非时之气即病,又加清下攻消、重伤元气;或时行疫疠,治不得法;或外感风寒,初时病轻有延误,后则误用滋补而留邪;或起居不慎,饮食不节,房事过度,皆可成似损非损之外损证。

吴氏指出,"外损"当与传统意义上的虚损相区别,"频感外邪,消耗气血",耗伤正气,实为外损之关键。"外损"外感之症与虚损之象并存,虚实互见,病程缠绵,与单纯外感"吉凶只在旬日之间"迥然有异,还要注意与内伤虚劳、外感寒热等类似之证相区别。古人多论及内伤虚损,而少及外感之后之虚损,是时医误判误治的重要原因之一。

"外损"为邪未尽而虚劳已成,虚实夹杂之间,治疗上应分清邪正孰多孰少。针对时医非攻即补、非补即攻、或攻或补、蛮攻蛮补、攻补失宜之弊,吴澄发明了"解托""补托"二法,创立了13首治"外损"方剂。

感受外邪后素体不足而不任疏散者,宜用"解托"之法,以和解达邪为主,同时注意"回护元气"。解托方有柴陈解托汤、和中解托汤、清里解托汤、葛根解托汤、柴苓解托汤、升柴拔陷汤6首,均以柴胡、葛根为主药。《不居集》认为,"解托之妙,妙在葛根……辛而能润","妙于横行托里",而柴胡"妙在升举拔陷",两者合用,一提一托,可使外邪迅速达表而解。

正虚邪陷不能托邪外出者,宜用"补托",以扶正达邪为要旨,佐以祛邪。其中"未病之前,已有一内伤虚损底子,及其即病,名曰外感,其实内伤;既曰内伤,又实外感",尤宜补托。补托方有益营内托散、助卫内托散、双补

新安医学研究集成 学术研究

116

内托散、宁志内托散、补真内托散、宁神内托散、理劳内托散等7首,常用当归,认为当归是虚人外感要药;兼用葛根、柴胡,则"补者自补,托者自托,而散者自散"。

《不居集》还指出,平日保养、病后调理,可免外损致虚,并载有"病有十失""病中十则""病家十要",着重强调了"治未病"的重要性。

虚劳大家吴澄发明"外损致虚说",创解托、补托二法,羽翼李东垣内伤学说,自成一家之言,完善了虚损证治理论,扩大了虚损病因学和治疗学的研究范畴,充实了虚劳发热论治的认识,对慢性虚损性病证的论治具有重要的指导意义。

三、诊断辨证新说

新安医学在中医辨证学领域尤有创新,其立论无不异于古法,发前人所未发,自成一家之言,理论体系完整,实用价值突出,贯穿于理法方药诊治全过程,在中医诊断学中占有极其重要的地位,至今在临床分析、归纳、综合、判断证情中仍然发挥着重要的实际作用。

11.卫气营血辨证说

卫气营血辨证说是清代祖籍歙县迁入苏州的叶桂(1667—1746)创立的论治外感温病的辨证新说。

"卫、气、营、血"概念首见于《黄帝内经》,是指构成和维持人体生命活动的基本物质。《伤寒杂病论》创立六经辨证,引入卫、气、营、血阐述外感病的病理病机。华佗对温邪入血发斑已有所认识。隋代巢元方《诸病源候论》对风热犯肺的病因证候有详细论述,对热结伤阴和热毒血证等病机也有分析。唐代孙思邈《备急千金要方》载有四时温疫诸方,包括治疗热入血分的犀角地黄汤、治疗"天行时气,内入攻心"的紫雪丹等。先秦汉唐时期虽然对温病均有论述,对厉气乖戾之性均有认识,但概念上一直是"温病不越伤寒"。宋金元时期,很多医家已认识到热病初起滥用麻桂误人,温热病开始脱离伤寒藩篱。金代刘河间首倡"火热论",认识到"热邪在里,耗损营血者病重";元代罗天益在《卫生宝鉴》中,根据邪热在气在血的不同而分证制方用药;王安道《医经溯洄集》首次提出"温病不得混称伤寒"。到了明代,陶节庵《伤寒全生集》有"传心"和"先入营卫"、"先自三阳气分……已后传进三阴血分"的记载;汪机著《伤寒选录》《医学原理·瘟疫门》,

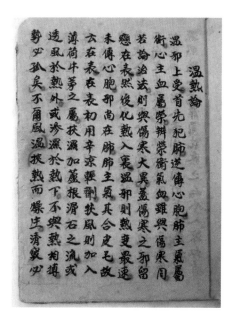

清叶桂《温热论》阐述了"卫气营血辨证"

提出"春之病温有三种不同"的分类;张景岳以卫气营血阐释温病的病变层次与传变次第,并论述了各病变阶段组方用药特点;袁体庵指出温病初起宜"清肃肺卫",认识到"失治久延,渐入营分,有逆传顺传之候";吴又可《温疫论》进一步运用卫、气、营、血阐释温病,首先明确提出有邪在气分、在血分之分。

叶桂通过实践发现,"温邪上受,首先犯肺",温病的病变过程不同于伤寒六经,其传变却很符合卫、气、营、血由外而内的层次性,《临证指南医案》指出:"温热时疫,上行气分,而渐及于血分,非如伤寒足六经,顺传经络者。"他在六经辨证的启迪下,在《温热论》一书中借用卫、气、营、血这4个层次分明而又密切相连的生理概念,将外感温病进程中不同病理阶段所反映的证候,由表入里分为卫分证、气分证、营分证和血分证4个层次,创造性地总结出了"卫气营血"辨证体系。《温热论》曰:"大凡看法,卫之后方言气,营之后方言血",外感温病病变由卫分→气分→营分→血分渐次传变,体现了病邪由浅入深、病情由轻而重的病理过程,反映了温病发生、发展和传变的一般途径和规律。4类证候各有特点,卫分证主表,邪在肺与皮毛,为外感温病初始阶段;气分证主里,病在胸、膈、胃、肠、胆等脏腑,为邪正交炽的热盛阶段;营分证邪热陷于心营,引致内闭或出血,病在心与包络,病情深重;血分证为病变后期,邪热已深入心、肝、肾,易耗血动血,病情更为严重。但4个阶段不是绝对的,往往互有错杂,也有传变迅速而病势重笃的特殊情况,不经过气分阶段而直接深入营血分。

根据卫气营血不同阶段的证候特点,叶桂提出了系统的治疗用药大法。《温热论》指出:"在卫汗之可也,到气方可清气,入营犹可透热转气,如犀角、元参、羚羊角等物,入血就恐耗血动血,直须凉血散血,如生地、丹皮、阿胶、赤芍等物。"

卫分证温邪热变虽速,但病位尚浅,在肺在表,初用辛凉轻剂,不宜辛温解表;邪由卫直入心包,予至宝丹芳香以通神明之窍。

气分热盛,总不离清泄气热,注意区分热邪是否结聚,如属湿热则应区分热与湿的轻重;"初病在气,久则入血",则有营血耗伤、津液不足的特征。

营分证以身热夜甚、舌绛、斑疹隐隐为特征,"乍入营分,犹可透热,乃转气分而解"。其热陷心包证"温邪逆传膻中,热痰闭阻空窍",又分"膻中微闭""舌纯绛鲜泽"之轻证和"平素心虚有痰,外热一陷,里络就闭"之重证,重证因热炽痰盛,胶固难开,必用紫雪丹、至宝丹。其热伤营阴证,"营分受热,则血液受劫,心神不安,夜甚无寐,或斑点隐隐",病虽在营血,治宜清气为先,石膏、知母、黄连之属可用之。

血分证病情深重,血热妄行,"初在气分,日多不解,渐入血分,反渴不多饮,唇舌绛赤,芩、连、膏、知不应,必用血药"。入血则"直须凉血散血",气血两燔,可予石膏、知母等急撤气热,开通道路,导营热外达,玉女煎加减治之。"斑疹皆是邪气外露之象",也是热邪深入营血的标志,叶桂认为"宜见而不宜多见",所谓"宜见"是指斑疹外发稀疏,提示邪热外透,预后良好;所谓"不宜见多"是指斑疹过于稠密,说明热毒渐入营血,提示病情深重,预后不佳,并提出了"斑色红者属胃热、紫者热极、黑者胃烂"的辨证要点。从中不难发现,叶桂常以气赅卫、以血赅营,充分体现了原则性与灵活性的有机统一。

叶桂还有"凡心肺之病属上焦、脾胃之病属中焦、肝肾之病属下焦"的划分,为随后吴鞠通创立"三焦辨证"体系奠定了理论和实践基础。"卫气营血辨证"与"三焦辨证"一纵一横,互为经纬,相辅而行,提高了温病辨治的精准性,标志着有别于伤寒学的温病学独立体系的正式诞生。

卫气营血辨证的创立,弥补了六经辨证的不足,为区分病程阶段、判断病变病位、辨别病情轻重、阐发病理病机、归纳证候类型、预测传变转归、制定治疗法则、确定用药方案提供了理论依据,极大地丰富和发展了外感温病辨证论治的方法,至今仍有较高的实用价值和实际指导意义。

12.八字辨证说

八字辨证说是清代歙县程国彭(1662—1735)提出的用来分析归类病情的辨证总要和纲领。

《黄帝内经》中已引入阴阳、虚实、寒热、内外、表里等概念,内含"八字"但未涉及辨证纲领;张仲景三阴三阳六经辨证,"八字"也有所应用;《中藏经》脏腑辨证突出"寒、热、虚、实、生、死、顺、逆"八字。宋代治伤寒有朱肱之识阴阳二证、许叔微之论表里虚实四字,临证有寇宗奭审辨虚实、冷热、邪正、内外之"八要"。明代楼英《医学纲目》明确提出:"阴阳、表里、寒热、虚实者,皆诊病之大纲。"然未作系统阐述。陶节庵《伤寒六书》则以此八字辨审伤寒热病,王执中著《东垣先生伤寒正脉》专列有此"治病八字"篇,徐春甫《古今医统大全·伤寒门》进而强调"表、里、虚、实、阴、阳、寒、热八字,为伤寒之纲领",吴正伦《脉症治方》把《伤寒论》的病理概括为"表、里、寒、热、虚、实、阴、阳"八字。张景岳《景岳全书》有阴阳为"医道之纲领"和表里、寒热、虚实"六变"为"医中之关键"论,后世称之为"二纲六要"。程国彭兼采众说,融会贯通,吸收张景岳"二纲六变",著《医学心悟》,专设《寒热虚实表里阴阳辨》一节,明确指出:"病有总要,寒、热、虚、实、表、里、阴、阳而已";其《医有彻始彻终之理》篇进一步阐述说,内伤、外感与不内外伤,三因变症百端,不过此八字尽之;其《伤寒主治四字论》篇亦说:"其表里寒热,变化莫测,而总不出此八言以为纲领。"从而发明八字辨证说。

《医学心悟》论病之情总以"八字"统之,其《寒热虚实表里阴阳辨》篇指出,辨寒热,全在口渴、饮食、神情、手足、小便、大便、脉象七点,无论外感内伤均"可应无穷之变";辨虚实,全在汗液、胸腹、疼痛、新久、禀赋、脉象六辨,实乃外感内伤"变而不变"之法;辨表里,要详审寒热、头痛、腹痛、鼻塞、口燥、舌苔、脉象,"执简以驭繁";别阴阳,既可统领表里、寒热、虚实,又包括真阴、真阳之虚。证情夹杂,须详审病机转化;证候疑似,要善于明辨真假。其《入门看证诀》篇还传授了"八字辨证"的具体方法和程序:第一步通过口鼻辨外感、内伤;第二步通过动静观表里;第三步通过姿态分寒热;第四步得其阴阳之大概。"四步"诊断连续渐进,结合脉症辨清证候"八字"属性。《医学心悟》同时指出,外感、内伤"八字辨证"的要点有所不同,外感关键在辨别表里、寒热,内伤杂病则强调"虚实寒热"。八字辨证说提纲挈领而又面面俱到,辨析明白流畅,极易临床应用。

《医学心悟》被后世医家奉为中医入门的教科书,其传世10年即受到新安太医吴谦的追捧,《医宗金鉴·凡例》即以此八者为心法,"八字辨证说"也随着这部皇家御典的颁行而得以推广。及至20世纪40年代末,近代医家祝味菊总结"八字"而首次改称"八纲";50年代后,各类中医书籍开始正式采用"八纲"提法,各版《中医诊断学》教材均设"八纲"专篇,明确指出"八纲"是分析疾病共性的辨证方法,是各种辨证的总纲,适用于临床各科的辨证,也是临证治法、处方、用药的总则,有执简驭繁、提纲挈领的作用。现代任一辨证方法也都离不开"八字"的辨析,六经辨证、卫气营血辨证、三焦辨证、气血津液辨证和脏腑辨证均蕴涵"八字"于其中。今有学者提出应恢复阴阳为总纲的双层次结构,但阴阳也有真阴真阳之具体所指和辨析,与其他六纲既有层次之分又有平行关系,故此议是否符合临床实际,还有待验证。

13.燥湿为纲说

燥湿为纲说是清代嘉庆、咸丰年间(1796—1861)婺源余国珮提出的以燥湿为纲领统领病因、病机、诊治和方药的辨证新说。

燥与湿均为六气之一。《黄帝内经》多处论及燥淫致病,然《素问·至真要大论》"病机十九条"唯独缺失燥邪致病的条文,而在《黄帝内经》中湿气分别有"其象长夏"和"秋伤于湿"之论。金代医家刘河间《素问玄机原病式》增补了"诸涩枯涸,干劲皴揭,皆属于燥"一条,完善了《黄帝内经》六气病机的认识;明末清初医家喻嘉言著《医门法律·秋燥论》,以四时六气顺序为依据,径改《素问》"秋伤于湿"为"秋伤于燥",并创有清燥救肺汤;清代医家黄元御著《四圣心源》,提出"医家识燥湿之消长,则仲景之堂奥可阶而升",将燥湿之辨提高到纲领的地位。

余国珮寓居江苏泰县姜埝行医,而苏南江浙一带湿邪为病盛广,其时又"大运转于燥火",未末申初"燥金极旺",即1847年底至1848年初"燥火之病"流行,激发了他对燥湿二气病因学和辨证地位的理性思考。他在继承家传"已验再验"理法的基础上,汲取先辈温病、伤寒热病中燥气病机的认识,著《痘疹辨证》《医理》《婺源余先生医案》,独具特色地提出了"燥湿为纲"说。

其一,天地之气即阴阳之气,阴阳之气即燥湿之气,"天为乾金,其气本燥;地为坤土,其气多湿","虽有六气之名,不外燥湿二气所化",而"人为万物中之一物,既同处天地气交之中,亦遂感其燥湿而为病",人之受病独重燥湿二气,"如一岁之中偏干偏水,必伤而成欠年,未见多寒多暑而损岁也,人之感气受病亦然。"而且,一年之中阴阳寒暑往来之变化,也为燥湿二气所主。其二,六气之中,火就燥、水流湿,"燥湿为先天之本,水火为后天之用",水火为燥湿所变;燥湿因寒暑而化,燥湿变化先于寒热,寒搏燥生、热烁燥成,寒滞湿凝、热蒸湿动;风善行数变而不定体,也是燥湿二气所动,六气皆可赅以燥湿。

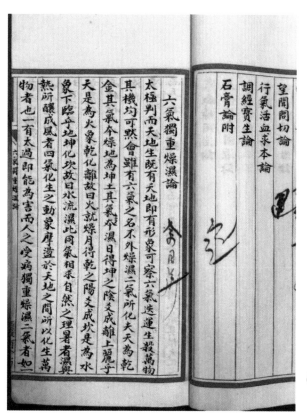

清余国珮《医理》阐述"燥湿为纲"

《医理》自序中明确提出"外感独揭燥湿为纲",且开篇第一论即为《六气独重燥湿论》。诊治痘疹更重燥邪发病。《风无定体论》指出:"燥湿之气可寒可热,医者再能因燥湿之偏分其寒热之变,一任病情万状,总以燥湿为把柄,治之自无贻误。"《婺源余先生医案·燥症》指出:"外感认得燥湿二气,其或兼寒兼热。治法燥邪治以润,湿邪治以燥,兼寒者温之,兼热者清之,治外感之证已无余意矣。"

不仅外感,内伤亦然,《医理·内伤大要论》曰:"血虚生内燥,气虚生内湿,内燥则外燥凑之,内湿则外湿凑之,燥湿二气互相为病……湿病用益气,燥病用育阴,或与外感燥湿兼病者,即用前之外感燥湿诸法治之。"内伤如此,外科亦然。《外科燥湿分治论》曰"万病之源无非燥湿为本",认为燥从天降,见症多在脐以上;湿由地升,见症多在脐以下。湿证多壅肿,易腐烂,多浊脓秽水;燥证多附骨,坚硬不变,难成脓,易成疽,溃后脓少,肌肉坚硬。如误认为燥证为阴疽为寒,投以辛热刚药,伤生者比比。其曾以润剂治发背、干枯无脓平塌者,有良效。

燥湿为纲重在辨治,诊断上余国珮尤精于燥湿证情之诊法,发明平仄二声、刚柔之脉辨别燥湿。《望闻问切论》曰"燥湿二病合乎仄","凡湿病声必低平,燥病声必厉仄",认为此法"最简最切"。《察脉神气论》则指出:所谓刚脉,"古人之所谓动、涩、紧、搏之脉也,按之坚硬弹指,尖滞括手之象,皆阴虚燥病之脉";所谓柔脉,"古人所谓濡、软、滥、滑之脉,按之如绵绵湿泥,软柔之象,皆属气虚湿病",堪称余氏独家心传。在刚柔二脉为大要的基础上,又用沉、浮、缓、数、大、小六者,察病之表里、虚实、进退,观神气之有无,验其生死,一改前人论脉繁杂的局面。

证辨燥湿,用药自当分润燥,余国珮由此还发明了开阖润燥的药性理论。《药味随运变更论》曰:"《本草》一书,古人但言药之性味,未言体质之润燥,今明辨润燥之品,用以治燥湿之病。"凡药体润者多善治燥证,体燥者多善治湿证。认为岁运燥火则药味多变苦辛,湿重之年则药味多变平淡,临证用药亦当知其变,更要了解药性之开阖。苦辛、气湿、性升、味淡者和泻药多"开",皆不利于燥证;酸咸、气凉、性降、味厚者和补药多"阖",皆不利于湿证。

"燥湿为纲说"强调,燥湿二气不是一成不变的,可因气候变化和岁运变迁而变,随着寒热、水旱变化,燥湿为病之种类、药物之性味功用都会相应而变,辨证治疗及方药运用亦应相应而变。《婺源余先生医案》从燥湿着眼,主以滋阴润燥、淡渗利湿为治,充分体现了燥湿为纲的指导思想。

由于时运燥火"势若燎原",故燥湿两纲又侧重于燥,认为燥病尤烈。《医理·燥气论》指出,燥病多从肺家见症,当用滑润之品;《婺源余先生医案》用药不过百余味,其中沙参出现频率高达86%。燥可致肿胀、泻痢、堕胎,它邪亦多可渐转成燥。其医案中又曰:"凡痛极不可按者,皆属燥病,前人所未发明",燥邪颈肿、霍乱转筋、暑热痉厥、产后痢、烂喉痧、顿咳、音哑、痹痛、腹痛、腹肿等皆从燥治。

内伤尤重养阴润燥,《医理·内伤大要论》曰:"人之有液如草木之有汁、灯烛之有油,有油则灯烛长明而不熄,有汁则草木长青而不枯。古歌曰:欲作长明灯,须识添油法,故内伤治法,首重补阴。"燥症日久伤液已极之重证,则"非草木可以有功,必用血肉有情、肥甘有汁之品,方有所济。不可拘泥外邪未清,忌用荤腥,即所谓医贵圆通也"。

又如治"中风",无论外感风寒湿痹还是肝风内动,前贤有"治风先治血,血行风自灭",而余国珮将其改为"治风先养血,血充风自灭",充分体现了"燥湿为纲"偏重于滋阴养血治燥的特点。

"燥湿为纲说"总以燥湿为挈要,以津液盈亏为着眼点,统领病因、辨证、立法、选方、遣药,突出燥湿在辨证中的重要价值,其立论传方无不异于古法,独具特色,确为"医家病家从来未见未闻"之说,可以说是新安医学辨证创说中,继叶桂卫气营血辨证之后的又一创举。今有学者提出将燥湿充实于八纲辨证中,即以表里、虚实、寒热、燥湿为八纲,阴阳为两纪,恢复八纲的双层次结构,值得期待。

14.相气十法说

相气十法说是清代歙县汪宏(1836—?)在《黄帝内经》望诊气色理论基础上发挥、升华而提出的望诊气色纲领新说。

望诊气色理论源自《黄帝内经》。《素问·五脏生成》曰:"五色微诊,可以目察。能合色脉,可以万全。"《举痛论》曰:"五脏六腑,固尽有部,视其五色,黄赤为热,白为寒,青黑为痛。"指出五色望诊的重要意义与基本规律。由于五色主要偏指色调,而"气"作为光泽度、明亮度及饱和度的反映,在望色诊中更具价值。《素问·脉要精微论》载:"夫精明五色者,气之华也。赤欲如白裹朱,不欲如赭;白欲如鹅羽,不欲如盐;青欲如苍璧之泽,不欲如蓝;黄欲如罗裹雄黄,不欲如黄土;黑欲如重漆色,不欲如地苍。"提示通过气色之善恶判断脏腑精气的盈衰变化。又《灵枢·五色》云:"审察泽夭,谓之良工。沉浊为内,浮泽为外,黄赤为风,青黑为痛,白为寒,黄而膏润为脓,赤甚者为血,痛甚为挛,寒甚为皮不仁。五色各见其部,察其浮沉,以知深浅;察其泽夭,以知成败;察其抟散,以知远近;视色上下,以知病处;积神于心,以知往今。故相气不微,不知是非,属意勿去,乃知新故。"提出依据气色的浮沉、泽夭、抟散、上下来确定病情。

后世医家对望"气"之明暗变化多有重视,对"色"之有神无神多有发挥,但对浮沉、泽夭、抟散、上下等在望诊中的运用少有研究。如清代林之翰著《四诊抉微》,作为清以前四诊成就总结性专著,对"浮沉、泽夭、抟散、上下"等内容仅为简单的罗列;而乾隆年间太医院教科书《医宗金鉴》"四诊心法要诀"对于"浮沉、泽夭、抟散、上下"部分,仅做简要解释:"沉浊晦暗,内久而重。浮泽而明,外新而轻。其病不甚,半泽半明。云散易治,抟聚难攻。"汪宏主张望诊为四诊之首,著《望诊遵经》(1875),于"气色"着墨甚多,并在《灵枢·五色》"相气"基础上,创新性地提出"相气十法"说。

《望诊遵经·相气十法提纲》曰:"大凡望诊,先分部位,后观气色,欲识五色之精微,当知十法之纲领,十法者,浮、沉、清、浊、微、甚、散、抟、泽、夭是也。何谓浮沉?色显于皮肤间者,谓之浮;隐于皮肤内者,谓之沉。浮者病在表,沉者病在里。初浮而后沉者,病自表而之里;初沉而后浮者,病自里而之表。此以浮沉分表里也。何谓清浊?清者清明,其色舒也;浊者浊暗,其色惨也。清者病在阳,浊者病在阴。自清而浊,阳病入阴;自浊而清,阴病转阳。此以清浊分阴阳也。何谓微甚?色浅淡者谓之微,色深浓者谓之甚。微者正气虚,甚者邪气实。自微而甚,则先虚而后实;自甚而微,则先实而后虚。此以微甚分虚实也。何谓散抟?散者疏离,其色开也;抟者壅滞,其色闭也。散者病近将解,抟者病久渐聚。先抟而后散者,病虽久而将解;先散而后抟者,病虽近而渐聚。此以散抟分久近也。何谓泽夭？气色滋润谓之泽,气色枯槁谓之夭。泽者主生,夭者主死。将夭而渐泽者,精神复盛;先泽而渐夭者,血气益衰。此以泽夭分成败也。"《望法阴阳总纲》又曰:"以十法分言之,浮清甚散泽为阳,沉浊微抟夭为阴。于是乎气色兼见,部位互考,则阴阳相错,阴中有阳,阳中有阴,此阴阳之总纲也。"明确了"相气十法"的内容及其临床意义。

汪宏推崇将"相气"与"望色"相参,以诊断病情。《相气十法提纲》条曰:"盖十法者,辨其色之气也;五色者,辨其气之色也。气者色之变,色者气之常。气因色而其理始明,色因气而其义乃著。气也,色也,分言之则精微之道显,合观之则病症之变彰。"《五色十法合参》条详细阐发:参浮沉,可知病之表里;参清浊,可知其病之阴阳、脏腑;参微甚,可知病之虚实;参散抟,可知病之远近、轻重;参泽夭,可知病之成败、吉凶。并以"赤"色为例,进一步说明:"如色赤者,热也。赤而微者,虚热也。赤而甚者,实热也。微赤而浮者,虚热在表也。微赤而沉者,虚热在里也。甚赤而浮者,实热在表也。甚赤而沉者,实热在里也。"《推广望色大意》条亦云:"可因其赤色之微甚,而知其热之轻重;因其赤色之浮沉,而知其热之进退;因其赤色之散抟,而知其病之聚散;因其赤色之泽夭,而知其症之成败。"理论与实践结合,阐发气色互参之理。

汪宏还指出,气色还必须与声音、脉象、病症等合参,诊断才能更加准确。如《五色十法合参》条所言:"病情深奥,望法精微,间有隐于此而显于彼者,其病盖又有遁情焉,故必参伍于脉症,错综于声音,察之至精,问之至确,然后决其病焉可也。"为此,汪氏还专设气色声音合参、气色脉象合参、气色病症合参等条目详细解说。

《望诊遵经》内容宏富,可谓是望诊理论的巅峰之作,其中"相气十法"的阐发,对于认识疾病的病理本质、辨明病情的发展变化具有指导意义,丰富了中医诊断学,后人将其改名为"望色十法",成为《中医诊断学》的重要内容。在当时医家普遍重脉诊而轻视望诊的风气下,汪宏独树一帜,实属难得,此后,中医诊断开始从脉诊一统天下向望诊、脉诊平分秋色的格局转化。

四、治则治法新说

新安医学在治法创新上,或先声而发、自成体系,或融会升华、独树一帜,或归纳总结、明晰有力,涵盖了中医治则的多个方面、多个层次,丰富了中医治法学理论体系,提高了临床疗效,一直沿用至今,为中华民族的健康做出了重大贡献。

15.杂病准《伤寒》治法

杂病准《伤寒》治法是明代歙县程玠(1484年登进士)深入体悟《伤寒论》

精髓、推演其治法而提出的伤寒新说。

东汉张仲景《伤寒杂病论》问世后流传不广,后经晋太医令王叔和编次整理而有《伤寒论》,北宋《伤寒论》《金匮要略》先后由政府刊行,张仲景之书被一分为二,流传至今。但对《伤寒论》涉及的病证范围,历代医家认识不一。一些医家认为《伤寒论》所论为广义伤寒,即《黄帝内经》所谓"今夫热病者,皆伤寒之类也",《难经》所言"伤寒有五,有伤寒、有中风、有湿温、有热病、有温病,其所苦各不同",诸家遂从张仲景全书入手,重新整理和编次伤寒热病原文,如宋朱肱《类证活人书》、许叔微《百证歌》、钱闻礼《伤寒百问歌》等,都将《金匮要略》中的阴阳毒、狐惑、百合诸病以及妇人伤寒、小儿伤寒等外感热病内容吸收进来,以还仲景伤寒涵括热病的全貌。但也有医家认为,"伤寒"即外感寒邪为病,宋陈无择《三因方》强调"三因具备,各有其名",认为"轻则为伤,重则为中","伤寒"即为感寒较轻者;刘河间《伤寒直格·伤寒总评》则指出,张仲景所谓"伤寒"是"外伤之寒邪",但"六气皆可化火","六经皆为火热","热病只能作热治,不能从寒医"。如此说来,《伤寒论》仅为外感专著,六经辨证只适于外感病,极大地削弱了仲景学说的临床价值。

对此程玠不以为然,鲜明地提出"杂病准伤寒治法"的论断。程玠十分推崇仲景学术,在其所著《松厓医径》(1600)中,将"伤寒"置于卷首,对《伤寒论》中的诊疗思维和辨证论治作了精辟发挥。一是将伤寒六经辨证简化归类,如在三阳经诸证中,引入"标本""高下""深浅"之说,"太阳在标,可汗而解,麻黄汤是也;在本可渗而解,五苓散是也。阳明在标,可以解肌,葛根汤是也;在本可下而解,三承气汤是也","邪之伤经,有高下之不同,邪之传经,有深浅不一。高则桂枝汤,下则麻黄汤,浅则葛根汤、青龙汤,半深半浅则小柴胡汤,深则大柴胡汤、三承气汤"。二是在准确把握《伤寒论》精髓基础上,强调分清轻重缓急,灵活运用而不墨守成规,并认为伤寒诸证的辨证论治方法同样适用于杂病,明确提出"杂病准伤寒治法",《松厓医径·伤寒集》指出:"人病不止于伤寒,而特立伤寒一法,凡有病而治之,皆当准此为绳度也。"强调《伤寒论》中的辨证论治方法同样可以指导内伤杂病诊疗。

无独有偶,同时代的歙县方有执提出无论何病皆可以六经为纲的观点,其《伤寒论条辨·或问》云:"六经岂独伤寒之一病为然哉,病病皆然也。"《引言》亦明确指出"(《伤寒论》)论病以明伤寒,非谓论伤寒一病",强调了《伤寒论》六经辨证的普遍适用性。

程玠"杂病准伤寒治法"和方有执"六经病病皆然"观对后世产生了很大影响。清代同乡程应旄十分推崇程玠、方有执之学,在其《伤寒论后条辨》中大力推介"杂病准伤寒治法",提出"六经以赅尽众病"和"教人合杂病上去辨"的认识;清代柯韵伯主张仲景之六经"非专为伤寒一症立法","伤寒杂病,治无二理";现代陈亦人亦认同此论,认为:"《伤寒论》虽无杂病之名,但是许多误治变证,实际上属于杂病。外感与杂病的最大区别是有没有表证,当表证已罢,邪已传里,则外感杂病并无多大差异,既可发生于外感病程中,也可出现于杂病中。论中许多方证,如苓桂术甘汤证、茯苓甘草汤证、五苓散证、小青龙汤证、黄连汤证、五泻心汤证、吴茱萸汤证、真武汤证、当归四逆汤证、白头翁汤证等,都是杂病中常见证候,而这些方剂以及其他大多数方剂,也都是治疗杂病的常用方,这是无可辩驳的事实。"

由此可见,学习《伤寒论》的精髓,不在于伤寒、杂病之分,而在于用《伤寒论》的方法进行辨证论治。古今医者运用经方治愈杂病的范例不胜枚举,实践证明,"杂病准伤寒治法"为运用《伤寒论》六经辨治杂病开辟了新的道路。

16.心肺同治说

心肺同治说是明代歙县程玠(1484年登进士)在《黄帝内经》"肝肾同治"和前贤"通治方"启发下提出的通治新说。

心肺关系的相关理论始见于《黄帝内经》。《素问·痿论》有"肺为心之盖"之论,《灵枢·经脉》论述了肺手太阴之脉与心手少阴之脉经络循行紧密相连的关系,《素问·金匮真言论》以心肺为阳中阴阳,心类火、肺类金,阐述了两者相互为用、相互制约的关系;《素问·平人气象论》言及呼吸脉动的规律,《灵枢·邪客》有"宗气贯心肺而行呼吸"之说,注意到肺之呼吸与心之行血的相互关系;《素问·标本病传论》《咳论》均论及心肺病变相互影响。其后《难经》进一步从生理、病理角度认识心肺关系,《四难》云"呼出心与肺",《十四难》提出心病从肺论治。汉唐医家多从证候论心肺关系,如唐孙思邈《备急千金要方》曰"心痛短气不足以息,刺手太阴",体现出心病(心肺病变)从肺论治的思路。而宋元医家则多从气血关系论之,如朱丹溪《脉因证治》云:"肺伤日久,必及于心。盖心肺同居上焦,心主血脉;肺主气,朝百脉,辅心而行血脉。肺病血瘀,必损心气。"历代医家虽然对心肺生理、病理、治疗的相关性均有所涉及,却从未论及"心肺同治"。明代程玠发前人所未发,在其《松厓医经》中首次明确提出"心肺亦当同归于一治"的治疗思想。

程玠非常重视"通治"法,《松厓医径·凡例》指出:"古人方,固有为一病而设者,亦有数处用者,如四君子汤可以补气,可以调气,又可以降气,凡涉气证者皆可以用之。四物汤可以补血,可以调血,又可以止血,凡涉于血证者皆可以用之。"主张只要病机相同,一方可以多用。《松厓医径》五脏"证治之图"中,异病同方者每每常见,如十全大补汤一方记载使用达24次,心、肝、肺、脾、命门诸虚冷证治中,皆可应用。

在通治认识的基础上,程玠着眼于脏腑之间相关性,从《黄帝内经》"肝肾同治"中触类引申,推演出"心肺亦当同归于一治"的新认识。《松厓医径·凡例》曰:"前辈云肝肾可以同归于一治,愚谓心肺亦当同归于一治。有如八味丸之类,既可以补肾,又可以补肝;金花丸类既可以治心,亦可以治肺。"在"证治之图"中,八味丸既治肾部之"腰腿膝无力,阴囊湿痒",又治肝部之"筋脉弱不能劳,视物不明";金花丸既可以治疗"郁冒闷乱"之心火亢盛证,也可以治疗"热喘"之肺炽热证,还可以治疗"足下有火冲入小腹、昏冒"、"下焦蓄血,时下黑粪如水"等火热证;张元素门冬饮子既可治心部"血腥气,吐血、咳血、咯血"或嗽血、面赤,亦可治肺部"虚喘、气促";助气丸既可治心部之"伏梁积"(前贤有以"伏梁"为心疾者,亦有认为是腹疾者),亦可治肺部之右胁积气等,体现了五脏通治、异病同方的治疗特色。肺主呼吸,肺循环为体循环呼浊纳新,肺病多瘀,生理病理上心肺功能均有密切相关性,无论外感内伤还是心血管疾病,都涉及气血循行,当以气血为纲,心肺同治。

脏腑同治的理论依据是脏腑之间生理和病理上的相关性及方药的多效性。传统中医多论及肝肾同治、脾胃同治、肝胆同治,程玠率先提出"心肺亦当同归于一治",为后世"心肺同病""心肺同治"的研究提供了新的思路。此外,程玠对"通治"的早期认识,对后世医家多有启发,如清初张璐《张氏医通》、陈士铎《石室秘录》皆列有"通治方""同治法"等专篇专节论述,"通治"思想逐渐发展成熟。

17.医门八法说

医门八法说是清代歙县程国彭(1662—1735)综合归纳出来的中医治法体系。

上古有法无方,《黄帝内经》载有"寒者热之,热者寒之""实则泻之,虚者补之"等诸多治法,《神农本草经》将治法与药物联系起来,使治法有了可操作性。《伤寒论》明确了汗、吐、下、温等治法,且有法有方,397法、113方。其后诸家纷纷创说新法,但方与法多相混称,且繁简不一。北齐徐之才《药对》、唐代陈藏器《本草拾遗》按药物功效创分"十剂"。金元张子和《儒门事亲》详论"十剂",而又立吐、汗、下三法,且言三法赅众法;又有托名刘完素之18方。明代徐春甫《医学捷径六书》立有24法(方);张景岳《景岳全书》以"八略"立法,列补、和、攻、散、寒、热、固、因"八阵"。清代汪昂《医方集解》"以法统方",列方剂21类;陈士铎《古室秘录》更发挥出128法。方法虽众,然繁简不一,且时医各执偏见、各用一二法,庸家更视吐、下为畏途,多有终至无法回天、无术回春者。程国彭有感于此,乃著《医学心悟》,发明"医门八法说"。

《医学心悟》首卷专设《医门八法》一节,开篇即言:"论病之原,以内伤外感四字括之。论病之情,则以寒、热、虚、实、表、里、阴、阳八字统之。而论治病之方,则又汗、和、下、消、吐、清、温、补八法尽之。"其中"八字"即"八纲",作

第三章　新安医学名说名派

为"病之总要",辨证"总不出此八言以为纲领"。辨病先辨外感、内伤,次以"八字"辨证,灵活运用"八法",即可应变无穷。

各卷各分论中分述了"八法"的具体运用:

①风寒客表,法当汗之,然气虚、阴虚、伤食发热等非风寒表证均不可汗之,应把握汗法宜忌,兼证又当灵活变通,不必尽剂,不可过汗。

②半表半里,唯有和法,其关键要辨清寒热之多寡、体质之虚实、脏腑之燥湿和邪气之兼并等情况,清而和、温而和、消而和、补而和、燥而和、润而和、表而和、攻而和,变化无穷。

③病邪在里,下之而已,要知病之深浅、缓急,认清可下、不可下之情,"正虚邪盛,最难措手",当"委曲疏通",或清或润,或先补后攻、暂攻随补、攻补并行,燥结、痞满、结胸、蓄血等应注意轻重,辨证应用。

④去其壅滞,当用消法,一须审清气血、积食、停痰、蓄水等病原而用;二须辨清虚实,虚证不可用;三则莫失时机,防止迁延难为;四则积聚、癥瘕要在"初中末三法"互相为用,初可先消后和,中从攻补并行,肿消其半则调补气血;五须辨清在脏在腑之部位与皮、肉、筋、骨之深浅,勿伤正气。

⑤邪阻胸咽,当用吐法,但须查其人之虚实性情,因人而吐,并总结出"因证用药,随药取吐,不吐之吐"的变通法,以治危疑之症。

⑥脏腑有热,当用清法,一须详查虚实、真假,虚热、假热不可妄用;二则外感、内伤清法有别,风寒、暑热、湿热、燥热、伤食、实热等,可分别予以散、补、利、下、润、消而清之,气虚、血虚及七情郁结则当配合补气、滋血、解郁;三是因人、因证而清,壮实之人、大热之证药量当重,体虚病后、微热之证则少少与之。

⑦寒邪侵袭,必用温法,但伤寒入里、真热假寒、火郁恶寒、湿热肤冷、中暑虚汗等皆所不宜;温要得法,冬令伤寒、痰壅、冷食、寒凝、体虚,应分别温、开、消、下、补而温之;温要"量其人""量其证""量其时",阳虚之人、寒重之证、隆冬之季温剂宜重,火旺之人、寒轻之证、盛夏之时温剂宜轻,切勿太过不及。

⑧虚者补之,当补不补贻误病机,补当分气血、寒热、五脏,当知开合、缓急,当明脾肾根本。气虚四君子汤为祖方,血虚四物汤为祖方;血热宜补血行血以清之,血寒宜温经养血以和之;补正必兼泻邪,有开有合,补散、消补、攻补、温补、清补并行;"极虚之人,垂危之病"必得大剂峻补,余邪虚体则宜和平缓剂;五脏之补有正补和五行相生补法之不同;补肾固先天真阴真阳之本,粥浆入胃补脾则固后天之本。

《医门八法》每论一法,均以《黄帝内经》治法为理论渊薮,旁征博引先贤诸论。其"论汗法""论和法""论温法"各法多引用张仲景治法而为立论依据,并发挥了金元四大医家刘完素、张从正、李杲、朱丹溪等的治法理论，其补法还吸收了明代张景岳、李士材等肾命学说和先天后天之论。

《医门八法》融汇百家，会通微意，条分缕析，逐层阐发，繁简得宜，全面系统，涵盖了治法体系中的多个层次，构建了中医治法的新模式，一经发明后世即奉为圭臬，成为中医临证立法的主要依据。今人虽在其基础上加以补充，将理气、活血、化痰、祛瘀、除湿、利水等具体治法融会于八法之中，使治法更符合临床实际，但仍不出"八法"规矩。正如《医门八法》所说："盖一法之中，八法备焉。八法之中，百法备焉。病变虽多，而法归于一。"

18.清养胃阴说

清养胃阴说是清代祖籍歙县迁入苏州的叶桂(1667—1746)从温病伤阴的治疗中形成的、并灵活运用于外感内伤各科疾病从而完善了脾胃论的系统新说。

叶桂尊《内经》之旨，既师法张仲景，又推崇李东垣，认为"仲景急下存津，其治在胃；东垣大升阳气，其治在脾"，"夫脾胃为病，最详东垣"，然李东垣详于治脾而略于治胃，详于温补而略于清滋，迨至朱丹溪始论"脾土之阴"，但仍为脾胃合一论；明代医家张景岳、缪希雍对"脾阴"有所论述，然较少论及"胃阴"，或更侧重脾阴。他指出："太阴湿土，得阳始运；阳明燥土，得阴自安"，首创"脾胃分治"，认为"脾宜升则健，胃宜降则和"，"脾喜刚燥，胃喜柔润"，治脾可宗李东垣甘温升发，治胃则宜甘凉通降，强调用药应"忌刚用柔"，宜选"甘平或甘凉濡润之品"以养胃生津，临床上制定了系统的养胃阴治法。

叶桂是温病学派的一代宗师，温病伤阴耗津，故其治温救阴重胃阴，结合运用泄热逐秽兼消法，其"清养胃阴"正是在温病治疗中提出的。他认为："热病救阴尤易，通阳最难，救阴不在血，而在津与汗，通阳不在温，而在利小便。"开宗明义地提出温病救阴的目的在于生津养液。以脏腑言之，肺津、胃阴、肾液三者相互依存，而胃阴为枢机之要。"热邪不燥胃津，必耗肾液"，"舌绛而光亮，胃阴亡也，急用甘凉濡润之品"，"脾阳不亏，胃有燥火"，主以甘寒濡润，乃叶氏之独创。以辛凉甘润配于甘寒之品救肺津，以咸寒柔润滋肾液，亦要配甘寒之味，虽肺肾所主各不相同，然总不离甘寒养胃。叶氏治温倡导救阴重于养阴。温热病之无形邪热，须借养胃阴增津以助其发汗鼓邪外出之势，"在卫汗之可也"，"在表初用辛凉轻剂"，"若其邪始终在气分流连者，可冀其战汗透邪，法宜益胃，令邪与汗并，热达腠开，邪从汗出"。但温热病过程中，因热灼肺胃津液，炼液成痰，蓄于胃肠而为积滞，宜予消法。此外，温热病邪，无不伤于胃阴，毒秽或偏重于气分或偏重营血分时，既要护胃阴，又兼解毒逐秽，养胃阴与泄热、养胃阴与消法、养胃阴与逐秽须兼顾而行。

叶桂不仅是温病大家,于内伤杂病治疗更是卓然成家,又将养胃阴之法灵活运用于内伤各科疾病中,无论外感还是内伤均着眼于脏腑间关系,胃阴不足宜甘凉濡润,肺胃阴亏宜甘寒滋养,肝胃阴虚宜酸甘润补,阴虚夹湿宜芳香清养,丰富了养胃阴大法。

阴亏燥热,以甘凉濡润通补。胃阴亏虚,燥热未靖,治宜甘凉濡润法。俾津液来复,胃之通降功能得以复常,所谓"胃宜降宜和","非阴柔不肯协和",然"阴药勿以过腻,甘凉养胃为稳",常以"薄味调养胃阴"。此法源于《金匮要略》麦门冬汤意,复寓半夏、广陈皮等辛开苦降之品,使之滋而不腻。寓补于通,此乃叶氏之发明。若胃气不顺,便艰便秘明显,叶桂不用攻下,每取敛阴润肠之品,濡润肠道,因"腑宜通即是补",胃之阴液得以濡养,则胃气自然通顺。叶氏称此为"通法",此亦为其用药之擅长。

肺胃阴虚,以甘凉养胃供肺。肺胃阴虚,易生内热,胃津日耗,不司供肺。叶桂提出"甘凉养胃,上以供肺"的治则,所谓"滋救胃液以供肺,惟甘寒为宜","先令其甘凉,令其胃喜,仿经义虚则补其母",多用沙参、麦冬、石斛、芦根、梨汁、甘蔗汁、桑叶、天花粉、杏仁等甘凉甘寒滋养之品,质轻味薄,清养津液,和降肺胃,使"胃土日旺,柔金自宁"。

肝胃相因,以酸甘两济其阴。胃阴不足,土不养木,肝失所养而伤肝阴;肝阴受损,肝气横逆犯胃,损及胃阴,均造成肝胃阴亏。叶桂提倡"肝为刚脏,宜柔宜和;胃为阳土,宜凉宜润","用药忌刚用柔",酸甘化阴、益胃生津,或凉肝安胃,或安胃和肝,或理阳明以制厥阴,以人参、麦冬、石斛等甘味与木瓜、乌梅、白芍等酸味柔肝缓急合用,取甘能令津还,酸能制肝、敛阴生津之用。此外,根据偏肝与偏胃之不同,分别采用养胃阴以制肝、滋肝阴以充胃汁之法。倘见肝胃阴液俱虚,则二法并用,肝胃同治,所谓"胃属阳土,宜凉宜润,肝为刚脏,宜柔宜和,酸甘两济其阴"。

络损血溢,以甘寒制阳止血。《灵枢·百病始生》曰:"阳络伤则血外溢,阴络伤则血内溢。"叶桂将养胃阴灵活运用于多种疾病,其中对咳血、衄血等血证治疗,别具特色。临证属胃阴亏虚、络损血溢上窍者,提倡"胃药坐镇中宫为宜",以"静药可制阳光之动",取清养胃阴之法,药用北沙参、麦冬等甘寒之品,养胃阴,清虚热,制阳动,而达到止血之目的。此外,对于失血病久合并胃气不足者,相机参以山药、茯神、炙甘草等甘平或甘缓之品,于清养胃阴剂中,兼顾扶中培益胃气,以收止血摄血之功。

阴虚夹湿,以芳香悦胃化湿。胃阴虚则胃气不振,湿浊不降或湿温病后期,抑或湿邪久稽,伤及胃阴,常出现胃阴虚兼夹湿证,诸如大便不爽利等,叶桂常用鲜省头草、陈皮、石斛、大麦仁、荷叶、陈香豉、陈半夏、北沙参、粳米、檀香泥、人参等甘平芳香微辛之品,取薄味以清养胃阴,芳香以醒脾悦胃化湿,两擅其功。

养胃阴而不泥于胃,立论巧思启后人。叶桂指出,"胃为水谷之海,五脏六腑之大源",无论何脏何腑病及胃阴,抑或五志六淫耗损胃津,都倡用甘药益胃。只要生化之源不息,水谷精气游溢,则"何患乎病之不易医也"。养胃阴学说适应证甚多,他详尽阐述了胃阴虚与多种疾病的关系,如温病、咳嗽、肺痿、失音、血证、泄泻、虚损等,养胃阴之法着眼于胃阴、津液,而不拘泥于胃。

叶桂发明滋养胃阴学说,补充了李东垣详于脾、略于胃的缺陷,与升脾阳法珠联璧合,相辅相成,完善了脾胃学说;而且养胃阴法既重视胃的生理、病理特性,又重视脏腑之间的相互关系与兼证,对后世温病及内伤杂病治疗的影响深远,从吴鞠通创立沙参麦门冬汤、玉竹麦门冬汤、增液汤等来看,显然受叶氏养胃阴法启示颇多。

19.燮理脾阴说

燮理脾阴说是清代康熙、乾隆年间(1662—1795)吴澄从脾论治虚劳病提出的治法新说。

"脾阴"观念在《黄帝内经》已有体现,《素问·平人气象论》曰"藏真濡于脾",《刺法论》曰"欲令脾实,气无滞,饱无久坐,食无太酸,无食一切生物,宜甘宜淡"。张仲景注重保养脾阴,《金匮要略》载"虚劳诸不足,风气百疾,薯蓣丸主之",重用山药即有滋补脾阴之意;又如瓜蒌瞿麦丸重用山药、茯苓,白虎汤用粳米,十枣汤用大枣且嘱糜粥自养,五苓散以白饮和服等,都是顾护脾阴的临床典范。元代朱丹溪言"脾土之阴受伤,转输之官失职",是"脾阴"一说的最早出处。其与刘河间"五脏六腑,四肢八骸,受气皆在于脾胃,土湿润而已"之论,均强调了脾阴的重要生理作用。自明代起,脾阴理论作为脾胃学说的一个分支,逐渐受到重视。然而对于脾阴虚的证候特征及治疗方法,仅有零散论及,缺乏完整的理论。

吴澄是虚损病诊疗大家,所著《不居集》50卷是一部论治虚损的专著,书中将调理脾胃作为治疗慢性虚损性疾病的首要大法。他指出:"虚劳日久,诸药不效,而所赖以无恐者,胃气也。"故一旦虚损,必须时刻护卫脾胃之气。然而自李东垣"脾胃内伤论"创立后,温补升阳之法逐渐统治脾胃病,而滥用温补会造成伤阴化燥的弊病。鉴于此,吴澄呼吁"脾虚有阴阳之分",临证应当细加辨析,分别治之。《不居集·脾经虚分阴阳》中,对脾阳虚与脾阴虚的辨证要点及治疗原则做了明确的阐述:"脾胃之元气者,多因思虑伤脾,或因劳倦伤脾。脾虚胃弱,中宫营气不和,肢体困倦,饮食日减,……此营气虚消之阳虚也,以温补为先。如六脉数而不清,滑而无力,大便闭结,嘈杂,中消多食易饥,此脾阴虚,本经血虚胃热,以清补为主。"不仅肯定了脾阴虚的存在,同时提出脾阳虚、脾阴虚的不同治疗大法,弥补了李东垣重脾阳而略脾阴的缺憾。

在脾之阴阳中,吴澄尤重脾阴。《不居集·吴澄治虚损法》曰:"古方理脾健胃,多偏补胃中之阴,而不及脾中之阴。然虚损之人多为阴火所烁,津液不足,筋脉皮骨无所养,而精神亦渐羸弱,百症丛生焉。"他认为,临床单纯的脾阴虚较为少见, 常常表现为脾的气阴两虚或与其他脏腑相兼为病, 症情复杂。若养阴过于滋腻,则又碍于脾,健脾过于温燥,则又助虚热,故用"忠厚和平之品,补土生金,燥润合一,两不相碍","中土安和",则虚损易愈。故自制理脾阴的九张方剂,因证施治,形成脾阴虚证候的系统治疗体系。

①治中虚气弱,脾胃大亏,痰咳失血,食少泄泻,不任黄芪、白术、当归、熟地者,用中和理阴汤(人参、燕窝、山药、扁豆、莲子肉、老米)。

②治痰嗽失血,食少泄泻,遗精,不任人参、黄芪者,用理脾阴正方(人参、紫河车、白芍、山药、扁豆、茯苓、橘红、甘草、莲子肉、荷叶、老米)。

③治遗精、盗汗、自汗、血不归经、怔忡、惊悸者,用资成汤(人参、白芍、扁豆、山药、花神、丹参、橘红、甘草、莲子肉、檀香、猪肚)。

④治寒热泄泻、食少,清阳不升,气虚下陷而力不胜升麻、柴胡者,用升补和中汤(人参、谷芽、山药、茯神、甘草、陈皮、扁豆、钩藤、荷叶蒂、老米、红枣)。

⑤治食少痰多,阴分不足,自汗盗汗,遗精,而不胜熟地者,用培土养阴汤(制何首乌、丹参、扁豆、谷芽、白芍、车前子、莲子肉、猪肾)。

⑥肝脾血少,血虚有火,不能用当归、白术、柴胡者,用畅郁汤(丹参、谷芽、白芍、茯苓、扁豆、钩藤、菊花、连翘、甘草、荷叶)。

⑦治脾虚血少,阴虚发热,不任当归、熟地者,用理脾益营汤(制何首乌、海参、莲子肉、黑料豆、山药、扁豆)。

⑧治虚劳之人,痰嗽喘急,不宜于麦冬、五味子者,用参脉保金汤(人参、玉竹、百合,猪肺清汤煎服)。

⑨治虚劳日久,脾胃薄弱者,用味补汤(燕窝、海参、淡火腿肉、鲤鱼,上四味煮汁饮,或用鲜紫河车一具,同入煮极烂,饮其汁更妙)。

观其所创之方,用药允正清灵,颇有讲究。其一,虚劳之人脾之气阴俱损,补气药即使平淡如四君子之属,也往往不能受用,而滋补之品又多滞腻,易助湿碍脾,首选芳香甘平之品,如山药、扁豆、莲子肉、薏苡仁、玉竹、人参等,芳香化湿与滋养脾阴相结合,补而不燥,滋而不腻,行而不滞,且多有气阴双补之功效,尤其山药为补脾阴要药。其二,若虚损日久多伤及气血精髓,单以草木无情之物难以奏效,须配伍血肉有情之品,如猪腰、猪肚、海参、燕窝、鳗鱼等,填补阴精,益气养血。其三,脾阴亏虚常常影响脾阳的升发,出现虚劳寒热、食少泄泻的清阳下陷之证,此时阴亏火泛,法不宜升,但清阳不升则浊阴不降,于法又不可以不升,治疗非常棘手,吴澄妙用芳香轻清之品,如钩藤、荷鼻等,既顾护了脾阴,又升发了脾阳,避免了升麻、柴胡升散太过、伤阴助火之弊。此外,常用药食两用之品,如扁豆、山药、莲子肉、燕窝等,作用和缓,不伤正气,可以久服,对于脾胃大虚而不任补药者尤为适宜。

吴澄创造性地将"脾阴虚"引入虚劳论治之中,新定补脾阴一法,补前人未尽之余蕴,理、法、方、药自成体系,推动了脾阴学说理论实践两个维度的发展,既充实了中医基础理论,亦提高了虚劳相关疾病的辨治水平。其倡导的芳香甘平法,与明代胡慎柔所倡甘淡实脾法、缪仲淳所倡甘寒滋润法,被认为是脾阴虚的三大治法,为后世医家沿用。

20.泻热存元说

泻热存元说是清代歙县许豫和(1724-1805?)从病机、辨证、治法、用药等方面系统论治小儿热症的新说。

元指元气,自从金元李东垣提出"真气又名元气""元气即胃气之别名"两种含义后,历代新安医家都比较注重培补先后天元气,自明代汪机及其门生以来,形成了阵容强大的固本培元派,影响深远,其中明代罗周彦《医宗粹言》首分元气为元阴元阳,拓展和丰富了培元之治的内涵。而热既是疾病的症状又是致病的因素,《素问·至真要大论·病机十九条》中,有关火热为病者占9条;张仲景在《伤寒杂病论》中创立有急下存阴治疗热盛于内、灼损阴液一证;宋代钱乙著《小儿药证直诀》,认为小儿"稚阳未充,稚阴未长","血气未充,脏腑未坚","易虚易实,易寒易热",化裁仲景方桂附八味丸为六味地黄丸,以适应小儿使用,首创小儿五脏辨证,而更强调小儿属"纯阳之体",真阴未足,"阳常有余",易从热化,治重清热;清代《临证指南医案》也认为:"按褓褓小儿,体属纯阳,所患热病最多。"作为温病大病,叶桂从外感到内伤杂症均重清热养阴之治。许豫和是清代新安儿科大家,小儿热病辨治尤有特色,反对滥用参芪姜桂温补,反对"温吹黍谷,火逼甘泉",在《小儿诸热辨》一书中明确提出了"壮热无补法、泻邪以存元"的学术观点。

许豫和认为,小儿属纯阳之体,生理上多呈现出以阳生为主导的态势,他在《小儿诸热辨》中说:"初生有小热,不可服药。天之生人、生物,皆赖此火。无此火,何能生?更何能长?故初生曰赤子。此火一泻,生机败矣。"阳有余而阴不足,故病理上,"小儿之病,惟热为多。外而风寒暑湿燥火之乘,内而乳食生冷甘肥之滞,以及惊恐跌仆、麻痘丹疹,莫不由热而生"。小儿脏腑娇嫩,形气未充,抗邪能力不足,容易发病,六淫非独热邪,皆易从热化火,且传变迅速,易致邪气枭张而致壮热,甚者邪热入陷心包,或热极动血生风,治不及时易出现肝风内动、惊风痉厥之危象。

"泻热存元"说就是针对小儿壮热实证而言的,其前提是"辨证的确"。热有虚实之分,治有补泻之宜,辨证不明则无从立法。许豫和虽师法钱乙,但不同意《小儿药证直诀》等诸多儿科专著给"壮热"所下的定义,其《小儿诸热辨》曰"书云:壮热者,一向热而不已。非也。热之甚者为壮,不甚者为温。温热亦有虚实。虚者,正气虚也,不能为壮。实者,邪气实也。""一向热而不已,有疳积之热,有阴虚之热。有当补脾,有当养阴,须分辨施治。"对"壮热""一向热"做了明确的分辨,对骨蒸、胎热等也另有详细的分析,认定"壮热"为发热高、热势甚的实证,唯有此证当泻。

小儿热症传变最速,以壮热实证居多,容易耗伤元气,治疗中当急速攻邪,以顾护元气。《小儿诸热辨》明确指出:"壮热无补法,辨证的确,急泻以存元气便是补。"若以补药治火,徒抱薪救火,火势未灭,元气大伤。其具体治法:"在表者汗之,体若燔炭,汗出而散是矣。在里者下之,急下存阴是矣。如谵言、汗、渴之有赖于白虎,斑、狂、失血之有赖于犀角地黄,皆刻不容缓者也。"

在辨证上,《小儿诸热辨》更强调,"凡遇火证,当先视邪在脏腑、经络,气分、血分,参以兼症辨之"。卫气营血辨证很适合于"泻热存元"的辨证运用,许豫和运用自如:热在气分,症见烦渴、喘息、汗大泄等,用白虎汤"泻火以保元气",或加黄芩、山栀子等清气分之火;热在血分,症见或吐衄,或发斑,狂躁、午后热甚等,用生地、丹皮、羚羊角、犀角等清血分之火,以犀角地黄汤"泻火以保阴血";邪在经络,导引按蹻徐徐按摩即可。若邪入脏腑,当详辨病位,相应地运用引经药物。儿科医圣钱乙首创小儿五脏辨证,以指导临床遣方用药,如心热用导赤散、肝热用泻青丸、脾热用泻黄散等。师法钱乙的许豫和,吸取其精华并加以灵活运用,以黄连泻心火,龙胆泻肝胆火,白芍泻脾火,石膏泻胃火,知母泻肾火,黄柏泻膀胱火,木通泻小肠火。黄芩泻肺火,栀子佐之;泻大肠火,黄连佐之。柴胡泻肝胆火,黄连佐之;泻三焦火,黄芩佐之。凡遇火症即可用苦寒之品,"不急泻火,则气血焦枯",徒耗元气,于事无补。

"泻热存元"说强调"唯火甚者当泻,不泻则能作病",但并非完全机械地依赖"泻"之一端,也要视元气伤害的程度适当加"存元"之举措。若元气损伤甚微,在自我调节范围内,待其自复即可;若元气损伤轻浅,可啜热粥一碗顾护元气;若元气大伤,以四君子汤健脾益气;至于久热阴烁之症,若不急以水济火,而用发散消导之药,徒耗伤元气。

祛邪安正,及时采用祛邪之法,避免损伤元气,是治病的重要法则。"泻热存元"的临床价值并不局限于小儿壮热一证,现代新安医家多有拓展运用。如王乐匋辨治温病多以之为要领,认为"温病之治,虽然忌汗,却又必须借汗使邪有出路,辛凉透邪之法足以适应";其辨治湿温以化湿为关键,有"两个不必忌"之论:一是湿热相合证候苦寒之剂不必忌,二是湿邪常以小便为出路,淡渗一法亦不必忌。再如王键于此亦独有创新发明,认为八法之中,

"泻"指清泻、泻下,亦可指汗法、清法,于具体治法之中,发汗、清热、散寒、化湿、祛瘀、化痰、散结、逐痹、解毒均属此类;"元"指元气,"元阴""元阳"之义,"存元"者,温阳、养阴、益气、补血、填精等皆为此意。临床诸多疾病,本虚标实为多,譬如多数慢性病的恢复缓解期,以气虚、阴虚为本,湿阻、瘀血、痰浊等为标,治法之中,虚实补泻之际,当时时顾护正气,泻邪以存元。"新安王氏内科"创造性地将"泻热存元"切实转化为"泻邪存元",拓展了适用范围,对于老年病、呼吸系统疾病、自身免疫性疾病、肿瘤等疾病的诊治都具有重要的指导意义。

21.养阴清肺说

养阴清肺说是清代雍正、乾隆年间郑宏纲(1727—1787)、郑枢扶、郑既均父子三人针对白喉病而提出的治法新说。

清代乾隆年间白喉病广泛流行,病情瞬息万变,"古无是病,亦无古法",历代文献虽有喉痹、阴阳毒、缠喉风、锁喉风、紧喉风等记载,当时也已有"咽喉诸病皆属于火"、"白喉一病伤燥者居多"的共识,但均未提及假膜"白腐"),"时医罔察……每作实证治之","妄用表散寒凉者多","非辛温发散即苦寒降泻","而夭枉者,不可胜数"。郑宏纲继承家传而精于喉科,在乾隆四十年(1775)前后白喉初始流行即首次治疗成功,后又与其子郑枢扶、郑既均一起亲历了乾隆五十年(1785)第一次白喉大流行,积累了大量的诊治经验。在明清吴又可伏气学说、叶桂温病学说和喻昌火燥论的启发下,郑宏纲父子在《重楼玉钥》中首次提出白喉病名,并首次记载了这一烈性传染病的流行,郑枢扶又专著《咽喉辨证》《喉白阐微》,共同提出了著名的"养阴清肺说"。

"养阴清肺说"是郑氏父子两代人长期实践的共同成果。郑宏纲认为,白喉一症,"属少阴一经,热邪伏其间,盗其肺经之母气";郑扶枢进一步加以发挥,认为白喉由体质不足,肺肾阴虚,感受燥邪,肺津劫伤,热毒熏蒸于咽喉所致。《喉白阐微》专立有《肺受燥论》,并强调白喉并非单纯病在咽喉,可涉及脏腑,导致"虚里跳动"、"缠满肺系"的燥气重证。治疗上白喉忌表,咽喉诸症皆勿轻易使用表散,以免耗伤肺肾之阴,加重病情。《重楼玉钥》还列出"喉间起白所切忌药味",如"麻黄(误用音哑,不可救)、桑白皮(肺已虚,不宜泻)、紫荆皮(破血,不可用)、防风(不可用)、杏仁(苦降,更不宜)、牛蒡子(能通十二经,不可用)、山豆根(不可用)、黄芩(过清凉)、射干(妄用即哑)、天花粉(不可用)、羌活(过发表,切不可用)、桔梗(肺虚不宜升)、荆芥(不可用)"等13味。

郑宏纲早期治疗白喉,主以生地黄为君药的紫正地黄汤减味方,减去紫荆皮、茜草,然亦有"白反蔓延呛喉"转为不治者;其子郑扶枢、郑既均继其衣钵,再改其法,"总以养阴清肺兼辛凉而散为主",并于1794年前后优化方药而创制养阴清肺汤,所治"未尝误及一人,生者甚众"。《喉白阐微》又详细指出,凡喉白初起以导赤散加减治之,三四剂后如"质弱正虚,喉白脱而未净,或热未除,虚里跳动及大便未解,总用养阴清燥法,自渐痊矣"。

"养阴清肺说"对后世白喉和其他喉科疾病的辨治产生了深远影响,其后相继问世的《时疫白喉捷要》《喉科白腐要旨》等50余种白喉专著,多宗阴虚肺燥病机说和养阴清肺而忌表之治法,养阴清肺汤治疗白喉被奉为圭臬,直到中华人民共和国成立后实行白喉疫苗预防措施为止。1890年德国人Behring发现白喉抗毒素并应用白喉抗毒素血清治愈白喉,且于1901年获首届诺贝尔生理或医学奖,而养阴清肺汤的发现要比其早1个世纪。从乾隆五十年(1785)白喉第一次大流行,清代先后发生了4次白喉大流行,"养阴清肺法"挽救了无数白喉患者的生命,为人类健康做出了重大贡献。

五、针灸方药新说

针灸方药是中医治病的主要手段和途径,也是新安医学的重要研究领域。新安医家针药兼通,阐释针灸要法,阐发药性方论,独具特色,各有发明,在针药运用上提出了很多创新学术。

22.针药通明说

针药通明说是明代歙县吴崑(1552—1620)系统比较针药两法的内涵性联系而提出的新说。

针砭和本草作为治病手段和工具有着悠久的历史,《黄帝内经》就阐述了针药各有所宜、相须为用的观点,《素问·移精变气论》提出"毒药治其内,针石治其外","病形已成,乃欲微针治其外,汤液治其内";西汉《史记·扁鹊仓公列传》载有"病在血脉用针石、病在肠胃用酒醪"的扁鹊术,留下了"针、灸、药三者得兼,而后可与言医"之训,仓公26个医案中有"不当饮药""不当针灸"和需针灸药物配合者的记述;东汉班固《汉书·艺文志》有经方派"本草石之寒温""假药味之滋"和医经派"箴石汤火所施,调百药齐和之"的记载;唐代孙思邈认为,"针灸而不药,药而不针灸,尤非良医也;知针知药,固是良医",然王焘认为"针能杀人,而不能生人";宋代王执中《针灸资生经》设"针灸须药"专篇,论述针药结合运用;金元张从正强调"针药同理",李东垣还发明"东垣针法",根据病情标本缓急,灵活选用针药之法。自汉代开始尤其唐宋以来,本草方剂发展迅速,针药并重已逐渐被方药为主所取代,针灸逐渐退居次位。到明代绝大多数医家仍不排斥针灸,主张为医应兼通针灸和药物,即使不擅长针灸也要懂得针灸之理,但对针药原理、针药关系、针药运用等并没有作更深入的比较和探讨。

吴崑是一位针药两擅其用、理论造诣深厚的临床医家,认为"古昔良工,率针药并神,故名高一世",对于当时"持针者不知针,用药者不知药"的状况,"不能不为之太息",感慨"如是而欲治病,病何赖焉",提倡针药兼备,强调针药并重,注重针药并用。他在《针方六集·旁通集》中率先发声,将药物疗法与针灸疗法系统比较,列"针药二途,理无二致""针药兼有""针药正治"等45论,系统地提出了"上工以神良自期,必两者通明而时出之,始为全技"的观点。

　　其一,针药同理。吴崑认为,药物有气有味,有厚有薄,有升有降;而针刺有浮有沉,有疾有徐,有动有静,有进有退。药有入肝、入心、入脾、入肺、入肾之殊,有为木、为火、为土、为金、为水之异;而针有刺皮、刺脉、刺肉、刺筋、刺骨之殊,有取井、取荥、取输、取经、取合之异。取井荥输经合,刺皮脉肉筋骨,与药物酸苦甘辛咸分别治疗五脏疾病的机制是一致的,都可以达到能汗、能吐、能下、能温、能清、能补的效果。此异途而同理。他形象地比较分析了针刺手法、取穴与方药作用,"动、退、空、歇、迎、夺、右,皆泻也,犹方之青龙、白虎、陷胸、承气,有泻而无补也。推、纳、进、搓、随、济、左,皆补也,犹方之益气、养荣、八珍、十全,有补而无泻也",后溪、申脉四穴并刺尽祛表邪,其效如桂枝、麻黄、葛根、大小青龙诸方,而通圣散之治风热则可与《黄帝内经》五十九刺争美,通过以药明针、以针明药的方法,相互说明各自的作用和原理。穴位如药物,经络如药房,现代研究也证明,刺激大椎、足三里、气海等穴具有同黄芪、人参一样的补气作用,刺激三阴交、血海有同当归样的补血、活血作用。

　　《针方六集》还从审气、保元、方药配伍、炮制与穴位配合、取法与刺法、用药剂型与用针刺法、用方大小与刺穴多少等方面进行比较说明。"药家问病发药","刺家问病施针"。用药必须审气,辛热、辛温、辛凉,气之殊也;用针亦必须审气,经气、邪气、谷气,气之殊也。"病态千端,候气施治","药家必审而用之","针家必审而用之"。"用药以元气为重,不可损伤","用针亦以元神为重,不可轻坏"。"方必君臣佐使,药必精良炮炙","穴有阴阳配合,则君臣佐使也;穴得其正,则精良也;刺合于法,则炮炙也"。"药有轻剂、重剂、平剂、调剂,因病而为之轻重也;针有巨刺、缪刺、微刺、分刺,亦因病而为之浅深也"。"药有小方(一药主一病)不足以去病,故立重方。重方者,二方、三方合而一之也,此犹合纵连横,用众之兵也。针有特刺(一穴主一病)不足以去病,故主群刺。群刺者,原、别(络)、根、结,合而刺之也"。针灸方药虽然在辨证、治则、配伍、作用等多方面都存在内在的互涵互通的联系,但亦并不能完全等同,吴崑认为"用药治病,必分六经者,祖述仲景也","用针治病,率由八法者,祖述汉卿也",提倡用药应当遵循张仲景六经辨证规律,用针则应当以窦汉卿所传八脉交会穴为法门。

其二,针药各有长短。虽然针药治病机理相同,但二者各有长短。从针药作用部位说,"败血积于肠胃,留于血室,血病于内者,必攻而去之,药之所长,针不得而先之也。败血畜于经隧,结于诸络,血病于外者,必刺而去之,针之所长,药不得而先之也";从针药适应证角度说,"针之所长,亦长于有余之实邪耳。至于脏气不足,亦必饮以甘药,待时而已可也","然穷年积岁,饮药无功者,一遇针家施治,危者立起,跛者立行,是药之多,不如针之寡也。然针不难泻实,而难补虚,一遇尪羸,非饮之甘药不可,是针之补,不如药之长"。因而吴崑在临床上,主张根据外界环境和人体疾病的具体情况,扬长避短,灵活运用,当针则针,当药则药,当针药配合则针药兼施。

其三,针药兼施。古人在实践中早已形成针药结合的治法,吴崑从针药治病同理角度,结合针药之长短,进一步阐明了针药兼施的合理性和可行性。《针方六集》卷二《八法针方》、卷四《揆八法》总结了针药兼施的范例,如对于冲脉、足太阴脾经、阴维脉、足阳明胃经和手厥阴心包经的病证,宜刺公孙、内关二穴,使经气通利,三焦相通,亦可配用泻心、凉膈、大小陷胸、调胃承气诸方治之;对于带脉、足少阳胆经、阳维脉和手少阳三焦经的病证,宜刺临泣、外关二穴,使经气调和,表里得解,亦可配用三化、双解、大小柴胡、通圣、温胆诸方治疗;对于督脉、足太阳膀胱经、阳跷脉和手太阳小肠经的病证,宜刺后溪、申脉二穴,使上下阳气交通,其病皆愈,亦可配用麻黄、桂枝、葛根、小青龙汤等治之;对于任脉、手太阴肺经、阴跷脉和足少阴肾经的病证,宜刺列缺、照海二穴,通四经气血,并配以三黄、二母、犀薄甘桔等汤药治之。

其四,针药勿过。一方面要合理把握针药治疗之度,"针有尽法而病方去者,尽法可也。有小施针法而病即已者,不必尽法可也。盖药之过剂,针之过法,皆足以损人也","药有尽剂,不必尽剂;针有尽法,不必尽法","用药者之戒重实重虚,用针者之戒实实虚虚","针药勿过",合理施用;另一方面要恰当把握针刺和药物的有效时机,"用药病已,未久而复病者,再投之药;用针病已,未久而复病者,再施之针","奉天时,修人事",注意"勿劳、勿饥",才能取得良好的治疗效果。

针药同理,各有长短,针药兼施,相得益彰,吴崑针药通明说将针药临床提升至治疗理论的高度,突出了针灸方药治病的共通性、互补性,内容翔实,内涵丰富,论点明确,论述精辟,丰富了治疗理论,启发了临床实践,为后世针药运用打下坚实的基础。

23.参芪双补说

参芪双补说是明代祁门汪机(1463—1539)针对弘治年间(1488—1505)

礼部郎中王纶"忌用参芪论"而提出并得到后世新安医家赞同的药物作用原理新说。

明代遵从朱丹溪养阴说的王纶,著有《忌用参芪论》,倡言过服人参、黄芪之害,一些医家理解不深,"视参芪不啻鸩毒",动辄滋阴,过用苦寒。汪机在《辩〈明医杂著·忌用参芪论〉》一文中,反复列举朱丹溪治疗血虚有火而"率以参、芪等剂治之而愈"的案例加以反驳,其《石山医案·营卫论》更是发出"何世人于甘温之药一毫不敢轻用,岂理也哉"的感叹。

为了进一步从理论上驳斥王纶的过激言论,他在《营卫论》中紧紧抓住"营气"这个概论,以月禀有日之阳相比喻,认为营气是"阴中有阳,阳中有阴,阴阳一气也,周子(周敦颐,宋朝儒家理学开山鼻祖。引者注)曰阴阳一太极是也",从而在滋阴理论与温补气血方药的运用之间架起了一座桥梁,由此"是知参、芪补气,亦补营之气,补营之气即补营也,补营即补阴也",在阐明运用人参、黄芪符合朱丹溪养阴学原理的同时,论证了人参、黄芪"不惟补气亦能补血",具有补气又补阴的双重实际疗效。进而又从《黄帝内经》"阳生阴长"的理论出发,在张仲景"以人参为补血者"、"气虚血弱,以人参补之"和李东垣"血脱益气"观点的启发下,论证了人参、黄芪可以通过补气补阳而发挥出补血补阴的作用,《营卫论》指出:"经曰阴不足者补之以味,参芪味甘,甘能生血,非补阴而何?又曰阳不足者温之以气,参芪气温,又能补阳。故仲景曰:气虚血弱,以人参补之,可见参芪不惟补阳,而亦补阴。东垣曰血脱益气,仲景曰阳生阴长,义本诸此。"

清代休宁汪昂也认识到人参配伍的多样性作用,他在《本草备要》中阐述:"人参得升麻,补上焦泻肺火;得茯苓,补下焦泻肾火;得麦冬,泻火而生脉;得黄芪、甘草,乃甘温退大热。"并指出由中气不足所致胸膈逆满作胀者,宜以人参、白术塞因塞用,补之正所以导之,少用反滋壅,多服则宣通而胀自除。清代叶桂养胃阴、吴澄补脾阴也每每配伍人参,均深化了人参双补作用的内涵。

对应用参芪可能出现的偏颇,新安医家善以灵活配伍变化来制约,《石山居士传》转述汪机的意见:"人参虽温,杂于酸苦甘寒群队之中,夺于众势,非惟不能为害,而反为之用矣。"其学生程廷彝《病用参芪论》指出:"又谓参、芪性温,只恐积温成热;又谓参、芪补气,尤恐气旺血衰。殊不知有是病用是药,有病则病当之,何至于积温成热、气旺血伤乎?且参、芪性虽温,而用芩、连以监之,则温亦从而轻减矣;功虽补气,而用枳、朴以制之,则补性亦从而降杀矣。虑其滞闷也,佐之以辛散;虑其助气也,辅之以消导,则参、芪亦莫能纵恣而逞其恶矣。"明歙县余淙有《论不宜服参者多用成害》专篇,对滥用人参的危害有所认识。明祁门徐春甫《医学捷径六书·药性歌赋》强调,"人参:

益元气以补三焦,肺火颇忌;生津液而止烦渴,热嗽休求。"

"参芪双补"说阐明两药既补气又补阴的双重价值,得到中药双向免疫、正常化和适应原样作用等药理实验结论的支持,极具实证性。

24.药性相对论

新安医家立足临床,分析和探讨中药药性理论,充分认识到了药物性味及其具体运用上的相对性,多在本草或综合性医著中,以按语的形式做了精辟论说,提出了很多独到的见解。

(1)治疗用气味:明代祁门陈嘉谟十分重视性味理论的正确应用,他在《本草蒙筌》总论中单列"治疗用气味"一节,提出"治疗贵方药合宜,方药在气味善用"的精辟论述,指出配方用药"有使气者,有使味者,有气味俱使者,有先使气后使味者,有先使味后使气者",有"一药两味或三味者,有一药一气或二气者",四气五味规律不是绝对的而是相对的,不可一例而拘,一途而取,对性味理论作了补充、拓展和发挥。只要善用气味,治病犹"鼓掌成声,沃水成沸"。在论述黄芪的功用时,又有药性随多数药而从之论,"补气药多,补血药亦从而补气;补血药多,补气药亦从而补血。益气汤虽加当归,因势寡,功被参芪所据;补血汤数倍于当归,亦从当归所引而补血。"清代汪必昌也在《聊复集·医阶辨药》中指出:黄芪补元气,"入补血药,亦能补血而去血脱";清代歙县吴澄在论人参用法时也有类似表述,其《不居集》曰:"得气药则补气,得血药则补血,消药则消,散药则散,行药则行,止药则止。"以上均从药物配伍组成的角度,阐述了药性实际作用的相对性,对治疗善用气味作了补充说明。

(2)补泻相兼:明代歙县程明祐阐述阴阳补泻之理,颇中肯綮,他指出:"人皆知补之为补,不知泻之为补;知泻之为泻,不知泻之为补。阴阳迭用,刚柔互体,故补血以益荣,非顺气则血凝;补气以助卫,非活血则气滞。盖脾为中州,水火交济,而后能生万物。"从阳中求阴、阴中求阳的关系和脾胃调理的角度,阐述了补泻的辩证关系。

明末清初休宁汪昂强调治病重在补偏救弊,补泻不可偏废,既不可有补无泻,也不可有泻无补。他在《医方集解》"六味地黄丸"注释中说:"人之气禀不同,故补阴补阳各有攸当,药者原为补偏救弊而设也。"具体就六味地黄丸而言,他认为其组方三补三泻,一阖一辟,体现了阴阳平衡协调的思想,强调该方不可有补无泻。《本草备要》"泽泻"药中也有相类似的论述,强调方中泽泻之泻,使补而不滞,使补药直通于肾而扶阴配阳,补之作用更为得力。他还针对时弊,提出一条警示后世的组方用药之道,其言曰:"用补药必兼泻邪,邪去则补药得力,一阖一辟,此乃玄妙。后世不知此理,专一于补必致偏相之害矣。"充分体现了汪氏强调补泻兼施的思想。

清代程文囿治重温补,擅用补中益气汤治疗气虚诸证,然对于气虚便闭常下之不能、补之不应者,补中益气汤酌加大黄,以借水行舟、寓攻于补。

清代婺源汪绂认为,处方用药"补必兼泻","补虚之中,不可无泻实之药",其《医林纂要探源》中强调善用"调剂之义"的重要性,提出用药"补泻相兼"说。他举例说:"且无药不补,即麻黄、紫苏,何尝非补肝之药?无药不泻,即人参、甘草,何尝不用以缓肝而泻心火?而今人惟知参、芪之补,麻黄、大黄之泻,是不知调剂之义也。"他根据《黄帝内经》五脏苦欲和五味补泻的原理,认为每一味药都具补这一脏而泻另一脏,或泻这一脏而补另一脏的作用,不存在只补不泻或只泻不补的药物。"凡酸味补肺泻肝""凡苦味补肾泻心""凡甜味五脏皆补""凡辛味补肝泻肺""凡咸味补心泻肾",不存在纯补纯泻之药,关键是要懂得制方之道,其"无药不补,无药不泻",实为补此即以泻彼。

汪绂同时指出:"古人纵大剂攻邪,未有不兼辅正者。如仲景治伤寒,桂枝、麻黄二方大表散,而于中皆用大枣、甘草,此辅正之显然者……至若入少阳经以后,则多用人参矣。补正亦必泻邪。如六味地黄丸中用泽泻,咸以泻肾也;四物汤中用白芍,酸以泻肝也。补必兼泻,古方多如此。"又说:"古人有于麻黄汤重用人参者,正是而后邪可祛也。然补与攻并行,亦必无舍热邪不攻而独用补者,非甘温能除大热之说也。"在汪绂看来,所谓"甘温除大热"并不是只用甘温取效,而是在温补之中又加入祛邪宣散之药,才达到"除大热"的功效。所以临床应谨守病机,注意调剂,用补之方,补必兼泻,不能将攻邪治病之方都视为"霸道",也不能将那些不痛不痒、轻描淡写的方药都称为"王道",关键是对温、凉、补、泻药物的合理调剂。

清代歙县江之兰《医津一筏》也强调:"独是体虚之人,易于受邪,或内外伤感、抑遏成火,则补虚之中不可无泻实之药,若六味地黄丸加黄柏、知母等方是也,审此则用药不难中肯綮矣。"对如何应用补益方药,亦有重要指导意义。

(3)谙熟药性:清代歙县郑宏纲在《箑余医语》中指出,药物性、味、运行趋势等理论,既源于临床实践,也源于对自然界"天、地、人"三才的观察和感悟,先贤仰取象于天而赋药性之寒热温凉,俯取度于地而述药味之咸苦酸涩,中取法于人而论药"运行趋势"之升降守走提,临证须谙悟其理、熟稔于胸,方能运用自如。清新安本草《本草衍句》中也认为,"凡药味各具一性情,各显数功效,治必多于数症,用不拘于一经,或在此则为专,或在彼则为使。"强调只有"洞悉其性情",才能"尽识其功效"。

(4)体质燥润:历代本草论述药性,四气五味、升降浮沉从未缺位,但对药材体质的作用认识不足,新安医家对此有所弥补。明代洪基从养生角度论药,其《房术奇书》指出"药乃生血生精之玄妙……世称添油之法耳";清代歙县程履新提出"辨药八法",其《山居本草》阐述说:"每药一品,须分八款,更有次序,曰体、曰色、曰气、曰味,此四者乃天地产物生成之法象,必先辨明以备参考;曰形、曰性、曰能、曰力,此四者藉明哲格物推测之义理,而后区别以印生成。按此八法,交相详辨,庶不为古今诸书所误,以淆惑药理。"其辨药物之性,"体"为首位,包括"燥、润、轻、重、滑、腻、干"等。吴澄在《不居集》自序中说:"药类有升降浮沉、轻重清浊之质……以别寒热温平良毒之性";余国珮在《医理》自序中指出:"至于《本草》一书,古人但言药之性味,未言体质之燥润。今明辨燥润之品用以治湿燥之病,其理明显,令人一阅了然,再能审确病情,自无不效。"

(5)药性随运变更:清代歙县籍名相曹文埴,在为许豫和《怡堂散记》作序中,论述"天地变化,人生禀赋,随时为厚薄,且南北异宜,山川间隔,一郡一乡气感各别,即一乡之中又随世变转,而寒热水旱之不齐,错出乎其中"之后,已经认识到"药物之产随地气变迁";清代婺源余国珮独具慧眼地提出"药味随运变更论",他在《医理》一书中阐述道:"盖闻天地氤氲,万物化醇,是知万物俱从氤氲之气化生,氤氲之气既随天时迁改,万物亦不得不随之而变易。今当大运燥火司天主事,物亦从之而变。燥属金,其味辛,火象焦,其味苦,故今之药味多变苦辛。如露水古称甘露,今则兼苦而微辛,天地之气酝酿之中已寓燥火之气,故草木亦从之而化,多变苦。辛之味,如金钗石斛,味本甘淡,今则不然,出自四川者,变苦尚少,出于广西、云南者,味苦尤甚,盖因四川居中华之西南,广西、云南又在西南之边远。西属金,主燥味辛,南属火味苦,故味之变苦辛者多。麦冬川产者,变辛味颇多,杭州所出辛味较少。如霍山之石斛,味仍淡,地近中州,故未即变。木通本草味称甘淡,今则苦胜黄连。南中园蔬如菘菜,俗称青菜,本甘滑之品,亦变苦辛。虽物类感变之不齐,而两间之气均从燥火变化可征。"本草禀天地之灵气,汲天地之精华,而成四气五味之药性,故药性之润燥开阖随天时地气而变迁。

新安医药学家实事求是,眼光独到,以自己的真知灼见弥补了性味理论的不足,丰富了中药理论的内涵,具有普遍性的指导意义。

25.制造资水火论

制造资水火论是明代祁门陈嘉谟(1486—1570)在系统总结前人基础上创造性发挥而提出的中药炮制理论。

中药炮制的记载始于战国,《黄帝内经》中治疗"目不暝"的秫米半夏汤就有"治半夏"的记录;汉代炮制方法已非常繁多,蒸、炒、炙、锻、炮、炼、煮沸、火熬、烧、斩断、研、锉、捣膏、酒洗、酒煎、酒煮、水浸、汤洗、刮皮、去核、去翅足、去毛等,不一而足,《神农本草经》指出:"有毒无毒,阴干暴干,采造时月,生熟,土地所出,真伪陈新,并各有法……若有毒宜制,可用相畏相杀,不尔勿合用也。"南北朝刘宋时代,我国第一部炮制专著《雷公炮炙论》问世,中药炮制系统理论开始建立。至明代,中药炮制得到全面发展,其中祁门陈嘉谟著《本草蒙筌》,其"制造资水火"一节对炮制理论做了系统的归类总结,从中药炮制的原则、分类、辅料等诸多方面进行阐发,功不可没。

其一,第一次确立了炮制原则。"凡药制造贵在适中,不及则功效难求,太过则气味反失",从时间的控制到火候的掌握,从辅料的选择到料量的确定,一直为后世所遵奉效法,奉若神明。在火候这一炮制核心学术上,陈氏借鉴当地烹调用火手段,首倡"紧火"(持续猛烈之明火)的运用。对许多药物提出了具体的炮制要求,如蝉蜕、苍耳子、橘络、马兜铃等炒黄,使君子慢火微煨去壳,蚕娥微火炒黄,白芷炒黑,蝉蜕、夜明砂、鳖头、人中白、莲房、荔枝核烧灰存性等,沿用至今。

其二,第一次系统归纳分类炮制方法。"火制四:有煅、有炮、有炙、有炒之不同;水制三:或渍,或泡,或洗之弗等;水火共制造者,若蒸,若煮,而有二焉,余外制虽多端,总不离此二者。"三类九种,简明扼要。

其三,第一次全面总结辅料炮制的作用。"酒制升提,姜制发散,入盐走肾脏,仍使软坚,用醋注肝经且资住痛,童便制除劣性降下,米泔制去燥性和中,乳制滋润回枯助生阴血,蜜制甘缓难化增益元阳,陈壁土制窃真气骤补中焦,麦麸皮制抑酷性勿伤上膈,乌豆汤、甘草汤渍曝并解毒致令平和,羊酥油、猪脂油涂烧,咸渗骨容易脆断,有剜去瓤免胀,有抽去心除烦。"系统精炼地阐述了中药经辅料制后,在性味、功效主治、作用趋势、归经和毒副作用等方面所发生的变化,以最大限度地发挥药物的疗效。

其四,引申出"以药制药"的炮制观念。如甘草制远志、黑豆汁制何首乌、灶心土制白术、姜制半夏、吴茱萸制黄连等,系根据中药配伍理论从辅料炮制中引申出来。

"制造资水火"论文字不多,简练精辟,系统完整,为后世选择炮制方法、制定生产工艺、开发中药新制剂提供了理论依据,至今仍是中药炮制的依据和准绳,也奠定了陈嘉谟在本草炮制学上的学术地位。

除了以上学说外,新安医学创新观点还有很多,如汪机、孙一奎、江之兰、吴谦、罗浩等多位新安医家提到的"运气应常不应变"之论及其方药运用,方有执、程应旄、卢云乘、曹守堂等多位新安医家提出的"六经分部分层"说,余淙"诸症顺气为先"说,徐春甫"五脏之脾胃病"论,汪昂"胃乃分金之炉"说,吴楚"甘温行春夏之令"论,江之兰"邪正标本相对说",郑宏纲"十二字审证""三法参伍"和"三针"说等,都已成为中医药学各家学说的重要组成部分。

新安医学"创新学说"包括了基础理论、辨证、治法和方药各个方面,理、法、方、药各有侧重,在问题的提出、理解和解决的路径上各有不同,在学术体系的构建、学术内涵的阐释、逻辑推理的方式方法和治学风格上亦各具特色,但有一个共同的特点,即在面对理论和实践中出现的新矛盾、新问题、新情况时,不是革命性、全盘否定式地颠覆旧说,而是在前人的启发和引导下,在自身厚实的学术积累基础上,结合临床实践,融会贯通、通变创新,由量的积累到质的飞跃,螺旋式上升,所谓"博古以寓于今,立言以激其后""改故即新",无一不体现出新安医学继承与创新有机统一与结合的特色,极其深刻地展现了传统中医学术在继承中创新、发展中传扬的运动轨迹。

第二节　新安医学分支学派

新安医家往往师出多门,形成了众多不同诊疗风格的分支学派,正如现代新安医家王任之所说"新安医学有许多学派,各个学派都有特点和成就",派中有派,门中有门,学说纷呈,绵延不绝,成为新安医学学术繁荣的重要标志。各个分派都有不凡的历程,充分展示了新安医学一源多流的学术传承和发展轨迹。尤其是发展到明代的16世纪,气血阴阳双补、固本培元,伤寒条辨重订、三纲鼎立,本草蒙筌发明、水火炮制等,犹如黄山日出般喷薄而出,开启了新安医学学术的创新历程。

一、固本培元派

固本培元派是新安医学中特色鲜明、影响力最大、公认度最高的分支学派,是在16世纪的明代中期为纠正滥用苦寒降泻之风而异军崛起的。

元末明初江南吴浙医界,朱丹溪"滋阴降火"学说十分盛行,固守滋阴,不知变通,用药上甚至将大补元气的人参、黄芪打入冷宫,列为禁忌。由于过用苦寒滋阴药,导致病人元气受损,很长一段时期医家都没有觉悟,病家也不认为有什么过错。但随着虚寒阴证患者的增多,明代成化嘉靖年间,私淑朱丹溪的新安汪机,与苏州薛立斋、四川泸州韩懋等少数医界精英率先觉醒,开始倡导温补,以补偏救弊。在朱丹溪学说占统治地位的时代,如何破解实践与理论之间的矛盾,解除思想上的禁锢,这引起了汪机的深刻反思。

反思必定会带来变化,大反思必定带来大变化。汪机根据《黄帝内经》"清者为营,浊者为卫"、"其浮气之不循经者为卫气"、"其精气之行于经者为营气"等论述,吸收另一位金元大家李东垣的培补元气说,重新解读朱丹溪"阳有余阴不足"理论,对养阴说进行了一番推陈出新的大改造,提出了"营卫一气"新说:一是指出营兼气血阴阳的双重性质;二是巧妙地把"补营"转成了补气;三是融合李朱,"补营之气即补营也,补营即补阴也",李东垣补气、朱丹溪补阴均是补营;四是强调营气虚是百病根源,而脾胃作为气血化生之源,亦是营卫化生之源;五是以参芪为"补脾胃的圣药",提出"参芪双补"说,治疗上主张甘温补气助阳。由此形成了"调补气血,固本培元"特色治法,破除了当时社会对养阴学说的过度迷信,打破了医界不敢越"养阴"雷池一步的思想禁锢,掀起了一场思想解放的大争鸣,临床上也走出了一条新的道路。

"营卫一气"说作为固本培元治法的第一个理论依据,奠定了汪机新安固本培元派开山始祖的地位。其弟子门生众多,均追寻其步履。弟子陈桷等为先师编录整理了《石山医案》,被后世视为汪机学术思想和临证经验的代表作。汪机高足、歙县名医吴洋,在解释使用人参、黄芪培补气血时说,人体的脾胃中气好比江河之水,"水不足则舟不行",非用人参、黄芪不能补足水力,对人参、黄芪既能补气又能补阴的双补学说做了富有哲理的说明。

祁门人徐春甫是汪机关门弟子汪宦的学生,他在具体说明调补脾胃元气治疗"诸湿肿满"时,也形象地比喻说,水湿积饮伤害脾胃,就如同土被雨淋为湿泥一样,如果得到和风暖日的吹拂,"水湿去而阳化,自然万物生长",对"培元固本"说做了生动形象的解说。他在北京城长安街设有"保元堂"居药应诊,治病"随试辄效",名重京师,学术上重《黄帝内经》、重脉诊、重脾胃、重元气、重解郁、重养生,尤其强调"调和脾胃为医中之王道",认为培固脾胃元气对于任何疾病、任何阶段都具有无可取代的价值。

与徐春甫同出一门的孙一奎,师从汪机另一位高足黄古潭。孙一奎的医学功底极为深厚,辨治有法,不落俗套,治病多应验,远近闻名。他在医疗实践中体验到了生命"活力"的重要性,于是锁定"命门"作为"科研攻关"的突破口。他以宋代理学的太极说和中医经典《难经》的原气论为依据,吸收了太极非阴非阳的思想,结合道家内丹术等认识,提出"命门乃两肾中间一点动气"的观点。他以豆子发芽来比喻命门动气与两肾的关系,认为在生命之初、男女还未能分辨的时候,就先生出了二肾,如同豆苗发芽出土时两瓣分开一样,而中间所生之根蒂,内含一点真气,是为生生不息之机,这就是动气,是有生之初从父母那里得到的,一个新生命就是由此诞生、从无到有的。在他看来,生命的中枢不是心也不是肾,控制人体生长发育和功能协调的是命门动气,由此发明了"动气命门说"。其内涵主要包括四个方面:其一,人是万物中的一物,亦具太极之理;其二,生命之初生生不息之"动气",即是先天之太极;其三,此"肾间动气"即命门;其四,命门无形,非水非火,乃坎中之阳。

临床上,孙一奎把汪机培元固本治法从"脾胃"扩展到"命门",提出"肿满多因火衰"等观点,创制壮原汤,以温补下元法治疗素有"四大疑难杂症"之一之称的膨胀,用药上重用人参、黄芪的同时,又适当配伍肉桂、附子、干姜之类温暖下元药,使培元固本治法更加全面、完善和成熟。如治疗肾消,他形象地比喻说,病因系下焦命门元气不足,釜底无火,如同冰锅冷灶一般,冷冷清清毫无生气,"无水气升腾于上",没有水气滋润才出现渴而多饮的症状,饮水多则小便亦多,气不化精则尿甜,治疗上应当釜底添薪,"以火暖之,蒸腾濡润,釜盖自润"。"动气命门"说提出之前,其治肾即注重温补肾阳,阴阳互根、阳中求阴,涵阳为体、滋阴为度,补肾阳为本、兼顾补脾气,用药分为合用补益脾肾药固本培元、善用参芪益气温阳、善用血肉有情之品、补阳为本兼以滋阴,特色鲜明。

历史上哲学对医学的影响有两个高峰期,一为先秦两汉,一为宋明时期。"命门动气"说是明代"太极—命门"理论研究的开端,引发了明清两代医易合流的第二次高潮,这类研究既有物质基础又有哲学内涵,闪烁着古人智慧的光芒。孙一奎与晚于他的两位浙江名医赵献可、张景岳一起,是明代阐发太极和命门学说的三位核心人物,但命门动气说的问世至少要比赵、张二人的学说早30~40年。

从汪机到徐春甫、孙一奎,以汪机众多弟子门生为主体,以"营卫一气说"和"命门动气说"等学说为理论基础,新安固本培元治法学派蔚然形成。而这三位医家也被后人公认为明代的著名医学家、新安固本培元派奠基人。

后世众多的新安名医如程从周、吴楚、郑重光等都接受了固本培元的观点,并在实践中不断丰富和发展,包括明清两代多家闻名遐迩的新安医学世传家族,像歙西余氏(如余傅山、余淙)、吴氏(如吴正伦、吴崐、吴楚)等,均连续不断地加入这一阵容,譬如明代余淙提出了"火病不能尽用寒凉"说,通晓针灸和方药的吴崐提出了"针药保元说",清代吴楚提出了"甘温之品犹如行春夏之令,生长万物也",太医吴谦提出"后天之气得先天之气则生生而不息,先天之气得后天之气始化化而不穷"等论,形成了阵容强大的固本培元学派。

值得一提的是,清代那位发出"天下名医出在新安"的高学文,其于道光二十三年(1843)游学武昌时已患足疾3年,遍请多地名医不治,活血追风越治越重,以至于卧床不起,出现上喘气促、气乏欲脱之象,急请新安医家汪春溥救治,汪氏立方专用温热,人参、黄芪、白术、甘草、肉桂、附子、地黄、牛膝、枸杞、虎骨、鹿茸、核桃肉等药,遵服30余剂,一个来月痊愈。这是高学文本人在为汪春溥《伤寒经晰疑正误》一书所作序中,写下的医治经历和切身感受。

固本培元派并非好用温补,当时受朱丹溪"学术路线"的束缚,人人多用寒凉滋阴药,而新安乃至江南地区,人居山岚水湿之间,较易受阴寒重湿之邪侵袭,本应以护阳固本为重,却多用寒凉误治,即使本身阴寒虚损病人不多,被误治而成者却日渐增多,为补偏救弊必须温补,实出于不得已而非好用。

更为重要的是,"人活一口气",元气是人体的根本,是生命活动的原始动力。伤了元气就伤了根本、动摇了生命的根基。汪机和徐春甫强调以脾胃的功能为元气之本,孙一奎强调命门元气是生命的动力和源泉,只是路径有所区别和不同而已。就阴阳属性而言,元气本当阳刚阴柔、阳强阴弱,临床上以温温少火生气,助推生命动力,激发机体活力,就可达到增强体质、治病保健的目的。

养元、培元、护元、保元,医疗上尽量减少对元气的伤害,对于维护人体生机、强固生命根基、抵御外邪侵袭、促进疾病康复、延缓衰老等具有重要意义。固本培元已成为中医学的基本理念和特色优势所在,这是新安医学奉献给祖国医学的一份丰厚大礼。

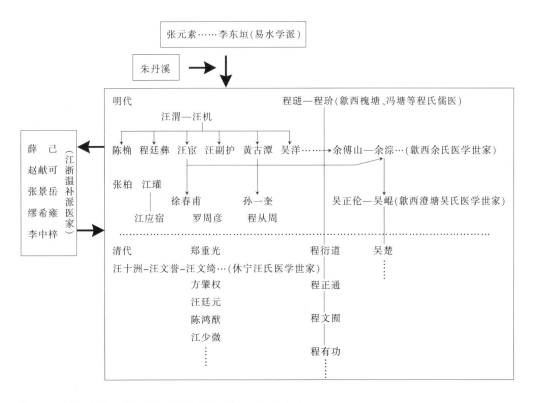

注:→表示师承关系;—表示世医家族链关系; ➡ 表示影响关系。

新安固本培元派主要医家传承关系图

二、养阴清润派

新安养阴清润派导源于朱丹溪养阴说,主要是在明清时期防治瘟疫的临床实践中应运而生的。明清时期传染病频繁发生,据统计,明代276年间发生温疫大流行64次,清代266年间发生了74次。在传染病的防治上,新安医家进行了长期艰苦的探索。譬如针对天花猖獗,仅论述痘疹防治的新安医著就有几十部,宁国、徽州、上饶一带也是种人痘预防天花开展最早的地区。

明代继孙一奎之后,16世纪末歙县罗周彦再次拓展"固本培元"治法的范围,他超越元气属阳的定论,第一次将元气分为元阴、元阳,明确细分出先天和后天元阴、元阳4类,并创立了4首培补先后天元阴元阳系列方,实质上是试图将朱丹溪养阴说纳入元气论之中。虽未完全被后世的固本培元派所接受,但其先天元阴不足治以补水益元汤、后天元阴不足治以滋阴益元汤之法,对后世新安养阴清润派的形成产生了一定的影响。

然而,瘟疫传染"无问大小,皆相染易,症状相似",无关人体元气的强弱,单纯养阴虽有益,却也无济于事。时势造英雄,清代康熙时期(1662—1722)一代温病宗师叶桂横空出世,温补之治为之一变。

自署"古歙"、迁居苏州的叶桂,擅长治疗时疫和痧痘等证。1733年苏州疫病流行,他拟定甘露消毒丹、神犀丹,救活了很多病人。诊断上他注重从舌象干湿润燥去测知津液之存亡,针对温病火热伤阴、消耗津液之情,认为"热邪不燥胃津,必耗肾液",强调"治疫必重养阴",存阴保津贯穿瘟疫治疗的始终,用药"忌刚用柔",燥热伤阴之证多以"甘平或甘凉濡润之品"濡养胃阴;又"夏暑发自阳明,急以甘寒养津而急救胃阴"。保胃阴、存胃阴并不局限于外感,叶桂认为胃喜柔润,得阴自安,明确指出"胃为阳明之土,非阴柔不肯协和",养胃生津更适用于"杂病虚劳",从而系统地创立了养胃阴治法。

当然,叶桂的最大贡献还是开创性地提出了"卫气营血"辨治纲领,创立了有别于仲景伤寒学的独立的温病学体系,300多年来一直有效地指导着温病的临床诊治。

就在叶桂行医苏州扬名天下之时,新安医家吴澄有感于时医"治虚损者少,做虚损者多;死于病者寡,死于药者众",潜心研究虚劳病证而卓然自立。他认为虚损之证又往往最易表现为脾胃后天虚损之象,脾胃虚弱则一切药饵措施不能尽效,主张健脾胃为治疗虚损之第一步;而虚损之人又多为阴火所灼,津液不足,筋脉皮骨皆无所养,而精神亦渐羸弱,百症丛生,此时若一味以辛香温燥之品健补脾胃,势必更伤脾阴,于事无补。他在前代有关"脾阴"和"元阴元阳"说的启发下,提出脾虚当分阴阳、"虚损健脾勿忘脾阴"的观点,主张以芳香甘平之品培补中宫,而不燥其津液,由此系统地提出了辨治方案和理法方药,开创了治理脾阴的大法脉络,与叶桂"养胃阴"说相得益彰,一起弥补了李东垣脾胃学说的不足,使新安调理脾胃的治法达到了前所未有的高度。

吴澄又有积痰类损、积痰致损之说,认为痰证之本"本于先天之真阴真阳不足",痰涎之治在于大补真元,要旨在于"察肾中之阴阳",与罗周彦元阴不足之治有异曲同工之妙。

清代乾隆嘉庆年间(1736—1820),新安医家许豫和以善治儿科名震郡邑,尤专痘疹,所治病热者十居其八,认为治壮热"泻邪以存元即是补",主清热为治。据《怡堂散记·曹振镛序》记载,许豫和在针砭时俗之误时明确指出:"又有温吹黍谷,火逼甘泉,味只重于参苓,性独偏夫姜桂,遂使采薪之虑,几等积薪。本无求艾之劳,但知灼艾。苗先燺尽,树已烧空。三虫作心腹莫大之忧,二竖为膏肓不治之疾。炽乎火上炎而作甘烁矣,心内热而饮冰,纵力可回天,孰若调和于未熏蒸之始?"

清代自乾隆年间(1736—1795)起白喉多次大流行,病情瞬息万变,夭枉者不可胜数。"古无是病,亦无古法",歙县郑氏喉科郑宏纲、郑枢扶父子亲眼见证了这些灾难,积累了大量的诊治经验。他们在继承家传喉科秘法基础上,提出了著名的"养阴清肺说",倡阴亏之说,立养阴之法,创制养阴清肺汤,与吹喉药、三针法灵活施用,成功治愈了无数患者。郑氏父子在白喉、天花等重大疫病和其他咽喉感染性疾病等的防治上均有贡献,养阴清肺说扩大了多种阴虚肺燥病证的治疗思路。

晚清19世纪中叶,"燥火之病"流行,激发了婺源余国珮对燥湿二气重要性的理性思考。未末申初(1847年底、1848年初)"燥金极旺",他以禾苗易受旱涝影响、草木有汁则长青为喻,针对外感时疫燥邪为患,并由此及彼推论至内外各科病症的辨治,独树一帜地提出万病之源"燥湿为本"说。

余氏治外感伏邪"宁多用救阴",创制了偏重治燥的各种方剂,治内伤"首重补阴",持"欲作长明灯,须识添油法"之论,重养阴润燥之治,临床各科多以体软滑润、多汁多油之品用治,其《婺源余先生医案》用药不过百余味,其中沙参出现频率高达86%。他声称:"予述《医理》,立论传方,无不有异于古法,医家病家从来未见未闻。"余氏的自信来源于他对"大运转于燥火"的深刻理解和把握,更是建立在亲身临床"已验再验"基础上。

基于元气分阴阳出发,从胃阴虚、脾阴虚到肺阴虚再到燥邪致病说,从养胃阴、理脾阴到养阴清肺再到内外各科均重养阴润燥,以叶桂、许豫和、郑氏喉科、余国珮为代表,以瘟疫诊治为重心,以养阴护津为要务,以顾养阴液为治则,有代表性医家、医著,有学说支持,有特色治法用药,俨然形成新安养阴清润派,而与新安固本培元派相反相成。其中南园、西园郑氏喉科世医一脉传承,至今已历15代,其"养阴清肺说"影响深远,其后相继问世的50余种白喉专著,多宗阴虚肺燥病机说和养阴清肺并忌表之治法,养阴清肺汤治疗白喉被奉为圭臬,自成养阴清肺一派,亦所谓派中有派、门中有门也。

水是生命之源,是包括人类和致病微生物在内的一切生命赖以生存、不可缺少的最重要物质资源,一般成人含水量约占体重的65%,人的生命一刻也离不开水,如何把握住"水",既维护健康又防止和阻止微生物为非作歹,其中的微妙关系、把握其中的"度"大有讲究。显然无论外感还是内伤，养阴清润派都抓住了生命的要害所在。

从用药风格来说，养阴清润派以"轻可去实"之法，用"清真灵动"之药，轻清透气、芳香开窍、甘寒生津、咸寒救液，取得了神奇灵验之效，并由此推广运用于内科杂病证治，以"轻清灵巧"为特色，故称"轻灵"派。尤以叶桂为典型代表，宗其用法用药的弟子门生又称"叶派"。"叶派轻灵"既具新安医学特色，又有吴中医学风格，成为江南中医辨证遣药的一大特色。

与固本培元派相对应，有处方平和、药力和缓、用药精简、用量轻巧的"平正轻简"派；与养阴清润派相对应，有处方用药质轻、灵动，药味少、剂量轻的"轻清灵巧"派。但这不是绝对的，治法与用药之间又互有交错，譬如吴澄发明外损治法，所创22首得效方，包括了9首理脾阴方，喜用"忠厚平和"之品，治法上虽属养阴清润派，用药却属"平正轻简"派。但两派都具有"四两拨千斤"、平淡之中见神奇的特点，在用药风格上可统称为"平和轻巧"派。

三、心传心悟派

元代朱丹溪养阴说是为了纠正当时社会滥用宋代《太平惠民和剂局方》香燥药的风气而提出的，明代固本培元法是为纠正当时过用寒凉养阴药的风气而提出的，而清代养阴清润法是为应对温病流行、古无治法的现实而提出的，其后又有言"叶法轻淡如儿戏，不可用"者。学说纷纭，学派纷出，不断辩论，补偏救弊，然病人就医、学者习医都有无所适从之感。有没有一个"万变不离其宗"的根本和宗旨呢？清代登上历史舞台的新安心传心悟派，对此做出了肯定的回应。

明末清初歙县槐塘人程衍道，为明代名医程玠侄孙辈，治病多验，性格沉静寡言、不动声色，能熔金元医家之法而左右逢源，虽笃疾濒危，投荆立起，了无差谬，曾问业于上海名医李中梓，李叹服其才。他却自谦地说："自知学而不逮乎古，故不著作。"他穷10年之功，校勘重刻唐代王焘《外台秘要》，现存明崇祯庚辰(1640)新安程衍道经余堂刻本；所撰《医法心传》《心法歌诀》乃"述古人之心法"，主张"用古之道，学古人得之于心，应之于手"，强调"读书而不能知医者有之，决未有不读书而能知医者"。

其有侄孙辈程林，居于休宁，少从程衍道学医10余年，承其心术，几经周折觅得宋代许叔微所著《圣济总录》200卷之抄本，补缺正讹，于康熙二十年(1681)编辑、刊印《圣济总录纂要》26卷，使这部名著的精华得以保存流传下来。其于治学也深有体会，指出"有眼人读书，偏是人所读处不读，人所不读处读之。故旧书得其读而新，庸书得其读而奇，残书得其读而整。使古人之精神义蕴尽从无字无句处和盘托出，方可谓之读书"。

无独有偶,与程林志趣相投的休宁人程应旄,为程玠《松厓医径》图示所不能言者,一一钩玄摘要、阐释发明,而作《医径句测》,更从"论"字"辨"字着眼作《伤寒论后条辨》,强调"读书有法,贵在窥繁要会处,领及古人之意","读《春秋》者不以春秋二字读《春秋》","读《伤寒论》者不以伤寒二字读《伤寒》","此二者俱重在无字无句处,读出古人笔底下意旨来"。所谓灵犀相通,此之谓也。

　　又有同时代的休宁人程知,著有《医经理解》《伤寒经注》,强调"读书不求甚解,此语未可用之医人",一般读书在于掌握其精神要领,可不必追求细节的精确,这种"不求甚解"的治学方法却不能用于治医;并认为"理所不易谓之方,以心运方谓之法",不必尽泥仲景方、定守仲景法,当"以吾心应变于无穷"。

　　又乾嘉年间(1738—1820)程正通,"以方印心,以心印症",独得心法之妙,系槐塘程氏之后。

　　传承和弘扬程衍道心法之佼佼者,当属清代两位赫赫有名的大医家——程国彭和程文囿。两位犹如春兰秋菊,各有千秋。

　　康熙雍正年间歙县人程国彭(1662—1735),医术高明,治学严谨,他认为:"思贵专一,不容浅尝者问津;学贵沉潜,不容浮躁者涉猎。"他将平日心得一一笔录,著成《医学心悟》。所谓"医学心悟",乃其沉潜医学、昼夜追思、沉心玩索所得,正如其弟子吴体仁所言"心学之而心悟之"。心中有慧根,笔下自有神。与程衍道的述古心法相比,程国彭的"心悟"突破了述而不作之列,将心法又向前推进了一步。"医者意也,不可言传",然于不可言传者之中而又能以言传之,非程氏之"心悟"莫属也。

　　乾隆道光年间歙县东溪人程文囿(约1767—1833),出生于世医之家,急危重证救治经验丰富,人称其"高悟绝世,精思迈伦,生枯起朽,能事匪一"。弟子门生众多,他借轮扁斫轮的典故,申明自己的医术不过"得心应手而已",明确指出"蔑古则失之纵,泥古又失之拘","神而明之,存乎一心"。他取学多门,既推崇李东垣补脾气,又力荐叶桂养胃阴,立论则多取法张景岳。他积34年之心力撰成《医述》16卷65万余字,"无一字无来历,无一字无出处",节录百家,取精用宏,述而不作,"不著一字,尽得风流",实得程衍道"述古人心法"之精髓。

　　嘉庆道光年间(1796—1850)冯塘程敏之,会心钩玄而著《脏腑论》等书数十卷,医学精邃,声名藉甚,是程文囿极为推崇的医家。门人叶昶、王学健承其心传。王学健即今"新安王氏内科"始祖。

　　嘉庆同治年间(1796—1874)歙县槐塘程芝田,世家业医,悬壶浙江衢州,远近闻名,强调读书临证、两不可废,心传即可由此而得。其积20余年从

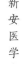

医之历，摘前贤要旨、选经验良方集成《医约》，后又著《医法心传》，自称"是编不过发先贤奥旨，扩而充之，并非师心自用也"，实则活水自有源头来。传业于衢州雷逸仙，逸仙再传其子雷丰，丰又传术于新安槐塘程曦。程曦为家族先辈程正通注释《仙方遗迹》，又取尊师平日选读之书，删繁约简编成《医家四要》歌诀，亦家风使然也。

"新安王氏内科"世家也是传扬心术的典型代表。如第四代王仲奇以治温热病见称乡里，以擅治内伤疑难杂症闻名于沪，认为治病之道在于明阴洞阳、酌盈济虚。第五代王任之擅治温热病和蛊胀等杂症，倡导和推进新安医学研究。第五代王乐匋早年即善用仲景方，乡里誉为"王伤寒"，后来"王伤寒"由"阳明"入手研究起了温病学，游刃于伤寒与温病、培元与养阴之间，"寒温并用，扶阳护阴"，治温热病注重顾护阴津阳气，治杂症形成慎、轻、巧的用药风格，成为治疗外感内伤的高手，校注《圣济总录纂要》《医述》并续《医述》，主编《新安医籍考》和《新安医籍丛刊》等。认识新安医籍价值的不乏其人，但真正侧身其间、刻苦钻研而取得成果的，只有少数学者。其《续医述》之作即源自于整理《医述》，因程文囿在序中言及节录先贤未能目尽，希望后来君子补其阙略。说者有意，研者有心，可谓心有灵犀，心传心悟而作也。

以新安程姓医家和王氏医学为代表，逐渐形成了述古人心法，活用古法而得心应手，用心领悟而无门户之见，融合百家而超越百家的心传心悟学派，简称心法派。

从学术角度来看，心法派述古之法而得心应手，引古发新而不另起炉灶，法无定法，灵活运用。圣人曰"述而不作，信而好古"，槐塘程芝田谓"儒道有心传，医道亦有心传"，可见心传心悟派其实是以儒家之心传医家之法；宋代苏东坡又曰："医者之用药，药虽进于医手，方多传于古人。若已经效于世间，不必皆从于己出。"大文豪有言在先，又为心法平添了一份平心静气的淡远文心；医家为说明临床上灵活运用之妙，每每还喜欢引用民族英雄岳飞"运用之妙，存乎一心"的兵法来解说，由此观之，心法又可谓剑胆雄心矣。天下事"精其艺者有心传，学其艺者有心得"，心法一般来说是习医治学到一定程度的升华，不是所有人都能有此造化。

程芝田《医法心传·自序》对心法派做了全面的概括和归纳："窃谓儒道有心传，医道亦有心传，心传者，非口所能言，非笔所能述，要在心领神会而已。如大匠诲人，能与人规矩，不能使人巧，学者虽不能舍规矩为方圆，然须神明于规矩之中，变化于规矩之外，而巧妙以传，不必执规以为圆，而圆自无不中规；不必执矩以为方，而方自无不中矩。若是者，其巧妙之谓欤？夫巧妙讵能骤得，必博览群书，简练揣摩，由博返约，加之临症多，则见识广，所谓熟能生巧是也。若读书多而临症少，则胸中了了，指下难明；临症多而读书少，则大海茫茫，望洋莫辨。是以读书临症，两不可废。诚能久久圆熟，临症即是读书，读书无殊临症，巧妙自此而生，心传由此而得，其他岐黄之道思过半矣。从来医法，只以能言其所当然，而不能言其所以然，病症只说得一面，而未说得三面，吾人读书，虽从某一面悟出其三面，从其所当然悟出其所以然，由此体会入微，自能一旦豁然贯通矣。"

显然，心法派以治学为胜，是以治学观点为主线、治学方法为特色的一支新安医学派。学古用古，灵活变通，润物无声，学术上虽没有固定的程式，但万变不离其宗，看似简单，其实是聪明之举、高明之处，所谓无派之派更胜一筹。

四、校注重订派

中医各家学说纷呈，学派林立，但核心都离不开四大经典，而《黄帝内经》和《伤寒论》则是经典中的经典。

东汉末年张仲景著《伤寒杂病论》，问世不久即因战乱而散佚缺失、简牍错乱，西晋王叔和通过收集和整理，将伤寒内容重编为《伤寒论》。明代的16世纪，就在新安固本培元派医家进行临床探索的时候，歙县灵山人方有执却一头扎进书斋里钻研《伤寒论》。

方有执原非习医，因两番丧妻，五个子女又夭折于惊风急症，自己亦险遭病厄，凄风苦雨，冷月残灯，顾影自怜，乃发奋研究伤寒学。通过反复学习和思考，他认为重编的《伤寒论》颠倒错乱，眉目不清，后人又有所窜乱，随文曲解，失去了原著论伤寒兼治杂病的完整性，发出了"天之留我，必有我意，有意于我，其在斯乎"的感悟。于是竭20余年之精力，悉心推敲张仲景原意，逐条辨析，"重考修辑"，采用"削""改""移""整"的方法逐条改订，整移重编，晨宵砥砺，焚膏继晷，薪胆风霜，颜灰鬓雪，"致尽于斯"，八经寒暑、七眷其稿，著成《伤寒论条辨》。

所谓"条辨"，就是力求还其本来面目之意。新书增强了原书的系统性、条理性，开"错简重订"之先河。"错简重订"说一鸣惊人，给明清医界吹来一阵清新之风，得到了后世众多医家的积极响应，形成了《伤寒论》研究史上著名的错简重订学派，带动形成了伤寒学研究百家争鸣的局面，引发了围绕张仲景著作编次注释、研究方法、六经本质等问题的热烈论争，形成了"错简重订""维护旧论""辨证论治"三大不同流派的争鸣，掀起了《伤寒论》研究的新高潮，仅相关的新安医著就达50余部，包括新安名医程应旄著《伤寒论后条辨》、郑重光著《伤寒论条辨续注》、吴谦著《订正伤寒论注》且编列为《医宗金鉴》首篇，推动了伤寒学术研究的纵深发展。

自从清代叶桂创立温病学独立体系后，在中医界引发了长达200余年的

"寒温之争"，新安医学当然也参与其中。从明代程玠"杂病准《伤寒》"法到清代叶桂"温病不废《伤寒》"，从明代方有执分"乱伤寒""杂伤寒"到清末王少峰分正伤寒为"述古"、类伤寒为"新法"，最终由现代王乐匋完成了从"温病属伤寒"到"寒温根叶相连"的进化。

所谓"寒温根叶相连"，既是一种教学思想，也是一个学术观点，其含义有三，一是根叶不同、寒温有别，不是简单的"寒温统一"；二是根深才能叶茂，叶源于根，温病学是从伤寒学中生发出来的，学好伤寒是明晰温病的根本；三是叶通过光合作用合成养料，滋养全株的同时回馈根的恩情，体现了绿叶对根的情谊，温病学是伤寒学的发展，学好温病学才能进一步掌握伤寒学的精髓所在。王氏认为，伤寒学说是继承发展了《黄帝内经》"热论"而形成的，温病学说则是在《伤寒论》及临床客观实际的基础上，补充发展伤寒六经分证中的热病辨证理论，形成以卫气营血辨证和三焦辨证为核心的理论体系。此说客观真实地反映了两者的渊源关系，言简意赅，一语中的。在近现代，"寒温统一"说颇为盛行，显然，"寒温根叶相连"之说明显要胜出一筹。

在寒温问题上，新安医学重传统与领风尚有机统一，以敏锐的眼光、睿智的思维和广阔的视野，一再引领学术风气之先。

新安医籍中伤寒类不少，而医经类更多，《黄帝内经》的研究更为重中之重，仅研究《素问》的新安专著就有19部。成书于先秦战国时期的《黄帝内经》，医学界将之比作儒家四书六经，地位至尊。新安医家崇尚经典，主张"不通经书大义不许悬壶以夭枉民命"。

初唐时期，就有精于训诂的歙县尉杨玄操为《素问》等注音释义。到了明代，汪机重集点评《读素问钞》，分辨原文今注，或是或非，其中对"病机十九条"的阐发尤为精辟；汪宦著《医学质疑》，对唐代王冰注释《素问》据理评析，提出质疑；徐春甫类编《内经要旨》，并作为《古今医统大全》的纲领和法则，其组织的"宅仁医会"，要求会员深入研究《黄帝内经》《伤寒论》及金元"四子"之道；吴崐著《黄帝内经素问吴注》，不拘古法，订正了王冰注经的多处错误，并搜集各家学说加以整理注释，阐注经文言而未发、发而未尽之义。延及清代，还有罗美《内经博义》、汪昂《素问灵枢类纂约注》、江之兰《医津一筏》、汪绂《医林纂要探源》、胡澍《素问校义》等，都是当今研究《黄帝内经》的上好参本，具有很高的学术价值。

新安医家发扬程朱理学格物致知的精神，或注解考证、订正诠释，或条分缕析、井然类编，或折衷诸家、删去繁芜，或穷探医理、成就卓然。尤其乾嘉时期新安朴学兴盛，其考据对象从儒家经书扩展到科技典籍，向医学渗透的触角重点伸向了核心文献《黄帝内经》，针对其刻本淆乱、鲁鱼亥豕之情，运用文字、音韵、训诂方法结合医理等进行诸方面的综合校勘和考证，以严谨求实的作风,将医学文献考证推向历史最高水平。最突出的是精于训诂的胡澍,用汉学训诂的校勘方法发明经旨,第一次系统地将"小学"方法引进医学,独树一帜。

在程朱理学和新安朴学影响下,新安医家在注释、考据、疏证方面做了大量工作,他们不以前人所言故异之,亦不以前人所言强同之,而是以《黄帝内经》为经,诸书为纬,己心为纾,参互考证,显微阐幽,斟酌完善,很自然地形成了一支考证、校诂、注解《黄帝内经》等经典著作的学术队伍——新安经典校诂派。

天下之江河,上游源头往往清澈见底,流着流着就变得浑浊了,中下游虽或有波涛奔腾之气象,但难免泥沙俱下。清污疏通、治理江河,也就是避免污流泥水泛滥成灾。

中医之学术,在发展过程中也难免泥沙俱下。流传千年的经典难免隔膜数层,毫厘之差往往成千里之谬,到现代更是在世俗化中被曲解,源头不清、径路不正,支离纷杂,更添了几层懵懂。新安医家对《黄帝内经》的诠注与阐释,对仲景学说的研究与发挥,就是溯流穷源,回归到源头径路上去求其清、求其正,恢复和弘扬被湮没、被曲解的原始风貌。

源头的原创性医药知识渗透着远古先民的血汗,甚至是用生命的代价换来的,往往最实在、最可靠、最难得。清代新安医家罗浩就曾作出"药性之失,失在唐宋"的诊断,唐宋时期医药理论进入快速形成与发展时期,有得有失在所难免,"失在唐宋"的观点有一定的合理性,是对医药源头知识的呼唤和回归,振聋发聩。

回归源头就是回归到自然探索的成分。传统是现代的源头,站在了源头实际上就站在了潮头,古到极点也就新到极点。回归源头的新安医家,与古为新、溯源领先,从源头活水中探寻中医原始的创新动力。

"问渠哪得清如许,为有源头活水来",正本清源的新安医家,不断给新安医学注入了源头活水和新的生机活力。辨章学术、考镜源流,宣明往范、昭示来学,站在源头的新安医家,一次又一次地成为中医学术发展浪潮的弄潮儿。

五、垂范立法派

新安医家不仅致力于知识的拓展,更注重知识的系统整理、总结提炼、归纳分类,从而走在了时代的前列。如诊断有明代孙一奎的"明证""正名"之举,清代程国彭的"八字辨证"法,汪宏的望诊"相气十法";治疗有清代吴澄的"虚损十法",程国彭的"医门八法""外科十法";针灸有元代王国瑞的子午流注"飞腾八法";中药有明代陈嘉谟的"炮制三法"等,这些"法"一经发明,后世即奉为圭臬,现代均被编入中医学各门教材之中,成为当下中医学的重要内容和组成部分。

以有限的篇幅对中医药知识进行严谨系统的理性总结,以明代陈嘉谟《本草蒙筌》和清代程国彭《医学心悟》最为显著。

《本草蒙筌》之总论"举大要而发明大意",仅9000余言,产地、采集、鉴别、炮制、药性、配伍、禁忌、剂量、用法、煎服等,对中药学方方面面的知识阐明无遗。尤其总论中"制造资水火"论,对炮制理论做了系统的归类总结,第一次明确提出了"凡药制造,贵在适中,不及则功效难求,太过则气味反失"的炮制原则;对炮制方法做了概括性归纳,提出了火制、水制、水火共制的分类方法;精炼地总结了酒制、姜制等加入辅料炮制所起的作用。

《医学心悟》之"八字辨证"法"推之可应无穷之变",病情千变万幻总不出此八字纲领;"医门八法"说"一法之中八法备矣,八法之中百法备矣",有"中医基本分类法"之誉。其实东汉张仲景"扶阳气"和"存阴液"思想所确立的治法,实质已包含有汗、吐、下、和、温、清、消、补八种治法,但就其内容来说,还不能说是全面而又系统地体现治法的全貌;后世方书往往只是就所涉及的病证和方剂而言,只有五法六法之说,终不能全及治法。程国彭倾数十年"心领神会,历试而不谬"之经验,与历代之治法冶于一炉,使中医治法走向完备与系统。

还有明代江瓘父子的《名医类案》,首次对医案进行了全面系统的选编,《四库全书总目提要》评价说"可为法式者,固十之八九,亦医家之法律矣"。

新安医学对中医药知识的总结归类,在方剂上也有突出表现。明代吴崑《医方考》精选收方540首,每方均考证其用药之所以然,对组方原理加以解说,开创"方论"之先河,是我国第一部理法方药兼备的方论专著。继后有清代罗美《古今名医方论》,精选名方136首、方论180余则,析疑解惑又有所胜出。至汪昂《医方集解》,以《医方考》为范本,精选效方865首,方义集解更为透彻。后又有吴谦《医宗金鉴·删补名医方论》,选载良方200首,引述历代方论再加以评议。

方剂解说虽始于宋代医家,但全面系统地注解方剂、发明方义、辨证论方的历史使命,实则主要是由新安医家承担起来的,有力地促进了方剂学理论体系的形成和发展。

知识的分类创新往往是通过著述编撰体现出来的。在编撰出新上,专攻本草、笃志方书的汪昂可谓独具匠心。他以功效为重心解释药效、分类方剂,《本草备要》首创"先言功效、后列主治"的本草编撰体例,《医方集解》首创功效分类、以法统方、以正方带附方的方书编撰模式,形成了方药知识教学体系的雏形,开创了近现代中药学、方剂学编写体例之先河,为后世所尊奉效法,在方药学系统化、规范化、标准化方面做出了卓越性的、奠基性的贡献。

其实无论八法十法,还是方药解说,新安医学归纳总结的知识,追溯其源,前人基本上都已有些零散的论述,基本意思是相同的,但以概念术语的明晰程度和有力程度而言,以知识分类的严谨性和完整性而论,新安医家的整理不知要强出多少倍。往往一个复杂的命题经新安医家之手,就变得简明易懂、推向极致,原本纷杂零乱的知识经新安医家之手,就变得清晰明确、严密完善、鲜明突出,影响之大,反响之烈,绝无仅有。其博学约取、驾驭知识的能力,其提炼概括、抽取精髓的功夫,可谓出神入化。

新安医家编书,初衷往往是传术给后人、为弟子门生而作,如徐春甫集有私授门生弟子的教本《医学捷径六书》;陈嘉谟按声律以对仗形式编著《本草蒙筌》,是以韵语记药性便于记诵的发端,并附插图,图文并茂,书名曰蒙筌,意即为童蒙作也;程国彭《医学心悟》,开卷第一篇就是《医中百误歌》,也是便于牢记。

在可读性上最成功的还是汪昂。其《本草备要》曾在我国台湾地区中医师资格考试中被列为检考、特考科目,《医方集解》"清、民(国)医家无不人手一册";《汤头歌诀》一经问世,更是众口成诵,风行海内,流传百世。

在普及中医知识上,做出重大贡献的还有一位新安医家。清乾隆年间太医院院判吴谦,奉敕编修医学教科书,书成后御赐《医宗金鉴》,有图、有说、有歌诀,既易于考求又便于诵习,是自其成书后200多年来习医者的必读之书,也是我国台湾地区中医师资格考试检考、特考科目,流传极广,影响很大。

汪昂与吴谦,是两位命运截然不同的医家。汪昂因明清易祚而改变了人生轨迹,但并没有改变其经世济民的儒家精神。还有方有执因丧七位至亲而奋起钻研伤寒,程国彭因身陷囹圄而垂范立法,命运不济反而成就了他们的一番医学事业。所谓"心仲景心",所谓"不系政刑",所谓"医学心悟",其实是作者志向追求的真实写照,字里行间充满了"身居山中、心系天下"的济民情怀。

出世与入世之间,"达则兼济天下,穷则独善其身",这是中国传统知识分子所秉持的人生态度。正是在这种智慧的支持下、在这种精神的激励下,一代又一代、一批又一批的新安学子,踏着先贤的足迹,耕耘于医学沃土之中。垂范立法,传扬医学,我们认为,以陈嘉谟、吴崐、汪昂、程国彭、吴谦为代表,蔚然形成垂范立法派。

"任何学者或学派都不可能穷尽真理,更不能垄断真理",从固本培元派到养阴清润派再到心传心悟派,从经典校注派到错简重订派再到垂范立法派,还有用药上的平正轻简派、轻清灵巧派,新安各家各派和而不同、百舸争流,犹如长江之水后浪推前浪,集天下之精粹而熔铸一体,在我国医学史上形成了一道道靓丽的风景线。

第三节　新安医学世家流派

新安医学有一个备受关注的流派特色,那就是父子相袭、兄弟相授、祖孙相承、世代业医的家族链现象十分明显。据目前研究统计,从北宋以来,新安世医家传3代以上至15代乃至30代的共有139家,名医有300余位。800多年来,名医世家纷起,薪火相传不断,绵延有序,新安医学呈现出持续发展的繁荣景象。现从139家中遴选出16家代表性的新安世医链,其中学术源自宋代3家,源自明代4家,源自清代9家。

一、源自宋代

1.歙县张氏医学

传承谱系:

张扩→次子张师益

↓

弟张挥→张彦仁→张杲

据南宋《新安志》记载,"歙县张氏医学"始自北宋张扩。张扩少年时即从湖北蕲水庞安时游学,同学60人,独得这位"北宋医王"的厚爱,后又赴西蜀

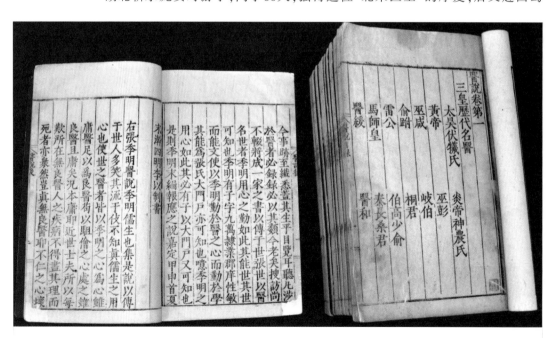

宋代新安张氏医学第三代张杲著《医说》

师从王朴学太素脉,得其秘传而归。方脉俱精,因入朝公干而为"假承务郎",曾行医汴京(今河南开封)和陪都洛阳,"术亦高而名益著,江右缙绅士夫咸往就诊","名满京洛",曾治愈郭功甫之子"异症",应召治愈王安石女儿、蔡卞妻子之病,蔡卞赞叹"天下医工未有如张承务者",《徽州府志》云其"出范忠宣之门",曾得到北宋政治家范仲淹次子范纯仁的知遇之恩。范仲淹不仅留下了"先天下之忧而忧,后天下之乐而乐"这句千古名言,还留下了"不为良相,即为良医"这句同样流传百世的名言。缘于这层关系,新安人津津乐道于"良相良医"之论。

张扩传医术于弟张挥,挥"为徽州医师之冠";张挥之子张彦仁承其业,其医术更妙于张扩;张彦仁再传子张杲(字季明),编撰了《医说》10卷。一家3代5人行医,仰承俯授达110多年,成为新安第一名医世家。我们说新安医学,一般就是从"歙县张氏医学"算起的。

有学者证明张杲后代有在日本国从医者:"山本恭庭,又称山本惟允,宋张季明之后裔,流寓日本,更姓山本","天保六年(1835)卒,年八十八。所著《诸病源候论解题》,对研究《诸病源候论》颇有参考价值。"

2.新安"保和堂"陆氏医药世家

传承谱系:

唐·陆贽…→宋·陆惇彦、陆荣、陆安国、陆叛夔、陆应发、陆梦发…

→元·陆文龙…→明·陆彦功、陆乔梓、陆省吾

新安陆氏是唐末迁入新安的移民,新安"保和堂"药号盛于宋而始于唐,"始自唐宣公"。唐宣公陆贽系唐代中期的名相、政论家和文学家,吴郡嘉兴(今属浙江)人,编录《陆氏集验方》50卷,其后裔据此而开设"保和堂"药号。新安陆氏一脉数代精医,宋元明三朝或为翰林院医官,或入太医院,"父子祖孙相继缵述,而陆氏之岐黄益以有名于天下",不断发扬光大了"保和堂"医药事业。尤其到明代,陆氏名医足迹"几遍天下","保和堂"丸散制剂更是盛行于世,"陆氏之迹之所不到,诊治之所不及,保和堂之丸散及之",名闻大江南北。

"保和堂"药店是新安最早也是全国经营时间最长的药店,民间故事《白蛇传》还把"保和堂"药号写入其中,流传至今,可见其名声之大。

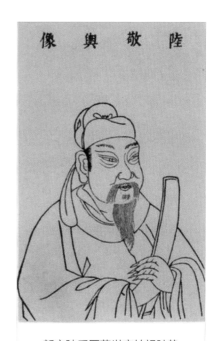

新安陆氏医药世家始祖陆贽

3.歙县黄氏妇科

传承谱系：

宋·黄孝通…→明·14世孙黄鼎铉…→清·17世孙黄予石→黄予庭→黄惠中→黄立(令)辉→黄鹤龄→民国·黄竹泉→中华人民共和国·黄从周→黄孝周、黄兆强

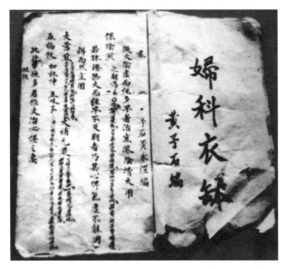

歙县黄氏妇科第17代传人黄予石所著《妇科衣钵》

歙县黄氏妇科始自南宋，从孝宗年间(1163—1189)黄孝通受御赐"医博"开始，传至明代崇祯年14世黄鼎铉，奉旨进京治疗贵妃血崩之症，一剂而愈，"医震宏都"。再传至清代17世黄予石，妇科闻名江浙各县，以治难产为特色，能保母子平安，被病家誉为"送子观音"，著有《妇科衣钵》等书。其子、其孙、曾孙、玄孙均继承家学，传至20世纪24世黄从周，曾主编《徽州日报》"新安医学"专栏，25世黄孝周曾任新安医学研究中心主任。至今已历800余年、26世，代不乏人，人称"医博世家"，名闻遐迩。

《妇科衣钵》详列经候、带下、崩漏、

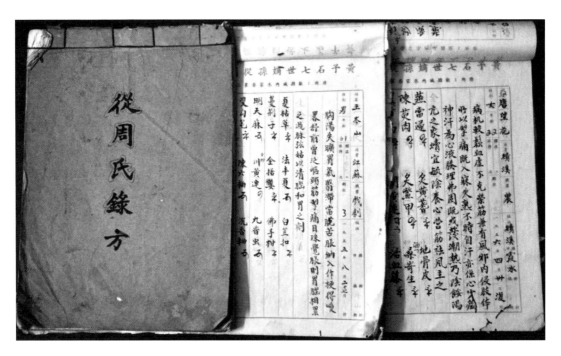

歙县黄氏妇科第23代传人黄从周医案和录方手稿

安胎、达生、临产、恶露、产后诸症,对难产剖析尤为精辟,认为系临产努力太过、体脂肥厚、平素安逸、胎儿过大、妇人矮小、交骨不开、胞破水去太早、胞内干涩、胎死腹中、羊水过多、腹大异常等所致,并对横生、倒生分别提出了用手矫正的方法,如"倒生者……儿先露足,令母仰卧,以手徐推足入,良久仍推儿身,徐候转正,迎门即生"。

歙县黄氏妇科是新安医学家族传承的典型代表,也是我国传承至今的医学世家中世传最久的一支。

二、源自明代

4.歙西槐塘程氏儒医群体

槐塘位于歙县县城西15华里,是徽州程姓的主要祖居地之一,历史上涌现出许多著名的医家,是新安医学中一支颇有分量的学术链。

明代程瓘、程玠是程姓迁徙槐塘第19世,程瓘治病如庖丁解牛,程玠甲辰(1484)登进士,官至户部政,深悟儒学,著有《松厓医径》《眼科良方》等,推崇张仲景学术,提出杂病可以按伤寒法进行辨证论治,重视"通治"法,并推演出"心肺亦当同归于一治"的新认识。

明末清初程衍道(约1573—1662),字敬通,以儒治医融汇各家,名医李中梓赞扬其为"天下之神手也",一生诊务繁忙,学术上推崇金元四大家,述而不作,晚年节衣缩食,重新校刊《外台秘要》40卷。

明末清初程应旄,程衍道侄孙辈,行医扬州,推崇家族先人程玠之术,传扬方有执《伤寒论条辨》之学,著有《伤寒论后条

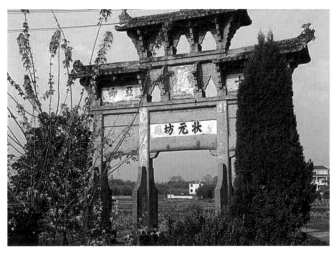

建于明代的歙县槐塘村状元坊

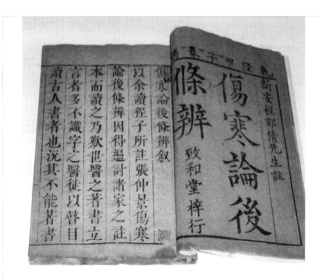

清代程应旄著《伤寒论后条辨》

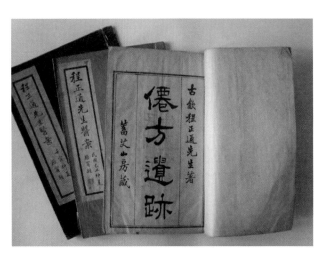

清后期程正通著《程正通医案》

辨》《医径句测》，认为六经辨证不只是教人辨治伤寒，乃教人合杂病上去辨，倡和错简重订说，推演"杂病准伤寒"法。

明末清初程林，少从叔祖程衍道学医10余年，继承编刊医著的家风，将宋代《圣济总录》200卷，删定编成《圣济总录纂要》26卷，按原书门类，撮其旨要，精选证方，重为辑纂，于顺治四年(1647)刊行。

程时彬，生于康熙末年，与兄时亨、时中均精伤科，后随父程四昆迁于歙西岩寺之黄源，唯程时彬一脉传术，至第5代伤科迁吴山铺，开启"吴山铺伤科"。

程正通，乾嘉年间(1738—1820)人，因误受辱，埋头医学成"仙医"。初行医时有邻村大家闺秀，因痞积延请治疗，恰巧以罗巾蒙头，程正通误诊，答以"玉燕投怀"，大受斥责和侮辱，幡然奋起，上黄山文殊院埋头于岐黄之术，足不下山10余年，直到遇到一位同乡曹姓司礼鸿胪，因病太医不治，劝其解甲南归，从而遨游山水间，故为其施治而愈，相互劝勉鼓励，方下山回到槐塘家中开诊。以方术活人，踵门求医者纷纷然，日无闲暇，奇症怪病应手而愈，声名籍籍。留有《程正通医案》，又名《仙方遗迹》，著名温病学家雷丰大为赞赏。

有必要提请注意的是，程敬通与程正通并非一人，前者是明末清初人，后者是清后期人，虽都是槐塘程氏儒医。

程芝田，清嘉庆同治年间(1796—1874)人，悬壶浙江衢州，衢人绘有"杏林春色图"赠之。雷逸仙从其学。著有《医传心法》《医约》，强调以儒家之心传医家之法，认为读书临证两不可废。

程曦，清同治、光绪年间人，其双亲均因疾病误治而亡，立志学医，于清光绪初年秋，到衢州随雷少逸学医10年，得雷氏亲炙再续程氏心法，光绪九年(1883)得先祖程正通遗方57则，逐一为之注释，取名《仙方注释》(又名《仙方遗迹》)，1927年由衢县龚六一以《程正通医案》编入《六一子医学丛书》中，并与同窗共同详注雷少逸父亲雷逸仙遗留的方案数百条。

程芝田、雷氏父子、程曦传承关系

程正通
|

歙西槐塘程芝田→衢州雷逸仙→雷少逸→歙县程曦

程翼安，清道光至光绪年间人，光绪元年(1875)收辑有关痧喉的病因、

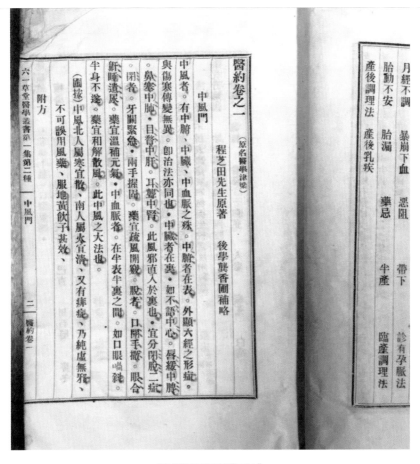

清代程芝田著《医约》

鉴别、转归、表现、辨治要领、用药法度等文献,于扬州集成《痧喉阐义》,附各家专论及经验用方,以痧喉"表邪为末,火炽为本"为说,反对治以寒凉。

新安名医以程姓为最多,强调心传之要,其中又以槐塘为主干,现将歙西槐塘程氏医家著述列表如下。

歙西槐塘程氏医家著述一览表

作者	著　　述
程玠	著《太素脉诀》(佚),辑《经验方》(佚)
程玠	著《松厓医径》、《脉法指要》(佚)、《医论集粹》(佚)、《大定数》(佚)、《眼科良方》
程衍道	著《医法心传》《心法歌诀》《迈种苍生司命》;校刊《外台秘要》40卷
程应旄	著《伤寒论后条辨》《读伤寒论赘余》《医径句测》,辑《医学分法类编》(佚);校刊《河间三书》

续 表

作者	著　述
程林	著《圣济总录纂要》、《医学分法类编》(佚)、《伤寒集注》(未见)、《伤寒抉疑》、《金匮要略直解》、《本草笺要》(未见)、《程氏续即得方》、《伤寒论集》(未见)、《医暇卮言》、《难经注疏》(未见)、《医学杂著》(未见);校刊《玉函经》
程正通	著《程正通医案》《眼科秘方》
程秉烈	著《伤寒注释》(未见)、《脉诀捷径》(未见)
程芝田	著《医传心法》、《医博》(佚)、《医约》(《医学津梁》)
程曦	著《仙方注释》《医家四要》
程镜宇	著《痧喉阐义》

此外,程文囿、程有功等新安大家也被认作槐塘世系医家。

程氏在徽州的地位非常高,既是政治望族,又是文化望族,更是精神望族。但政治望族在社会大动乱的危难之际,在改朝换代的当口,最容易被“雨打风吹去”,而文化望族往往会在维护文明的冲突中灭亡,或不适应社会大变革而逐渐式微,大户望族难以永世其昌。歙县槐塘程氏历史悠久、名人荟萃、人才济济、代不乏人,丞相、状元,医学、艺术,盛极一时,宋元明清四朝显赫,但都在政局的动乱中被“雨打风吹过”,曾经的繁华而今荡然无存,民国时期有“槐塘卖朝笏,不知来和历”的说法。唯有医学等技艺,这些新安程氏非主流的文明薪火,虽然也受到重创,但星星之火,还能得以继续传承,且有望再次昌盛起来。

5.歙西余氏医学世家

传承谱系:

汪宦

↓

明·余傅山—余淙→余小亭、余仰亭→余幼白→余士冕→清·余之隽→余林发→余卫苍→余昭令

歙西余氏医学世家始自明代正德、嘉靖年间(1505—1566),曾任湖北钟祥县令的余傅山,得隐士传授医术,归山回乡后鼓励堂弟余淙从医。余淙(1516—1601)精医,“投人匕剂,无不桴鼓相应,名噪寰内”,时钱景山、杨东桥、沈十洲等徽籍达官显贵均向他求治,曾治愈许国晚年久治不愈的痰火症,穷乡僻壤靡不周知,曾受医于汪机弟子、太医汪宦,著有《诸证析疑》一书,医林誉称《苍生司命》。传子余小亭、余仰亭和吴崐,皆为名医,仰亭还曾任徽府医官。传到清代孙辈,名声更大,其后5代中均有继承家传医业者,时

有"大江以南良医第一"之声誉。

《诸证析疑》是一部内科杂病诊疗医著,萃选前贤诸家精要、纯正之方,计杂病66症、方875首,析微纶颐,多而不繁,约而能畅,切于实用。善调气机,治疗中风、痰嗽、失血、淋症等病皆以顺气为先,认为膨胀"属热者偏多",又有"热能化湿说""火病不能尽用寒凉"说。

余氏医学延续8代,代有名医,名冠徽郡,是明清时期最著名的新安医学世家之一。

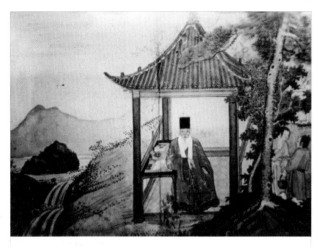

歙西余氏医学代表性医家余淙

6.歙西澄塘吴氏医家

传承谱系:

```
    陆声野
      ↓         ┌ 长子吴行素  │ 吴长孺  │ 清·吴力田
明·吴正伦→ ┤ 次子吴行简…→ │ 吴任弘→ │ 清·吴楚→次子吴贯宗→吴日熙、吴日蒸
              └ 三子吴行兆
    明·余淙→吴正伦侄孙吴崐
```

歙西澄塘吴氏医家始自明代嘉靖隆庆年间名医吴正伦(1529—1568)。吴氏幼年丧父,家贫,每典衣以补不逮,养鸡售蛋以购书,15岁时即博览群书,笃好医学,青年时师从浙江德清县名医陆声野,壮年游齐燕,撰有《养生类要》《脉症治方》等著作。其诊治疾病按脉审证,因症酌治,因治定方,医术高明,疑难重症应手取效,在北京治愈多位公卿重病,名传遐迩,后因治愈穆宗贵妃和其时尚在襁褓中的明神宗之疾,而得到穆宗的赏识,名噪京华。道家创始人老子有言在先——"福祸相依","美好者不祥之器也",文献记载吴正伦因遭到宫中太医的妒忌,竟被以毒酒暗害致死,年仅45岁,战国神医扁鹊(秦越人)遭秦医官妒忌而被暗害的一幕悲剧又一次重演了,令人扼腕叹息。

天不绝人,其子孙后代均有承其衣钵者,代出名医。侄孙吴崐学医于余淙,学验俱丰,著医书8种;从吴正伦传至清代第5代玄孙吴楚,因74岁祖母食郁证遍求名医不愈,一昼夜之间翻读先祖吴正伦医著试用一剂治愈,从而入定医门,行医于扬州,治病奇验如神,被称为"天上神仙",著《医验录》上下集。吴氏医家延续7世,名垂青史。

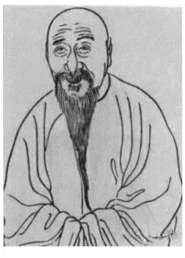

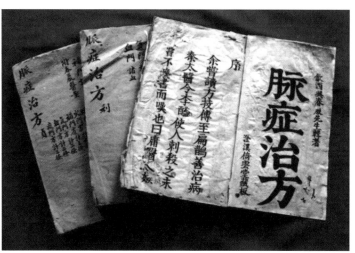

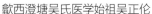 歙西澄塘吴氏医学始祖吴正伦

歙西澄塘吴氏医学始祖吴正伦著作《脉症治方》

7.歙南定潭张一帖内科

传承谱系：

明·张守仁→张凤诏→张赓虞→清·张康荣→张灵汉→张锡→张进德→张魁寿→张觉之→张秋林→张春太→民国·张景余→中华人民共和国·张根桂→张舜华、李济仁→张其桩、李挺、李艳、李梢

张一帖内科也始自明代。明隆庆、万历年间（1567—1619），歙县定潭张守仁、张凤诏父子遇隐士秘传伤寒末药方，研制出18味药组成的"末药"（粉状药剂），具疏风散寒、理气和营、健胃宽中、渗湿利水之功效，药专量大，力道雄厚，用治劳力伤寒、寒热吐泻等重症，往往一帖见效，逐渐有了"张一帖"之誉。张一帖以"稳准狠"著称，擅治外感急危重症、经隧之病，诊断准、用药猛、剂量重，又以"强调服药时间，注重动静宜忌""推崇数方并用，主张定时分服"为用药特色，世代相传400余年。当地民间凡急性热病即使深更半夜也要打着灯笼"赶定潭"，民国时期经学大师吴承仕赞曰："术著岐黄三世业，心涵雨露万家春。"传至民国13代，因膝下无子而传给了女儿张舜华和女婿李济仁。传今15代，"兄弟三博后、一门七教授"，在医界传为美谈。

2011年"张一帖"内科疗法被列为"国家级非物质文化遗产名录·中医诊疗法"中。

三、源自清代

8.休宁梅林江氏妇科

传承谱系：

清·蟾川江村→第8代江国龙…→第12代江芝田→江泽洲→民国、中华人民共和国·江莲舫→中华人民共和国·江少舫→江新祝(16代)。

梅林江氏妇科推崇明代武之望《济阴纲目》，以调理气血为主，尤重心脾与经、胎、产、乳的关系，注意把握阴血易亏、虚阳易亢、肝气易郁的病理特点，提出养心健脾以治血的观点，创立温经通滞法治疗痛经，认为痛经多因瘀血阻于胞络，胞络受阻，不通故痛，虽有寒热、虚实之分，然瘀血阻滞为主要矛盾，治疗以祛瘀生新法为主，选用温经通络药。

9.歙西郑氏喉科

传承谱系：

明·郑赤山……

南园：清·郑于丰→黄明生↓郑宏纲→{ 长子郑承瀚
三子郑承洛→郑钟寿→郑大樽→郑沛→
民国·郑墨西→中华人民共和国·郑景岐→郑日新

西园：清·郑于藩→黄明生↓郑宏绩→{ 郑承湘→{ 郑麟
郑尘→尘妻许氏→郑永柏→
郑承海
郑卿→民国·郑占渭→中华人民共和国·郑克刚→郑铎→郑公望、郑葶、郑园

"郑氏喉科"始自清代康乾时期。其实早在明代嘉靖初年(1521)，歙西郑村郑赤山就精研岐黄，传至清初第5代郑以显，因经商于江西南丰时得了喉疾，幸得福建名医黄明生救治才转危为安，于是命两个儿子郑于丰、郑于藩兄弟，拜黄明生为师学医，得其秘传而归，专攻喉科，于康熙六十年(1721)分为南园、西园两支。其代表性医家郑宏纲就是郑于丰之子。从此郑氏南园喉科、西园"一源双流"，闻名于世，相传至今已历16代，名医辈出，可考的业医者有41人，1981年出版的《中医大辞典》收录8位医家，医学著述有《重楼玉钥》《箑余医语》等25种，医案7种。近代，"西园喉科"有名医郑渭占、郑铎，"南园喉科"有名医郑景岐(国家首批名老中医)、郑日新(国家第5

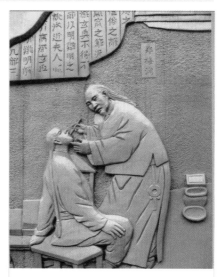

清代新安医家郑宏纲诊疗雕像

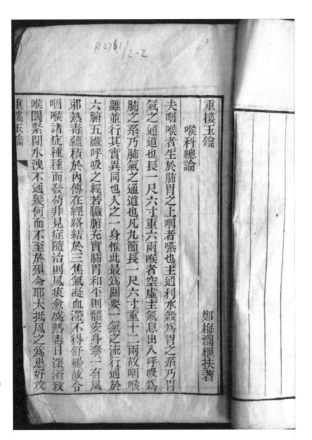

清代郑宏纲、郑枢扶父子在《重楼玉钥》中阐述喉科生理病理

批老中医药专家学术经验传承导师、安徽省名中医）。

郑氏喉科治咽喉口齿外感热病，创"辛凉养阴学说"与伤寒、温病的病因学、病机学、症状学、治疗学不同（见下表），理论独特、临床有效，丰富了外感热病的治疗方法，完善了外感热病的诊疗理论；治疫病白喉，提出"热邪伏少阴，盗其母气"的病因病机学说，创"养阴清肺学说"，立"养阴清肺，兼辛凉而散"治则，进一步筛选优化处方，创"养阴清肺汤"治疗白喉，达到了"未尝误及一人，生者甚众"的水平。治疗咽喉口齿外感热性病，创"刀针灸熏、洗敷吹嚼、内服外治"多种疗法相辅并用的治疗方法，具有疗效叠加的效应。喉科吹药，开风路针法、破皮针法、气针法的三针治法，外感病愈后调理本经，是郑氏喉科的重要临床特色。

外感热病的三家因机证治比较表

外感热病	代表性医家	病因	病机学	传变	治则	方药
伤寒	张仲景	寒	由肌肤毛孔入太阳	按六经传变	辛温解表	麻黄汤
温病	叶桂	温	由口鼻入肺	按卫气营血传变	辛凉清热	银翘散
喉风	郑宏纲	风	上犯咽喉口齿	按咽喉—胃膈—心肺传变，气血传变	辛凉养阴	紫正地黄汤

郑氏喉科在学术上并不局限于喉科，其创新发明涵盖了中医基础理论、脉学、辨证和临床各科。其一，以"肾间孔窍命门说"阐明命门的位置和形态，认为命门"属肾"，为"水火之原""气火通道"，不但是"火"的发源地，也是"水"的发源地，并以命门水火说指导临床，重视"命水"的作用，注重养阴。其二，倡导"十二字审证学说"，辨证的十二字分为"阴阳、寒热、虚实、经络脏

腑、禀赋"5组：①12字呈平行关系而非两个层次，阴阳不是总纲；②阴阳、寒热为或然证，虚实为必备证；③先辨"阴阳、寒热"，再从"阴阳"或"寒热"中辨别"虚实"，并确定病位之"经络、脏腑"，最后辨"本质厚薄"；④虚实为审证核心；⑤率先将"禀赋"引入辨证纲领；⑥弃用定病位之"表里辨证"；⑦用更精确的"经络脏腑"定病位；⑧用"审证"替代"辨证"一词，表达了更为慎重周密的态度。与"八纲辨证"比较，"十二字审证"辨证理论框架构建合理，具有"辨证辨人合一"、"疾病定位精确"的特色。其三，在寸口脉诊上创"三法参伍说"，综合分析寸关尺三部候五脏六腑、寸关尺三部候人体上中下三部、寸口脉位的深浅候五脏这3种寸口脉分候方法，诊察心、心包、肺、肝、脾、肾、命门的脉象时，寸关尺三部切脉指力不是沉取，而是有"三菽""六菽""九菽""十二菽""十五菽""十六菽"6个等级的不同差别，提高了临床诊断的准确率，完善了中医脉学理论。

2012年"郑氏喉科"被国家中医药管理局确立为"全国首批64家中医学术流派传承工作室"建设单位，2014年"西园喉科医术"入选"国家级非物质文化遗产目录·中医诊疗法"中。

10.绩溪龙川胡氏医学

传承谱系：

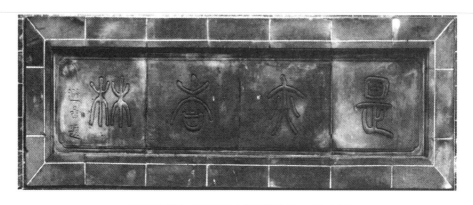

绩溪龙川胡氏医学世家门楼"是亦杏林"砖刻

绩溪龙川胡氏医学以清中期(18世纪)胡仲伟悬壶家乡为始祖,而追根溯源则始自明代抗倭名将胡宗宪的父亲"司药"和龙川胡家开设"馀庆堂"药号(16世纪)。这个"馀庆堂",比清代后期红顶徽商胡雪岩在杭州开设"胡庆馀堂"药号要早300多年。从开设药号伊始,"龙川胡氏"连续5代以医济世,有行医于苏州者,有供职于太医院者。到胡仲伟有"再扁鹊"之声誉,传到胡光涵、胡光淡,凡绝症药到即苏,时人每以"咸先生、淡先生"为口碑。自胡仲伟至今已历13代、延续不绝300多年。

胡氏医学辨证上重视脏腑、经络、气血理论,以症宗法;用药上经方、时方、验方并重,擅用对药、讲究炮制,喜用乡间可取可用之品;剂型使用上,汤方中善择膏、丹、丸、散等剂型为伍,突出缓急两宜,发挥了中药各种剂型协同作用。

11.黟县碧山李氏内科

传承谱系:

清中期→第4代 { 李能谦 → 李永泽 / 李永泗、李永铎→民国·李培芳→中华人民共和国·女李小芳→外甥叶金鹏 ; 李能敬 }

黟县三都碧山村李文意,行医始于清中期,传至第4代李能谦,幼随祖父和父亲学医,攻读古典医籍,长于治温病及疮疡。时值太平天国军兴起,张文毅、曾国藩相继带兵入徽,李能谦因治愈张文毅风痰头痛而得六品官衔,又曾治愈曾国藩时疫等症,颇受曾氏赞赏,遂名声远播。其弟李能敬亦精医,远近求治者接踵,西递胡朝贺曾赠"著手成春"匾额。李能谦次子永泗、三子永铎从其业,整理《三世医案》,名声较著,李永铎先随伯兄李永泽学医,悬壶江西、祁门等地,1886年回黟,医名几可与其父争辉。第6代李培芳,将祖父李能谦临床医案整理成册,歙县大儒汪宗沂为之撰序作传,民国曾任黟县诊所所长和黟县医学会主席,世人称"三都先生",李氏内科始称碧山派。第7代李小芳、第8代叶金鹏,尽得家传。

12.歙县黄源村—吴山铺程氏伤科

传承谱系:

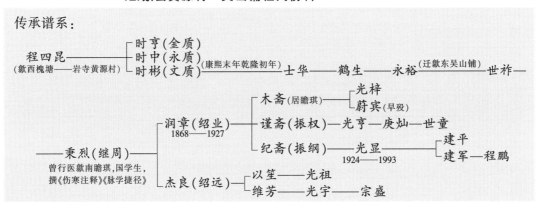

程四昆
(歙西槐塘——岩寺黄源村)
时亨(金质)
时中(永质)
时彬(文质)(康熙末年乾隆初年) 士华——鹤生——永裕(迁歙东吴山铺)——世祚——

——秉烈(继周) 曾行医歙南瞻琪,国学生,撰《伤寒注释》《脉学捷径》
润章(绍业) 1868—1927
木斋(居瞻琪) { 光梓 / 蔚宾(早殁) }
谨斋(振权)——光亨——庚灿——世童
纪斋(振纲)——光显 1924—1993 { 建平 / 建军——程鹏 }
杰良(绍远)
以笙——光祖
维芳——光宇——宗盛

歙县黄源村—吴山铺程氏伤科始于清乾隆年间(1736—1795),程四昆与子程时亨、时中、时彬父子四人,由槐塘村迁黄源村,得一黄姓医生秘授伤科医术,始精于伤科。第2代程时彬传子士华,士华传子鹤生,鹤生传子永裕,早时被称为"黄源村伤科"。程永裕后寄寓定居于歙东吴山铺,专治伤科,医术精湛,活人无算,世始称"吴山铺伤科"。一直延续至今,已历12代,传承300余年。其中第7代程秉烈,曾行医于歙南瞻琪,旅浙江衢州时在寓所见《伤寒明理论》,作《伤寒注释》2卷,又撰《脉诀捷径》1卷传于世;第8代程润章著有《伤科汤头歌诀》1卷,原著现藏于第11代程建平处。

吴山铺伤科将折伤治疗分为前后两期,前期以消肿、定痛、化瘀为主,后期则以调整肌体、培养气血为主。主张动静结合,疏补共济,即对创伤、骨折需固定的病人采用杉树皮固定,鼓励及早进行功能训练等。外治强调接骨必舒筋,内治专主活血兼化瘀。在注重手法整复固定的同时,亦注重内服汤药进行调理康复,并辅以丸药,同时加上外用伤膏,助其化瘀定痛。用药灵活多变,药无定方,方随法转,视患者伤情轻重、体质强弱而定。在治疗的前期就注重风、寒、湿等对折伤治疗愈后的影响,将中医"治未病"的观念贯穿其中。组方中讲究各部位引经药物的运用,作用相当于君药,但更加明确。

程氏伤科不仅局限于伤科病症,亦间以外科、内科行世,长于内外损伤、骨折脱位、慢性劳损等。现存有民国2年手抄制药秘方1册,部分组方为黄源村传出,共计184方,内容包括内、外、妇、儿、五官各类别。现代程氏传人对骨结核、骨髓炎等的治疗也有一定经验,求诊者遍及周边六七县。

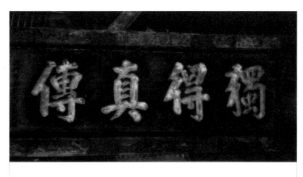

歙县黄源村—吴山铺程氏伤科所获赠的"独得真传"匾额

13.新安王氏内科

传承谱系:

程敏之
↓
清·王学健→王心如→王养涵→
┌ 民国·次子王仲奇→中华人民共和国· ┤ 子王樾亭→ ┤ 王宏毅
│   └ 女王燕娱、王惠娱   王宏殷
│ 民国·三子王殿人→中华人民共和国·王任之
│ 民国·四子王季翔→中华人民共和国·王乐匋→王键→ ┤ 女王又闻
│   └ 侄王睿
└ 中华人民共和国·七子王弋真

新安王氏内科又称"富垱王氏内科",始于清代嘉庆、道光年间的1820年,歙县富垱乡王学健受业于新安名医程有功,得其真传,医名渐著于江浙

皖赣,当年张之洞、左宗棠常延其诊脉。子王心如、孙王养涵得其所传,声名益著。民国二十六年(1937)许承尧编撰出版《歙县志》,其中单设"王谟"条目,称"谟幼承家学,专精医术,远近求医者咸归之,称新安王氏医学";而在此之前,许承尧还曾作《王漾酽君传》,称王谟(字养涵,又字漾酽)"祖履中、父心如皆能医,至君益著,远近之术医者皆归之,称新安王氏医学",并记述了许氏族孙病危其一剂治愈的事迹。这也是20世纪"新安医学"一词提出的重要依据之一。

王养涵传家学于次子王仲奇,王仲奇光大家学,传术于三弟王殿人、四弟王季翔、七弟王弋真;再传至第5代王樾亭、王蕙娱、王燕娱、王任之、王乐匋等;第6代有王宏毅、王宏殷、王运长、王键等;第7代有王又闻、王睿等,皆秉承家学,分别在沪、皖等地执教、行医。

新安王氏薪火传承七世,绵延近两百年,代有名医,在近现代影响最大。如王仲奇为近代新安医界巨擘,民国"江南四大名医"之一;王任之曾任卫生部学术委员会委员、安徽省卫生厅副厅长、中华全国中医学会安徽省分会会长,常应邀为叶剑英、李先念、邓颖超、邓小平夫人等一大批老一辈革命家及其家属诊病问疾,周恩来曾嘱咐他多带几名接班人;王乐匋为首批全国名老中医药专家学术经验继承工作导师、卫生部高等医药院校中医专业教材编审

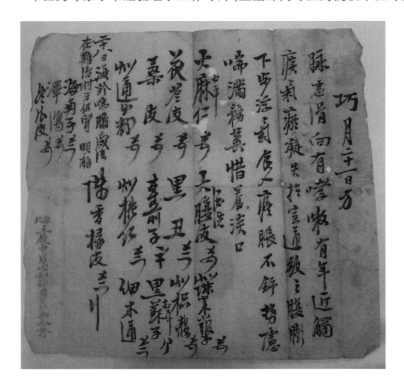

新安王氏医学初始祖孙三代同诊医案处方

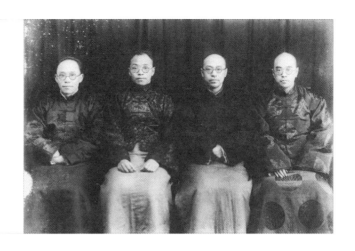

新安王氏内科第四代王仲奇、王殿人、王季翔、王弋真四兄弟

委员、林宗杨医学教育家奖获得者、新安医学研究会首任会长。

王仲奇基本的医学思想是"明阴洞阳,酌盈济虚",通过运用药物补偏救弊,调动人自身的因素对机体阴阳虚实加以调剂,这在其治疗湿温、虚劳、胀满、郁证等中有明显的体现。在具体用药上也有发明,如治肝肾亏虚喜用野料豆、楮实子等;治营血亏虚用鸡血藤、仙鹤草等;治哮喘用甜葶苈、鹅管石、法半夏等;治泄泻多用海蛤粉、蛇含石、乌梅肉等;治疗月经先期、月经过多、崩漏等血热实证、郁热证,少用或不用黄芩等苦寒泻火,而以生牡蛎为君"盛其水而平其火",合当归、白芍、绿萼梅等,补水涵木。

王任之思想开放、思路开阔,倡导中西合参、西为中用,早在20世纪30年代就提出"中医现代化和西医中国化,两条道路殊途同归,也许能创造出中国医学的一番新气象来",后期提出了"以辨病为经、辨证为纬、气血为纲"的辨证大法。他非常重视单方草药、民间验方,熔经方、时方、单方于一炉,创制三味止泻散、黛矾散、仙桔汤等效验新方,其以马鞭草为主、分阶段治疗肝病的方法就源自民间的启示。

王乐匋是一位温病大家,他认为"阳明为成温之薮"不能概括温病全过程,以张仲景之书对治温有一定指导意义则可,以治温之法尽在其中则不可;也不完全同意叶桂"温邪忌汗",吴鞠通"温病禁汗""忌苦寒化燥伤阴""忌淡渗利尿"之说,认为温病须借汗以出路,湿邪常以小便为出路,温病辛凉透邪足以适用,湿热合邪苦寒、淡渗均"不必忌",指出张仲景、叶桂治温之法都不能说已做到尽善尽美。并从《景岳全书》等著作中悟得"回阳之中必佐阴药,滋阴之内必顾阳气",提出诊治外感病"寒温并用,扶阳护阴"的大法,注重顾护阴津阳气,创立了一系列邪正合治或寒温并用的方剂,正所谓"益火之源以消阴翳,壮水之主以制阳光"。他在赞同"寒温统一"的基础上,进一步提出"寒温根叶相连"的观点,认为根叶不同,根深才能叶茂,叶茂才能荫庇,这就是伤寒与温病的关系,比简单一句"寒温统一论"要胜出一筹。

王键在新安王氏内科流派传承研究中，总结提炼出具体辨治七大类疾病的八大治则治法和针对11种具体病种的治疗思路,针对中风、胸痹等证还提出了"气虚血瘀,通补并举"的因机证治法则。

新安王氏医家兼容并蓄而自出新意,体现了"辨证深得要领、立法吻合病机、方药切中病情"的宗旨。无论是王仲奇的"明阴洞阳,酌盈济虚"还是王任之的"辨病为经、辨证为纬",无论是王乐匋的"寒温并用,扶阳护阴"还是王键的"气虚血瘀,通补并举",逻辑上显然都有某种内在的统一性。"道可道非常道,名可名非常名",新安王氏的核心辨治思想可以归纳为"阴阳兼理、平衡致中"之道。

"新安王氏内科"以其独特的学术理论和临床特色,2012年被国家中医药管理局确立为"全国首批64家中医学术流派传承工作室"建设单位。

14.歙县蜀口曹氏外科

传承谱系:

程玉田
↓
清·曹启梧→ 长子曹丞延→民国·曹崇竹→中华人民共和国·曹嘉耆→曹恩泽 曹恩溥→外甥章英
次子曹丞隆 曹典成

歙县蜀口曹氏外科始自清咸丰年间,始祖曹启梧师从浙江嘉兴名医程玉田学习疡科,据民国《歙县志》记载,曹启梧"尽得其术,并有发挥,遇重病他医不能治者,应手辄效",鸣于休宁、绩溪、淳安等周边各县。传子曹丞延、曹丞隆,业务繁忙,因治愈休宁县翰林吴庭芬背疽重病,受赠"妙手回春"匾额,名声大振。为方便患者就诊,1932年曹丞延率长子曹崇竹和孙曹嘉耆迁居富堨乡,与新安王氏内科择邻而居。1948年曹嘉耆迁居歙县县城徽城镇大北街,专于中医外科。第5代曹恩泽系安徽中医药大学第一附属医院教授、主任中医师,第三批全国老中医药专家学术继承人指导老师,中医肾病专家,安徽省国医名师;曹恩溥为农工民主党黄山市委秘书长、黄山市前进中西医结合医院院长。

曹氏外科代有传人,历经6代140余年。

15.祁门胡氏伤骨科

传承谱系:

清·胡显君→清末民国·胡茂忠→中华人民共和国·胡友来→胡永久、胡永胜,传承4代。

胡氏伤骨科认为,一脉不和则周身不遂,某处骨折必损伤筋脉,累及气血,影响全身,故重视固本培元在骨伤科中的运用,推崇"肾实则骨有生气"的思想,强调肝主筋、肾主骨,治疗上筋骨并重,注重肝肾的调补。对肱骨髁间、踝部、胫骨平台、股骨髁间等关节内骨折的治疗,以手法复位,杉树皮夹板固定,配以牵引、适时功能锻炼,动静结合。内服方药早期以活血化瘀为主,中期以舒筋通络为主,后期以益气养血、补肾壮骨为主,配合中药外用熏洗,多管齐下。

胡氏伤骨科还认为,"一身之穴道关生命之存亡",重视按穴施药,辨穴加减。根据骨折整复的需要,常选用触摸、拔伸、捺正等正骨手法,尤以双拇指推拿法为独门秘诀,且主张正骨与按摩并用。实施手法时注重使用"活力",避免"暴力",力求一次完成,以免关节再次损伤,达到"机触于外,巧生于内,手随心转,法从手出"的境界。

16.休宁西门桥汪氏儿科

传承谱系:

清·汪楚兰→子汪松友、熔青、少舫、笃生和侄汪步蟾,汪步蟾→民国、中华人民共和国·汪耘之→中华人民共和国·汪芳、吴洲,传承4代。

西门桥汪氏儿科对小儿"纯阳之体"、"稚阴稚阳"有独特的理解,认为小儿"纯阳"之体是古代丹灶家之言,不能说有阳无阴,不可以小儿"纯阳"而用药偏寒,应辨证施治;治小儿之疳,常以健脾祛邪结合,认为发育正常之儿无疳,唯虚者有之,脾为后天之本,脾健胃和,水谷之精方可吸收,五脏受荫,疳证自除。

著名的新安医学世家还有:

歙县上丰舍头程氏内科:清·程大鉴→程学汉→程光樽→程正美→程道周→程义林→民国中华人民共和国·程雁宾→程亦成→中华人民共和国·程悦耕、程晓昱,传承9代;

歙县上里殷氏内科:清·殷世春→殷嗣升→殷长裕→殷云舫→民国·殷来孙→中华人民共和国·殷巨宾、殷扶伤,传承6代;

歙县正口王氏妇科:清…→第6代王轮梓→侄王从之→民国·王寺山、王竹楼→中华人民共和国·王铁城,传承10代;

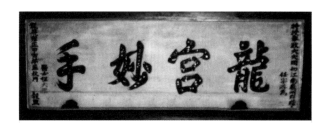

歙县上丰舍头程氏内科所受赠的"龙宫妙手"匾

歙县野鸡坞方氏外科:清·方国梁→方绪宝→方以祝→方成春→方家万…→民国·方德锠、方德善→民国、中华人民共和国·方善滋,传承8代。对发背、腰疽、五种伤寒、乳疽、疔疮等无名肿毒有良效,认为外科疾患皆因"风从上受,湿从下注"而致,须内外并治,精制祖传各种丸、散、膏、丹外敷配合内服,并提出外科疾患并非皆由火热之毒而生,除疔疮外,很少用清热解毒药。

歙县江村江氏儿科:清·江文珂→民国、中华人民共和国·江懋功→江笃生,传承3代。有鉴于儿科乃"哑科"的特点,精于从幼儿虎口经脉、舌、眼、皮肤等处辨证,治疗强调健脾胃、防肝风、保泽液。

休宁舟山唐氏内科:清走方郎中…→第8代唐竹轩、唐竹溪→民国·唐世禄、程星楼→第10代门生众多→叶玉璋、许芝泉等,传承11代;

婺源溪头程氏医学:清代程北聪、程士禄、程景昌、程赞臣、程良书,近现代程门雪、程定远、程焕章、程雪影、程振达、程琴香等。

新安医学一支一脉,世代传承,经久不息,数量之多,时间跨度之长,史所罕见,成为新安医学兴旺繁荣、不断发展的一个重要标志,也是新安医学薪火相传、从未间断的一个重要保证。世医家族学术链与以学术观点鼎立的分支学派会合,纵横交错,互补叠加,相互争鸣、互相渗透、相互吸收、相互促进,取长补短,最终汇流成丰沛繁盛的医学"新安之江",彰显出新安医学盛况空前的学术繁荣景象。

传承文明,千秋万代地传承文明,必"精于一术,托于一技之微",需要有一种既能满足自身的生存又能满足大众需求、服务于人民的技艺载体来承载和实现。百艺之中,有益于世者莫大于医,医学无疑是传承中华文明的最佳载体。

中医学能够传承至今, 很大程度上有赖于这些富有儒家担当精神的世医家族;中华传统文化能传承至今,很大程度上也有赖于有一技之长、执掌着中国文脉的精神望族。新安医学的家族传承,就是一个强有力的论证。

第
四
章

新安医学的传承创新

没有传统就没有灵魂,没有继承就没有创新。新安医家重经典、重积累、重临床、重流派、重传承、重创新,采用考证、校勘、注释、辑佚、临证运用等多种方法,或从文献学角度勘正经文,或从理论角度阐发经旨,或在临床实践中活用理法,对《黄帝内经》《伤寒论》及金元医家学说展开了多层次、全方位的继承和创新研究;尤其在继承基础上阐发温病学说,或补充仲景学说,或羽翼吴又可观点,或提出新的见解,全方位地参与了温病理论体系的构建。源远流长的学术历程,有容乃大的学术气度,与时俱进的学术精神,彪炳史册的学术成就,充分彰显出新安医学在中医学术发展史上的重要地位、繁荣景象和深远影响。

第一节 对《黄帝内经》学术的传承创新

《黄帝内经》是中医药理论的源泉,新安医家给我们留下了近20部《黄帝内经》研究著述,尤以明代吴崐《黄帝内经素问吴注》、清代罗美《内经博义》、胡澍《素问校义》影响较大,其他如汪机《续注读素问钞》、徐春甫《内经要旨》、汪昂《素问灵枢类纂约注》等,都是当今研究《黄帝内经》的重要读本,具有很高的学术价值。王洪图先生主编的《黄帝内经研究大成》,其收录的明清时期对《黄帝内经》理论研究有突出贡献的37位医家中,新安医家即占8位。他们或从文献学角度勘正经文,或从理论角度阐发经旨,或在临床实践中活用理法,广参诸家,阐释经义,颇有见地,对《黄帝内经》学术的传承创新做出了重大贡献。

一、类编节注,传世版本最多

此类著作选取《黄帝内经》部分原文,分类编次,便于查检观览。如《续注读素问钞》《内经要旨》《素问灵枢类纂约注》等,前两书均早于马莳《黄帝内经素问注证发微》《黄帝内经灵枢注证发微》两部著作。

1.《续素问钞》补注有功

《续注读素问钞》简称《续素问钞》,为明代新安医家汪机对元代滑寿《读素问钞》的补注,全书类分有序,融会诸家,也是分类重编选注《黄帝内经素问》的重要注本之一。汪机认为,滑氏把王冰之释文续补其中大有必要,审订之时,又参以己见,认为滑寿所集过于简略,不利于后学阅读,故复取王冰注,并采《难经》《甲乙经》《千金方》以及张子和、朱丹溪、王安道、黄仲理等各家之说,参补其间。文中标有"续""愚谓""今按"者,皆为汪机所注。全书3卷,卷上分藏象、经度、十二经、脉候、病态5篇,卷中分摄生、论治、色诊、针刺4篇,卷下分阴阳、标本、运气、汇萃4篇,书末另附补遗1篇。其补注的特点是:既宗滑寿之解,又常采前贤(尤其是王冰)之说,阐发经旨,不仅使经文更易于理解,而且大大提高了《素问》的学术价值,深为后世推崇。滑寿《读素问钞》刊行后亡佚,倒是《续注读素问钞》梓行以后于明清时期多次翻刻,在文献学上起到了保存《读素问钞》的作用,这也是汪机对滑寿的一大功绩。

2.《内经要旨》提纲挈领

《内经要旨》为明代新安医家徐春甫编注,收于《古今医统大全》卷之二中。徐春甫师从汪宦,其《古今医统大全·历世圣贤名医姓氏》载其师"弃儒就医,潜心《内》《素》,有神领心得之妙",受其师影响,徐春甫对《黄帝内经》推崇备至,称其为"万世医学之鼻祖",他有感于"后世业医者,不明正反逆从、虚实补泻之道,徒执方书以待病,使真经晦塞,歧惑滋生",于是"仿滑氏之钞目,而益以诸贤之勾玄,提注详明,辨识条达",著成《内经要旨》。全书分阴阳、摄生、病能、论治、脉候、色诊、藏象、经度、运气、标本、针刺、骨空12篇,条理清晰,取舍合理,注释提纲挈领、详略得当,多从整体上把握经文旨义,有画龙点睛之妙。

3.《素灵类纂》广采约注

明末清初医药学家汪昂所著《素问灵枢类纂约注》一书尤其值得一提,该书将《素问》《灵枢》分类合编,突出重点,分为藏象、经络、病机、脉要、诊候、运气、审治、生死、杂论9类,然后广采众说,加以注释,历30余年而撰成。书中注文广采全元起、杨上善、王冰、林亿、马莳、吴崑、张志聪诸家注释之精华,而以王、马、吴、张四家为主,汪氏自注约占3/10。诸如王冰的"益火之源,以消阴翳;壮水之主,以制阳光"及吴崑的"上焦不治,水溢高原;中焦不治,水停中脘;下焦不治,水停膀胱"等名注,大多收录。正如其在序中自言:"集中遵各注者十之七,增鄙见者十之三。或节其繁芜,或辨其谬误,或畅其文义,或详其未悉,或置为阙疑,务令语简义明,故名约注。阅三十余年而书始就,诚不自知其无当,唯高明之家教之。……本集义取纂要,不能多录。欲深造者,当于全书而究心焉。本集所引王注,乃唐太仆启玄子王冰注也;新校正,乃宋秘书林亿诸人所校之文也;马注,明玄台子马莳注也;吴注,明鹤皋吴注也;张注,乃国朝武林隐张志聪等所注也。"

汪昂对前人注释并不盲从,敢于提出质疑。对于解释不通的经文,则存疑待考,不随文敷衍、臆断,反映了作者实事求是的严谨态度。注释内容涉及释字词、通文义,释字音、兼释义,阐释句意、兼发己见,征引他书或医家观点阐释医理和病机,其注释特点可以概括为开篇点题,以经注经,《素》《灵》互参,批判地继承前人注文,置为缺疑、存疑待考,校中有注、注中有校,注有详略等。本书问世之后风行海内,共计有木刻、石印、影印、铅印版本45种,为已知类编节注《黄帝内经》书籍单行版数最多者,清代很多医家将其作为教本,足见汪昂对普及推广《黄帝内经》学术做出的重要贡献。

二、整理研究,独有创新发明

新安医家的每一次理论和实践创新,无一不是在充分继承基础上进行的,这在《黄帝内经》研究上有充分体现。

1.《运气易览》持论公允

《运气易览》是汪机对《黄帝内经》运气学说进行的一次系统整理研究。全书共分40个专题,深入浅出地阐述了《素问》五运六气之说,并配以多幅图表,还辅以朗朗上口的歌诀,概括运气推算要理,将深奥难懂的五运六气理论,鲜明而简要地展现了出来。由于汪机重视运气理论在临床中的运用,故于书中附有五运六气主病治例及六气时行民病证治。对于运气学说,汪机所持见解较为公允,既承认运气学说的科学内涵,强调运气与疾病的关系,又反对机械推演运气和按图索骥式的遣方用药,对推广运气理论做出了重要贡献。

2.《素问吴注》富有创见

明代吴崑师从余淙,《诸证析疑·余士冕序》中谓余淙"在诸生三十年,未尝一日废学,尤好养生家言,而《灵》《素》诸书,故所沉绎者"。受恩师影响,吴崑对《素问》医理做了深入的揭示,并适时地针对诸多医学理论问题,阐发个人的医学思想,其中多有创见。如论及脏象,受李东垣"脾胃论"影响甚深,其《素问吴注·经脉别论》将脾胃特性概括为"具坤静之德,而有乾健之运",并尊其为"五脏之母",认为:"脾为坤土,有母道焉。五脏皆受气于脾而后治,若胃气不调于脾,则诸脉皆失其母,无以受气。"若"母气犹存,五虚可回也","母气大坏,即使九候虽调,犹死也"。吴崑富有创见地将"母"释为应时胃气,既合乎医理,又切合临床,具有重要的理论与实用价值。

三焦作为六腑之一,其功能为通行水液。《黄帝内经》称其为"决渎之官",有疏通水道之用。《灵枢·本输》云:"三焦者,中渎之府也,水道出焉,属膀胱。"三焦的又一功能为通行元气,《难经·三十八难》称三焦"有原气之别焉,主持诸气",《六十六难》亦说:"三焦者,原气之别使也。"水液运行赖于气的推动,三焦通行水液的功能正是依赖于其通行元气这一功能而实现的,三焦能输布、代谢水液,成为全身水液上下运行的通道,这一功能称之为三焦气化。吴崑指出:"上焦不治,水溢高原;中焦不治,水停中脘;下焦不治,水蓄膀胱。故三焦气治,则为开决沟渎之官,水道无泛溢停蓄之患矣。"分别从上焦、中焦、下焦的功能异常导致水液停蓄泛滥的角度,形象地揭示了三焦化气行水的功能,指出只有三焦气化正常,才能"水道无泛溢停蓄之患矣"。这一观点已成为对三焦功能论述的经典,备受后世医家推崇。

针对历代关于三焦名实之争,明清新安医家孙一奎、程知、罗美、汪昂等提出了自己的观点,其中以孙一奎"三焦相火说"为著。孙氏认为三焦有经无形,为外腑;心为君火,"包络、三焦为相火",三焦相火发于元气,为"元气之别使",反对滥用寒凉损伤三焦元气之时弊,并以此理论指导临床辨证。如对癃闭、遗尿等病证,孙氏从三焦元气不足论治,创制了温补下元的壮原汤。

3.《医学心悟》订立八法

清代程国彭深感"时医不明治法,各执偏见,自以为是,以致轻病转重,重病转危,而终则至于无法"的现状,据《黄帝内经》要旨,博采众论,结合自身临床实践,创立"医门八法说",对各法概念、运用范围、代表方药等予以详尽解析。"医门八法"较好地规范了中医治法理论体系,是对《黄帝内经》治法理论的继承和提高,因而一经发明,即被后世医家所遵循,作为临证立法的主要依据,一直沿用至今。

4.《医经理解》新解包络

《医经理解》为清代程知所著。共分9卷,分列脏腑解、经络解、穴名解、骨部解、脉象解、脉理解、望色解、病名解、药名解。全书以《内经》为经,群书为纬,自身见解为杼,以实事求是的态度,不以"前人之所言者而故异之",亦不以"前人之所言者而强同之",对《黄帝内经》学术理论分门别类提出观点,其中不乏精当、独到之处。如明确提出"命门即心包络"的新观点,他解释说:"夫包者,包胎之名,即子户也,精以此藏,其在女子者,则有形如合钵,可以系包,其络下联于两肾,而上属于心,故谓之心包络。故《评热论》曰:包络者,属心而络于胞中,心气不得下通,故月事衰少不来也。《奇病论》曰:包络者,系于肾。心包络上属于心,下系于胞,中络于肾,右肾命门属相火,为手厥阴心包络经之脏,与手少阳三焦经相表里,其功用为相行君命。"

5.《内经博义》妙论运气

清代罗美著《内经博义》,对《黄帝内经》的一些重点内容进行了一次由博返约的阐释和发挥。全书共4卷,分为天道、人道、脉法、针刺、病态、述病六部分,分别对《黄帝内经》五运六气、阴阳五行、脏腑经络、脉因、针刺、病态证治等加以总结。罗美对《黄帝内经》理论融会贯通,其解说不望文生义、以经解经、随文敷衍,颇有见地。裘吉生在《珍本医书集成》中称赞曰:"其学说参

第四章 新安医学的传承创新

《素》《灵》之奥义,为国医之基础,于《内经》运气之学,阐发无一遗。"如在"其气三论"中,罗美举"三而成人"之例说明,"故人之成也,本乎气交。禀天之阳动之气,禀地之阴静之性,而神存乎其间,以立性命之基。是精、气、神三者,合而不离也,此所谓三而成人。"以天地之间动静及所以能动静者三个变化状态,作为《黄帝内经》所言"三气"之实质,对后世颇有影响。

6.《望诊遵经》悉遵经义

清代汪宏发挥《黄帝内经》望诊理论,著成我国医学史上第一部望诊专著《望诊遵经》。全书内容丰富,持论悉遵经义。上卷叙述望诊的重要性及其掌握运用的基本原则,并根据"有诸内必形诸外"的理论,结合周身部位、四时、五方、气质等因素,阐明气色与病症的关系;下卷列述体表各部位的望诊提纲,论述汗、血、便、溺、痰、月经等的变化情况在某些疾病辨证论治中的特殊意义。书中首次提出"相气十法",把《灵枢》望"浮沉、夭泽、抟散、上下"的内容,完善为"浮沉、清浊、微甚、散抟、泽夭",并进行了详细解说。同时强调望五色必须与相气十法合参,才能全面准确把握病情。"相气十法"详述了在各部望诊中的具体运用,使其临床指导价值大为提高,故而一经提出,即为后人所遵循。

三、阐发经旨,密切联系临床

《黄帝内经》作为经典,不仅有丰富完善的理论体系,还蕴含临床应用内容。新安医家大多是临床大家,对《黄帝内经》旨义有更深的领悟,能结合临床实际阐释义理,使深奥、抽象的理论变得生动而具体。密切结合临床研究《黄帝内经》,也是新安医家学术成就突出的重要原因之一。一方面他们发展《黄帝内经》理论,不是凭空奇想,而是经过反复实践,百试不谬后方才提出;另一方面他们的临床成就,又得益于精研《黄帝内经》,对其进行深刻、精当的临床解读并引申发挥。

1.汪机补注切合临床

明代汪机补注《读素问钞》,不但广采前贤之说,更是结合临床心得加以发挥。如《素问·生气通天论》中"因于湿,首如裹,湿热不攘,大筋緛短,小筋弛长,緛短为拘,弛长为痿"一句,汪氏结合朱丹溪注加以发挥曰:"丹溪云:湿者,土之浊气,首为诸阳之会,其位高,其气清,其体虚,故聪明系焉。浊气熏蒸,清道不通,沉重不利,似乎有物蒙之。失而不治,湿郁为热,热留不去。大筋软短者,热伤血,不能养筋,故为拘挛;小筋弛长者,湿伤筋不能束骨,故为痿弱。"这一注释既易于理解,又切合临床。

2.《素问吴注》落到实处

明代吴崐对《黄帝内经》的注释素以理论联系临床而著称。如《素问·四气调神大论》中"云雾不精,则上应白露不下"句,言自然现象,王冰随文释文,吴崐则结合人体生理、病理言其道理,曰:"人身膻中之气犹云雾也,膻中气化则通调水道,下输膀胱;若膻中之气不化,则不能通调水道,下输膀胱,而失降下之令,犹之白雾不降矣。"使《黄帝内经》"人与天地相应"的思想落到实处,甚为精当,有利于指导临床。

3.《医津一筏》逆向反思

清代江之兰著《医津一筏》,全书共14篇,每篇以《黄帝内经》一条治法经文为题,篇中内容以此条为主,分条疏论,结合临床实际对其进行疏论阐解,言语精当,说理透彻,是研究《黄帝内经》治则治法的专著,对深入理解《黄帝内经》治则治法理论及临床运用,很有参考价值。如解说经文"治病必求其本"的道理,强调"脾喜燥,伤于寒湿则不能消磨水谷,宜术附以温燥之。然脾阴不足而谷亦不化,又不可以温燥为治。有思虑伤脾,脾虚不能统血而矢出者;有思虑伤脾,脾虚不能消谷而作泻者。此皆以回护中气为本,勿治其标。有肺虚不统卫血,血溢妄行,随气出于鼻为衄。如动气在右,汗之令衄是也。脾虚不能行津于三阴,胃虚不能行气于三阳,气日以衰,脉道不利,其血悉皆中积,此而欲消,其留瘀当以参芪监之。"现代名医魏长春赞曰:"《医津一筏》,措辞简明,说理精湛,颇多心得,阅后深获其益。"再如江氏以标本立论言发病,提出了"壮盛之人,邪为本、虚为标"的观点。关于发病,《素问》有"邪之所凑,其气必虚"、"正气存内,邪不可干"之论,江氏认为,此虚为本,邪为标,此其常也;"亦有身体壮盛之人,暴受邪气……受病之后,反显虚象……是虚因邪而显,邪为本,虚为标",此标本之论与常不同也,然而本质不离"治病必求于本"。故治疗中亦"不必顾虑其虚,用药牵制",仅以祛邪为主,便能邪去正复,并举实例说明之。

4.《引经证医》深入浅出

《引经证医》是清代程樆所著。全书共4卷,分为两部分,前两卷采用客主问答形式,援引《黄帝内经》《难经》经文,对阴阳、四时、五行等12个重要概念和中风、肿胀、疟等40种常见病证进行理论阐述。后两卷为医案部分,多引用《黄帝内经》经文对前述各病证进行理论分析,并附效验方。全书说理、论病皆以经典理论为指归,深入浅出,娓娓道来;临证疏方,师古不泥,灵巧多变,是《黄帝内经》理论与临床实践相结合的一部好书,对后世医家多有启发。

四、"小学"方法,首开研究先河

《黄帝内经》用词古奥深辟,加之累经动乱转抄,错杂遗漏、反复抄袭的人为误差等原因,至今仍有许多问题悬疑未解。明清新安医家崇古遵经,以深厚的儒学功底,较强的古文字驾驭能力,坚定地奉受《黄帝内经》经旨,刻

第四章 新安医学的传承创新

苦钻研《黄帝内经》理论,对经典训释做了大量的考辨与训释工作,提出了很多深刻见解,至今仍影响着中医药经典的研究和教学。尤其鼎盛于乾嘉时期的朴学,由经学逐渐影响到医学,一些朴学大家及精于小学的医家,采用朴学方法,以文字、音韵、训诂等考据手段来研究《黄帝内经》,解决了一些前人难以解决的问题,又诞生了一批有影响的校勘《黄帝内经》专著。

1.《素问吴注》义训为主

明代吴崐《黄帝内经素问吴注》是《素问》全注本的一种,书中将《素问》79篇(缺《刺法论》《本病论》2篇)原文逐篇分段予以注释,每篇之首简述该篇大意,注文简明,在《素问》诠注本中是有较大影响的一种,也是研究《黄帝内经》必不可少的重要参考书。全书共出注4386条,其中训诂条目就有2500余条,足见吴氏对《素问》字词的训释用力甚勤。其在训诂方法上主用义训、偶用声训、不用形训。如对病名的考辨与训释,《素问·腹中论》曰:"病名曰伏梁。"吴崐注曰:"此与《难经》论伏梁不同,彼为心积,是脏之阴气也;此为聚脓血,是阳毒也。""伏梁"之病,《黄帝内经》七见,前后论述不一,《难经》虽有专论,但所论与《黄帝内经》亦有不同。吴崐经过深入的考辨而出此注,使习医者能够明了《内》《难》中所述"伏梁"之别。吴崐临证经验丰富,其注释《素问》结合医理,阐发透彻,使《黄帝内经》理论更能有效地指导临床实践,成为后世治学的典范。清代汪昂评价其为"间有阐发,补前注所未备",清代程樑称赞其"生平学问得力于《灵》《素》也最深,其发为语言著作也,亦最精而且当。一音一义,莫不与经旨息息相通"。

新安医家得益于自身坚实的儒学根底,勤于校勘,精于训诂,态度端慎,纠正了经文和前注的很多错误。如《素问·四气调神大论》言"道者,圣人行之,愚者佩之",王冰训"佩"为"佩服",后世许多医家从王氏所注,显系望文生义。而吴崐则认为"佩,与悖同,古通用",正与后来的朴学家胡澍训"佩"为"倍"(倍者反也)的考证相合。类似实例很多,不胜枚举,足见新安医家深厚的文字功底。

2.《素问校义》训诂周全

皖派代表人物刘寿曾感言道:"医家之有《内经》,博大精深,与儒家之五经同,而无义疏之学。"而清代新安朴学家胡澍是第一位系统将"小学"方法引进医学之人,他在治《黄帝内经》学的历史上具有特殊的重要地位。

胡澍著《素问校义》,凡1卷,计32条文,虽篇幅不大,但考核甚精,每多精辟之论,不仅校勘了《黄帝内经》部分原文,而且校正了王冰、林亿的部分注文,多为后世学者接受和采纳,对《素问》研究颇有参考价值。胡澍精于谐声转注假借之学,故能不蔽于原文字形,而从音韵上求得其义,此为本书的显著特色。然校注古籍又不专倚音韵一端,训诂学中形、音、义三者不能偏废,校正文字,辨衍、脱、讹、倒更需要广涉各家,精思博考,在这些方面,《素问校义》同样表现出了深厚的功力和严谨的学风,提出了许多独到的见解。

《素问校义》首次将"小学"方法引入医学,树立了严谨的学风和成功的范例,为《黄帝内经》研究开辟了一条崭新的道路。如《素问·上古天真论》中之"人将失之邪"条,胡澍依据文章句式结构特点校勘,曰:"'人将失之邪'当作'将人失之邪'。下文曰'人老而无子者,材力尽邪? 将天数然也?'《征四失论》曰'子年少智未及邪? 将言以杂合邪?'与此文同一例。将,犹抑也。"此前,《黄帝内经》注家多不通音韵之学,由于《黄帝内经》中多上古音,与中古以后读音差别较大,故而对一些带韵经文常出现妄改、曲解等情况。胡氏较早也较娴熟地将音韵学知识运用到了《黄帝内经》的校诂中,成为《素问校义》最突出的成就。胡氏之后,俞樾、孙诒让、于鬯等相继而起,极大改变了《黄帝内经》研究的学风。

《老子》曰:"上士闻道,勤而行之;中士闻道,若有若亡;下士闻道,则大笑之。不笑不足以为道。"实践证明,只有像新安医家这样重视传统,对《黄帝内经》"顶礼膜拜",才能真正"钻进去",探得其骊奥;再以独立的精神"跳出来",对其进行完善和提高,才能使《黄帝内经》学术不断地得到充实和升华,为中医药理论创新做出新的贡献。

第二节　对伤寒学说的传承创新

《伤寒论》历来被奉为圣典,非等闲辈可轻而论之。新安医家以丰富的临床经验和深厚的理论修养,荟萃众说,研究伤寒,阐述医理,以此启发后学,其影响是十分深远的。新安医学对伤寒学的研究鼎盛于明清时期,留下了50余部伤寒著作。众医家采用考证、校勘、注释、辑佚、临证运用等多种方法,对《伤寒论》展开了多层次、全方位的继承和创新研究,内容涵盖语言文字、基础理论、辨治体系、方药临床各方面,在篇章架构、文字校释、六经实质、三纲阐释、辨证论治等有关伤寒学术的重大问题上,都进行了大胆革新,深化了伤寒学说理论,提高了伤寒学说的科学水平和实践价值,形成了继宋代之后的又一轮《伤寒论》研究的高峰时期。

一、首倡错简重订,引发学派争鸣

东汉末年张仲景著《伤寒杂病论》,问世不久即因战乱而散佚缺失、简牍错乱,西晋太医令王叔和通过收集和整理,将其伤寒内容重编为《伤寒论》。至宋代经林亿等重校,后又经成无己作注,世称宋本,为现存最早的古本。金元以前有摘录纂书者,有重新汇编者,亦有注释发挥者,如唐代孙思邈以方类证,于《千金翼方》中重编为397条;北宋庞安时研究"广义伤寒",所著《伤寒总病论》将多种热病纳入其中。"错简重订"有两层含义,"错简"是提出问题,"重订"是解决问题。早在元末明初,医家王安道率先提出了怀疑,言"惜其既以自己之说,混于仲景所言之中,又以杂脉、杂病纷纭并载于卷首,故使玉石不分,主客相乱",而有重新编次的设想;无独有偶,到了明代两位同时代的新安儒医余傅山、方有执,也有重次《伤寒论》"残篇断简"的心愿,但唯有方有执一人付之于行动。

1.方有执重订《伤寒论》

在方有执以前,世人皆称王叔和、成无己为仲景学说之功臣,传伤寒学者皆以王叔和编次本及成无己注本为圭臬。方有执研究《伤寒论》20余年,深虑宋本"代远年湮而失仲景之旧",后经成无己作注时又多有误改,窜乱传本,"时异世殊,不无蠹残人弊",致眉目不清,意义不明;更经后人校刊注解"依文顺释",鱼鲁亥豕,不明其义,沿袭前误,失去了原著伤寒兼杂病的完整性。如果再随文作注、牵合附会,对于临证则流弊无穷。在当时经典考据学风的影响下,在孙思邈、王履、余傅山等先哲的启示下,方有执悉心推敲张仲景原意,逐条辨析,重考修辑,采用"削""改""移""整"的方法,按自己的方法分类,不受"宋本"面貌和内容的限制,将原文顺序打乱,重新编排,但原封不动保留原篇题目和辨六经病脉证并治内容,形成《伤寒论条辨》新体例,力求还其本来面目。

首先,"错简重订说"认为,通行本《伤寒论》第三篇《伤寒例》非张仲景原文,"文意难通",方有执推测是成无己所为(今一般认为系王叔和补入),而予以删削。方氏已认识到张仲景伤寒兼杂证的原意,对《伤寒论》之整理编次虽有微词,但还是比较尊重王叔和,"正叔和故方位,而条还之",使"玉石有分,主客不乱",也是其条辨的出发点和目的。

其二,《伤寒论条辨》改订三阴三阳病脉证并治诸篇,主要对"太阳篇"大加改订。将"太阳篇"分为"卫中风""营伤寒""营卫俱中伤风寒"3篇,凡桂枝汤证及其变证条文,列于"卫中风篇",共66条20方;凡麻黄汤证及其有"伤寒"二字列于条首的条文,列为"营伤寒篇",共57条32方;凡青龙汤证及其变证、坏证等条文,汇为"营卫俱中伤风寒篇",共38条18方。以上3篇列为前3卷,是全书的重点。

其三,将"辨脉法""平脉法""痉湿暍"合并移于篇后。具体是将第二篇"平脉法"内容提至第一篇"辨脉法"之前,俱称为"辨脉法",并整体移置于书后第十三、第十四上下篇,与"辨痉湿暍病脉证第十二"篇相合而为第七卷。并称平脉、辨脉法2篇"皆叔和述仲景之言,附己意以为赞经之词",篇名系后人所加,虽非原著但有张仲景的内容,能羽翼张仲景学说而予以保留,然"传不可以先经",故移于文末;颠倒2篇次序,乃因"论脉亦无先各脉而后平脉之理,且平脉不过前数条"。至于"辨痉湿暍脉证"篇,原是张仲景《伤寒杂病论》内容,因《伤寒论》与《金匮要略》重复,虽不宜砍削,也应移于篇后。

最后,《伤寒论条辨》对其他各篇做出相应的调整,阳明病与少阳病2篇列为第四卷,太阴病、少阴病、厥阴病3篇为第五卷,温病、风温、杂病、霍乱病、阴阳易、差后劳复3篇为第六卷,第八卷仍保留王叔和"诸可与不可"等篇,以备临证参考。而其中条文,变动则更大,原顺序已不复见。

2.后世响应引起争鸣

以方有执首倡"错简重订"说为肇基,在明清时期伤寒学派内部,引发了围绕着《伤寒论》编次注释、研究方法、六经本质等问题所展开的学术争鸣。《伤寒论条辨》问世后,世后褒贬不一,但遵效其法、倡言其说为主流。清初三大名医喻嘉言、张璐、吴谦等均积极响应,其中新安医家更是步其后尘。

喻嘉言首先大为赞赏,认为其"改叔和之旧,以风寒之伤营卫者分属,卓识超越前人","大得尊经之旨",著《尚论张仲景伤寒论重编三百九十七法》,抨击王叔和,批驳成无己,大量引用方有执之说并加以阐发,对其改订的"太阳篇"大加发挥,提出四时外感以冬月伤寒为大纲,伤寒六经再以太阳经为大纲,太阳经又以风伤卫、寒伤营、风寒两伤营卫为大纲,明确倡导太阳三纲鼎立说。

明末清初新安医家程应旄,与喻嘉言为同时代人,著有《伤寒论后条辨》,其弟子王珏作序中以师徒讨论的形式,在领会老师意旨下,点明其意在于不以"伤寒"二字读《伤寒》,而是紧扣"表里脏腑"四字读伤寒,三阳经实质应以表里部位来解析,三阴经实质应从脏腑功能来阐发;对于三纲学说,强调风伤卫、寒伤营二纲之联系,从病因、病机、病位、病体四方面阐发其内在关系;特别是立阳明经证寒、热二纲,颇有创见。全书通过引子、论之首、论之颈、论之腹、论之小结、论之大结,一环扣一环地循循论证,逻辑清晰、论据充实,富有说服力,对《伤寒论条辨》做了充分的发挥。

追随方、喻的新安医家还有郑重光、程知、吴谦、叶桂、程芝田、汪宗沂、汪莲石。郑重光著《伤寒论条辨续注》,补方有执所未备。程知则以喻嘉言《尚论篇》为基础著《伤寒经注》。太医吴谦奉敕编撰《医宗金鉴》,首列其自撰之《订正伤寒论注》,编次悉以《伤寒论条辨》为蓝本,取方、喻、程之注不少,因《医宗金鉴》乃乾隆御赐书名而颁行天下,其后从"错简重订""三纲鼎立"说者甚众。而汪宗沂则从《伤寒论·序》《脉经》《诸病源候论》《千金方》及《外台秘要》中考证辑得仲景逸论46条,从《肘后备急方》《千金方》《外台秘要》中辑得逸方23首,辑复补入宋本《伤寒杂病论》,著成《张仲景伤寒杂病论合编》,其自序中言此书"编辑大旨,重复仲景之旧,补方论之全,仲景之本治伤寒者,兼而正之,仲景之专治温病者,理而出之……虽未能尽合原书之次,而寒温之异治,可以举隅矣"。

追随方、喻之说的江浙医家同样代不乏人。张璐著《伤寒缵论》《伤寒续论》、吴仪洛著《伤寒分经》、章楠著《伤寒本旨》、周扬俊著《伤寒三注》、黄元御著《伤寒悬解》《金匮悬解》、雷丰著《时病论》等,均以错简为言,批"王"驳"成",各按自己的意见重新编纂整理《伤寒论》,将错简说推向高潮。

方有执为明代人,与张仲景时隔千余年,与前代医家相比,想还《伤寒杂病论》原本面貌更为艰难,虽"求合乎仲景之道",但未必能符合张仲景原意,也未必所有条文的排列都优于宋本;且改动太大,一时让人难以接受。明末清初张遂辰《伤寒论参注》,清代张志聪《伤寒论集注》、张锡驹《伤寒论直解》、陈修园《伤寒论浅注》等,则力排方、喻诸家,尊"王"赞"成",维护旧论,如陈修园强调"不敢增减一字,移换一节"。而清代伤寒家柯韵伯、徐灵胎、尤在泾等则强调,不必过分追究错简真伪,也不必孜孜于考订编次,关键是要阐发张仲景辨证心法。由此形成了错简重订、维护旧论和辨证论治三大伤寒学术流派。

错简重订派阵营庞大,思想活跃,不囿旧说,各有创新,影响巨大,甚至远播海外,对日本汉方医学古方派也有直接影响。"错简重订说"给明清医界吹来一阵清新之风,开启了伤寒学百家争鸣的序幕,掀起了《伤寒论》研究的新高潮,仅相关的新安医著就有50余部,使伤寒学研究达到了前所未有的高度、深度和广度,为伤寒学术的完善和发展发挥了不可替代的重要作用。

3.考辨注释相连贯

从治学角度看,中医考据肇始于宋代林亿,各代均存在,而明代方有执堪称《伤寒论》考据大家。他用考据方法确定了《辨脉法》《平脉法》《伤寒例》等12篇"皆叔和述仲景之言,附己意以为赞经之辞",而并非伤寒原文,此后其他伤寒考据家对所余10篇中的许多条文、字句再次进行了校勘考据,分为《伤寒论》的自序考、方剂考、文字脱漏考、编纂考等。

历代伤寒研究著作众多,各有侧重。新安医家汇先贤精粹,参以己意,折衷注释条文,亦取得了突出成就。如明代陆彦功遵黄仲理《伤寒类证》之门类,将成无己所著《伤寒明理论》之条文书于各类之首,一并采集朱肱《类证活人书》、陈良辅《胎产药方》、曾世荣《小儿伤寒药方》、李东垣《此事难知》等各家研究《伤寒论》有发挥者,录于各条旧注之下,广附众说,以补缺疑,著成《伤寒类证便览》。明代汪机将仲景伤寒条文按论、症、方、药为序,辑录成无己、许叔微、庞安时、韩祗和、钱闻礼、张元素、刘河间、朱肱、吴授、陶尚文、朱丹溪等历代诸家注解《伤寒论》的要旨,以"愚按"参以己意,编排著成《伤寒选录》。清代汪莲石《伤寒论汇注精华》,将《伤寒论》原文逐条注释,汇集张志聪、喻昌、陈修园、舒驰远诸家精华,间有按语于后。清代王少峰则以毕生精力,完成70万字巨著《伤寒从新》,对《伤寒论》进行了全面系统的注解,可谓集大成者。

二、立三纲明六经,伤寒兼论杂病

明代新安医家方有执重新考订《伤寒论》,通过调整条文中秩序、整移条文、改订和削删,重新编次排列,增强了原书的系统性和条理性。但方氏的错简重订绝不仅仅是篇章条文的编排整移,而是反映了他对伤寒病发病、传变、转归的认识。他在《伤寒论条辨》书中作有5篇序跋,阐明了"错简重订"内含的学术观点。

1.伤寒三纲鼎立说

三纲之说起自晋唐,晋王叔和首倡"风伤卫、寒伤营、风寒营卫两伤",唐代孙思邈《千金翼方》有麻黄汤、桂枝汤、青龙汤之辨:"夫寻方之大意,不过三种,一则桂枝,二则麻黄,三则青龙,此之三方,凡疗伤寒不出之也。"元代朱肱《类证活人书·四十问》曰:"大抵感外风者为伤风,感寒冷者为伤寒,桂枝主伤卫,麻黄主伤营,大青龙营卫俱伤也。"宋代许叔微于《伤寒百证歌》进一步提出:"一则桂枝,二麻黄,三则青龙如鼎立。"

方有执著《伤寒论条辨》,直接将"太阳病"篇按此说法为纲分为三篇,其归类编次的实质意义在于:感受不同风寒邪气,可中伤人体营卫不同病位层次,导致发病方式和类型有所不同,可出现"卫中风""营伤寒""营卫俱中伤风寒"3种情况,外感风寒邪气发病不外此3型;不同的发病方式和类型可致不同的传变和转归,出现各种变证、坏证。他在书中注释太阳病第一条时曰"此揭太阳总病,乃三篇之大纲",开创了六经提纲说,形成了"风伤卫,寒伤营,风寒两伤营卫"三纲鼎立说之雏形。这一观点虽有晋代王叔和论于前,唐宋孙思邈、许叔微辨于中,金元成无己述于后。但前人均未做出全面的病机分析。方有执将风寒与营卫有机联系起来,认为太阳病主要是营卫的病理变化,都有"营卫不和"的共同病理基础,进而将风寒伤营卫提到整个伤寒病的共同病理基础来认识,深刻地揭示了伤寒病的发病、传变、转归规律,是对伤寒学的发挥。

2.六经分部分层说

《伤寒论》以六经名病分证,但《伤寒论》中既未阐述六经的含义,又未明言六经分证方法的来源,更未明确、系统地论述六经病诸证的病理变化,其六经的含义成为后世医家聚讼的焦点。历代医家为了运用《伤寒论》的证治经验,总结六经病发生、发展及其演变的规律,对六经病病理机制进行了深入研究。宋金元时期,对于伤寒六经的认识是重形轻气,均看重经络,如成无己认为六经病指手足十二经络病变,朱肱认为六经病只传足经不传手经。随着对《伤寒论》研究的不断深入,新安医家广开思路,首先突破六经经络说,提出了多种六经含义,从不同角度丰富了六经辨证的内涵,有力发展了伤寒学术理论与实践。

方有执在《伤寒论条辨》中以人体解剖部位划分六经所属,提出六经部位说。《伤寒论条辨·图说》曰:"六经之经,与经络之经不同……人身之有,百骸之多,六经尽之矣。"首列"阳病在表之图"和"阴病在里之图",否定了宋代朱肱创立的"经络六经说",认为六经不是六条经络,而是人身的六大层次、六个分部,即所谓太阳主皮肤,阳明主肌肉,少阳主半表半里,为躯壳之内、脏腑之外;三阴均主脏,太阴主脾,少阴主肾,厥阴主肝。方有执的六经部位说,主张《伤寒论》不是研究具体的某种疾病,而是研究机体在疾病状态下各个部位的反应。

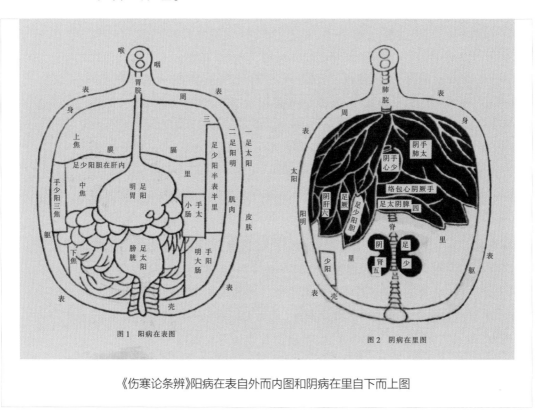

图1 阳病在表图　　　　　　图2 阴病在里图

《伤寒论条辨》阳病在表自外而内图和阴病在里自下而上图

清代黟县卢云乘撰《伤寒医验》,承方氏之说,辨伤寒不取旧论六经,而以人身表里实形划分三阴三阳六部。

清代歙县程应旄在方有执六经部位说的基础上,提出六经形层界限说,进一步指出《伤寒论》之六经,非经络之经,是用以"画限辖病",代表着疾病浅深之层次。其《伤寒论后条辨》说:"伤寒之有六经,无非从浅深而定部署。"

"经则犹言界也,经界既正,则彼此辄可分疆;经则犹言常也,经常既定,则徒更辄可穷变。六经署而表里分,阴阳划矣。"不难看出,程氏认为《伤寒论》之六经,不仅代表了人体不同的解剖部位,更重要的是它反映了疾病浅深的层次和界限,据此可以分表里、判阴阳,即以六经来统辖疾病。

程氏的这一见解,已经完全摆脱了"六经属经络"的束缚,在某种程度上,已将《伤寒论》六经看成辨证的纲领。他在进一步阐明这一学术见解时,对《伤寒论》六经与《素问·热论》六经进行了对比分析,指出《素问》之六经与《伤寒论》之六经,其名虽同,其实则异。前者是因病而论经,重在经络;后者乃辖病以分证,重在辨证。程氏这一认识,批驳了那些秉《素问·热论》之学,识《伤寒论》六经为经络的学术见解,为人们从体用结合的角度研究《伤寒论》六经含义开辟了新思路,对后世产生了较大的影响,为扩大《伤寒论》理法的应用范围做了理论上的准备。

又有清代歙县曹守堂,认为六经乃人体"六层",《伤寒论》"一日太阳受之,二日阳明受之,三日少阳受之,四五六日三阴受之"的"日"字,当作"曰"字解,见解新颖,别具一格。

3.《伤寒论》非谓伤寒一病观

方有执认为《伤寒论》"所论不论啻伤寒而已",亦论杂病,指出张仲景"愤伤寒之不明,戚宗族之非命,论病以辨明伤寒,非谓论伤寒之一病也",即使外感六淫,其传变有发为伤寒病者,也有发为杂病者。由此提出"乱伤寒"和"杂伤寒"的概念,将温病归为杂伤寒,"凡痉湿暍,皆与伤寒相涉无疑,故一一条辨而例论之",新增"温病、风温、杂病"篇,把条文前有"病人""病"及有关杂病的条文归入此篇。《伤寒论条辨·或问》又曰:"六经岂独伤寒之一病为然哉,病病皆然矣。"认为《伤寒论》六经非伤寒病所独有,而是百病之六经。他在突破经络六经说的同时,纠正了长期以来对《伤寒论》学术价值的片面认识,突出了《伤寒论》不唯论伤寒之义,强调了六经辨证乃辨证论治的基本方法,较全面地反映了张仲景辨证论治的基本精神和规律。

三、明辨正类伤寒,临证纲举目张

《伤寒论》外感病名,有伤寒、中风、冬温、温病、风温、温毒、瘟疫、时行寒疫、暑病等。直至明清时期,历代医家对伤寒含义的见解仍旧不一,争论不休。新安医家从正伤寒、类伤寒入手,阐发伤寒含义,从概念上为临证处理各类外感病做了明确的区分。

1.明代类伤寒各自表述

"类伤寒"一语首见于宋代朱肱《类证活人书》,指因非冬时伤于寒邪或非寒邪导致,临床表现类似正伤寒的病证。首次将类伤寒作为一类病证的是

第四章 新安医学的传承创新

明代新安医家徐春甫,其在《古今医统大全·卷十四·伤寒门》中单列"类伤寒四证"篇,论述了痰证、食积、虚烦、脚气4种类伤寒病证。

继而明代孙一奎在《赤水玄珠·伤寒门》中,用大量篇幅辨别类伤寒,包括中湿类伤寒、痰证类伤寒、瘀血类伤寒、内伤似外感始为热中、内伤限外伤感未传寒中病、内伤似外感阳明中热病、内伤似外感温热病、内伤似伤寒、疮疡发热类伤寒、赤膈伤寒、黄耳伤寒、砂病类伤寒等。类证之多,辨证之细,自古迄今,未见出其上者。

以赤膈伤寒为例,孙一奎强调:"胸膈赤肿疼痛,头痛、发热、恶寒、身体痛,此非正伤寒,乃类伤寒也,名之赤膈伤寒,宜荆防败毒散加瓜蒌子、黄连、黄芪、玄参、赤芍、升麻、白芷。行表复有里,胸膈赤肿疼痛,防风通圣散加瓜蒌子、黄连;表证已退,大便燥实,胸膈肿痛,凉膈解毒加瓜蒌子、枳壳、桔梗、赤芍药,又宜校针刺肿处出血;半表半里胸膈肿痛,柴胡枳桔汤加瓜蒌子、赤芍药。"可见,孙氏对类伤寒的辨证论治自成体系,确有丰富的临床经验。

明代孙文胤《丹台玉案·卷二·伤寒门》认为,伤寒有正伤寒、温病、热病、温疫与类伤寒。主张霜降后、春分前皆属冬,此时感冒而即发者为正伤寒。孙氏将"类伤寒而非伤寒者"一并列于伤寒门下,区分为夹食伤寒、夹痰伤寒、蓄血伤寒、脚气伤寒、劳力伤寒5种。

2.方有执独出乱杂伤寒

明代方有执在阐释《伤寒论》理论的同时,也提出了"乱伤寒"和"杂伤寒"概念,他将温病归为杂伤寒,"凡痉湿暍,皆与伤寒相涉无疑,故一一条辨而例论之"。

3.清代详辨正类伤寒

清代新安医家卢云乘著《伤寒医验》6卷,精于辨析正伤寒、类伤寒及其兼证,辨证方法上不取仲景所论之六经,而以人身实体划分三阳三阴六部,见解新颖,别具一格。

清代程国彭《医学心悟》设"伤寒类伤寒辨"专篇,强调"伤寒者,冬令感寒之正病也。类伤寒者,与伤寒相似而实不同也"。

清代吴谦对元代王履"冬伤于寒即发者为真伤寒"之说进行了补充发挥,主张冬季感而即得之正伤寒,与精之藏与不藏无关,并以此与温病、热病相区别。《医宗金鉴·卷三十八·伤寒心法要诀》专篇列出"类伤寒五证",认为类伤寒有停痰、伤食、脚气、虚烦、内痈5种,总结"类伤寒五证,初病之时,皆与太阳表证相类"。在临证时,应当辨别清楚,以免误诊为正伤寒。

清代汪宗沂也认为,仲景《伤寒论》"非专为伤寒设"也,仲景知"大兵之后必有大疫",故著书以阐伤寒的根本宗旨,实际是在阐明误服伤寒方而致危证的救急方法。如太阳经方论中,救误服桂枝,以白虎加人参;救误服附子,以大承气,皆温病之证。麻、桂为伤寒之正方,白虎、承气乃温疫之大剂也。温病、风温之见于太阳条下,而不立治法,非无治法也,强调"温病固自有专门,而叔和但取其论入六经也"。

总之,新安医家以冬季感而即病为正伤寒;类伤寒内再细分,多数为杂症。

四、推论阴证伤寒,详辨因机诊治

阴证的提出首见于《黄帝内经》,张仲景《伤寒杂病论》对外感热病三阴经证候,在理法方药上均有较详细论述。但金元刘河间寒凉派认为,伤寒即热病,只有表里两大类,在表用辛凉,在里用苦寒,以寒凉治伤寒渐成风气。新安医家明确指出,临证当严格区分伤寒和中寒,尤其不能以苦寒误治阴证伤寒。

1.明代阐发颇为周详

明末清初程从周治疗外感重视阐发阴证伤寒,认为可初病兼阴,可寒凉太过误致中寒,可阴极似阳,三时感冒、春温、夏暑中也可有伏阴,尤其妇人体质属阴,以血为本,妇人外感可不循规律传变,直发阴证伤寒。因目睹阴证伤寒误服凉药而殁者众多,特在其《程茂先医案》卷一"方廷闻案"中指出:"至若初病便有兼阴者,有服寒凉太过而致中寒者,有阴燥之极而反似阳狂者,人多忽略,认症不明,生死立判。"如何辨别伤寒阴阳二证?程氏阐述道:"阴症似阳,乃水极似火。盖伤寒传变,或误服凉药太过,攻热过急。其人平素肾气虚寒,遂变阴寒之症,面赤、烦躁、身有微热,渴欲饮水,入口又不欲入咽,大便阴结不通,小便淡黄,或呕逆,或气促,或郑声,或咽喉痛,或鼻血点滴。所以有似阳症,妄投寒凉之药,下咽遂毙,渴不慎哉。"

阴证似阳证较难准确辨别,程从周从面色、脉象提出了阴证的诊断要领,其鉴别要点:"阳症,面红光彩,唇红,舌燥,口干,能饮凉汤冷水,其人则身轻,易于转动,常欲开目见人,喜语言,其声音响亮,口鼻之气往来自然,小便或赤或黄,大便或秘,手足自温暖,爪甲自红活,此皆阳症之大略。若阴症,则太阴、少阴、厥阴之三阴也。如病在太阴,则手足渐冷,脉息渐沉,或自利、腹痛、呕吐、不渴;如病在少阴,反有发热者,手足自冷,脉必沉迟;如病在厥阴,则手足厥冷,脉微而缓,甚则唇青囊缩也……大抵阴症,则面色青黑,或由虚阳返上。虽面红色而不红活光彩,又有光赤如油抹者,总谓之戴阳。至若阴症似阳,乃水极似火。"治疗上,"急以通脉四逆汤倍加人参、附子,以接其真阳之气,为紧要之治也"。对于妇人诸证有似实而真虚,有似虚而反实,有内伤饮食,有外感风寒,平素虚羸,又兼产后难调,他主张用补脾之法以生气血,温中补虚,内补后方可攻邪。

2.清代阐发纵深推进

清代郑重光《素圃医案·伤寒治验》特以"亢害之证,似是而非者"录存,以示门人。郑重光强调,阴极似阳之证,繁幻多端,使人眩惑,特概括为六阴:"舌干不渴,阴也。脉只二至,阴也。谬妄声低,乃为郑声,阴也。身重痛,不能转侧,阴也。夜则谵妄,日则但寐,阴也。身有疹影,乃寒极于内,逼阳于外,阴斑也。"补充和完善了阴证的鉴别诊断纲领。书中所载54则阴证伤寒案,如"余青岩广文令眷"案之阴斑狂乱似实热,"杨紫澜兄"案之下痢阳上厥、渴而欲饮似壮热,"汪君"案之误汗误清伤阳、寒入少阴以致耳聋嗜睡似少阳,"吕惟斗翁令眷"案之去被露胸恶热似阳明,皆以张仲景辛热之剂而获痊效。

清代吴楚提出,中寒与刘河间所称"伤寒"性质不同,"伤寒为传经阳症,中寒为直中阴症,二者悬殊",不能"一遇阴症,但曰伤寒,亦以治阳之法治之。表散不愈,继以苦寒,殊不知阴症一服苦寒便不能救","阳症误治犹可救,阴症误治便不能救"。他还研究伤寒六经病传变的传经和直中问题,提出"伤寒为传经阳证,中寒为直中阴证……中寒者,以其深入在脏,而非若感寒之感触在表也",两者悬殊,但世俗不能辨认,一概名之为伤寒。"传经与直中不同,直中入三阴乃寒证,传经入三阴仍是热证",且"中阴之证,必先入少阴"。时医每遇阴证伤寒,便以治阳证伤寒之苦寒方药治疗,大苦大寒折阳损阴,致肾气受亏、病情危急、阴证至极。其《医验录(二集)》卷一载"伤寒"验案53例,属阴症43例,"皆人所误认,几几误杀者"。

吴楚常用理中汤温中祛寒,若寒邪直中少阴则用八味地黄丸,认为阴证伤寒,"不用热药便不可救。不用大剂热药,亦不能救"。反对一见发热便用黄芩、黄连、大黄、石膏等苦寒之品,最忌芩连,书中反复指出其误用之害。立法用药全面继承了张仲景重视温阳的学术思想,如理中汤、四逆汤、通脉四逆汤、白通汤、白通加猪胆汁汤、当归四逆汤、当归四逆加吴茱萸生姜汤、吴茱萸汤、附子汤、真武汤、干姜附子汤、桂枝附子汤、白术附子汤等方,均被吴楚治疗阴证所采用。

清代程国彭《医学心悟·直中三阴诸证》曰:"直中者,初起不由阳经传入,而径中三阴者也。中太阴,宜用理中汤。中少阴,宜用四逆汤。中厥阴,宜用白通加猪胆汁汤。大抵脏受寒侵,不温则殆,急投辛热,不可迟缓。"

阴证从发病部位来看,指六经中太阴、少阴、厥阴三经病变,虽然三阴经病变中不乏阳热表现,但总以阴寒证居多。邪犯太阴、少阴、厥阴三经段病,此三阴证者,病人正气多虚,其病多见虚证。若病邪不经三阳经而直中三阴经,称阴证伤寒。其证有寒中太阴、寒中少阴、寒中厥阴之分。亦即伤寒直中三阴阴寒证。三阴病多属阴证、寒证、虚证,治则以扶正为主,正盛则邪去。

新安医家重视阴证学说,继承发扬了《伤寒论》三阴证内容,从内外致病因素、体质因素、阳证误治等详加论述,在病因病机、鉴别诊断和治疗各个方面都有新的阐发,治疗上主张急投张仲景辛热之剂,至今仍有重要的临床参考价值。

五、邪入血室谵狂,寒热男女均沾

张仲景《伤寒杂病论》载有"热入血室"之证,共涉及4条:《伤寒论》143条、144条、145条、216条,4条重见于《金匮要略·妇人杂病脉证并治》篇。所描述的热入血室证,是妇人"经水适来"或"适断",恰遇"中风"或"伤寒",外邪乘虚袭入血室,与血相搏而血结不行,致生"寒热""发作有时""如疟状",或"昼日明了,暮则谵语,如见鬼状"、"胸胁满如结胸"之证。新安医家由此及彼,别出心裁,独有发明。

1.寒入血室说

吴楚《医验录(二集)》卷一载"辛未春"案:"潜口同学兄汪君起坦之次令媳,病甚奇怪。每日间屡发寒战,发时扬手掷足,浑身颤播,身体凭空跳起一二尺高。前医或用发散,或用养血,药俱不效。计已七八日矣,始邀余为诊之。右脉略有一线,左脉全无。视其面色如平常时,舌色微白。问其病状,应对清悉,精神爽朗。余语起兄曰:此病无脉,然却不死,不必急,待吾细细思索……此必为寒所束而筋脉不舒,故脉不出而战栗跳动也。肝主筋,又主惊骇,又系左手无脉,此皆肝脏所主之病无疑,必由肝经受寒而然。伤寒书有热入血室一证,既有热入血室之证,又岂无寒入血室之证?古人往往只说一半,后之明者自可悟其全。如东垣云:气有余变属火,后人因悟气不足变属寒。夫热入血室者,病由三阳经入,虽受寒亦为热病,故谓之热入血室。血室者,肝也。由月信行时,热邪乘之而入也。此疑其为寒入血室者,原无外感三阳之证,想亦由月信行时,血室正虚,寒气客之,肝脏有寒,郁闭不得出,所以筋脉收束而战栗惊跳也。彼之热入者,凉以解之。则此寒入者,自当温以舒之也……遂举方,用肉桂一钱五分,温逐肝经之寒。用柴胡一钱,疏通肝气。用当归二钱,川芎八分,助肝经之血。用丹参八分,去污生新。用吴茱萸三四分,引药入肝。用天麻八分,搜肝经之余邪。止此数味,服下一剂,是日便安静熟睡,绝不战跳矣。"

张仲景对此类疾病的论述侧重于症状和治疗,在病机上没有做出明确阐述,后世提出"热入血室"诸多理论,其实质内涵争议颇多,至今尚无定论。案中吴楚在思考"热入血室者,病由三阳经入,虽受寒亦为热病,故热入血室"的同时,结合临床实践中发现妇人经期伤寒常出现寒大于热、面白脉紧、筋脉收束战栗惊跳的特征,以温助肝经的肉桂、当归、吴茱萸等论治收效,感叹张仲景"伤寒书有热入血室一证,既有热入血室之证,又岂无寒入血室之证?古人往往只说一半,后之明者自可悟其全",故提出寒入血室说。他从"寒入血室"分析,自配温剂奇方而治愈,体现了吴氏不拘病名、辨识病机、灵活运用温补的伤寒辨治特色,其说其法至今都有实用价值和启发意义。

2.男子热入血室说

"热入血室"出自张仲景《伤寒杂病论》,共涉及4条:《伤寒论》143条、144条、145条、216条,4条重见于《金匮要略·妇人杂病脉证并治》篇。所描述的热入血室证,是妇人"经水适来"或"适断",恰遇"中风"或"伤寒",外邪乘虚袭入血室,与血相搏而血结不行,致生"寒热""发作有时""如疟状",或"昼日明了,暮则谵语,如见鬼状"、"胸胁满如结胸"之证。但其原文中"血室"的具体所指未详,后世医家见解不一,有冲脉说、肝脏说、胞宫说、血海说、血脉说,更有不必拘定部位说。多数医家依据《伤寒论》太阳病篇中三条"热入血室"原文前冠有"妇人"两字,以及《金匮要略》中4条"热入血室"原文列在妇人杂病篇中,多主张血室胞宫说。

明代《孙一奎医案》矫偏救失,所载"李悦斋夫人腹痛谵语如狂鼻衄""朱宅女眷热入血室""文贵者时疫漏底发热谵语"3则热入血室案,诊疗颇具特色。孙一奎认为,《伤寒论》阳明病篇"热入血室"条文中无"妇人"二字,且以六经辨外感,经脉间联系密切。《伤寒论》97条"血弱、气尽,腠理开。邪气因入,与正气相搏,结于胁下",表明"热入"的条件就是血气亏虚,在女子经期这种特殊体质时最易出现。冲为血海,任主胞宫,系妇女生养之本,故热入血室证女子多见。

孙一奎从条文中析出,经水适来或适断是"热入血室"的重要诱因,所谓"最虚之处,即是容邪之处",所以此时内外致病因素容易作用于人体发病,但也不能机械地一见月经适来适断就认为"热入血室",要看具体情况和兼症。热入血室的病情传变,取决于机体的功能状态、病邪强弱和治疗是否得当。月经适来适断时的异常变化,也会给疾病传变以可乘之机。由此推论,无论妇人经水适来适断,在血室空虚之际感受外邪者,都有可能导致热入血室病的发生,不必拘于"经水适来适断"。

"热入血室"历来认为系女子所独有之病,男子热入血室鲜有报道。孙一奎认为,素体亏虚和瘀伤宿血之体,并非女子专有,男子在特定时期特定体质条件下也可见。当太阳或阳明邪热乘虚侵入少阳,与血搏结,皆可出现心神被扰,少阳经气不利、枢机不运的热入血室证。加之临证中处理男子高热、下血、夜间谵语等症的经验,他提出冲任二脉血室说,明确指出"血室男妇同之,冲任二脉为血之海,二脉附于阳明,今病乃阳明之热,遗入血海也","热入血室"为男女皆有之病。

孙一奎《新都治验》一卷载"文贵者时疫漏底发热谵语"案:"文贵者,善为族文学,岐原出入子母者也,寓长兴邸中,病发热,昼夜不止,口渴,齿燥,鼻干,舌苔黄厚,不得眠。服药不效。予适至雄城,岐原邀诊之。脉俱洪数,呕恶,胸膈痞满,小水短而赤,大便下皆清水。予以石膏七钱,知母五钱,甘草一钱,软柴胡五钱,葛根三钱,黄芩二钱,枳壳、竹茹、桔梗各一钱,连进三帖,呕恶止,胸膈宽,热仍未退,无汗,泻未止也……后五日,果以食不慎而复病。予又至,热较前为重,且加懊恼,夜谵语如见鬼状,口大渴,齿燥,舌焦黑有芒刺,势甚危急,以前方加枳实、栀子各三钱,淡豆豉二钱煎饮之,二贴懊恼止,余症犹然,夜更甚,前方减去豆豉,加黄连、麦冬、生地、白芍,一日二贴,舌以井水生姜擦去黑苔,用蜜调玄明粉涂之,而苔去矣。服三日,始得微汗,诸症尽减,再四叮咛慎饮食,调理半月而全……盖医贵认症,此症乃少阳、阳明合病也,柴胡、白虎、葛根为二经对症之药,服之可解肌热,止口渴……古人谓:以伤寒为大病,不察症而误投,则生死立见。《伤寒论》有言,不得汗,不得下,不得利小便,是谓三禁。故曰:少阴、阳明不从标本,从乎中治。小柴胡、白虎汤,中治剂也。人徒见其大便作泻为漏底,不察泻皆清水无糟粕者,为热极所致,症乃春温时疫也……岐原曰:夜重如见鬼者,何以故?予曰:热入血室故也。岐原曰:男子亦有血室乎?予曰:血室男妇同之,冲任二脉为血之海,二脉附于阳明,今病乃阳明之热,遗入血海也。故加生地、白芍而效。余治伤寒,用柴葛解肌汤及柴胡白虎汤而热不解者,加此二味,则热无不退,汗无不出矣。且下午与夜又阴分主事,欲解血海之热,必投此二味以收其功,此亦予一得之愚也。"

张仲景阐述热入血室的病因病机有三:《伤寒论》第143条、第216条"热随经陷"、第144条"血因热结"和第145条"热随血泄"。从病因角度考虑,"热入"在张仲景著作中,侧重指"寒风郁热"及"寒风入里化热",而对其他六淫之邪未展开论述。孙一奎在这一例男子热入血室中,提出"春温时疫"导致热入血室证。说明诸多病因皆可致"热入血室",而不仅仅是《伤寒论》所说的寒风郁热,后世叶桂、王孟英正是从温邪辨证下药处理此症的。

治疗热入血室证,张仲景提出"一禁两法"泄热祛瘀的治疗总则。"一禁"是指"无犯胃气及上二焦必自愈","两法"即内服小柴胡汤和针刺期门以泻血分之实热。小柴胡汤和解少阳,通调三焦,助正达邪,使邪从外出,邪去则寒热除,血结自散。在这一总的原则下,孙一奎根据临床实际又进一步地发展补充。

"李悦斋先生夫人"热入血室案,孙一奎以小柴胡汤加味收效,强调"仲景云,经水适来适止,得疾,皆作热入血室治之,治同少阳,而以小柴胡汤为主,加凉血活血之药,此古人成法可守也。"但患者痛极咬人者,非高热谵语,非蓄血发狂,乃胃虚虫行,即以小柴胡汤加桃仁、丹皮,次日以安蛔汤治愈。

"文贵者时疫漏底发热谵语"案记录了孙氏"医贵认证"的主张,强调临证认病明证、辨证施治的重要性,立法处方,必须以"明证""明药"为前提。他提出,单以小柴胡汤治疗尚嫌不足,小柴胡汤主要是和解枢机,透邪外达,适合热邪初陷未深者,但不能视作通治热入血室之方。临证热入血室证情颇为复杂,类型甚多,治疗当概括不同证情,分别对待。孙一奎还在此案中总结了自己治疗热入血室证的经验:多以柴葛解肌汤和柴胡白虎汤解热,并加入活血凉血的生地、白芍,祛瘀退热,无不应验。

孙一奎不仅继承发展了张仲景热入血室说,而且有所创新,结合自己的临床实践,提出了男女都有血室之说,在辨证、治法、遣方、用药上均有较详细的论述,丰富和完善了中医学术理论。

六、临证活用经方,推陈出新典范

张仲景的组方原则和临床疗效为后世医家称颂,被推为经方。新安医家对仲景经方的研究探索不遗余力,不单在伤寒学术理论上多有建树,在经方实践上也能兼取众长、推陈出新,对经方的传承发展做出了不可磨灭的贡献。

1.《医方集解》阐发制方原理

清代汪昂对仲景的制方理论多有阐发。在《医方集解》中对所收集的《伤寒论》方,紧扣理法方药予以论释。每方依次叙述其适应证、药物组成、方义解释、附方加减等,对有关病源、脉候、脏腑、经络、药性、服法等均有所讨论,使后学者能"辨证论方,知受病有原因,治疗有方轨"。如释小柴胡汤曰:"此足少阳药也。胆为清净之腑,无出无入,其经在半表半里,不可汗吐下,法宜和解……柴胡味苦微寒,少阳主药,以升阳达表为君。黄芩苦寒,以养阴退热为臣。半夏辛温,能健脾和胃,以散逆气而止呕;人参、甘草以补正气而和中,使邪不得复传入里为佐。邪在半表半里,则营卫争,故用姜枣之辛甘以和营卫为使也。"汪昂集众家大成,由博返约,使仲景方剂之奥,跃然在目。

2.《医宗承启》以法类分经方

清代吴人驹以法类仲景方,对后世方剂治法分类多有启发。其《医宗承启》卷二至卷六,以治法为纲,对《伤寒论》条文重新予以编次。书中先列治法大意,后列条文,并附方剂、主治、方药,共列发表、渗利、涌吐、攻下、和解、救内、清热等11类。除针灸类不含《伤寒论》方外,其他各类中均有《伤寒论》方。如发表类首吴氏曰:"表,对里而方,乃外廓边事……发之为言泄也……故病邪之在表者,皆从而发之,因其势而利导者也,故曰发表。"并列麻黄汤、桂枝汤、小青龙汤等14方。渗利法有五苓散、茯苓甘草汤、桂枝去桂加茯苓白术汤、猪苓汤4方。涌吐法有栀子豉汤、栀子生姜汤、瓜蒂散3方。攻下法有大黄黄连泻心汤、大小陷胸汤等11方。和解法有小柴胡汤、柴胡桂枝汤等18方。救内法有炙甘草汤、小建中汤、猪肤汤等17方。清热法有葛根芩连汤、黄芩汤等10方。温里法有四逆汤、理中丸等14方。

3.《医宗金鉴》据证选用经方

清代吴谦强调,仲景方可治百病,当据证选方,治疗各科病证。《医宗金鉴·删补名医方论》详析伤寒经方47首,并录诸家方论。此外,他更重视经方的临床运用,化裁了大量《伤寒论》方应用于各科证治。如《医宗金鉴·妇科心法要诀》中据大黄黄连泻心汤化裁的三黄四物汤,治热盛经前吐者。《医宗金鉴·外科心法要诀》中据理中汤化裁的加味连理丸,治胃热脾虚、口糜气臭、腹泻之证;据苓桂术甘汤合桂枝附子汤化裁的附子六物汤,治附骨疽、骨节酸痛、四肢拘急、自汗气短、小便不利、手足水肿者;据调胃承气汤化裁的丹皮汤,治肠痈腹泻而痛、少腹急胀、时时下脓者。《医宗金鉴·杂病心法要诀》中据五苓散化裁的茴楝五苓散,治膀胱水疝、尿不利者。《医宗金鉴·痘疹心法要诀》中据调胃承气汤化裁的凉膈消毒饮,治小儿疹毒。《医宗金鉴·幼科心法要诀》中据桂枝汤合理中丸化裁的缓肝理脾汤,治小儿慢惊属脾虚肝旺者。

4.经方医案颇具特色

新安医家注重从临床上研究伤寒,具体病案中善于运用仲景方,强调临证病情的复杂性和临床实践的重要性,形成了内容丰富的新安经方医案。汪机《石山医案》有经方治验9则,用经方多巧发而奇中,其中善用参芪之能事,实为张仲景、李东垣而后第一人。他如明代王琠《意庵医案》中有经方治验11则,《孙一奎医案》有51则,清代程从周《程茂先医案》有13则,郑重光《素圃医案》有93则,吴楚《医验录》有55则,程文囿《杏轩医案》有24则,均极具特色。

新安医家长期的临床实践拓展了经方的适应证,为后世学习和运用经方提供了很好的范例。

第三节　对金元医家学术的传承创新

"医之门户分于金元"。医学自宋代开始学术争鸣异常活跃,各家学说异彩纷呈,尤其金元时期四大医家分说立论,成为中医药学继承、创新、发展的里程碑,也是明清时期指导理论研讨、临床实践并形成不同流派的重要学术渊源。正是在宋元医学的启发下,新安医学迎来了繁荣发展的鼎盛时期。明清新安医家对金元四大医家学术深入研究,充分地继承,大胆地发挥,为继承弘扬金元医家学术开辟了新途径并做出了重要贡献,产生了广泛而深远的影响。

新安医家还校刻了众多金元四大家及其弟子的著作，最有代表性的如清代歙县吴勉学校刻《黄帝内经宣明论方》《儒门事亲》《脾胃论》《内外伤辨惑论》《兰室秘藏》《医垒元戎》《此事难知》《汤液本草》《癍论萃英》《局方发挥》《格致余论》《医经溯洄集》《医学原理》及《东垣十书》等，其《古今医统正脉全书》所收44种医书中，金元四大家及其弟子的主要著作就有25种。明代新安医著《名医类案》也收录了不少金元医家医案。这些记录有金元四大家理论学说、诊治经验的单册、丛书、全书的反复大量刊行，为传承弘扬金元四大家学术做出了突出贡献。

一、基于刘完素"伤燥病机说"的新安伤燥论

主火论是金代刘完素学说的核心，倡用寒凉药，称为寒凉派，其学说对明清温病学派的产生有较大影响。其以运气分类病机时，补充"诸涩枯涸，干劲皴揭，皆属于燥"一条，对后世影响较大。清初喻昌倡"秋燥论"，创"清燥救肺"名方，为继承发展较著名者。喻昌《医门法律·秋燥论》刊行后，"秋伤于燥"之说渐被学界公认。而新安医家于伤燥病机的论述独有抒机。

1.明代孙一奎辨分令气病机

燥证为六气致病之一种，学者多以风热、血少为其致病病机，然明代新安医家孙一奎以为，仅以此断定燥证仍不足为全，还要顾及"令气"因素。孙氏以经典文献中有关运气学说为依据，逐一阐述了燥证与"令气"之间的发病关系，得出"《素问》言燥者，指令气也；诸书云燥者，指病机"的论断，为正确认识燥证提供了较为完善的病机理论。

2.清代叶桂辛凉甘寒有其用

清代中叶由歙县迁徙苏州的叶桂，对外感热病用寒凉药说做了全面的继承总结和出色的发挥。叶氏指出，风温病邪在卫用辛凉，在气则清气，入营宜透热转气，入血可凉血散血。在表用辛凉轻剂，斑出而热不退则以甘寒养胃津，或兼入咸寒顾及肾阴。且温病"须要顾其津液，清凉到十分之六七，往往热减身寒者，不可就云虚寒而投补剂，恐炉烟虽熄，灰中有火也"。叶氏经治医案中还有用刘氏所创防风通圣散、双解散的案例。其继承刘完素辛凉、寒凉用法可见一斑。

3.清代余国珮"六气独重燥湿论"

清代新安医家余国珮著有《医理》一书，这是一部专论燥湿的理论专著，书中倡"六气独重燥湿论"，认为虽有六气之名，不外燥湿之气所化，如自然界"一岁之中偏干偏水，禾稼必伤，而成歉年，未见多寒多暑而损岁也"。而燥湿之气，可寒可热，医者能因燥湿之偏分其寒热之变，一任病情万状，总以燥

湿为把柄,治之自无贻误。不仅外感如此,内伤亦然。察脉诊断余氏以刚柔二字辨燥湿,刚脉按之坚硬弹指、尖滞括手之象,乃阴虚燥病之脉;柔脉按之如绵丝湿泥软柔之象,属气虚湿病之脉。在刚柔二脉为大要的基础上,又用沉、浮、缓、数、大、小六者,察病之表里、虚实、进退,神气之有无,验其生死,一改前人论脉"分别繁杂,以致后人无所指归,徒兴望洋之叹"的局面。对外科疾病,余国珮提出也可以从燥湿分治。认为燥从天降,见症多在脐以上;湿由地升,见症多在脐以下。湿症多壅肿易腐烂,多浊脓秽水;燥症多附骨坚硬不变,难成脓,易成疽,溃后脓少,肌肉坚硬。如误认为燥症为阴疽、为寒,投以辛热刚药,则伤生者比比。余氏以燥湿为纲,统领病因、诊断、治法、方药。

4.张节创论四时伤燥

清代新安医家张节著《张氏医参七种》,其中之《伤燥论》系张节推崇刘完素《素问玄机原病式》而开治燥一门,在继承其"伤燥病机说"思想基础上,以《黄帝内经》理论为指导,阐述伤燥的病原、病证、病脉、病忌及杂论燥气,是中医药古籍文献中少有的一部阐述燥气为病的专著。

鉴于历代医家对燥证认识不一,张节对《伤燥论》的研究对象做了明确界定,只论外感六淫之燥导致的燥证,并仿照《伤寒论》取名为"伤燥",以区别于五志之火耗伤阴液之内燥。张节反复推敲《黄帝内经》五运六气理论的整体恒动思想,认为燥气虽作为秋之主气,但天之六气有常有变,四时皆有不正之气,有变是永恒存在的,又有"时行"等因素,故得出燥气虽病于秋,而"不独秋时,然方秋居多"之论。对于燥邪属性问题,反对以凉燥、温燥来区分,认为"燥伤气则寒,伤血则热","火热燥三气相似而不同……燥如干土,并无水也……治燥必保全津液",客观揭示了燥邪为干的特点。对燥邪的发病表现,认为燥证具"偏病者多,全身病者少"的特点。"寒胜燥,肾苦燥,急食辛以润之",故以"燥者濡之""燥者润之""治燥必保全津液"为治疗总则。

张节在继承刘完素"伤燥病机说"的基础上,创"伤燥论",补充了喻昌依据《黄帝内经》六气配四时理论而提出的"秋燥论"的不足,为临床辨治燥证拓展了思路。

二、基于李东垣"脾胃论"的新安王道治法

李东垣为金元四大家之一,其《脾胃论》提出"五脏之气交变论""饮食伤脾论""阴阳升降论",以胃气为元气,阐发脾胃内伤学说,创甘温除热和升阳散火两大治法和方药法度。明代祁门医家汪以望,深孚李东垣脾胃学说,临证十分重视调理脾胃与营卫,其子汪机一脉相承而更有成就,融汇朱丹溪、李东垣两家思想,尤其注重调摄脾胃元气,成为新安固本培元派开拓者。

第四章 新安医学的传承创新

1.汪机善用参芪白术补元气

汪机所谓培元，主要是培中焦元气。金元刘河间学派倡导寒凉用药，尤以朱丹溪滋阴降火说影响最大，元明一些医家胶于滋阴降火，人参、黄芪之类一毫都不敢用，"专事苦寒以伐真阳"，往往伤寒热病转为阴证、内伤杂病渐成虚寒，矫枉过正而形成新的时弊。

其实汪机私淑朱丹溪，精通内、外、妇、儿各科，然所治之病往往已"遍试诸医，历尝诸药"，多为内伤杂病久治不愈，或外感阳证转阴，"不得不用参芪以救胃气"。针对当时滥用滋阴降火的时弊，他对朱丹溪的"阳有余阴不足"之说给予全新阐释，认为："（参芪）不惟补阳，而亦补阴。东垣曰血脱益气，仲景曰阳生阴长，义本诸此。世谓参芪补阳不补阴，特未之考耳。"并以"营卫一气说"和"参芪双补说"作为立论依据，将朱丹溪所倡苦寒滋阴过渡为甘温益气，提出了"营兼血气，培元益气"的学术主张，力荐并重用、活用参芪益胃气、补营气，通过温补脾胃之气以化生营卫、补气补阴，形成了"固本培元、扶正防邪"的特色治法和重用人参、白术、黄芪温补的用药理念，弘扬了李东垣的学术思想。

汪机遵李东垣"脾胃不足，百病由生"之论，认为"内因之症，多属脾胃虚弱"，而人参、黄芪为"补脾胃之圣药"，故临证多用以救治邪气伤正、胃气虚弱之症。不仅对于脾瘅、久痢不止、劳疟等内伤杂病，善于灵活运用人参、黄芪等药温补脾胃，而且对于外感如虚人暑疫，也喜用李东垣清暑益气汤灵活加减，甚至外科疾病也十分强调"大旨主于调补元气，先固根柢，不轻用寒凉攻利之剂"。据《名医类案》所收集的汪机验案196案，其中用人参、黄芪者有125案，占64%。其《石山医案》"参芪"培元的临床验案尤多，全部119案中用参、芪之剂者就有82案，占69%，其中有人参、白术为君治肠胃虚寒痢疾，人参、黄芪合清热化湿剂治湿热疟，补中益气汤加减从虚治痫，"参芪归术加桂附"治疗阳虚寒凝痛经，重用人参、白术、黄芪佐陈皮治"胸膈痞满"等。其善用参芪之法，可谓李东垣之后第一人。

汪机培元善用丸膏，治慢性、虚损性疾病或先以汤药治标，再配丸药调其本，取其和柔轻缓之性、甘温少火生气之势固本护胃。现代运用数据统计归纳其用药规律，《石山医案》汪机自创方119首，对应病证35种，人参、白术、当归、黄芪用药频次最高，且所占百分比都在60%以上，其中人参用量往往占全方的25%~30%；其内服煎汤方92首中，人参、白术、黄芪、甘草四药的频次占煎汤方一半之多，且参术芪三药的平均剂量尤重，其中白术出现频次仅次于人参，但平均剂量远低于人参、黄芪。这与李东垣的补中益气思想是完全相符的。

2.汪机门生宗其治法用药

汪机之后,其亲传弟子和门人后学均宗其治法用药理念。

弟子程廷彝明确倡言《病用参芪论》,认为"诸病兼有呕吐泄泻、痞满食少、倦怠嗜卧、口淡无味、自汗体重、精神不足、懒于言语、恶风恶寒等证,皆脾胃有伤之所生也,须以参芪为主",治血病亦"或用参芪",指出"病宜参芪,有用之而反害者,非参芪之过,乃用者之过也"。

族侄汪宦著《证治要略》,强调惜元气、重根本,认为有火则元气虽损而犹有根基,无火则元气颓败而根基无存,临证善用参芪救治气衰诸证,适当配伍肉桂、附子、干姜,徐春甫从其学。

弟子汪副护祖"东垣老人",专以扶元培补为宗,自号"培元子",著《试效集成》阐发"参芪"补元的经验,"行医四十余年,全活甚众"。

歙县吴洋曾受业于汪机,"生平治病以补中气为本",临证重用人参、黄芪,他在《论医汇粹》中比喻说"中气尤水也,水不足则舟不行,非参芪则不能足之",又具体举例说"虚人胃气虚弱,又加作热,若用芩连凉剂,大便必然作泻",必须重用人参、黄芪以固其本,再加黄芩、黄连于内,以防补中作泻。尤善用人参、黄芪治痰喘,《论医汇粹》载有吴洋治疗气喘痰嗽病案4则,均以补中气为主。他认为,痰饮系由脾气虚弱,湿邪不化,壅滞中焦,水津停滞所致,治之之法,但补中气而已。明代徽郡歙籍文学家汪道昆在《太涵集》中称"郡人(指徽州府治所在地歙县。引者注)服习参芪,则自洋始"。

歙县余傅山私淑汪机之学,临证疑惑常请正于吴洋,尝曰:"凡元气虚者,虽有别症,且先顾元气,本气一旺,诸症渐除。"认为"脾胃为脏腑之主,兼统四脏五腑",强调"中寒者,中于脏腑也,胃气大虚,寒邪直入脏腑",脾胃作为后天之本最忌毁伤,并提出"寒邪入里,统归脾胃"的见解。善于用补气健脾之法,如对缠绵日久的胸胁胀痛、时吐痰涎之证,先补脾胃,兼顺气消痰;痨瘵、喘息、身热,元气渐衰之证,以参芪补气救之。《论医汇粹》载有其医案2则,一为霍乱误治,三易医治,病情复杂,证势险恶,其以大剂参芪组方而终治愈;一为"产后多防气脱,难产妇人,用力过多,必耗气血","须防元气虚脱,宜用大补元气之剂,而急甚者可加附子,以行参芪之功,使气易于复原",提出"泄泻者多主虚寒,急宜温补"、"产后多防气脱"的治法。

此外,其弟子陈桷为其整理《石山医案》,弟子黄古潭"治病每有超见",传术于孙一奎,也多有贡献;后学中更有徐春甫、孙一奎等名医大家接绪其说。

3.两位再传弟子光大其学

传扬汪机"参芪白术"固本培元学术之佼佼者,当数其再传弟子徐春甫与孙一奎,堪称绝世双璧。

第四章 新安医学的传承创新

祁门徐春甫师从汪机的族侄汪宦，更高扬李东垣的大旗，认为"五脏六腑皆主于脾胃"，"百病皆脾胃衰而生"，补中益气汤等方"为王道之本，而实为医家之宗主"，提出了"人之有生，以脾胃为主"、"治病不查脾胃之虚实，不足以为太医"等观点，首次提出"五脏之脾胃病"的概念，确立了"调理脾胃以安和五脏"、"补肾滋阴要识养脾之助"等治疗思路，临证多立足于"脾胃元气"，各科杂症多从脾论治，善以白术、茯苓、人参、黄芪等药用治。如以补中宫为大法治疗脾虚不能制水而致水肿，以久久补脾胃、滋化源治倦怠乏力，以加减大建中汤温补中焦下元以治沉寒痼冷等。

徐春甫中年后寓居京师时开设"保元堂"，自制"王道之方"，其起家之成药秘方《评秘济世三十六方》，和脾胃、补脾肾、从脾肾论治之剂多达18方，专治脾胃者8方。尤其自创自制大健脾养胃丸，重用、倍用白术，治病"随试辄效"，引以为豪。调胃气虚则"主气不能行药力"，未病培元、已病保元、愈后复元应"多服大健脾丸"，自荐其为"医家之主药，人生之根本"，"治未病养生之要药"。作为汪机的再传弟子，其固后天之本、培脾胃元气之治用，较之先师可谓有过之而无不及。

但他也不否认《难经》先天元气之义，所编《老老余编》《养生余录》均认为，保养元气关键在于保养肾精，其要旨在于培护元气，诸如"人生元气之所禀"、"大凡住生，先调元气"之类的言谈，随处可见，所列186首药膳食疗方，脾肾方119首（其中脾胃方69首），投人参、白术、黄芪者无计。其《古今医统大全·痼冷门》继余傅山之后，又重申"附子以行参芪之功"，强调痼冷者"惟贵乎温补，不可太刚"。

孙一奎受业于黟县黄古潭，亦是汪机再传弟子，认为："治虚损之证，吃紧处工夫，只在保护脾胃为上。"他同时又创"命门动气说""三焦相火（正火）说"，以命门动气为元气，以三焦为"相火之用"、"元气之别使"，认为疾病的发生多由命门元气不足，三焦相火衰微，临证重视命门和三焦之元气的温补。他将汪机的参芪培元与薛己的温补下元有机结合起来，甘温益气与辛热温阳兼用，脾肾并治。

其《孙一奎医案》载398案，以命门元气之生生不息为根本，诸如气虚肿胀、中满、虚劳、肾消、癃闭、遗溺、小便失禁、痿证等，下焦元气虚寒之治案多多。如消渴一证，自古以来多认为阴虚为本、燥热为标，以清热润燥、养阴生津为基本治则，而时医更拘泥于滋阴降火，偏用苦寒，多有反伤脾肾阳气、日久迁延不愈者。孙一奎则认为，肾消属"腰肾虚冷"，"病由下元不足"，当"暖补肾气、温暖下元"；而消渴尿多、有膏脂者，更"宜多多服黄芪，黄芪乃补气之要药"。在《医旨绪余》与《孙一奎医案》中载有多例使用肾气丸与"桂附"大补下元的成功验案。

新安医学研究集成 学术研究

又臌胀一证,孙一奎认为多因火衰所致,起于下元虚寒,治宜先温补下元;不可过用通利之药,导致疏导太甚,耗损元气。他在《赤水玄珠·胀满门》中创制有温补命门元气的壮原汤(主治膨胀)、壮元丸(主治痿证)等代表方。即使如喘证、痰证、眩晕、中风脱证、泄泻等内伤杂病,亦多从下元不足入手,从三焦分治,突出脾肾同治,如补中益气治中满,温补蒸腾化湿气,大补真元治痰证,纳气归元治虚喘,甘温扶阳治血痢,风寒湿痹温肾元等。他曾在《赤水玄珠》中自豪地称"歙友仿予用温补下元之法",可见在当时新安一地很有影响。

4.明代后续的多元化发展

徐春甫与孙一奎之后,王道之法已成为新安医学发展的主流,更多的医家与学说如雨后春笋般出现,使得新安固本培元学派呈现出多元化发展的繁荣景象。

歙县余淙师从堂兄余傅山,亦曾受医于汪宦,十分重视对脾肾的调护,认为土为万物之母,气血赖之以生;而人之有肾,犹树之有根,水之有源。他指出,临床上应重视正气及脾胃的作用,正邪相争的走向,正气是主要方面,如体弱气虚而后风邪中之,中气既虚则邪热得以深入,故治疗上强调"扶正气、益脾胃"。余氏诊病十分善于调理气机,重视温补之法,他在《诸症析疑·肿胀鼓胀症不同论》中云,得蛊胀者"当大补真元为主"。临证数十年,危疑之时每能审视主次,以大补真元化险为夷。

歙县澄塘吴崐是余淙的弟子,深谙人体气机的重要性,在《黄帝内经素问吴注》中对各种气,如五脏之气、真气、阳气、胃气、经气、膻中之气等作了大力阐发,强调气的运动变化在人体生理、病理中的关键作用。在《医方考》中,吴氏将气病单独立一门,并在叙中提出:"气血,人身之二仪也。气为主而血为配,故曰气化即物生,气变即物易,气盛即物壮,气弱即物衰,气正即物和,气乱即物病,气绝即物死,是气之当养也。"并收录独参汤、四君子汤、六君子汤、二十四味流气饮等五方治疗不同类之气病。《脉语》中,吴氏则专设"胃气为本"一节,论及"胃气"在诊脉中的重要作用。吴崐还在学术上提出"针药保元"说,强调"用药以元气为重,不可损伤,故峻厉之品不轻用,恐伤元气也;用针以元神为重,不可轻坏,五脏之俞不可轻刺,恐伤元神也"。

明代寓居江浙的新安医家已比比皆是,歙县张柏迁居浙江兰溪行医,临证施剂"大概主参术补法,而随时定方";歙县罗周彦侨居泰州行医,立先后天元气亏虚四证治法方药;明末歙县医家程从周行医于江浙一带,主要在徐州、扬州数十年,善用人参、附子起死回生,影响较大,人称"程神仙"。

罗周彦著《医宗粹言》首分元阴元阳,辨析先后天元气,强调"先天元阴元阳,全赖中气滋培而施生化也",临证以先天元气亏虚为本,以脾胃谷气生化为要。所倡导的元阴元阳论，其内涵仍属固本培元范畴，且"后天元阴不足"之治，进一步丰富了调理脾胃的内容和空间。继徐春甫之后，罗氏再次申明"胃气弱则百病生，脾阴足则万邪息，调和脾胃"之"医中王道"的观点，其内涵明显更为深刻、全面。

程从周称"余寓维扬二十余载，目击阴症似阳，误服寒凉而殁者不可偻指"，由衷地发出了"江北之人，原畏参芪，如畏蛇蝎"的感叹，为矫偏救弊、挽救危逆，他诊治上多立足于脾肾阳气，认为"火与元气不两立"，寒证表散只可暂用不可久服，外感内伤及各科均注重顾护元气，阴证伤寒、咳嗽、发斑、痛症、真中、类中等每以温补起沉疴，其甘温除热治愈伤寒表散太过之治案颇为典型。其《程茂先医案》录案90余则，以温补培元取效占1/3以上。程从周温补之治，一从李东垣以益气升阳配伍健脾胃，一仿汪机"参芪"同用补元气，一效孙一奎益气与温阳组方温补脾肾。

5.清代的全方位完善

清代之后，固本培元的影响日益扩大，众多新安医家在处理内科杂病、日久不愈的疑难重症时，都十分重视王道之法。

歙县吴楚客寓扬州行医，继承了高祖吴正伦、叔祖吴崐等的温补学术，认为："甘温之品如行春夏之令，生长万物者也。寒凉之药如行秋冬之令，肃杀万物也。故常服甘温之味，则气血充盈；日进寒凉之味，则气血衰耗。"直言"温补药如阳明君子"，"司命者，当常以甘温益气血，不可恣用寒凉以耗人气血。即大实大热，当用苦寒，亦惟中病则已，不可过剂，病去之后，即须甘温培补"。

吴楚诊病中常立足于虚、寒分析处理疾病，阴虚病证往往从温补脾胃入手、从阳济阴取效。其《医验录》"用温补而验者十之五六"，据今统计共载医案264则，用温补者206案（占78%），尤其初集98案甘温补中而验者十之七八，其中补中益气汤收功者18案；温补方剂以补中益气汤、六君子汤、理中汤为主，药则常用人参、黄芪、白术、陈皮、半夏、附子、肉桂等。如投人参、白术等温补脾胃数剂治愈吐涎腹胀、饮食不进之证；补中益气汤加炮姜、肉桂治愈胃肠下垂、弛缓无力、二便不通之证；"甘温除大热"治愈产后发热，还常用大剂温补治愈痢疾、虚劳、斑疹、痛症等，每以温补方药治疗久病不愈、误治生变和急病重症并获效。

吴楚私淑李东垣而不拘于李东垣，认为李东垣学说"详于治脾，略于治胃；详于升脾，略于降胃"，为顾护胃气主降之性，又提出"脾胃分治说"，指出若无脾阳下陷之证，甘温补脾之治则不宜用升提，"不必非用升、柴不可"，以免有碍胃降。其《医验录》用补中益气法的18则医案中，只有4则使用了升提药物，且剂量亦轻。至此"调理脾胃"明显不同于既往"脾胃不分""脾胃元气合论"的"固本培元"思想。

《医验录》中治重脾胃亦重肾,常益气与温阳合方,补脾与温肾同用,对附子、肉桂等温阳药的应用也独具匠心,喜用善用重剂"参芪"并"桂、附、姜"救死回生。书中有夏日用"附、桂、姜"治疗阴证伤寒的记载,打破了"夏月不可用热药"的禁忌;治肿胀突破了前人"少不用参"及"诸肿无补"的说法;还从伤寒病有热入血室悟出亦当有寒入血室,言"古人往往只说一半,后之明者常可悟其全"。其温补培元之治可谓得心应手、运用自如,可供后人临床效法。

清初郑重光客寓扬州30年,以善用人参、黄芪、肉桂、附子驰誉扬州。他于伤寒、温病多有研究,强调阴阳和调,力倡阳气之说,认为"乾统乎坤,卦画于阳",阳为阴主,"万物体阴而用阳,二气屈阴而伸阳,圣人贱阴而贵阳。人之身,阳不尽不死,阴不胜不病",治病主张温阳益火、温补培元。因痛感时俗恣用苦寒,故专拣"亢害疑似之症"汇成《素圃医案》,选案以阴证居多,议治以温补见长,擅用人参、黄芪,尤多以干姜、附子起病,所辑187案中温补治验效案达152案,如治"朝食暮吐,百治不效"案,"全用参术为君以培土,桂附为臣以益火",坚持4年、约服千剂而愈;再如治痢下脓血、历医不效案,据脉诊为肾气虚"大瘕泄",药用人参、黄芪、白术、当归、附子等补气,月余果验;又如治中焦虚寒泄泻案,素体阳虚,重用"附、姜、桂"等辛热温补取效,形成了鲜明的温补培元诊治特色。

清初歙县程敬通糅李东垣补气、朱丹溪养阴于一体,不仅擅长"参芪"培补脾元,更善温润以固护肾命,乃古歙槐塘程氏一大"绝活",实也活水自有源头。清后期又有其后裔程正通者,固本培元尤重肝脾肾,补益心肾善于酸甘化阴、阴中求阳,善以消补兼施治阴亏水鼓;治杂病重视脾元,认为"南方风气卑湿,质弱气虚",每投以党参甚则高丽参以补正,并常用人参、黄芪、白术、炙甘草等补气药调治各科疾病。著《程正通医案》,所遗方57则,运用补气药者有20首,占近35%,医案中有阳浮阴弱补心肾、久嗽脾虚补脾肾、体弱临盆补气血、目涩无光补精血、神倦尺虚温肾法、烦劳煎厥养阴法、腹肿脉瘦消补并疗法等案。

清中期休宁汪文誉、汪文绮堂兄弟亦重固本护元,倡扶正祛邪。汪文誉认为,"近人体质壮健者十无一二",用药过峻、分两过重、发散太过往往受害不浅,即使侥幸获愈,元气也已大亏,故治病"或朝用散剂而病幸除,暮即用补剂以固其本"。汪文绮也认为"内伤外感之证皆由元气虚弱,致邪气内而发之,外而袭之",临证主张先补正气,正旺则脏坚,邪无由而入,阴回则津生,邪不攻自走,善用人参、黄芪、肉桂、附子甘温培补,即使外感百病也以扶正祛邪着手。如辨治肿胀病症,认为肾气虚失其开合之权,肺气虚失清肃之令,脾气失健运之机为主要病机,其治针对肾火式微、中土虚寒、脾气不运以壮火温脾汤主之,药多用白术、炙甘草、陈皮、芡实、制附子、茯苓等品。论中风独遵张景岳非风论,多见精血内亏、元气内败,以补论治。论燥证本于肾水之亏,肾血之弱,真阴之涸,而有肺脾等不同之标伤,治重在润肾。认为肾阴足,及肺则水道可通,及肝则木气向荣,及脾则四脏灌溉,燥无由而生。乾隆壬申年(1752)疫症流行,他主张先补正气,正旺则脏坚,邪无由而入,阴回则津生,邪不攻自走,其取仲景建中汤之意,立救疫汤,救阴液合解疫毒,救人无数。《杂症会心录》是其数十年经验之结晶,书中十之六七皆有人参,用药扶阳抑阴、护本固元,认为"绝症,绝处逢生者,大多从根本真处求之",强调疑难重症当从固本培元入手。

清中期歙县吴澄是脾胃虚证调治大家,著《不居集》专论虚损。他认为虚损之证脾胃是关键,"脾虚当分阴阳、虚损健脾勿忘脾阴",创"外损说""脾阴论",立解托二法而又推崇托法,调理脾阴平补为原则,善用"忠厚和平"之品如莲子肉、山药、扁豆等。理脾阴说系统地提出了脾阴虚的辨治方案和理法方药,丰富了虚损病辨治,开创了治脾阴大法,与李东垣脾胃学说相互补充,交相辉映;自制9首理脾阴得效方,亦是对李东垣内伤外感辨治的有力补充。

清初外感温病流行,火热伤阴,消耗津液,常致食欲不振,缠绵日久者愈重。祖籍歙县的叶桂提出"治疫必重养阴"的观点,多选生地黄、芦根、梨汁等品养阴制火,急救胃阴;并由此向内伤疾病推广,认为存养胃阴也十分适合于杂病和虚劳调理,指出治胃不可温燥,因"胃为阳明之土,非阴柔不肯协和";病后伤及肺胃津液,也不宜苦寒沉降,应严守仲景之旨,治以甘平护胃。其甘平濡润滋阴用药,与吴澄以扁豆、山药、莲子肉等理脾阴之法,有很大区别。叶桂对李东垣护胃阳之学也有发挥,认为"食谷不化,胃火衰也","胃中阳伤,法当温阳",临证提倡"通补胃阳"。继新安医家吴天士(吴楚)之后,叶天士(叶桂)再次提出"脾胃分治"之说,复以胃阴辨治为重点,指出脾主升喜燥,治宜温补升阳燥湿;胃主降喜润,治宜清润通降,首倡胃阴虚说,创立了完整的养胃阴理法方药辨治体系,进一步丰富了中医学脾胃理论,新安"调理脾胃"之治由此达到了前所未有的高度。

程国彭对补脾补肾有比较客观全面的认识。他在《医学心悟》中分析说:补脾不如补肾者,以命门之火,可生脾土也;或谓补肾不如补脾者,以饮食随进,当能下注于肾也。须知脾弱而肾不虚,则补脾为先;肾弱而脾不虚,则补肾为先;若脾肾两虚,则并补之。

程文囿则是清中期受张景岳影响较深的新安培元派医家,善治内伤杂症,善用温补之方,固本培元应用娴熟,温补不仅针对内伤而且用于外感,重视下元精气,同时也重视脾胃气血,立论多取法《景岳全书》,所著《杏轩医案》载内、妇、儿、外诸科医案192则,温补治法有80余案,占近一半;其治阴寒重证,虽久用桂、附、参、茸,不嫌其重,不嫌其燥;所用温补之方大多出自张景岳《新方八阵》,常用人参、白术,或配附子或配熟地,或附子与地黄同配,活人甚众,求诊者接踵。程文囿亦遵孙一奎法,有载"次郎脾肾阳虚,伏寒凝涩,重用温补而瘥"案,云"仿生生子状元汤加吴茱萸、葫芦巴、肉果、巴戟天,附子增至三钱",表达了无论外感内伤均重用温补的观点。

其后又有陈鸿猷者,尤为推崇张景岳之说,所著《管见医案》温补治案颇多,如治气虚外感、产后发热案,前医以清凉误治而致元气大虚,浮阳越于外,其用十全大补汤加附子温补气血,转危为安。

三、基于朱丹溪"滋阴说"的新安护阴理阴说

在金元四大家当中,影响新安医学最甚者,当属金元李东垣和朱丹溪二人,尤以居处临近新安的朱丹溪影响更大。后世推崇丹溪学说的新安医家,以程充、方广、汪机、吴澄、郑宏纲、许佐廷、许豫和等为代表,代不乏人。他们继承朱丹溪衣钵,整理朱丹溪著述,渐成朱丹溪学术影响下的新安护阴理阴说。

1.阐发丹溪心法

朱丹溪授儒入医,创"阳有余阴不足"论,发展相火学说,创制大补阴丸等名方。其学术思想及临证经验,历经新安医家程充编校《丹溪心法》、方广修订而成《丹溪心法附余》、江时途著《丹溪发明》而广为流传,为传播弘扬朱丹溪学说,做出了不可磨灭的贡献。

明代成化年间(1465—1487)休宁人程充,自号"复春居士"。尤其推崇丹溪思想,朝夕于新安齐云山研读医著。在研读《丹溪心法》时,发现文多重复,其间兼夹他人医论,较难明晰朱丹溪之旨,遂据其原旨重为修订,而成《重订丹溪心法》。

明代嘉靖年间(1522—1566)休宁人方广,钻研朱丹溪学说极深,著成《丹溪心法附余》。全书以证分类,先载朱丹溪原文,后附诸治方,合计24卷,阐发朱丹溪理论,多有创新之处。

汪机于明代弘治、正德年间(1488—1521)见到戴元礼整理的朱丹溪医案医论稿,遂予抄录并加以整理,著成《推求师意》2卷。汪机在禀受家学的基础上,以朱丹溪为师,私淑其学说,但从其运用看来,又与朱丹溪有所不同。

汪机《营卫论》认为,阴不足便是血不足,阳不足便是气不足,补阴以益血,温阳以养气,使气血无所偏倚,则气血调和,邪不为害。汪机培补气血,偏重于调理气,其对气的理解侧重于"营中之气"。分而言之,卫气为阳,营气为阴;合而言之,营实兼血、气而言。营卫皆为气之所化,如若营阴不能秉承卫

第四章 新安医学的传承创新

气之阳,便无法营昼夜、利关节。汪机指出:"卫气固无待于补,而营之气亦谓之阳,此气或虚或盈,虚而不补,则气怯矣。"认为朱丹溪"阳有余"说系指卫气而言,"阴不足"说系指"营气"而言,故其所补者,实为"营气"而非"卫气"。

2.论养脾胃之阴

清代歙县吴澄提出"外感类内伤"观点,首创"外损"学说,其"理脾阴"治虚劳也是一大创见。前贤理脾健胃,多补胃中之阳,少及胃中之阴,后叶桂有"养胃阴"一法。五脏皆有阴阳,且"善补阳者,必于阴中求阳",吴澄参悟经旨,发朱丹溪等前贤未发之议论,提出应补脾阴以扶脾阳,以使"阳得阴助而生化无穷",创制了中和理阴汤、补脾阴正方、资成汤、理脾益营汤等系列方药,临床运用疗效卓著,开创了中医学调治脾阴的先河。

3.发明养阴清肺

新安养阴清肺派的形成,也得益于朱丹溪学术影响下形成的新安护阴理阴说。"白喉"一症,古书无此记载。清代顾世澄《疡医大全》一书所载"天白蚁疮",所述症状颇似"白喉"。新安医家郑宏纲于乾隆三十三年(1768)所著喉科专籍《重楼玉钥》亦未论及。乾隆六十年(1795),郑枢扶整理《重楼玉钥》,将梅涧医话"论喉间发白症"及其家弟"又论喉间发白治法及所忌诸药"附卷末,始明确记载"白喉"。郑宏纲认为:喉间发白之症"属少阴一经,热邪伏其间,盗其肺金之母气,故喉间起白"。郑枢扶在其立论基础上,创制名方"养阴清肺汤",用治白喉,疗效卓著,生者甚众。其后,清代歙县医家许佐廷在养阴清肺思想的影响下,提出补水清火治白喉法。至近现代,众多医家受此影响,不断拓展临床应用范围,最终形成了特色鲜明、影响深远的新安养阴清肺派。

第四节 对温病学说的传承创新

温病学说形成之时,正是新安医学兴盛之际。众医家在继承、总结前贤温病理论和经验的基础上,结合各自的实践体会,从不同角度对温病学说加以发挥,有的补充张仲景学说的内容,有的羽翼吴又可的观点,有的提出新的见解,其学术价值和历史地位有目共睹,对温病学的形成与发展贡献卓著。

一、新感温病论

关于温病,《黄帝内经》提出"冬伤于寒,春必温病"的观点,西晋王叔和进一步阐发,认为伤于寒邪,即病者为伤寒,不即病者,寒邪伏藏于肌肤,至春夏之季而发为温病。从此,"伏气化温"成为温病发病学的主流观点。但"时行温病"的发病机制不能用"伏气"解释,许多医家对伏气的性质、邪气藏伏的部位提出诸多质疑。宋代郭雍在《伤寒补亡论》中已经认识到,发于春季的温病,既有冬季寒伏而后发者,亦有感受春季时令之邪而发者,这种感而即发的温病,实际上属于新感温病范畴,但其论述并不明确深入。

明代新安医家汪机突破前人观点,在其《医学原理·温疫论》《伤寒选录·温病·温毒》中首次提出"新感温病说"。他首先诠释新感温病的概念:"又有不因冬月伤寒,至春而病温者,此特感春温之气,可名曰春温。如冬之伤寒、秋之伤湿、夏之中暑相同也。"明确指出,春季温热之邪,与夏季、秋季、冬季感邪而发的新感时行温病同理,四时均有新感之温病。

论及春季温病的发病,汪机认为主要存在三种模式:"是春之病温有三种不同:有冬伤于寒,至春发于温病者;有温病未已,更遇湿气则为温病,与重感温气相杂而为温病者;有不因冬伤于寒,不因更遇温气,只于春时感春温之气而病者。"指出春温既有"冬伤于寒,至春必发"的伏气温病,也有新感引动伏邪的温病,还有"不因冬月伤寒"的新感温病,"只于春时感春温之气而病者"为典型的"新感温病"。

对于温病的治疗,汪机专列"温病分经用药"篇,强调其治法当与伤寒有别,并仿照伤寒六经辨证,对温病分经论治,"如太阳证头疼恶寒,汗下后,过至不愈,诊得尺寸俱浮者,太阳病温也,宜人参羌活散加葛根、葱白、紫苏以汗之,或有自汗身疼者,宜九味羌活汤增损主之。如身热,目疼,汗下后过经不愈,诊得尺寸俱长者,阳明病温也,宜葛根解肌汤加十味芎苏散以汗之。如胸胁痛汗下后过经不愈,诊得尺寸俱弦者,少阳病温也,宜十味芎苏散或小柴胡加减用之。盖有太阳病者羌活散加黄芩,盖有阳明加葛根升麻之类。如腹满嗌干,诊得尺寸俱沉细,过经不愈,太阴病温也。如口燥舌干而渴,诊得尺寸俱沉,过经不愈者,少阴病温也。如烦满囊缩,诊得尺寸俱微缓,过经不愈者,厥阴病温也"。

汪机"新感温病"说,为温病学的发展打开新的思路,温病"伏气""新感"两种成因的观点,被后世医家逐步接受和运用。以吴又可、叶桂、薛雪、吴鞠通、王孟英等为代表的医家,在此基础上继续探索,提出了新感温病的发病、发展规律、治疗原则及施治方药,温病理论体系逐步完善起来。今有提出,吴又可《温疫论》中的有关论述,有许多处引用了汪机著作中的原文,这是一个值得学术界深入研究的课题。至今汪氏"新感温病"说仍被高等中医药院校温病学教材采用。

从明代汪机新感温病学说的明确提出,到清中期叶桂"温邪上受,首先犯肺,逆传心包"之论,再到清后期程正通提出"温邪袭肺,咳甚;入胃,渴甚"的论述,又到清末程正通后人程曦注释此为"新感"之风温,非伏气之春温,新安医家对新感温病说理论体系的最终形成和完善，均发挥了极其重要的作用，对温病学的发展贡献很大。

二、病从口鼻论

明代新安医家方广在温疫侵犯途径上，提出毒气从鼻口入内的观点，其《丹溪心法附余》中将大头瘟、冬温病、岭南诸病等统列治法、综合阐述，并在岭南诸病中提出"春秋时感山岚瘴雾毒气……毒气从鼻口入内"，这与后世明末清初的吴又可提出的"邪从口鼻而入"的观点一致。方氏有关温疫的论述，还对清代歙县医家郑重光和休宁医家汪文绮的学术思想产生了直接影响。

方广认识到，运气条件变化与温疫发生密切相关，在重视运气变化对温疫影响的同时，亦不忽视人体正气的决定性作用。他在临证中观察到，温疫流行也有不病者，凡易受疫邪侵犯者多为虚者感邪，着重强调了人体正气不足是温疫发生的内在基础，运气变化是温疫发生的外在条件。对于一人受病阖家被传染者，他指出此病气从口入，疫疠毒气太甚，超出人体正气防御能力，从而受病染之。这与《素问·刺法论》中所载"不相染者，正气存内，邪不可干，避其毒气"的疫病理论，可谓一脉相承。

方氏阐发朱丹溪养阴清热理论，提出温病为外感内伤触动郁火而发，治疗时宜清热养阴。若症状初起表现为表里俱热，宜用凉膈散、双解散等，解之以存阴；如里热盛，则以大柴胡汤、承气汤类，治以苦寒泄热以坚阴。方氏温病之清热养阴思想，可看作其后温病学家重视顾阴法则的发端，如叶桂治温病以保津液为要，王孟英在《温热经纬》中也格外强调了以保阴为第一要义的学术思想，柳宝诒指出温病治疗"当步步顾其阴液"，近代医家吴锡璜亦强调治温病宜刻刻护其津液。

明代另一位新安医家吴正伦，在《脉症治方》一书中也指出，温病是"杀厉之气，严寒之毒"，"至春变为温病，至夏变为热病"，为"时行不正之气"，"无分少长皆相似"，此即"温疫""传染"病，并嘱人们在春秋服预防药，"以免疫气传染"。此论对吴又可疫病论的提出亦有一定的影响。

三、卫气营血论

温病学派创始人叶桂，祖籍新安，其祖父、父亲均为新安名医，家学渊源有自。叶桂在张仲景《伤寒论》的基础上，又接受了历代医家温病研究的学术成就，结合热性病流行的特点，对温热病进行了深入的研究，通过实践总结，创立了以卫气营血为纲的证治体系，用以阐释温病病变机理，归纳证候类型，说明病位浅深传变、病情轻重转归，并为确立治疗方法提供了理论依据。

因其理法方药具备而自成体系,一直指导着后世温病的辨证施治。

明代新安名医汪机、孙一奎等重视营卫之气的固护及其在温病方面的论述和治疗经验,对清代叶桂卫气营血辨证论治体系的形成大有助益,而叶氏的卫气营血辨证论治体系亦是对汪、孙二人重视营卫之气思想的继承和发挥。叶氏学术思想亦影响新安医家对温病的阐发,其"邪伏少阴"说对清代歙县医家汪宗沂影响很大。汪宗沂尊崇叶氏之说,提出伏邪温病是外邪先受,引动伏热而发病,丰富了温病证治的内容。

叶桂所著《温热论》,为温病学说的发展提供了理论和辨证的基础。书中首先提出"温邪上受,首先犯肺,逆传心包"的论点,概括了温病的发展和传变的途径,成为后世认识外感温病的总纲;还根据温病的传变规律,将其病变分为卫、气、营、血四个阶段,作为辨证施治的纲领。清代名医章虚谷高度评价《温热论》,说它不仅是后学指南,而且弥补了张仲景著作之残缺。

叶桂对温热病的重要贡献,除始创卫气营血的辨治方法外,在诊断上还发展了察舌、验齿、辨斑疹、辨白疒痦等方法,分辨既精且详,见解独到,有补于临床,被后人奉为温病诊断上的准绳,是中医温病诊断方法的又一发展。汪曰桢曾道:"白疒痦前人未尝细论,此条之功不小。"王士雄更于《温热经纬·叶香岩外感温热篇》中赞曰:"言温热诸证可验齿而辨其治也,真发从来之未发,是于舌苔之外,更添一秘诀,并可垂为后世法。"

四、寒温统一论

近现代新安医家多数强调学伤寒、温病必须相互联系,主张把伤寒和温病对热病的辨治理论相统一,卓有成就者当数程门雪和王乐匋。

1.程门雪融汇寒温

新安婺源医家程门雪,少从新安名医汪莲石学医,后拜孟河名医丁甘仁为师,为上海中医专门学校第一届毕业生,是现代著名中医学家、教育家。程氏毕生致力于中医临床和教学,博采众家之长,融合古今方药,在理论研究上尤对伤寒、温病有深刻的认识,在临床实践中善治热病和疑难杂症,处方简洁,用药精当,形成了自身独特风格。

程氏一生崇奉张仲景和叶桂,深得伤寒和温病理论精髓,他认为叶桂《温热论》是在张仲景《伤寒论》基础上发展起来的,其在温热病的证治和方药应用上,对伤寒六经辨治有许多补充和发明,两者不可孤立认识。

早年程门雪在《未刻本叶氏医案》评注中就明确指出:"天士用方,遍采诸家之长,而于仲师圣法用之尤熟……近

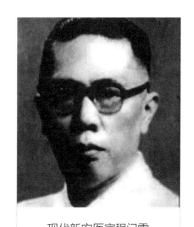

现代新安医家程门雪

人以叶派与长沙相距,以为学天士者,便非长沙;学长沙者,不可涉天士,真正奇怪之极。其时即从温热发明之故,貌似出长沙范围之外,宗奉者复加以渲染,或逾其量。如柴胡劫肝阴、葛根竭胃液之类,下语太死,引起反感。宗长沙者,因而诋之,愈积愈深,竟成敌国。承其后者,竟不窥天士一字,但知谩骂鄙视,不知叶氏对于仲景之学,极有根底也。"他从叶桂的观点入手,追寻张仲景学术渊源,在理论与实践上,有机融汇伤寒、温病证治方药,而成实现伤寒与温病相统一的先行者和实践者,这对现代中医热病学的创立具有重要的贡献。

程门雪对叶桂《温热论》的观点一直十分崇尚,其对"救阴不在血,而在津与汗;通阳不在温,而在利小便"的论断尤为推崇备至,并付诸自身实践,指导临床遣方用药。程氏同时对叶桂医案进行了悉心研究,如《叶案存真》《未刻本叶氏医案》等,对叶氏临证治验的方剂运用、药物配伍、正治反治、脉证不符、症方相忤等均详加辨析。他还在温病学的一些重要观点上尤其做了深入的研究和梳理,做出了实事求是的评价,并不一味盲从。

程门雪认为叶桂《温热论》丰富了《伤寒论》中治疗热性病的内容,但其"温邪上受,首先犯肺"之说,则是继承吴又可《温疫论》"邪从口鼻而入"的论点;其"逆传心包"的判断,则导源于王肯堂医论对《秘旨》的引述,都并非叶桂的创见;其卫气营血的辨证方法,则是脱胎于《难经》的论述。程氏论述温病学说形成的渊源,如数家珍,非常清晰。程氏还认为叶桂《温热论》的精华,主要在于治疗过程中能处处注意顾护正气,尤其是对阴津与阳气的顾护。如关注"肺津伤""胃燥气伤""气热烁伤"和"阳从汗泄""湿胜阳微""胃阴亡""肾阴涸"等正气的耗伤,从而采用凉血清营、芳香开窍、甘寒生津、咸寒救液、回阳救逆等治法,是叶桂治疗温病的宝贵经验和成功之处。

但程门雪对叶桂"柴胡劫肝阴、葛根竭胃液"等观点持有不同看法。他举陶节庵柴葛解肌汤为例,认为柴胡、葛根为退热佳品,临床自有用途;如临证兼见阴虚者,则可选配益胃、养肝之品,如张景岳归柴、葛柴等配伍即是。由此可见,程氏对叶桂温病学说观点的评价,是比较持平而客观公允的。上述所论,足见其学术研究上严谨求实的精神。

纵观程氏所存医案,其处理外感热病,既选用栀子豉汤、小柴胡汤、葛根芩连汤、泻心汤等伤寒诸方,又配合甘露消毒丹、三仁汤、桑菊饮等温病诸方同治临证中危重病候,并获得较好疗效。程氏实乃将伤寒、温病学说融为一体,并灵活运用于临床之典范,其学术思想和临证经验值得深入学习借鉴。

2.王乐匋寒温并重

现代歙县名医王乐匋,为"新安王氏医学"第五代传人,国内著名中医学家,全国首批名老中医学术经验继承工作导师,温病学科带头人之一。新安王氏医学,世以医名,临床遣方用药,有独到疗效和风格,卓然自成一家。王乐匋毕生致力于中医临床和教学工作,博学多通,著述丰富,亦擅长笔墨丹青;其为医治学,取径较宽,学养深厚,自求真得。除对张仲景、张景岳等医家的学术思想悉心探究外,尤其对叶桂、薛雪、吴鞠通、王孟英及柳宝诒等清代温病医家有深入研究,形成了自己的学术见解,具有深厚的理论造诣和独到的临证经验。

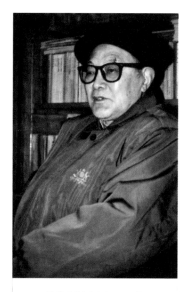

现代新安医家王乐匋

王乐匋认为,伤寒和温病理论上同等重要,学术体系间是不断继承和发展的关系。既往由于医家对于伤寒和温病认识角度的不同,抑或有某种学术偏见,形成了"寒温之争""寒温对立"的局面。他认为,张仲景伤寒学说是继承发展了《素问·热论》理论形成的;温病学说则是在《伤寒论》及长期临床实践的基础上,继承伤寒六经分证中的热病辨证理论,从而形成了以卫气营血辨证和三焦辨证为核心的理论体系,并经后世医家对外感热病论治的不断补充和创新,使温病学说逐渐形成了一门独立的学科。

王乐匋有感于伤寒学说和温病学说学术体系上的继承和发展关系,并结合临床病变规律,倡导寒温并重。在临床治疗中,无论外感病还是内伤杂病,其对寒温并用的治法都运用得十分精妙。凡是证见寒温相杂或本虚标实者,均可根据具体情况考虑采用寒温并用治法,是谓"反佐之法"。王氏在临床诊治过程中,对张仲景的有关温病学说和临床经验有着深入的学习和研究,但临床实践中并未盲目唯从张仲景学说,而是有自己的见解和思考。他从《景岳全书·伤寒典》《通俗伤寒论》等医著中悟出"回阳之中必佐阴药,滋阴之中必顾阳气",创立了一系列寒温并用、邪正合治的方剂,在医疗实践中常用伤寒法治疗温病,别有其新义。

五、护阴化湿论

温病湿热相伴,要权衡湿与热孰轻孰重,处理好养阴与化湿问题,近现代新安医家尤有体会。

1.程门雪苦寒之用有讲究

程门雪针对温病治疗,对于苦寒药的应用尤为讲究而慎重。认为如若用之不当,最易伤阴。他指出:"苦寒药之山栀、黄芩、黄连,运用时是有区别的。初起有表邪,宜用山栀,往往与豆豉相配,因山栀有透达作用;第二步用黄芩,或认为不宜施用过早,以免有遏邪之弊,但亦不必过于拘泥,如温病一开始以口苦为主症即可用,再如葛根芩连汤中即用于表证未解,挟热下利之初期;至于黄连,对心烦、舌红、呕吐之症,尤为相宜。"程氏特别提到黄连阿胶汤中黄连的应用,强调其配伍精当,清余热与养阴血,两相兼顾。温病之后,余热未清,阴血未复,用黄连、黄芩以清热;用阿胶、白芍、鸡子黄以滋补阴血,确是良方。但其强调此方主药是阿胶而非黄连,养阴重于清热。

程门雪指出温病易夹湿,湿重(苔黄腻,或边尖红绛)时必须重用苦寒药。取其苦能化湿,寒能清热。如黄白腻苔,除用苦寒药外,应配合厚朴、橘红等燥湿之品。程氏强调,温病初始用苦寒药,以口苦为主症。症见口甜者,也可以用苦寒药,但须配合芳香温化寒湿之品。如其治一湿温之候,症见寒热咳嗽、口腻而甜、舌苔厚腻,辨证属湿热交阻三焦。遂以三仁汤合小柴胡汤、甘露消毒丹宣化三焦、分化湿邪,药后未效。后认定口腻而甜之证候,实是湿热交阻三焦,而兼以痰蕴脾胃、胆胃不和为主,故择用酸味药乌梅和芳开药佩兰,加入三仁汤及蒿芩清胆汤中,借以强木疏土,醒脾开胃,脾胃健运则湿痰自化;同时在方中重用黄连,黄连与乌梅相配,酸苦涌泻,加强了泄热之功,一举奏效。

2.王乐匋研究诸家出新义

王乐匋在研究吴鞠通里实用下法时,总结出以下4种情况出现时必须兼护其阴:一是温病不大便,阴干液涸者;二是下后邪气复聚;三是病至阳明而神昏,不得徒持攻下一法;四是已下之后,针对里实用下法。他为此提出两点要义:"一是阴液少而溺少,务在滋其液;二是苦寒之药要慎用,苦寒虽能泻火,却更劫其液。"此时方中多用甘寒之剂,亦有苦寒之品,须甘苦合化,如冬地三黄汤。当温邪深入下焦损及肝肾阴液时,当以咸寒之复脉汤为主,急复肝肾阴液。

吴鞠通在《温病条辨》中指出"湿温较诸温病,势虽缓而实重";对于湿温的发病情况则提出"湿温一证,半阴半阳,其反复变迁,不可穷极","施治之法,万绪千端,无容一毫执着",强调了湿温病的复杂及其证治在临床中的重要性,进而提出化湿法治疗湿温的总原则。王乐匋深谙吴氏论治湿温之旨,强调湿邪伤人,最易伤脾胃之阳,医者须对此有所识辨,方可达到预期的治疗效果。湿温之候,主要表现为中焦脾胃证候,很少出现上焦证,即使出现也比较短暂,故湿温病的治疗当于中焦求之,而芳香化湿、苦温燥湿、淡渗利湿等化湿法为湿温病临证中常用的治法。针对湿入中焦之热湿和寒湿的分类,提出因湿蒸热郁者为热湿,因湿盛而戕害阳气者为寒湿。他还指出湿热相合证候,苦寒之剂不必忌;而湿邪常以小便为出路,故淡渗一法亦不必忌,并强调这两点"不必忌"与温热病截然不同。

对于湿与少阴,王乐匋指出,因少阴属癸水,湿之质也是水,故湿邪易与肾水相合,而成水湿泛滥。故治少阴之湿,须扶肾阳,使火能生土;又因肾与膀胱相表里,故又须泄膀胱之水。对于湿与厥阴,王氏强调水能生木,若邪水太过,则正水反亏,木反不生,木无生气失其疏泄之性,故治厥阴之湿,恢复风木之本性为要旨,使其疏泄功能正常发挥。

王乐匐对王孟英基于清暑热益津气法所创立的王氏清暑益气汤在临床应用中颇具心得。温病中如湿热时邪,若其人脉证俱虚,前人常取李东垣清暑益气汤,既清其暑,又益其气。王孟英认为,此方虽有清暑之名,而无清暑之实,实不足以解决临证中遇到的实际问题,故改用西洋参、石斛、麦冬、黄连、竹叶、荷秆、知母、甘草、粳米、西瓜翠衣等,既益其胃,又透其邪,此即王氏清暑益气汤。王乐匐总结王孟英用此法是寓调整气机升降之义于其中,为里热津伤者别立一治法,李东垣清暑益气汤和王孟英清暑益气汤的区别,即在于"暑热"和"暑湿"及素体因素的不同。

柳宝诒在《温热逢源》中指出,治疗伏温"当步步顾其阴液"。冬寒酝酿成温而化热,邪热燎原,最易灼伤阴液,致变证蜂起。阴液存亡是温热病尤其伏气温病预后转归的关键,王乐匐尊崇此思想,并在临证中有深刻的体会和独到的见解。王氏举例柳氏医案虚损门中一病案:黄姓病患,曾患时邪,现已是邪少虚多阶段,因素体阴虚,邪即乘虚内陷,因阴气不充,其力不足以鼓邪外出。故在他人可一汗而解之病,在此病人身上,可能屡汗而热不解,甚至汗愈出阴愈伤,亦可由此延成损法。王氏总结了柳氏在本案里养阴一法的运用实旨,全在邪机将退之时,只要汗便两畅,使邪机外出有路,通达不滞,便可专意于养阴,"助阴气以托余邪",不可畏其留邪,而致贻误。养阴之剂中,除性味酸涩收敛者必须避之外,余类多滑润,不致有留邪之弊。如伤寒中之复脉汤、黄连阿胶汤,温病中之三甲复脉汤、大小定风珠等大队滋补剂,正是用于邪机未尽之时,并无留邪之弊,其原因在于阴气一充,则化热之邪自能鼓之外达。

柳宝诒在《温热逢源》一书中指出,冬令受寒郁久而发者为温病,病初即里热炽盛,或为"外虽微有形寒,而里热炽甚",故而主张泄热以除邪。论伏邪发病证治,柳氏运用黄芩汤加豆豉、元参方,其中黄芩汤为清泄里热之专剂,复加豆豉以宣发少阴伏邪、加元参以补养肾阴。此方且泄且透且补,熔清、透、养为一炉,充分体现了柳宝诒治疗伏气温病的独到经验。王乐匐对此治疗思想亦十分推崇,并提出了自己的临证体会。他指出,伏温内发,其人肾阳虚馁致邪机冰伏是病变关键,因此而成半化半伏、欲达不达之证,临床最为棘手。就热而论,已有热扰厥阴之险,泄热亦刻不容缓,但内伏之邪又因肾阳虚馁而无由外达,造成了专用泄热之凉药则邪机愈滞,若用温化又如抱薪救火,故采用麻黄汁制豆豉、附子汁制生地,再配合凉肝熄风之品,以托邪出表,清泄里热,每奏奇功。

第四章　新安医学的传承创新

学问必须自求真得,一分自求,一分真得;十分自求,十分真得。王乐匋为医治学,既"据经以洞悉病理",更"验病而悟彻经义",主张论病要从临床实际出发而裨于实用。他在研究历代医家学术观点的同时,把严谨的学风和学术功力结合在一起,达到了"自得"的境地,其深厚的理论造诣和独到的临证见解,在现代温病学术发展进程中,占据了重要的地位,做出了突出的贡献。

六、药趋轻灵论

新安医家遣方用药大多数以机动轻灵见长,近现代表现得尤其明显。

1.程门雪始重后轻立多法

程门雪临床用药风格的形成,经历了不同的阶段,始以"大刀阔斧"见称,继则以"轻清灵巧"为主,终则创造"复方多法"。曾谓:"对于处方的分量,当如东垣法,宜轻不宜重。药物的作用,是导引,是调整,是流通,所谓'四两拨千斤'是也。"其轻清灵巧、轻以去实的治疗用药特色,融经方的精炼与时方的轻灵于一体,于貌似平淡之中见不同凡响,一直受到后人关注和好评。

程氏临证处理外感病变,善用轻以去实的典型例子,莫过于大豆黄卷。在《程门雪医案》一书首篇《寒热》计17案中,8案取用大豆黄卷。如第一案"春温重症",初诊时即已病历"十日不解,热势甚壮","白隐隐不多,胸闷口干,苔黄腻",并至"谵语神昏",虽未明言湿病,其为春温夹湿重症无疑。险重若此,而程氏竟以大豆黄卷4钱书于方之首味,以之为君药,实为奇着。盖取大豆黄卷轻清泄化,以除与热毒相合之湿邪,历16天12诊,便化险为夷。纵观《程门雪医案》中用本品凡9案,书于处方首味者5案7方,足见程氏对大豆黄卷之重视。后世有云,此乃孟河之学为叶学之再世与发展。

程门雪临证用药轻灵平稳的风格,不仅体现在外感病变的治疗思路中,大凡各种表里虚实以及脏腑经络病变皆可随机使用。实证轻攻可祛邪护正,虚证轻补以防壅杜邪。由此专门拟有轻宣、轻开、轻香、轻化、轻清、清泄、缓下和轻补等轻可去实的治疗大法,较前人显然更有新的发展。如治疗湿温邪恋阴伤之候,症见虚热起伏,小便黄短,苔腻舌尖红,脉濡而滑数。此时用药,每每养阴燥湿两碍。程氏明辨病机,以三仁汤合玉泉散化裁,选用沙参、石斛等轻补肺胃之阴;再以银花、蔻壳、野蔷薇露、白薇、青蒿等轻清之品以芳开余邪,化湿不用厚朴之燥,养阴不用生地、玄参之腻,足见其轻攻轻补的高明之处。

2.新安王氏灵动轻巧建奇功

"新安王氏世医"用药质轻灵动,不以量重取胜,力求至精至专,择效而从,且各有自己的特点和风格。王仲奇处方用药平稳精炼、轻灵达变,随机应用、切合临床,极少用猛烈、贵重之品,取效于平淡之中。其用药既注重药性专长,又能辨证立方,既守法度,又不拘泥。王任之用药主次分明,轻重相宜,通权达变。其承家风以轻灵见长,但非拘执不变,时或委以重剂,收药专力宏之效。王乐匋临证用药,以"慎""轻""巧"见长。所谓"慎"者,用药谨慎,最忌峻攻蛮补,猛烈之药,分毫计较;所谓"轻"者,法取轻灵,不尚厚重;所谓"巧"者,遣药用思至巧,如青橘叶既可疏肝理气,又使处方灵动活泼,桂枝既可温心阳,又可通络散瘀,心阳不振兼见络瘀之象,每多用之。

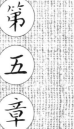

第五章

新安医学临床特色

独具匠心的新安医家,在理、法、方、药诊疗思维的各个环节都有创新发明。一是精于"察色按脉",发明"相气十法";创立温病舌诊辨证,发明舌诊燥湿诊法;尤重脉诊,形成了"温补重脉诊"、"辨顺逆、辨证情总切于脉"等独特的诊断学术经验,充分发挥出了望气色、舌诊、脉诊的真正作用。二是特色治法自成体系,"调理脾胃"与"固本培元"一源双流,"养阴护阴"亦从固本培元派滋阴扶阳中滋生成长起来,形成新安养阴清润派,而"准《伤寒》法"则完成了由"温病属伤寒"到"寒温根叶相连"的进化。三是与固本培元、养阴清润、准《伤寒》等治法相对应,形成"平正轻简""轻清灵巧""稳准狠猛"三大用药风格。温补与养阴、伤寒与温病、"四两拨千斤"与"重剂刈病根",如此对立矛盾的中医核心学术命题,和谐统一于新安医学之中,绝不是历史的偶然。"化干戈为玉帛",本身就是新安医学学术上的一个显著特征,为深入研究中医学重大的实质性学术问题,推进中医学术的进步和临床水平的提高,提供了一个良好的切入点。

第一节　诊法发明

望、闻、问、切四诊是中医诊断的基本功,其中脉诊、舌诊为中医所独有,尤其脉诊历史悠久,春秋战国时期重切脉,就曾与用针、用药一起构成三大医学流派。中医诊疾辨证强调四诊合参,但并不等于说四诊并重、面面俱到。"能合色脉,可以万全"、"察色按脉"作为中医的两大看家本领,在诊察疾病中作用相对较大,尤其切脉在把握生命指征上作用更为突出。扁鹊"入虢之诊,望齐侯之色",张仲景也"叹其才秀也"。受其影响,新安医家尤为注重"察色按脉",在望诊、脉诊运用上做出了突出的贡献。

一、发明"望诊十法"

中医"看病"的最高境界和水平就是"望而知之谓之神"。望诊从整体到局部,内容极其丰富,其中重点在望神、望面色及舌诊,而新安医学正是在望气色和舌诊这两大重点领域有重大的发明和推进。

望诊气色理论源自《黄帝内经》,《素问》提出了"五色微诊,可以目察"的观点和"五脏之气"、"精明五色"的概念,这里"五色"并非单纯指青、赤、黄、白、黑五色,更有价值的是指疾病反映在面部的色泽变化,即"气色"。所以,

《灵枢·五色》还提出"相气"方法,以审察气色的浮沉、泽夭、抟散、上下,即"五色各见其部,察其浮沉,以知浅深;察其泽夭,以观成败;察其散抟,以知远近;视其上下,以知病处"。

清代新安太医吴谦在《医宗金鉴·四诊心法要诀》中,解释了"五色"的诊断意义:"沉浊晦暗,内久而重。浮泽而明,外新而轻。其病不甚,半泽半明。云散易治,抟聚难攻","此以五色晦明聚散,别久、重、新、轻之病,易治、难治之诊法也"。

晚清新安医家汪宏,历20余年之心力编著《望诊遵经》,上卷39论阐述了望诊的基础知识,人体正常生理的气色表现以及病理状态下的气色主病等;下卷62论阐述了望眼鼻口唇齿、耳眉须发、腹背手足,以及望汗、血、痰、便等的方法和诊断意义。全书对周身部位、面貌之望诊,四时、五方、气质、老少、居养、变色等望法,以及面目、舌、眉、发、四肢、皮、肉、爪、甲、痰、血、大便、溺和形体、容态等方面的望诊,都有详细论述,是中国医学史上第一部望诊专著,曹炳章在《中国医学大成》中评介曰:"全书提纲挈领,叙述分明,虽西医诊断学的详博,亦未有过于是者,非经实验,曷克臻此。"

书中还首次提出"相气十法",即浮沉、清浊、微甚、散抟、泽夭,分别用以判断疾病病位之表里、病性之阴阳、邪正之虚实、病程之长短、预后之吉凶,以及依据气色前后变化推断病情的变化规律。"盖十法者,辨其色之气也;五色者,辨其气之色也"。今改名为"望色十法",被编入现代高校《中医诊断学》教材中。

由于五色主要偏指色调,而"气"作为光泽明亮度与饱和度的反映,在望色诊中更有价值和意义,所以汪宏强调,各部位的五色主病都必须与"相气十法"结合,才能既掌握疾病的基本病理,又能掌握患者的整体状态和病情的阴阳、表里、虚实、新久、轻重和预后。各部望诊十法和五色合参,病情昭然若揭。《相气十法提纲》篇明确指出:"大凡望诊,先分部位,后观气色,欲识五色之精微,当知十法之纲领。"

由新安医家系统归纳总结望诊内容,发明"相气十法",且作为五色望诊的纲领与"五色主病"合参,绝不是历史的偶然,而是历代新安医家精于望诊实践的客观反映,是新安医学长期细致的察色"看病"催生出来的硕果。

二、诊断"必验于舌"

望诊中的舌诊是与古老的脉诊并重的中医特色诊法,虽起源于殷商甲骨文之"贞疾舌",形成于金元时期伤寒热病舌苔异常的辨证,但真正在诊断上发挥出不可或缺的作用,则与清早期叶桂创立温病学独立体系息息相关。

叶桂在创建温病卫气营血辨证新法的同时,创建了温病舌诊辨证。其

《温热论》条文共37条,其中舌诊有16条之多,舌诊辨证有44种。他强调,温病诊治"必验之于舌",卫气分病变主要从舌苔观察,营血分病变则重辨舌质,辨舌质从舌体的色泽、胖瘦等着眼,察舌苔从色泽、润燥及厚薄等入手。随着卫气营血不同阶段的病变,舌质表现为舌尖红→舌质红→舌红绛→舌紫绛,舌苔表现为薄白而干→苔干或干燥→少苔或无苔,由此提出了外感温病舌象演变的基本特征和理法方药。"舌(苔)白而薄者,外感风寒也",宜辛散;"白干薄者,肺液伤也",邪在卫分,"苦重之药当禁,宜用甘寒轻剂可也"。舌苔白厚而干燥,"舌心干,四边色红,中心或黄或白者,此非血分也,乃上焦气热烁津",气分之证,当"急用凉膈散","慎勿用血药"。

绛舌作为邪入营血的标志性特征,是叶桂首先提出来的。《温热论》论绛舌条文有4条,阐述最为具体:若"初传绛色中兼黄白色,此气分之邪未尽也,泄卫透营,两和可也","色绛而中心干者,乃心胃火燔,劫烁津液,即黄连、石膏亦可加入","其热传营,舌色必绛";若苔少而干或无苔为热陷心包,"纯绛鲜泽者,包络受病也",治当清营泄热,透热转气,药用"如犀角、玄参、羚羊角等物";热传血分,"舌色必紫而暗"或"紫而干晦"。再有瘀热搏结于血分,"舌色必紫而暗,扪之潮湿,当加入散血之品,如琥珀、丹参、桃仁、丹皮等","若紫而肿大者,乃酒毒冲心;紫而干晦者,肾肝色泛也,难治"。又"舌色绛而上有黏腻似苔非苔者,中挟秽浊之气,急加芳香逐之。舌绛欲伸出口,而抵齿难伸者,痰阻舌根,有内风也;舌绛而光亮,胃阴亡也,急用甘凉濡润之品。若舌绛而干燥者,火邪动营,凉血清火为要。舌绛而有碎点、白黄者,当生疳也;大红点者,热毒乘心也,用黄连、金汁。其有虽绛而不鲜,干枯而萎者,肾阴涸也,急以阿胶、鸡子黄、地黄、天门冬等救之,缓则恐涸极而无救也"。

舌苔黏腻也是叶桂最先提出的概念,他在补充《黄帝内经》脾瘅的舌苔时提到:"舌上白苔黏腻,吐出浊厚涎沫,口必甜味也,为脾瘅病。"江南水乡湿邪特重,《温热论》中舌诊辨湿条文有6条,内容精详。湿邪为病,多患于脾胃,"舌苔不燥,自觉闷极者,属脾湿盛也","舌胀大不能出口者,此脾湿胃热,郁极化风,而毒延口也,用大黄磨入当用剂内,则舌胀自消矣";舌苔黄浊无根,湿热痰浊互结、中气已虚,"舌或黄或浊,须要有地之黄,若光滑者,乃无形湿热中有虚象","白苔绛底者,湿遏热伏也",当先泄湿透热。作为立法用药的主要依据,舌诊从此开辟了外感湿温病的研究门径。

叶桂还特别提到,舌苔颜色是运用苦泻等法的重要指征,凡大腹或满或胀若痛,"亦要验之于舌,或黄甚,或如沉香色,或如灰黄色,或老黄色,或中有断纹者,皆当下之";舌呈黑苔有虚实、寒热之分,薄黑而滑者当温补肾阳,薄黑而干者急以清心火、滋肾水,燥而中心厚者,以咸苦"急下存阴"。

叶桂对舌象预后与救治的论述也十分精当,《温热论》有5条谈及预后吉凶及危重证候的救治,除舌紫、舌绛、苔黑预后多有不良外,如"舌白如粉而滑,四边舌色紫绛者,温疫病初入膜原,未归胃腑,急急透解,莫待传陷而入,为险恶之病",传变极速,治不及时很快恶化;又脾瘅病舌上苔如碱者,"当急急开泄,否则闭结中焦,不能从膜原达出矣";又舌黑"若见短缩,此肾气竭也,为难治,若救之,加人参、五味子勉希万一"。其辨舌之法极其精详,涉及舌形(肿胀、裂纹、芒刺)、舌态(强硬、短缩、痿软)、舌色(红、绛、紫、黑等)、舌质(厚、薄、润、燥)、苔色(白、黄、灰、黑等)、苔质(厚、薄、润、燥、滑、黏腻、无苔等)、色泽荣枯诸多方面。

根据舌象辨邪正盛衰、病邪性质、病势轻重、病位浅深,审病因病机、察津液存亡、测预后转归,辨析证候、控制传变、确定治则、指导用药,无论在理论上还是在实践上都极大地丰富和发展了中医舌诊的内容,被后世奉为准绳。现存的第一部舌诊专著是元代的《敖氏伤寒金镜录》,书中附有12幅舌象图。而叶桂的舌诊"真经"虽没有烦琐的推理,也没有绘制舌图,但在诊断中实实在在地发挥出了重要作用。

温病尤其是传染病,津液是判断邪入营分病情轻重和预后转归的关键指征,叶桂在辨别气血病机的基础上,抓住燥与湿这对矛盾,从舌象干湿润燥去测知津液之存亡,建立了舌诊燥湿诊法。如《温热论》曰:"其有舌独中心绛干者,此为胃热,心营受灼也,当于清胃方中,加入清心之品,否则延及于尖,为津干火盛也。舌尖绛独干,此心火上炎,用导赤散泻其腑。"配合观察白痦有否发出,以辨别病邪性质和津气盛衰程度;并提出津液燥湿变化不但因于邪气的性质,也与机体的体质和原有疾病相关,由此奠定了舌诊在内伤杂病中的应用基础。

验齿查龈也是温病诊断的重要方法。叶桂曰"温热之病,亦须验齿。齿为肾之余,龈为胃之络,热邪不燥胃津,必耗肾液",揭示出验齿查龈可以测知胃津与肾液之存亡,齿燥如石反映胃热津伤,齿白如枯骨表明肾阴枯竭。另外,辨齿垢、齿衄亦有助于诊断证候和判断预后。

舌诊运用真正从外感扩展到内伤,确立舌与脏腑、气血、津液之间的关系,建立舌的脏腑分部说,这一学术转化则是在清末完成的。新安医家汪宏《望诊遵经》中已有望舌诊法及牙齿望法之系统论述,以其形容、气色、苔垢、津液、部位为舌诊大纲。清末民初,中医舌诊汲取西医营养,从而得到了补充和提高,被作为中西医汇通之典范。

近代新安医家程门雪擅长以察舌苔辨治温病夹湿,如苔黄腻或边尖红绛则温重,唯用苦寒化湿清热,如黄白腻苔则应配合厚朴、橘红等燥湿,如老黄苔则可用"陷胸、承气"等法。

当代新安王氏内科对温病舌诊也有比较准确的把握和灵活的运用,如王任之认为，"遇到黑苔就要注意舌质是润还是干"，"只要舌质润滑，就要考虑是阴证黑苔"；再如王乐匋治温病强调护阴，但凡使用滋阴药都要验舌，如舌红少津者则用之无疑，若舌苔或滑或腻，反映体内有湿浊，一般避用。

通过新安医家的创用和发明，今日舌诊早已成为临床常用、医案必书的诊断方法，广泛运用于外感和内伤杂病的诊断辨证之中。

三、四诊尤重脉诊

作为中医诊断的代名词，"把脉""号脉"向为医家所倚重。新安医家于四诊合参之中，尤为重视脉诊。明代徐春甫《古今医统大全》曰"医道以脉为先""脉为医之关键"，吴崐《脉语》曰"一指之下，千万人命脉所关"，明末清初汪昂《本草备要》曰"医学之要，莫先于切脉"，清余之隽《脉理会参》曰"人命死生寄于三指之下"。据《新安医籍考》记载，自唐至民国初年新安医籍中诊法类有40部，脉学专著占38部。

1.脉为医之关键

早在宋代，新安医家张扩就十分注重学习太素之脉，其弟张挥"议论有据，切脉精审，为徽州医师之冠"。

明代程玠、程玠兄弟著《太素脉诀》，创"以脉统证"的诊疗模式图，是新安医学中较早的一部脉学专著。程玠又著《松厓医径》《脉法指明》，指出："治病之要，不过切脉、辨证、处治三者而已，三者之中，又以切脉为先。苟切脉有差，则临证施治未免有实实虚虚之患。"

汪机精于切脉，其《石山医案》多结合脉象辨证，往往舍证求脉、凭脉断病，补订《脉诀刊误》且附《矫世惑脉论》。

余傅山、汪宦、吴洋、汪双泉、黄刚诸人给门人弟子讲学，其《论医荟萃》作为我国第一部医学讲学实录，内容包含脉法，论述脉象，剖析脉理，阐述伤寒六脉分证与外感病传变，颇有见地；今又发现汪宦作有《脉理集要》一书。

余傅山堂弟余淙著《诸证析疑》，书中66症除一症注见于他书外，均写有"脉法"。

汪宦弟子徐春甫，强调四诊合参而尤重脉诊，他在《古今医统大全·翼医通考》中首加按语"望闻问切订"，特别指出："殊不知四者之要，则又在乎切之之功也，其望其闻其问之三者，先以得其病情之端，而后总切脉于寸口，确乎知始病之源。"并在全书"凡例"中指出："医道以脉为先，苟不明脉，则无以别证。"全书除卷二《内经要旨》列有脉候篇外，又于卷四单列《内经脉候》一卷，明确指出："脉为医之关键，医不查脉则无以别证，证不别则无以措治。医唯明脉则诚良医，诊候不明则为庸妄。"卷八至卷九十二临床各科辨治内容，每病证均设有病机、脉候、治法、方药诸项，实质上是以"脉候"来代表诊断辨证,并提出按脉对证调治。

孙一奎亦极为重视脉诊,其《孙一奎医案》398案涉及病种众多,几乎每案均详查六部脉象,分析病机、判断证候、论治处方,辨证论治无不以六部脉象为依据。

吴正伦认为,治病必须脉、症、治、方四者相承,脉明才能识症,症明才能论治,治法明才能议方,所著《脉症治方》指出:"治病必以脉为先,脉不明则无由识症,而阴阳寒热也无从辨。"

明末清初程从周,善用人参、附子起死回生,无不凭脉用药,其《程茂先医案》强调"要在审脉,参详斟酌而辨之",指出:"六脉不拘,浮、沉、迟、数之中,但重取无力,或重按全无者,即有伏阴之症",若"其脉沉细迟微,急以通脉四逆倍加人参、附子,以接其真阳之气,为紧要之治也"。

程崙凭脉确定治法用药,其《程原仲医案》中每案均以脉象作为辨证之关键;孙文胤《丹台玉案》以论脉见长,强调诊脉须观胃气;吴士龙切脉针灸,投之奇中。

清代吴楚认为,治病用药"辨脉为尤要矣",所著《医验录》常以脉为判,指出"凡治病,须得病情,欲得病情,必须审脉",强调"凡医用药,须先认证,认证须先审脉。审脉明,斯认证真;认症真,期用药当"。

金硕介强调脉诊的应用价值,著《脉症方治存式》辨治诸病,选方遣药"只从脉上讨分晓"。

郑重光强调"治病必以脉为准",其《素圃医案》"凭脉者十之八九",实则187案均据脉诊断、凭脉用药。

汪文绮著《脉学注释汇参证治》,以脉统证、脉证相参,并注释《濒湖脉学》。

程国彭论脉之法,以"胃、神、根"三字为本。

罗浩著有《诊家索隐》《医经余论》,否定假脉之说,认为脉证相应,针对"执方医病,脉之形象全然不知"之时弊,强调诊病应"以脉为本,脉证合参"。

余之隽《脉理会参》注重识脉辨证,以浮沉迟数为纲。

方肇权著《脉症正宗》,其"医案之中凭脉者十之八九""临证处方皆凭脉用药",且多以迟数二脉为判,此为其独到之心得;他指出学医"先从脉理,次察病源,脉理得,症辨焉",以亲身体验循循诱导后学。

清后期程正通精于诊察,《程正通医案》辨证立法多取决于脉象,往往根据脉象变化制定治疗法则。

汪廷元《赤崖医案》(《新安医案》)、陈鸿猷《管见医案》等辨证精微之处,也常体现于脉诊上。

清末梅江村著《脉镜须知》,指出:"证必有脉,脉者脏腑、经络、虚实、寒热所由分也,察脉辨证而立方焉。"

新安医家普遍精于脉诊,认为脉诊是衡量医生水平的标志,通过脉诊把握基本证情是习医者的基本功,诚为医家治病之纲领。

2.辨顺逆、辨证情总切于脉

新安医家诊脉辨证首辨顺逆,常常通过脉象推断预后转归。

明代徐春甫强调,辨顺逆、辨证情须"总切脉于寸口",其于《一体堂宅仁医会会录》中指出:"脉为元气之苗,死生吉凶之先见。"他认为,脉证相符无论虚实、寒热皆为顺证,即便邪气尚盛也预后尚好,脉证不符则正虚邪盛,正虚衰败而预后不良。《古今医统大全·内经脉候》曰"阳病得阴脉,阴病得阳脉,皆死",还附有"死脉总类",列"见真藏脉"之种种不治之候,表面上似乎惊世骇俗,仔细深思则令人无惑。

张柏也长于脉理,《张柏医案》曰"诊脉断疾生死深浅,辄有奇验"。

清代余之隽认为"脉贵有神",强调"脉忌无根";汪廷元也常从脉入手判断疾病的预后;程正通精于脉法、善察微象,往往舍证从脉而推知预后。

3.推崇张仲景平脉辨证

所谓平脉辨证,就是切脉识病,辨脉判别证候,据脉分析病情。明代徐春甫在《内经脉候》中,执简驭繁地列出"脉法部位表里虚实主病提纲",以两手六部脉浮而无力、浮而有力、沉而无力、沉而有力,来确定表虚主病、表实主病、里虚主病、里实主病等;《一体堂宅仁医会会录》强调:"病之表里虚实,非脉不能知,如内伤外感见证,俱为发热头痛,若非脉之左右浮沉是谁,将治内耶,抑治外耶?"并在《古今医统大全·脾胃门》脉候中提出按脉对证调治:脾胃脉弦而紧者,是木邪刑土,脾胃有积,或痛或胀,宜保和丸中加柴胡、川芎、地骨皮之类,制肝木也;洪大者胃中有火,治宜泻黄散、承气汤之类;滑大者是痰饮,宜二陈橘半枳术丸之类,气不利上急可吐;涩者是气血两虚,宜八珍汤或异功散加当归、生地黄之类。

清代金硕介也崇尚平脉辨证,其《脉症方治存式》曰:"仲景之为医也,为天下后世法,法在辨、平二脉而先定之,然后设六经,使万病归宗于二脉,而证审焉。"

方肇权更明确地提出,平脉辨证关键是要善于抓住浮、沉、迟、数、有力、无力等明确无误的脉象,其《脉症正宗》曰"唯以呼吸迟数为脉中提纲"。

4.脉诊不失古法

除独取寸口诊脉外,《黄帝内经》中还有遍身三部九候法和人迎寸口参诊法,《素问》三部九候法遍诊全身上、中、下三部有关的动脉以判断病情,《灵枢》人迎(喉傍颈总动脉)、寸口(腕部桡动脉)参诊法,以人迎候体表,以寸口候五脏。汉末张仲景《伤寒论序》中又提出人迎、寸口、跌阳(胫前动脉)

三部脉,而书中更常用寸口、跌阳、太溪(胫后动脉)三部诊法,三部诊法以寸口脉候脏腑病变,跌阳脉候胃气,太溪脉候肾气。徐春甫、罗浩等医家都强调,诊脉要"不失古法"。

明代徐春甫《古今医统大全》内伤门、咽喉门、关格候及《外科理例》《幼幼汇集·积滞门》中一些病证的脉论,不仅仅局限于"气口脉",也往往会论及人迎脉帮助诊断;而在伤寒门、疸证门、呕吐哕门、嗳气证、水肿门、膈噎门、翻胃门、惊悸门、消渴门、疝气门和《妇科心镜》各卷,其"脉候"等项论述中还保留跌阳脉的诊候内容。尤其内伤门中,借李东垣之言介绍了人迎寸口参诊法辨内外伤的方法,即"人迎脉大于气口为外伤,气口脉大于人迎为内伤"。

清代汪廷元《赤崖医案》中载津血枯涸将绝危候案,跌阳脉幸未绝,胃气尚存,仍可救治。

今日歙南"张一帖"内科14世传人、国医大师李济仁临床还往往诊额动脉以观发热,察跌阳脉以指导危重病证的诊治,又有诊人迎、看期门搏动的应用。

四、温补独重脉诊

宋以前,诸医家皆依张仲景《伤寒论》方法治疗热病,麻黄、桂枝等辛温之品,对温病初起的治疗明显不利。金元时期刘河间火热论盛行,朱丹溪又常以苦寒补阴,其后王纶、戴元礼祖述朱丹溪,遍及海内。很多医家临证偏执苦寒,戕害脾胃、克伐真阳,不仅伤寒热病因妄用苦寒转为阴证,内伤杂病亦常因误治反成虚寒,温补显然成为补偏救弊、挽救危逆的重要方法。明清时期新安地区医家辈出,新安医学发展进入鼎盛时期,学术创新不乏其人。部分新安医家临证善用温补之法,他们凭脉辨证,据脉用药,积累了丰富的临床经验,临证"温补",均"以脉为准"。这种"温补重脉诊"的学术思想和经验,对临床诊治危重证候,至今仍有重要的参考价值。

1.温补辨脉始自张仲景

温补之法源远流长,古代医家多有应用。《素问·生气通天论》尤其重视人体的阳气,认为"阳气者,若天与日,失其所则折寿而不彰",又有"劳者温之"之语。张仲景不仅善用麻、桂、姜、附等辛温之剂治疗伤寒,而且善用桂、附、姜等治疗虚寒病证,其论治杂病,多重温补脾肾,并创立"苓桂术甘汤""真武汤""肾气丸"等温补名方。附子等温热药在亡阳虚脱、阳虚、寒性痹痛、阳虚水泛等阴证、里证、虚证、寒证中应用极为广泛。如《伤寒杂病论》有32方使用附子,而32方中又有18方与干姜配伍;《金匮要略》前22篇用附子(包括乌头)的方剂23首。张仲景运用附子等温热药物时,十分重视脉诊。如《伤寒论》:"太阳病下之后,复发汗、昼日烦躁不得眠,夜而安静,不呕不渴,无表证,脉沉微,身无大热者,干姜附子汤主之。""少阴病,身体痛,手足寒,骨节痛,脉沉者,附子汤主之。""少阴病,脉沉者,急温之,宜四逆汤。"张仲景对阴证辨识及临证运用附子等辛温之剂重脉诊的思想,对后世影响极大。明代陶节庵《伤寒六书》云:"殊不知阴证不分热与不热,须凭脉下药,至为切当。不问脉之浮沉大小,但指下无力,重按全无,便是阴脉……甚者,必须加姜附以温之。"《景岳全书·伤寒典》曰:"病自阳分转入三阴者,俱是脉沉,妙在指下有力无力中分。有力者为阳、为实、为热,无力者为阴、为虚、为寒。"

2.新安温补渐成流派

明清时期,朱丹溪学说盛行江南,滋阴降火曾有滥用之嫌,以汪机、孙一奎为先导的一批新安医家,深感苦寒流弊,对因误致坏证或迁延不愈者,倡用温补之法,挽救危逆,凭脉辨证,据脉用药,温补均以脉为准。如《石山医案》《孙一奎医案》《程茂先医案》《素圃医案》《医验录》《赤崖医案》等,都记载有前医治而不效之案,究其因乃不知脉、不识病。

温补培元首推明代汪机。祁门汪机医名甚高,接诊患者多为内伤杂病久治不愈,或外感初起已被前医妄用苦寒,阳证转阴者。对这类患者,多用温补或温补加培元治愈。

明末清初程从周,字茂先,歙县人,其秉承李东垣之意,外感内伤均注重顾护元气,善用人参、黄芪、当归、白术、茯苓与干姜、附子合方以起死。

明末清初吴楚,字天士,号畹庵,歙县澄塘人,著《医验录》。《医验录(初集)》云:"近日医家,语以温热药,则云不敢用,至于大苦大寒,如黄连、苦参之类,则信手轻投。"又曰:"一见口渴便云是火,而以寒凉清之。清之不愈,则重清之。致胃气受伤,元气侵消而不可救。"《医验录(初集)·凡例》也云:"俗医谓余好用温补,是集所载,用寒凉者十之三四,用温补而验者十之五六,原因有二:一是人多假热,而本多虚寒;二是人人多治新病患者,多用寒凉,而楚救于其后,多甘温以回元气,非蛮用温补也。"

明末清初郑重光,字在辛,又字素圃,晚年自称素圃老人,歙县人,著《素圃医案》,其自序云:"自丹溪殿于张、刘、李三家之后,成一家言而为之说,引日月之盈亏以喻'阳常有余,阴常不足',遂印定后人耳目,专事苦寒以伐真阳。"郑氏力倡阳气之说,认为阳为阴主,治疗主张温阳益火。《素圃医案》指出"万物体阴而用阳,二气屈阴而伸阳,圣人贱阴而贵阳。人之身,阳不尽不死,阴不胜不病",治病皆取效于人参、黄芪、肉桂、附子。

由此可见,新安诸医家因深感苦寒流弊,故倡用温补之法。《医验录(初集)·兰从十戒》强调:"温补如阳明君子","甘温之品如行春夏之令,生长万物者也","司命者,当常以甘温益气血,不可恣用寒凉以耗人气血。即大实大热,当用苦寒,亦惟中病则已,不可过剂,病去之后,即须甘温培补"。

3.温补辨证关键在脉

吴楚在《医验录(二集)·医医十病》中分析说:"滥用苦寒"主要在于"不能辨症",而"不能辨症者,由于不能辨脉也",强调"凡证无外乎寒热虚实,寒热相对,虚实相悬,若不有以辨之,岂能不倒行逆施乎？证之为寒为热,岂一望而能知之耶？惟有辨脉至精,方能临证无骑墙之见,用药无相左之虞,既不知脉,又何能认证?"其伤寒、杂病诸案大剂温补,无一不是凭脉用药。程从周亦善温补,其医案多为误用表散、误用解利、误用苦寒,或素体元气不足而兼外感之证。方肇权温补亦善凭脉辨证运用,《方氏脉症正宗·凡例》云:"是书案中多用桂、附、姜、吴者,因历寒症居多,皆凭脉用药。就当时有不识者,曾谤愚之偏于燥热也。"

(1)脉象难测,虚证为甚。"温补重脉诊"为临床"凭脉用药"的宝贵经验,为何世人少有认识？原因可能正与新安医家罗浩所说"脉象难测,虚证为甚"有关。罗氏在《诊家索引·脉无定象》中云:"一病则有一脉,皆有定象,而径有无定象者,实证固有,虚证尤多,实证唯热邪与疟,当邪方进时,则脉大而数,及邪退则脉渐小而平。至虚证迁变更多,或快,或缓,或浮,或沉,或大小不齐,或至数不一,或朝夕变异,或今昨不同。"

新安医家认为,无论伤寒热病妄用苦寒转为阴证,还是内伤杂病误治成为虚寒,多为苦寒戕害脾胃而至克伐真阳,多见于久病气血内损,脉象变化最为显著,且以阴脉居多。临证以温补来补偏救弊、挽救危逆,必以脉象为依据,方为万全。

其一,"缓""弱""无力"之脉,均属于"虚脉"类,临床以气虚最为多见。临证偏执苦寒,戕害脾胃,可见纳呆、泄泻、身热,且脉见"缓弱无力"。如《石山医案·咳血》所载一人,冬月感寒咳嗽,痰有血丝,他医作伤寒治,发散不愈。更医用四物汤加黄柏、知母,益加身热自汗,胸膈痞闷,大便滑泻。汪机诊后说:"右脉洪缓无力,左脉缓小而弱,曰:此气虚也。"气宜温补,反用寒凉,阳宜升举,反用降下,又加以发散,则阳气之存也几希。汪机遂用人参、黄芪、茯苓、白芍等,煎百帖而安。

又如《程茂先医案》卷三"凝甫兄乃子泰来侄",表证误治,身热不退,渐至面青,自汗,唇鼻俱冷,且兼泄泻,半月余。前医均以柴胡、黄芩、葛根、黄连、山楂、厚朴等清热消滞之品,至元气耗散。程氏诊其"六脉俱缓无力",人甚倦怠,脚膝俱冷,速用人参、黄芪、茯苓、白术、扁豆、薏苡仁、山药、陈皮、五味子之类,数剂而中气渐回,汗亦随敛。

其二,脉象"变动全无定准",属气虚重症。脉之有神是指脉律整齐、柔和有力。即使微弱之脉,但未至于散乱而完全无力;弦实之脉,仍带柔和之象,皆属脉有神气。反之,脉来散乱,时大时小,时急时徐,时断时续,或弦实过硬，或微弱欲无，都是无神的脉象。观察脉神，推测病情，须与全身情况结合。患者形神充沛，虽见脉神不振，尚有挽回之望。如《石山医案·答银台宋公书》载，一人年逾四十，平素内外过劳，或为食伤，则咯硬痰而带血丝，因服寒凉清肺消痰药，声哑，夜卧不寐，口苦苔白，喉痛嗳气，夜食难消，伴有前疝，后痔漏遇劳则发。"初诊左脉沉弱而缓，右脉浮软无力，续后三五日一诊，心肺二脉虚浮，按不应指，或时脾脉轻按阁指，重按不足，又时或驶或缓或浮或沉或大或小。夫脉不常，血气虚也。譬如虚伪之人，朝更夕改，全无定准；的实之人，朝斯夕斯，常久不移。"以脉参症，其虚无疑，属气虚重症。遂用人参、黄芪、麦门、当归身等，"煎服年余而复"。

其三，脉"沉微"者多阳虚。脉沉多为里证，微脉特点是脉形极细小，脉势极软弱，以致轻取不见，重按起落不明显，似有似无。多见于气血大虚，阳气衰微。《医验录（初集）》下卷记载肺阳虚病案，戏子张禹应，伤风咳嗽日久，"经历十余医，服药二百余剂，嗽日增剧，昼夜无停声，痰中带血，喉尽失音"，诊其"脉沉微缓弱，右寸更无力"。以前诸方多以寒凉降气泻肺之药，直使"金寒水冷"。吴楚先以"温阳肺气之法"，"宣通肺窍"之药，"使窍开风出嗽止"，7剂"嗽痊愈"。

另有脾阳虚病案，《孙一奎医案·三吴治验》载"吴仲峰脾泄"案，孙一奎诊其"六脉皆沉微，而左尤甚，隐隐又如蛛丝之细"。此原以肠风去血，过服寒凉，脾泄不愈，日夜十二三行，面黄白带青，面浮肢肿，小水不利，肠鸣，口不渴。"书云：诸湿肿满，皆属于脾。"合脉症观之，由脾虚不运，积湿而虚寒。"法当大温补升提，以东垣益胃升阳渗湿汤加减调理。"连服8剂，诸症悉减。

其四，脉"虚数无力"多为脱证。明代《景岳全书·脉神章》说："数为热，而真热者未必数，凡虚损之证，阴阳俱困，气血张惶，虚甚者数愈甚，是数不可以概言热。"若脉疾而弱，按之不鼓指，多为脱证。而新安医家更多有医案证之。

例如，明代《孙一奎医案·三吴治验·六娘子遍身痛汗大出昏昏如醉》载：其令弟媳六娘子，遍身痛，发热，汗大出，昏昏如醉，卧不能起，孙一奎诊其"两寸脉短弱，两手皆数而无力"，予黄芪、白芍、桂皮、当归等，一帖热除，痛汗止。唯倦而不起，以前方加人参、陈皮，2帖痊愈。

有命门火衰、真阳不足，清代《程茂先医案》卷三载"方涵素令爱"案，患发热头痛恶寒，肌慄，大便结燥。前医初用解表，次用通利，俱无效。"更医见身热不退，头痛未除，复九味羌活汤表之"，痛益甚，烦乱不安。程从周诊之，"六脉数而无力，右大于左，且散乱，独右迟浮大而虚，离出本经部位。"面色萎黄而青，口不渴。"此大虚症也，法当补中。"乃用人参、黄芪、当归、白术补养之剂，热稍退，或恶寒，独头痛不止，"六脉中惟右迟独大而虚浮如菽。此命门火衰,真阳不足之故。必兼有带下之疾,益虚其阳",乃以补中药内加大附子5分,干姜5分,数剂之间,头痛顿除,30剂痊愈。

其五,"脉濡弱"者为下元虚寒。"濡弱"均表现为脉象细,无力而软,多见于脾肾阳虚证候。《孙一奎医案·三吴治验·姚惠斋夜多泄泻》载,患者夜多泄泻,泻必三五次,多则十数次,小腹时痛,按亦痛,小便长,医治半年未愈,孙一奎诊其脉,"左寸滑,余五部皆濡弱","此阳气大虚,虚中有寒",治当温补下元,兼之升举,药予人参1钱半,黄芪、白术各2钱,炒白芍3钱,大附子5分,肉桂1钱,杜仲、补骨脂各1钱半,升麻、防风各7分,姜枣煎服,"连服四贴而瘳"。

又如《孙一奎医案·新都治验·何洗心虚寒肾泄》载,患者每饮食稍冷,进稀粥后必"胀泻","理脾之剂历试不瘳",孙一奎诊"左三部脉皆濡弱,右寸亦然,关滑迟沉微,此下元虚寒所致,法当温补",以补骨脂、杜仲、菟丝子、山萸肉、人参、山药、茯苓、泽泻、肉果,数剂而愈。

其六,脉"浮大,按之空豁",多为元气大伤。《素问·脉要精微论》曰"大则病进",脉大而无力者为正虚。脉沉取候肾,若按之空豁,则为"无根"脉,病情危笃。《孙一奎医案·新都治验·吴东渠疟后虚愈》载,患者上年患疟,胸痞胀,肌肉大削,因连服攻克太重,脾胃败坏,"膝及跟踝皆肿,发热口渴,小便短赤,苔黄,舌心焦煤干燥",误服寒凉,大便连泻五六次,目不能开,手足无力,孙一奎诊之,"六脉俱浮大,按之豁然空虚,饮食不进,此中气大虚,元气俱脱",即以人参、白术、茯苓、粉甘草、木香、葛根、酒炒白芍水煎服,2帖,始能目开、声出。

又如《孙一奎医案·三吴治验·一书办下消》载,患者"糟酒纵欲无惮,忽患下消,一日夜小便二十余度,清白而长,味且甜,少顷凝结如脂,色有油光",治半年不验,腰膝以下皆软弱,载身不起,饮食减半,神色大悴,孙一奎诊之,"脉之六脉大而无力。书云:脉至而从,按之不鼓,诸阳皆然,法当温补下焦。"以熟地为君,鹿角霜、山萸肉、桑螵蛸、鹿角胶、人参、茯苓、枸杞、远志、菟丝子、山药为臣,益智仁为佐,大附子、桂心为使,炼蜜为丸,服之不久而愈。

(2)寒热真假,以脉诊辨别。在虚实真假、阴阳格拒、证脉不符时,如何辨明病机、正确用药最为关键。清代新安医家罗浩提出"脉证无有不应之理"的观点,其在《医经余论·论脉诊》中强调,在疾病危重复杂时多脉证不符,诊脉当"由形象而求其神气",并进一步分析说:"其大实有羸状、大虚有盛候,阴盛格阳、阳盛格阴者,从何而辨?更有证假而脉亦假者,如内大寒而外大热,口渴烦躁,脉七八至,证之为阳无疑也,惟脉按之不鼓……审其似是而非,辨其独见独异。由形象而求其神气,守陈言而求其活法。"也正如张景岳所说,

"诸部无恙,惟此稍乖,乖处藏奸,此其独也"。

对于大寒似热、大虚似实之病证,医家多有误治。清代新安医家程从周慨叹"夫医之为业,科目虽多,最难者无如伤寒一门。伤寒诸症中之最难者,又无如阴寒一症。自然真阴寒,人孰不知?至若初病便是兼阴者,有服寒凉太过而致中寒者,有阴燥之极而反似阳狂者,人多忽略,认症不明,生死两判","有似阳证,妄投寒凉之药,下咽则毙",可见程氏对寒热真假的诊治尤有心得。

《程茂先医案》记有服寒凉太过而致中寒者,有阴躁之极而反似阳狂者,温补重脉尤有心得。如"何云从"伤寒案,身热口干,六脉弦数,重取无力,程氏诊为"阳证阴脉",以姜、桂温中,辛热表散之剂,服后发战,大汗而愈。又有"汪明德令政"感寒案,发散、清热、化滞、攻下均无效,反见狂躁,欲卧冷地,口渴妄言,心烦面赤,"前医以为热极",程从周据"脉渐沉微,按之散乱",诊断为"此伏阴症也,非参、附不可挽回"。

新安吴楚对寒热真假疑似之症,也认为"从来症之疑似难决者,于脉决之",并进一步分析说:"若脉沉且迟、细而且软者,知其证为纯阴无阳也;若浮大满指,按之如丝者,知其症为阴极似阳也。"沉、细、迟、涩,乃阴寒之脉,"其症却烦躁作渴,面赤身热",若以此为热证而清之,则毙命矣,"惟补之温之"。

如《医验录(二集)》卷一载"岩镇方翁"患伤寒案,屡用发散药而大汗不止,身热如燔灼,彻夜不眠,狂躁妄言,面赤唇焦,"群以为是大热之症,议欲用石膏竹叶汤",吴楚诊其脉浮大无伦,按之空豁,唇虽焦紫干燥,但舌色灰黑,诊断为"中阴症",急予驱阴回阳之剂,以八味地黄丸,内用大熟地5钱,附子3钱,肉桂2钱,加人参5钱,并指出:"若误认为火症而加以寒凉之,立刻毙矣。若听其汗出不休,元阳不返窟宅,则阳气腾散,亦将毙矣。"

又如"本县父母靳公一管家"案,大发寒热,魄汗淋漓,其脉浮数虚大,按之绝无。吴楚曰:"此乃中阴中寒之证,即俗谓阴证伤寒也。不用热药便不可救,不用大剂热药亦不能救。"遂用人参4钱,附子、肉桂、炮姜各2钱,白术1钱5分,陈皮、半夏各8分,茯苓、泽泻各1钱。服后大热遂退,二便俱利,汗少神安,县官靳公感叹其"认病如神"。

《医验录(初集)》下卷还载一老仆,初起发热恶寒,有汗。服麻黄汤后,"汗出如雨,人事昏沉,言语错乱","更加大发热,口干烦躁",吴楚按其脉,"浮大,按之极微","此本少阴症误发少阴汗,遂尔成亡阳之症",乃"与真武汤二剂,每剂用参一钱,一日连服二剂,热退汗止",再服3剂,痊愈。

《素圃医案》卷一记载"汪文年兄"伤寒案,发热头痛,少腹背皆痛,但"脉沉细而紧",郑重光认为,"此阳证阴脉,法当难治,应以脉为主",治疗"惟主温经"。又有一女得时疫伤寒,用败毒散而热不退,延至六七日,身发稠密赤斑,狂乱谵语,似属阳明热证,但"其脉细如丝而紧弦,口干而不渴",郑氏"以脉为主,作时疫阴斑亡阳危证",以"真武理中"合剂,重用人参、附子,5日阳回斑散。

《素圃医案·胎产治效》记载,瓜镇吴象衡兄令眷,临盆丧子,悲恸,产一女,悲怒交加,产后即胸胀、寒热、烦躁,"诸医皆主疏气消瘀,七日不效",郑重光诊其脉,"虚大无伦,烦躁作渴,辗转于床,时值秋暑,目中流火,视物皆赤",认为"此产后虚烦,真阳外越,若不温补,必致危殆",以归脾汤加炮姜、人参,2剂即热止而得卧。

新安医家临床阅历丰富,体会到大寒似热、大虚似实,妄投寒凉、下咽则毙,须仔细体验脉象的蛛丝马迹,是否需要温补均以脉为准。

4.温补重脉的现代评说

今天看来,新安医家温补重脉诊确有科学依据。"温补"主要用于久病气虚、阳虚类证。现代研究认为,寸口脉诊可以感知桡动脉位置的深浅、搏动的快慢、节律的变化、脉管的粗细、管壁的弹性、血管内血流充盈情况及血液黏滞度。《伤寒论》指出,脉大浮动滑数为阳脉,沉涩弱弦微为阴脉。临床证实,内伤久病重症,元气大伤,或外感妄用苦寒清下,阳证可转为阴证,都会直接导致心脏功能减退。而心阳不振者,脉象多以弱或沉迟无力为主。脉象研究发现,浮取脉象可了解血管振动波的频率、振幅、能量、血管张力和弹性,中取脉象可了解心脏每搏输出量的大小,重取脉象可了解血液黏滞性的大小,而重按至骨可了解心脏供应各脏器血液循环所具有的总能量。

有研究者通过ZM—Ⅲc型智能化中医脉象仪采集虚寒证(心阳虚、脾阳虚和肾阳虚等)患者和正常人脉图,比较虚寒证组与正常对照组脉图特征参数,发现t1增大,脉波幅值h1、h5降低,脉图面积As、Ad减小,h3/h1、h4/h1值增加,h5/h1降低为负值,w1、w1/t值增大;虚寒证组与正常对照组比较,有4个不同病种的虚寒证脉图参数的变化趋势,均符合虚寒证总体的脉图参数变化曲线,可见虚寒证脉象具有共同特征;虚寒证不同病种组间的脉图参数比较分析也存在差异,蕴含同证异治的机制。

第二节　治法创新

新安医家不仅提出了一系列富有科学价值的创新学说,而且在临床中逐渐形成了"调理脾胃""固本培元""养阴护阴""准《伤寒》"等特色治法,与创新学说相辅相成,并一直传承运用至今。

一、调理脾胃法

新安"调理脾胃"治法,源自李东垣《脾胃论》。金元四大家之一的李东垣,提出脾胃为后天之本,强调脾胃为气血生化之源、气机升降的枢纽,创立了一系列治疗脾胃病的有效方药。

1.重补脾胃元气

元明时期以"能持东垣者谓之王道",然四家中唯他归属易水学派,后世往往将李东垣补土派与朱丹溪滋阴派对立起来。但新安医家汪机推求朱丹溪之意,能熔两家于一炉,且本质上更推崇李东垣,注重培护脾胃元气,认为"内因之症,多属脾胃虚弱",脾胃不足,百病易生,以人参、黄芪为"补脾胃之圣药",每每用以救治寒凉伤身、胃气不存之症,其《石山医案》治案甚多,如主以"参芪"甘温助脾治脾瘅,人参、白术为君治疗肠胃虚寒痢疾等,又善用丸膏护胃,强调"胃虚非汤药所宜",众弟子门生均宗其治。

据明代新安医著《论医汇粹》载,汪机高足吴洋,"生平治病以补中气为本",认为"中气尤水也,水不足则舟不行",治胃气虚必重用"参芪"以防作泻,又认为痰饮系脾弱不行、脾湿不流,壅滞中焦、水谷津液停滞,治之只补中气,久之自消;余傅山常请教吴洋,认为"脾胃为脏腑之主,兼统四脏五腑",提出了"寒邪入里,统归脾胃"的见解,强调"中寒者,中于脏腑也,胃气大虚,寒邪直入脏腑","中寒只属脾胃,专于温中,不多变易",认定脾胃后天为根本所系,治杂病最忌毁伤。余傅山堂弟余淙,曾师从汪机弟子汪宦,著《诸证析疑》,认为土为万物之母,气血赖之以生,临证重视正气,顾护脾胃,善调气机。

汪机再传弟子徐春甫,私淑李东垣,诊疗上立足于脾胃元气,其《古今医统大全》认为"百病皆脾胃衰而生,主虚则客邪不退",胃气虚则"主气不能行药力"。其治脾胃虚弱每以人参、白术甘温为君,专精而效速。各科杂症亦多从脾论治,如以补中宫为大法治疗脾虚不能制水而致水肿,久久补脾胃、滋化源以治倦怠,食饱过伤而嗜卧者兼以消导;以大建中汤加黄芪、白术、附子、肉桂温补脾肾,以治沉寒痼冷之症;妇人"服四物汤而血不盈者",先用六君子汤、补中益气汤之类养胃,然后合用则万无一失。妇科治崩漏以"养脾、升胃、固血"为大法,儿科列奇效肥儿方专治儿童脾弱疳积。

徐春甫以自制"王道之方"起家,以重用倍用白术、创制大健脾养胃丸取效而引以为豪,以温阳利水的五苓散、健脾和胃的平胃散、消积利食的保和丸等为调理脾胃虚弱的代表方,又曾改张元素枳术丸为易于消化的"汤滴小丸",且善用秘传六和丸滋补脾肾,视为益老扶羸、增进饮食之"第一平和之剂",其《评秘济世三十六方》中理脾胃之治方达8首,所编《养生余录》,186首食疗养生方中,脾胃治方69首、占39%,形成调理脾胃的临床用药风格。

徐春甫还以"东垣论五脏六腑皆主于脾胃"为依据,提出肝、心、肺、肾皆需脾胃化生营养,皆有脾胃之气、脾胃之病,脾胃虚则俱病,皆可从脾胃调治,第一次明确提出"五脏之脾胃病"的概念和"补肾滋阴要识养脾之助""调理脾胃以安和五脏"的治疗思路。

明代程玠甚至在解释承气汤的运用时,也是从治脾论述,其《松厓医径》曰:"肾也、肝也、心也、肺也,既可以通治,而脾也独不可以通治乎?脾居中州,贯乎四脏,故善治四脏者,未有不治乎脾,此承气汤之类又能治四脏之邪者,为是故也。"

汪机再传弟子孙一奎,也认为"治虚损之证,吃紧处工夫,只在保护脾胃为上",《孙一奎医案》中就多次记载以白芍为君治疗胃脘疼痛的病案,又治痿证强调关键在于"胃厚脾充,四肢健运",又认为胚胎依赖脾胃滋养、保胎当理脾胃。其痞满、泄泻、黄疸及带下案中,将汪机"参芪用法"与薛立斋"温补下元法"有机结合,温阳药与补气药同用,共奏温阳益气、健脾化湿之功;同时强调慎用苦寒,防其攻伐脾胃,损伤机体阳气。但孙氏以温补下元为重,固本培元从脾胃元气扩展到命门元气,由此向偏重肾阳方向发展。

清初吴楚承祖辈吴正伦、吴崑等温补治术,治重脾胃,甘温之治运用自如,其《医验录》载案共98例,运用甘温补中而验者十之七八,如投人参、白术温补脾胃治愈脾虚腹胀吐涎、不能进食之顽症,以六君子汤治愈脾虚哮喘、脾虚腹胀,还曾以一剂扶脾抑肝之剂救愈74岁祖母食郁证。不仅内伤杂病从脾着眼,对外感时病也常补益胃气以达表邪,如载伤寒身痛腹胀、温散消导不应一案,嘱先食粥开胃气,再投益胃缓下之剂,病除复嘱每日食粥而渐愈。

固本培元派医家针对脾虚证,擅以人参、白术、黄芪健脾益气。伴气虚下陷,加柴胡、升麻升阳举陷,发展到脾肾阳虚,加附子、干姜、肉桂等辛甘大热之品;脾被湿困,佐以三黄(黄芩、黄连、黄柏),使参芪"杂于酸苦甘寒群队之中,夺于众势,非惟不能为害,而反为之用矣",不致积温生热,气旺伤血。

2.重理脾阴

明代罗周彦著《医宗粹言》,首分元阴、元阳,辨析先后天元气,认为:"脾胃之谷气实根于先天无形之阴阳,而更为化生乎后天有形之气血","肾命之真阴元阳不足,固不能为十二经气血以立天根,脾胃之谷气不充,更不能为肾命之真阴元阳以续命",诸病论治虽以先天元气亏虚为根本,但以脾胃谷气生化弥补为要领,即使先天不足也需要补脾胃以助其生化,所谓"先天元阴元阳,全赖中气滋培而施生化也"。继《古今医统大全》之后,罗氏再次申明"胃气弱则百病生,脾阴足则万邪息,调和脾胃为医中之王道"的观点,显然内涵更深一层。其中"后天元阴不足"之治,充实了"调理脾胃"的内容,拓展了"调理脾胃"的空间。

清中期吴澄是脾胃病虚证调治大家,著《不居集》专论虚损,认为虚损之证脾胃是关键,然"古方理脾胃,多偏胃中之阳,而不及脾中之阴","多以参、芪、术、草培补中宫"，而虚损之人多为阴火所烁，脾阴易伤，脾阴一虚，脾气不濡，胃气乃厚，而至如消谷善饥等胃火证，故治虚损应以理脾阴为要法，由此提出脾虚当分阴阳、"虚损健脾勿忘脾阴"的观点，对每类病证都具体提出了相对应的治法用药。他指出，理脾阴以平补为贵，首选芳香甘平之品，善用血肉有情之品，推行药食两用之品，要用扁豆、山药、莲子肉等"忠厚和平"之品，所谓"虽曰理脾，其实健胃；虽曰补阴，其实扶阳"，关键在于"中土安和"，则虚损易愈。

《不居集》还提出"血、嗽、热、痰"虚损四大证，认为动血之源在脾，治宜大补中州，如以理中汤加川芎、葛根或扁豆治胃经失血；列《脾经咳嗽篇》《胃经咳嗽篇》，认为脾经之热、热在肌肉，虚证用人参黄芪散、补中益气汤，实证用泻黄散、调胃承气汤，又以千金温脾汤治疗食饱发咳嗽；列《脾虚有痰者宜培脾以化其痰涎篇》，详细说明脾虚生痰之病因、病机、症状，提出理脾、保肺、滋阴三法，强调痰证治疗宜先健脾。

理脾阴说系统地提出了脾阴虚的辨治方案和理法方药，既丰富了虚损病的辨治，又开创了治脾阴的大法脉络，由此脾阴理论作为脾胃学说的一个分支逐渐成熟，"调理脾胃"之治更加全面完善。

罗周彦和吴澄的脾阴不足论治，对新安后学产生了一定影响。清代江之兰在《医津一筏·治病必求其本》中，第一句就说："脾喜燥，伤于寒湿则不能消磨水谷，宜术附以温燥之。然脾阴不足而谷亦不化，又不可以温燥为治。"清代罗浩认为，补脾不能一味使用刚剂，除"白术、二陈"等扶土之品外，只要辨证准确，"熟地、麦冬亦培土之药"。其《医经余论》指出："脾与胃两脏之中又各有阴阳偏盛之别，胃为燥土，有时为水湿所伤则阳气不振；脾为湿土，有时为燥火所烁则精液大伤，治法又不可拘泥矣"，"况脾之湿每赖胃阳以运之，胃之燥又借脾阴以和之，是两者有相需之用"，并提出治脾与治胃的不同方法。江之兰也认为，脾阴不足谷亦不化，不可温燥为治。现代研究证明，滋补脾阴的确具有润养五脏、扶助正气，提高机体抗病能力的作用。

3.重养胃阴

脾分阴阳，胃也可分阴阳。早于罗浩、江之兰的新安医家叶桂，对张仲景和李东垣护脾胃阳气均有体会，善用小建中汤调和营卫，附子理中汤、四逆汤治脾阳虚，大半夏汤、附子粳米汤治胃阳虚，补中益气汤治脾虚气陷。清初以后外感温病盛行，温病火热伤阴、消耗津液，且感染后常致食欲不振，缠绵日久者愈重，醒脾开胃可谓当务之急，但若仍治以补土升阳，不啻火上加油。作为温病大家，叶桂提出"治疫必重养阴"、用药"忌刚用柔"，多选生地黄、芦根、梨汁等品养阴制火，"急救胃阴"。其后的程正通，治温病后期亦多用甘味之品，如以麦冬养胃、谷芽醒胃、甘草和胃、红枣益胃、米汤润胃，可谓异曲同工。

存养胃阴不仅用于温病,更适用于"杂病虚劳",叶桂明确指出"胃喜润恶燥","胃为阳明之土,非阴柔不肯协和",强调治胃不可温燥,"脾阳不虚,胃有燥火",病后伤及肺胃津液,不宜苦降或苦寒下夺。其治燥热伤阴之证以张仲景麦门冬汤之意化裁用药,用麦冬、石斛、沙参、玉竹、天花粉、桑叶、蔗汁等甘平护胃,"所谓胃宜降则和者,非用辛开苦降,亦非苦寒下夺以损胃气,不过甘平或甘凉濡润,以养胃阴,则津液来复,使之通降而已矣"。

叶桂的甘平甘凉、濡润滋阴用药,与吴澄以扁豆、山药、莲子肉等理脾阴的大法脉络有很大的区别,彻底改变了以往"治脾统治胃"的局面。据统计,《临证指南医案》脾胃门29例医案,单治胃14例,脾胃共论7例,单纯从脾论治4例,定位不明4例,又显示其侧重于胃。其"胃以喜为补"的观点,成为后世调护脾胃和日常养生的准则,而"脾喜刚燥,胃喜柔润"的观点,现已成为中医脾胃学界公认的基本理论。

叶桂以"中宫脾胃之司,其权最重","有生之后惟以脾胃为根本,资生之本生化之源",胃阴虚则不饥不食,应以清养甘润之品治之,首倡胃阴虚说,创立了养胃阴的理论和治法。以胃阴辨治为核心,继吴楚之后,叶桂再次提出"脾胃分治"说,指出治脾切记脾主升、喜燥,治宜温补升阳燥湿;治胃牢记胃喜润,以降为顺,治宜清润通降。脾胃分而论治,见解精细深刻,弥补了李东垣《脾胃论》之不足,拓宽了从脾胃论治的临床思路,丰富和完善了中医脾胃理论,新安"调理脾胃"之治达到了前所未有的高度。

4.分理脾胃阴阳

"调理脾胃阴阳"一向为新安医家所重视,历代各家各派、各科各症之运用不胜枚举。如清代程履新明确提出固护脾胃阴阳的思想,他在《程氏易简方论》中指出:"世皆知白术以开胃,而不知地黄足以健脾。"其调理脾胃阴阳,多以七味丸、桂附八味丸、左归丸、右归丸、归脾汤之类滋养脾阴,四君子汤、茯菟丸、大健脾丸、异功散、参苓白术散之类补益胃阳,如此阴阳平和,百病自除。卢云乘《伤寒医验》,方药重顾护脾胃。程国彭治噎膈"用启膈散开关,更佐以四君子汤调理脾胃"。方肇权《脉症正宗》改正前人之方,如改正十枣汤就缘于"过于勇猛,而虚弱之元神脾胃何以当之?"加黄芪、白术、半夏以旺脾胃而消痰饮。项天瑞著《同寿录》,强调"先天薄而滋培充实,则后天亦足弥其缺;后天失调则渐至耗散,先天亦难持其优"、"延年籍后天之培",即通过滋培元本可以弥补先天(基因因素)的缺陷,说明先天缺陷通过培补是可以改变的。汪廷元重视脾胃气血的调养,其《赤崖医案》中有食疗法治疗邪热熏灼、血枯涸将绝危候案。程文囿临证重培脾胃之气,《杏轩医案》开明宗义指出"病证多端,治须次第,首从稼穑作甘,培补中宫,专崇脾土",善用四君子汤及其加减运用,如四君子汤配以使君子、夜明砂、芦荟治疗疳积案,六君子汤加炮姜治疗"胎疟"案,高丽参加陈米水煎治疗"跌后又患腹痛"案,疗效甚佳。陈鸿猷《管见医案》载有脾弱不能推送药饵之小儿外感案,强调以顾护脾胃为重。唐竹轩《舟山医案》载有中焦脾胃虚弱之恶阻案,要求处处顾护脾胃为先。

新安医家视调补脾胃为王道,详分脾胃阴阳论治。治脾胃善于温补,但不一味呆补,对于各类症的不同病机特点,辨别其病性与虚实,根据寒热虚实的多少而分别辨证施治。有是症用是药,用药精当。并且在温补的同时,注意到脏腑阴阳并存,注意到脾阴虚、胃阴虚症状的存在,用药上少用香燥伤阴之品,而适量加入滋脾阴的白芍、茯苓、山药等,或养胃阴的麦冬、石斛、生地等药,分别为后世开创了补脾与养胃另一大法。

脾胃为后天之本,脾失健运,气血生化无源,水湿运化无力,又可生湿酿痰,致生百病。内伤杂病最多虚实夹杂,时时顾及脾胃至关重要。而大病、久病、重病愈后或放化疗,脾胃损伤首当其冲。"调理脾胃"与针对病因、病理治疗相配伍,确有正邪兼顾、扶正祛邪的作用,对于任何疾病、任何阶段,无论从吸收代谢还是增加自愈能力来看,都具有无可取代的作用,对增强和调节免疫功能具有十分重要的意义,的确可以称得上"医中之王道"。

二、健脾化湿法

湿邪致病的广泛性、潜隐性、迁延性及兼夹性,使湿病几乎存在于各系统的疾病中,既有外感病,又有内伤病,病种繁多。病毒性感染、免疫性疾病、内分泌疾病等,都可能是因机体不同程度受到湿邪的侵袭而导致的,选用恰当的化湿法是取得临床疗效的关键环节。健脾化湿是常用的化湿法,健脾可以增强脾的运化功能,运用补益脾气的药物可以祛除湿邪,适用于脾虚中阳不运之水湿内停证。新安医家于健脾化湿法也广泛运用,如汪机、孙一奎、王仲奇、王乐匋等,在临床中擅于运用健脾化湿法,颇具特色。

1.明汪机以健脾化湿治泄痢与疟疾

汪机力倡补气,认为"诸病亦多生脾胃",临床擅用人参、黄芪补气补阴。经云"诸湿肿满,皆属于脾",无论外湿病、内湿病,其病变部位多以脾为中心,脾虚运化水湿无力而生湿,脾的运化有赖于阳气的温煦气化,因此运用参、芪为君益气升阳健脾,不失为一有效的化湿路径。汪机宗李东垣、朱丹溪两家学说,补气时多配伍麦冬、白芍等清润之品,从而防止化湿的同时伤及脾胃之阴。其《石山医案》中不少案例,很好地体现了汪氏对健脾化湿法的运用。

如其治妇女"经行泄泻"一案,患者每遇经行前后或正值经期,大便溏薄或清稀如水,日解数次,经净渐止,又称"经来而泻"。汪机认为,病因脾虚,脾为气血生化之源,属血,脾为湿土,喜燥恶湿,每于月经将至,脾所化生的血液先入血海,然后下流为经血,则脾血亏虚;脾主运化,脾虚则运化功能失职,湿不化,下渗大肠而为泄泻。故选用参苓白术散,每服2钱,一日米饮调下二三次,月余经行不泻矣。参苓白术散出自《太平惠民和剂局方》,功用益气健脾、渗湿止泻,主治脾虚夹湿证。方中人参、白术、茯苓益气健脾渗湿为君药,与扁豆、薏苡仁等配伍,补中气,助脾运,渗湿浊,恢复脾胃受纳与健运之职,则诸症皆除。原方水煎服或作散剂,每服6克,枣汤调下。大枣在《本经》中载为补中益气、养血安神、缓和药性之品,助补益脾气。汪氏选用米饮调下,应是仿大枣之意。

另治一妇人痢疾案,汪机采用升阳补气化湿法。升阳是升脾之阳,补气是补脾之气。痢疾的病位在胃肠,其辨证当察虚实,辨寒热。本案患者已病痢半载余,脉细而数,汪氏认为必然体虚,属虚寒痢,脉细而数乃因虚生热,以人参、白术甘温益气除湿为君,茯苓、芍药淡渗利湿、酸敛止泻为臣,陈皮、升麻降浊气、升阳气为佐,甘草调诸药为使。他还引用刘河间的论述加以佐证:"以白术之甘,能入胃而除脾胃之湿;芍药之酸涩,除胃中之湿热,四肢困;茯苓之淡泄,能通水道走湿。此三味,泄痢须用此。"诸药共用,补脾益气而不滋腻壅滞,升阳降浊以理气,透热以祛外邪。

汪机治疗疟疾,往往采用益气清热化湿法,亦是补益脾气,增强人体正气。曾治一案,因素善饮,又感外邪时热,内外两伤而致疟,以午后恶寒发热为典型症状。汪氏认为,仅用二陈汤、平胃散、五苓汤之剂,不能和表里、祛半表半里之邪;若用草果、常山等燥烈之剂,则易伤阴,使火热愈旺。他用参芪补益卫气,固皮毛,止汗泄,又加清热化湿之剂,消积滞、和表里,待疟止,常服甘淡扶脾之参苓白术散而痊愈。

汪机运用人参、黄芪等加减配伍,补气健脾治疗湿病,疗效显著,令人折服,现代临床常应用。在治疗淋证、胸痹、痞满等病,属气血虚弱、脾虚不运而湿邪留滞时,可以潞党参代人参,加炙黄芪为君药,益气升阳,再根据具体证型予以加减。如治疗脾肾阳虚、湿热下注之淋证,配以赤芍、败酱草、王不留行等,清利下焦湿热;治疗心气不足,痰瘀互结之胸痹,配以瓜蒌、薤白、法半夏等,豁痰通阳开胸;治疗中气不足,痰湿内阻之痞满,配以苍术、法半夏、厚朴、陈皮等,燥湿化痰,理气宽中,往往可获奇效,实为汪机经验之明证。

2.明孙一奎以健脾化湿治脾泄与肿满

孙一奎认为,脾属湿土,喜燥恶湿,得阳则运,脾虚易使湿邪停留,温阳健脾、补中益气即是益气化湿法,或称健脾化湿法。脾虚失运,土不制水而生湿,湿性黏滞,阻遏气机,影响膀胱气化,则小便不利;湿性下趋,注于肠道则大便反快。脾健则湿除,湿除脾自健。

《孙一奎医案·三吴治验》中,其治疗一泄泻案就运用了健脾化湿法。湿为泄泻的主要病理因素,其发病关键是脾虚湿盛。本案内有泄泻,外有发热、咳嗽等外感症状,正如后世《杂病源流犀烛·泄泻源流》所说:"湿盛则飧泄,乃独由于湿耳。不知风寒热虚,虽皆能为病,苟脾强无湿,四者均不得而干之,何自成泄?是泄虽有风寒热虚之不同,要未有不源于湿者也。"孙氏治里以六君子汤,加山楂、麦芽健脾和胃,补而不滞,香连丸清热燥湿行气,白芍、益智仁收敛止泻;治表以柴胡疏散邪热,升举清阳,青蒿清虚热,芳香而散暑热,秦艽清内外之湿热。全方补脾而不壅滞,透热以祛外邪。用药2剂后,泄泻即止,气舒嗽减,但仍鼻塞。里证向愈,表证未解,故去白芍,加川芎,上行以通鼻窍。本案为治疗泄泻初起兼有表证者,孙氏在健脾除湿的基础上,逆其病势,透热外出,泻止热除。

《三吴治验》中另有一脾泄案,孙一奎分析,唯予益气升阳、温中健脾化湿之法,阳气充盛,脾运才得健,湿才可除。患者六部皆沉微,为体内有水湿之脉,两颐乃肾经部位,水肿说明肾气不足。经云"诸湿肿满,皆属于脾",又因脾主四肢,今四肢水肿,自觉清冷,为阳气不充。大便日夜十二三行,小水不能独利,利必与大便并行,皆证明是脾肾虚寒。治当大温补升提,孙氏合李东垣的升阳益胃汤、升阳除湿汤与益胃汤加减,以人参、白术、黄芪、炙甘草甘温益气,茯苓、泽泻淡渗水湿,升麻、防风、苍术之类风药胜湿,以助升腾之气,附子、炮姜、益智仁温中散寒。全方益气升阳,温中化湿,又嘱注意调理饮食与情志,诸症自解。

孙一奎认为,健脾、护脾胃不仅有温补之法,只要对症,和解、攻里二法也可使用,即使老弱之体、久病之躯,也可不避,此为拨乱反正之意。只是临证要抓好时机,中病即止。其治疗鼓胀,在健脾化湿的基础上,也注重温补下元,下元得温,清气能升,浊气能降,降为小便,湿气才有出路。"脾为生痰之源,肺为贮痰之器",津液停聚而为痰,健脾化湿是很好的治痰之法,但同时要注意多种方法的综合运用。如气郁要利气;若有风邪袭肺、郁而化热,要散风利气;若因惊吓而神不守舍,致生心痛,则予镇心之剂。

3.近代王仲奇以健脾化湿治呕逆与淋证

王仲奇在治一呕吐案中,予醒脾化湿、温化痰饮、和胃降逆之法,药用佩兰、白豆蔻、法半夏、淡干姜、川黄连、胡黄连、旋覆花、苏子、茯苓、陈枳壳。患者湿阻痰壅,胃气苦浊,清阳失其展舒,上焦不行,下脘不通,胸脘痞闷难受,呕恶吐逆,头脑昏蒙,卧难安稳,五日未进谷食,脉弦滑,病非腑实,前治曾以攻下,不见影响。处方中佩兰、白豆蔻属芳香化湿药,配合使用能化湿行气,温中止呕,治疗湿阻中焦及脾胃气滞证。脾喜燥而恶湿,"土爱暖而喜芳香",

芳香化湿药刺激嗅觉、味觉及胃黏膜,从而促进胃液分泌,兴奋肠管蠕动,加快胃肠运动,以增强食欲,促进消化;法半夏长于燥湿,且温性较弱,燥湿化痰,降逆止呕,消痞散结,尤善治脏腑之湿痰,诸如湿痰上犯清阳之头痛、眩晕,甚则呕吐痰涎,或有痰饮内盛,胃气失和而夜寐不安者。淡干姜和川黄连一热一寒,一阳一阴,互相制约而取效,川黄连偏用于中焦湿热;另有胡黄连,偏用于骨蒸劳热、五心烦热;旋覆花降气化痰行水,常与半夏、生姜、苏子、茯苓同用,治疗嗳气、呕逆、咳嗽、痰多;陈枳壳降胃气,利于脾气的上升。二诊胃气未醒,所以增加了醒胃之药。综观全方,醒脾醒胃,归根结底在健脾气,增强脾的运化。脾的升清功能是其运化功能的具体体现,脾气得健,升清才有保障,运化水谷水液才能正常。正如《脾胃论·脾胃虚实传变论》中所讲到的,"五腑"之"器"的正常运转,需要五脏的支持,最重要的是靠脾的推动激发作用,并把"器"中之水谷精微运输至五脏,充养五脏。所以,健脾化湿是关键。

膏淋多由湿热下注,气化不利,日久反复发展而来。《王仲奇医案》载治潘右案,患者精神差,易疲倦,腰酸,中气不足有脱肛。王氏认为,肾虚下元不固,不能制约脂液,脂液下泄,见淋初如脂;日久为虚,不胀痛,正气不足,脾肾两虚,治以补虚固涩。以潞党参、淮山药补脾气;潼沙苑补肝肾固精;桑螵蛸固精缩尿,补肾助阳,该药常用于遗精滑精、遗尿尿频、小便白浊;甘枸杞、菟丝子饼、川杜仲、续断皆取其补肝肾之意;益智仁温脾止泻摄唾,暖肾固精缩尿;远志肉安神益智。本案为虚证,患者既有中气不足、疲倦脱肛,又有下元不固、肾气亏虚,所以治疗从先后天入手,健脾补肾。脾肾得健,体内气化通利,水液代谢正常,气血条畅,湿热自除。

4.现代王乐匋以健脾化湿治疗湿证

现代新安医家王乐匋,临证也常用健脾化湿法治疗湿病。如治疗一菌痢患者,46岁,男性,大便经常溏薄,有时粪便夹黏垢,或紫色血便,登厕时腹部隐痛,肛门坠胀不爽,脉弦细,苔薄腻而淡黄。他认为,此湿热郁阻肠中,延为"休息痢",久而脾虚失运,以致清气不升。张石顽有连理汤一方,系以理中汤加黄连、茯苓而成,颇适用于此种脾虚与湿热并见之证。王氏姑仿其意,处方:酒炒川连3克,淡干姜2.4克,焦白术6克,土炒白芍9克,炙甘草3克,煨广木香4.5克,炒防风4.5克,银花炭12克,炒荆芥4.5克,陈莱菔缨12克,米炒荷蒂4枚,4剂。服后大便渐趋正常,黏垢减少,仍从原方出入,约20剂。大便正常后,改汤为丸,以巩固疗效。

另其治一体虚便溏小儿,男,6岁,平素体质虚弱,营养不良,大便常溏薄,开始时高热烦躁,继则热恋不退,精神疲乏,神志时明时昧,四肢清冷,大便溏泄,躯干部有血点,色淡不荣,唇燥口干,舌红少苔,脉来虚数。王乐匋认为,此邪热逼入营分,而中阳素虚,以致邪气欲达不达,颇虑正气不支而有内闭外脱之变。因思清代伤寒名家舒驰远有石膏与附子同用之法,虽未必尽合于本证,然寒温并用,为本证所当采取。处方:生晒参(另炖)3克,熟附片(先煎)3克,水牛角(刬,文火煎)15克,细生地9克,石菖蒲(研、分吞)4.5克,川贝(研、分吞)4.5克,大青叶18克,银花12克,板蓝根18克,局方至宝丹(去蜡壳溶化服)1粒,1剂。二诊:药后神志渐清,寝时仍有呓语,余症如前,原方加灯芯草1束,1剂。三诊:服后神志已清,热渐退而未尽,原方去灯芯草、至宝丹,加炒白术4.5克,扁豆衣9克,米炒荷叶12克,2剂。四诊:服后神色渐振,热亦渐退,近日溏泄已不作,法当清透气分之邪热,参以顾护气阴之剂。处方:孩儿参9克,北条参9克,连翘9克,银花9克,鲜佩兰12克,扁豆衣4.5克,生谷芽12克,碧玉散(荷叶包,刺孔)9克,2剂。药后热退神清,泻不作,乃以参苓白术散合沙参麦冬汤出入为方,作善后调理。

上两案健脾化湿,以凉药与热药并用,即所谓"反佐"之意。王乐匋认为,不论时病或杂病,凡本虚标实或寒热相杂者,在一定情况下,可考虑寒温并用之法。

王乐匋还善用附子补脾之阳气以治疗湿性病证。附子味辛、甘,性热,归心、肾、脾经,功效回阳救逆、助阳补火、散寒止痛。他认为,附子能上助心阳、中温脾阳、下补肾阳,故常用于治疗脾肾阳虚、寒湿内盛的脘腹冷痛,大便溏泄,常与党参、白术、干姜同用;治疗脾肾阳虚的寒性水肿,多与白术、茯苓、生姜同用。其治疗湿热证,湿重于热,而湿邪始终不化,至身热始终不扬,舌苔腻白,脉来濡缓,虽未必即称"湿盛阳微",但因为湿毕竟属阴邪,湿邪之未化,实由于阴邪之作祟,此时倘于芳香化浊之剂中,少参附子以振奋阳气,则往往湿开而热透。只是为医者要善于掌握湿热偏重之时机,用所适用。如果是湿温后期,邪热已退七八,但患者舌质淡而少苔,食欲不振,或大便微溏,四肢困乏无力,脉来濡细,此时当健脾启胃,参以廓清余邪,此时加附子于其间,以振奋脾胃之阳气,则疗程当可相对缩短。而肥人多湿,每多气短而无力,此种病人,多用化湿而益气,倘加附子于其间,以推动其阳气,往往阳气一振,则气虚湿郁等症状亦可得到缓解。

总之,新安王氏内科多主健脾化湿之治。王仲奇擅调脾胃,认为"久病胃薄,以顾后天为急务",治疗胃病更要求刻刻顾护胃气,《王仲奇医案》屡用茯苓健脾祛湿,并多配以其他调治脾胃及清脑诸品。王任之善健脾化湿治痢,认为"人以胃气为本,而治痢尤要",喜选炒陈六神曲、鸡内金、莱菔缨等和胃健脾,病程久者乃"体元累耗之过",则以温阳运脾为法,治用附子、益智仁、白术、山药等温补脾肾。王乐匋认为,治湿温当于中焦求之,湿之伤人伤脾胃之阳者十之八九,伤脾胃之阴者十居一二,应有所识辨;他强调,在常用治法运用无效的疑难杂症中,可以考虑是否存在脾虚、是否存在湿邪,其在临床中常适当运用调理脾胃、健脾化湿之法,如常以生白术、法半夏、茯苓等治疗汗证、水肿、黄带、面肿、溃疡性结肠炎、痰证、黄疸、淋证等,多有奇效。

三、固本培元法

所谓固本培元,即固先天之本,培后天元气。

1.培后天之本、固后天元气的提出

元末明初朱丹溪"阳常有余,阴常不足"之说盛行,尤其朱丹溪的弟子王纶专作《忌用参芪论》一文,滋阴学说泛滥,过用苦寒降火,戕伤元气。新安医家汪机虽私淑朱丹溪,但更多地接受了李东垣重视脾胃元气的思想,充分认识到了滥用苦寒的危害性,特专作《辩〈明医杂著·忌用参芪论〉》一文,列举案例说明朱丹溪治疗血虚有火"未尝废人参而不用",并以《黄帝内经》气血营卫立论,煞费苦心地从中找到"营气"这样一个沟通阴阳的切入点。他认为朱丹溪所说的"阳常有余"是指卫气,"阴常不足"是指营气,其《石山医案·营卫论》进一步指出:"营阴而不禀卫之阳,莫能营昼夜,利关节矣。古人于营字下加上'气'字,可见卫固阳也,营亦阳也。"阴中有阳,阳中有阴,由此提出了营卫阴阳本同一气之说。所以,"丹溪以补阴为主,固为补营,东垣以补气为主,亦补营也,以营兼气血而言"。

以营卫一气说为理论根据,治疗上汪机认为"补阳者,补营之阳;补阴者,补营之阴",擅用人参、白术、黄芪气血双补、阴阳并调。其《营卫论》有针对性地指出:"经曰阴不足者补之以味,参芪味甘,甘能生血,非补阴而何?又曰阳不足者温之以气,参芪气温,又能补阳。故仲景曰:气虚血弱,以人参补之,可见参芪不惟补阳,而亦补阴。东垣曰血脱益气,仲景曰阳生阴长,义本诸此。"

《灵枢·营卫生会》曰:"人受气于谷,谷入于胃,以传与肺,五脏六腑,皆以受气,其清者为营,浊者为卫。"汪机承《黄帝内经》之说,认为"清者为营,浊者为卫",营卫气血皆一气所化。由于"营气、卫气皆藉水谷而生",健脾补气则饮食进,饮食进则血自生,培补脾胃元气就成了气血阴阳双补的主要途径。《石山医案·病用参芪论》进一步指出:"又脾胃喜温而恶寒,脾胃有伤,非藉甘温之剂乌能补哉?"人参、白术、黄芪味甘性温,为补脾胃圣药,"脾胃无伤,则水谷可入,而营卫有所资,元气有所助,病亦不生,邪亦可除矣。"在《石山医案》中,其以人参、白术、黄芪补脾培元的临床验案极多,同时处方中注意配伍当归、白芍、麦冬养血滋阴之剂,由此形成了"调补气血"的特色治法。

针对应用人参、黄芪可能出现的副作用,汪机善于以灵活的配伍来制约。《病用参芪论》指出:"又谓参芪性温,只恐积温成热,又谓参芪补气,尤恐

气旺血衰，殊不知有是病用是药，有病则病当之，何至于积温成热、气旺血伤乎？且参芪性虽温而用芩连以监之，则温亦从而轻减矣。功虽补气，而用枳、朴以制之，则补性亦从而降杀矣。虑其滞闷也，佐之以辛散。虑其助气也，辅之以消导，则参芪亦莫能纵态而逞其恶矣。"

汪机以营卫气血立论，将"阳常有余，阴常不足"一变而为"卫气有余，营气不足"，将养阴降火之治一改而为气血双补之法，重视脾胃，擅用参、术、芪甘温益气，熔李东垣补气与朱丹溪补阴为一炉，开创了新安医学"固本培元派"，成为明代中后期温补派的先导。

汪机弟子众多，《病用参芪论》就是弟子程廷彝为补充《营卫论》而作，并补入老师著作之中的；族侄汪宦强调惜元气、重根本，临证善用参芪救治气衰诸证，适当配伍肉桂、附子、干姜；弟子汪副护自号"培元子"，著《试效集成》以阐发"参芪"补元的经验；歙县吴洋曾受业于汪机，"生平治病以补中气为本"，临证重用人参、黄芪；歙西余傅山私淑汪机，强调凡元气虚先顾元气，善于用补气健脾之法；汪宦弟子徐春甫更私淑李东垣，其在北京开设"保元堂"应诊，强调"治病不查脾胃之虚实，不足以为太医"，一生倡导培补脾胃的"王道"之法；汪机的另一位再传弟子孙一奎，临证多言元气受病从三焦辨治，其《医旨余绪·问十二经脏腑命名之义》指出："三焦以焦而言，犹三才也。三才之用，重于中焦。滑伯仁曰：三焦始于原气，用于中焦，散于膻中。上焦主内而不出，下焦主出而不内，其内其出，皆系中焦之腐熟。"

汪机所谓培元，主要是培中焦脾胃元气。这一时期新安培固脾胃元气与"调理脾胃"治疗实质上是结合在一起的，两者同期相比，只不过认识的角度和层面不同而已。也就是说新安"固本培元"和"调理脾胃"两法一源双流，初期同为一体，同体同构、难以割分。

2.培先天之本、固先天元气的推进

元气概念自《难经》引入中医后，原指生命的原始动力，源于先天、化生于命门，而脾胃元气之说则源自李东垣《脾胃论》。孙一奎根据太极原理又提出"命门动气说"，否定左肾右命门说，而以两肾之间一点动气为命门，以此命门动气为原气，以"三焦为元气之别使"，认为疾病的发生多由下焦元气不足，三焦相火衰微，临证重视下焦元气的温补，擅用人参、白术、黄芪或合干姜、附子共用。其实汪宦、徐春甫亦意识到温阳的重要性，如《古今医统大全·癞冷门》指出："阳虚则恶寒，用参芪之类，甚者加附子以行参芪之功。"以温补下元为重，固本培元从脾胃元气扩展到命门元气，后世由此向偏重肾阳方向发展。从此，"固本培元"法与"调理脾胃"法"分道扬镳"，前者脾肾并治但需从脾胃入手，后者限于从脾胃论治但可安和五脏六腑、四肢百骸，各有侧重。

孙一奎还指出,不唯纯阴苦寒之剂可伤脾胃、耗元气,"若用辛香散气、燥热伤气,真气耗散",又如疏导过剂也可耗损元气,淡渗过剂每常致肾气夺伤。他认为,三焦元气之病变当分三部分治,尤为重视下焦虚寒,对下消亦注意精气同治。下消病久、阴损及阳时,其擅长阴阳并补,重在用桂附大补下元,使元阳之气充盛,津液得以熏蒸而上,口自然不渴,饮入水少,小溲亦少。此法今人未必敢用,足见其辨治之大胆。他强调脾胃和下元阳气对生命的主宰作用,立足于先后天,或侧重中焦,或侧重下焦,同时善用甘温之味,提出"纳气归元"的治法,对纠正时弊起到了积极作用。

3.先后天之治的发扬光大

此后,余傅山的堂弟余淙,亦曾受医于汪宦,十分重视对脾肾的调护,危疑病证每以大补真元化险为夷;余淙的弟子吴崐,是一位针灸汤药并用的大家,提出"用药以元气为重,用针以元神为重",强调不可伤了元气和元神,其元气所指偏重于先天。

明末清初,新安程从周、郑重光、吴楚等重视阳气,继承发展张仲景温补救阳的学说,力戒时医滥用寒凉之弊,善用温补经方疗顽疾。《程茂先医案》诊治疾病多立足于脾肾阳气,善用参芪归术苓,甚则与干姜、附子合方;《郑素圃医案》治验以阴证居多,大多取效于参芪桂附;吴楚脾肾并重,喜用大剂量参芪,并善用桂附,其《医验录》"用温补而愈者,十之五六"。

程从周力倡温补,其《程茂先医案》中超过1/3用温补而效,因所录90案多属"寒凉之过,凝滞而然",其中76案从脾肾阳气分析病机,常用温补中气、温阳补肾立法选方,认为"非参附不可挽回",声称:"凡此之类,余乃用温中之法而活人多矣!见用寒凉而殁人者,已多矣!""非参芪之功,乌可得耶?""俗医本无定见,不识实虚,每见参芪,因而媒孽其短,从中诋毁,迎合主人。且病假耳食者多,谁能剖析贤愚,甘受虚虚之祸。"其善用人参,一是人参、黄芪同用补元气,二是用益气与温阳药组方温补脾肾。每遇难症则用独参、参附、参芪、生脉,往往能回春阳于就木之际。

郑重光著《素圃医案》,自序是编目的在于"补专事苦寒之偏",系针对时医"专事苦寒以伐真阳"的时弊而作,其案以温补见长,援用姜、附起病,经方应用以四逆汤、理中汤、八味丸为特色。其原则是协调阴阳,温养脏腑,促使气血调和,元真通畅,祛除寒邪、水湿、痰饮、瘀血等。"寒者热之""劳者温之",既注重扶阳气、存阴液,又突出温养脏腑气血。卷一伤寒治验54案,皆以四逆汤回阳救逆、理中丸温中散寒而收功;卷二痢疾治验,多以《金匮》八味丸升阳温肾为变法。

吴楚认为,"甘温之药,如行春夏之令,生长万物者也",主张"司命者,当常以甘温益气血",其《医验录(二集)》曰"伤寒病,既受寒邪,伤其元气,又或汗或吐或下,重伤其元气",加之误服苦寒,"大苦大寒之药,既折其阳,又损其阴,至肾气受亏","须用阳药温补以回正气,正气回而邪自止。岂但要用人参,非附桂不能取效","中气之寒易温,肾脏之真气难回",当温补肾阳、健脾益气治之,所载虚劳20案皆以肾气丸加减收效,"盖肾中之真阴属水,肾中之真阳属火,即命门之真火也。火所以生万物者,真火既衰,则不能上蒸脾土,脾土虚则不能健运,使熟腐五谷……欲养脾土,必须温补命门真火。火旺则生土,而土为春温发舒之土,庶可以生万物,而无阴凝肃杀之患也"。论治阴证伤寒、寒入血室、产后伤寒等皆以理中汤收效,虚甚寒重者再加附子、肉桂等,以温肾阳;论治内伤,则形成以张仲景益气温阳之剂固本培元的治疗特色。

吴楚还提出了"脾胃分治说",脾升胃降、脾胃分治,从此新安"调理脾胃"法,明显不同于"固本培元"脾胃不分、脾胃元气合论的含义。再到吴澄提出理脾阴说、叶桂提出养胃阴说,脾胃分而论治,"调理脾胃"与"固本培元"更是截然有别了。

新安"调理脾胃"与"固本培元"治法虽同出一源,同样体现了扶养脾胃之意、顾护中州之旨,但在发展进化中各有侧重,逐渐有了截然不同的区别。见下表。

新安"调补脾胃"与"固本培元"治法的区别

治则	对象	具体方法				用药
调理脾胃	脾胃	脾升胃降脾胃分治	调补兼施斡旋中州	安和五脏从脾胃论治	脾胃各分阴阳理脾阴、养胃阴尤有特色	健脾胃、理脾阴、养胃阴用药各有不同
固本培元	脾肾	脾胃元气一体不分	单纯温补脾肾兼治	温补脾肾脾胃为途径	培补脾肾元阳之气扶阳以益阴,佐阴以求阳	以"参、术、芪或合姜、附、桂"为特点

4.现代研究

除传统文献研究外,现代还运用数理统计和药理研究方法,以进一步论证新安固本培元治法的证治特点及用药规律,已初步取得了令人信服的成果,并且还有新的发现。

从代表方入手是研究中医治法的有效路径,但新安固本培元派却不像以薛己、张景岳等为代表的江浙温补派那样,有六味丸、八味丸、左归丸、右归饮等代表方,确定基本方成为一个研究的突破口。

汪机《石山医案》共收案108例、用药96味,经统计用药总频次为1087次,分析研究发现其组方配伍规律以补气药为主,常配伍补血、清热、理气、补阴、利水渗湿等药,人参、白术、当归、甘草、黄芪、陈皮、麦冬7味是其中的核心药物,由此筛选拟定汪机固本培元基本方:人参6克,黄芪20克,白术15克,茯苓12克,当归10克,白芍12克,麦冬12克,陈皮12克,黄柏10克,黄芩12克,甘草6克。

药理实验研究证明,"汪氏固本培元方"各剂量组与模型组比较,可明显减轻脾虚型溃疡性结肠炎大鼠(番泻叶与冰乙酸造模)结肠黏膜损伤程度($P<0.01$),血清IL-6、IL-8及TNF-α浓度均明显下降,且其降低TNF-α水平、减轻黏膜损伤的作用随剂量增加而增强。全方有补气健脾、清热燥湿解毒之功能,临床运用于溃疡性结肠炎、慢性浅表性胃炎等属脾虚证型者,多获良效。

固本培元派传承有序,阵容强大。有研究者运用FoxPro编译程序,对汪机《石山医案》,江瓘、江应宿《名医类案》,孙一奎《孙一奎医案》,程从周《程茂先医案》,吴楚《医验录》,郑重光《素圃医案》,程文囿《杏轩医案》进行统计。这7家医案专著共载1400余案中,运用温补培元者就有653案,占47%;通过用药频次统计发现,653案中共用药物248味,使用总频次7420次,其中补气、温里、补阳、滋阴、理气、活血、利湿、清热8类药共123味使用频次最高,为6632次,占总频次89.38%;其中又以人参、白术、甘草、茯苓、当归、黄芪、陈皮、干姜、附子、白芍为核心药物,这10味用药频次3743次,占总频次50.4%,超过了半数。

以此10味核心药物为基本依据,按照8类药的规律,确定以补气药、温里药为君,臣以补阳、滋阴药,佐以活血、渗湿药,以清热为反佐的配伍原则,优化出一个"新安七家"温补培元方,即人参(红参)、生黄芪、炒白术、炙甘草、茯苓、制附子、川芎、炒白芍、当归、黄柏、干姜、山茱萸、陈皮。分析其组成,系从张仲景方中化裁而来,如理中汤、四逆汤、四逆人参汤、茯苓四逆汤、干姜附子汤、真武汤、附子汤,以及后世的四君子汤等,皆蕴含其中。

实验研究证明,脾虚大鼠(大黄造模)外周血细胞因子IL-2含量明显下降、活性明显降低,用"七家温补培元方"后各剂量组与模型组比较,可显著升高脾虚大鼠IL-2的含量($P<0.05$),且高剂量组提升更为显著($P<0.01$),说明该方可提高IL-2的含量,通过免疫调节促进细胞免疫功能,从而改善脾虚症状。

"七家温补培元方"运用于脾虚大鼠(大黄造模)后,其脾虚症状很快改善,不仅大便成形,且活跃,食量增多,体重上升,实验后大鼠体重明显高于模型组;通过对脾虚大鼠小肠肌间神经丛胆碱能神经终末超微结构变化的实验观察,发现该方可明显减少Ach终末清亮小泡的数量($P<0.05$),抑制胆碱能神经功能亢进作用,从而改善大鼠的脾虚证候。

脾虚小鼠(利血平复制)细胞免疫功能下降,其巨噬细胞吞噬功能、脾细胞自然杀伤(NK)活性及脾脏淋巴细胞转化率(LTR)明显降低(P<0.05),而用"七家温补培元方"后,巨噬细胞吞噬作用及NK活性明显增强(P<0.05),且高剂量组更为显著(P<0.01)。

脾肾阳虚型小鼠(大黄造模)红细胞免疫功能低下,而用药后与模型组比较,RBC-IC明显降低,RBC-C3b高剂量组明显升高(P<0.05),但低剂量组无统计学意义,表明"七家温补培元方"能提高红细胞C3b受体花环率,降低红细胞免疫复合物花环率,但提高RBC-C3b水平还存在量效关系。

细胞免疫紊乱是脾虚和脾肾阳虚证的一个重要表现,固本培元方能明显增强和提高细胞免疫、红细胞免疫以及细胞因子的调节功能,对疾病的抵抗力和恢复能力有着重要的作用。调节整个机体的细胞免疫,可能是其改善脾虚、脾肾阳虚证候的具体环节之一,也可能是固本培元法的重要作用机制。

又有研究者根据《新安医籍考》记载,选择认为运用固本培元治法的12位新安医家的12本完整医案专著(上述7部医案专著再加上余国珮《婺源余先生医案》、汪廷元《新安医案》《广陵医案》、程有功《冯塘医案》、陈鸿猷《管见医案》),收集有关脾、肾类医案678条建立数据库,运用数理统计分析和数据挖掘技术,寻找固本培元法防治疾病的相关证治规律。

678条医案中出现症状共计235个,总频次4327次,其中出现频次在15次以上者有72个,累计3465次,占总频次的80.1%,说明核心症状较为集中,根据核心症状推测主要属脾气虚、肾气虚、脾阳虚、肾阴虚、肾阳虚;医案中使用中药208味,总频次6976味次,其中使用频次在20次以上者有71味,累计5699味次,占总频次的81.7%,充分说明常用中药较集中,人参、白术、甘草、黄芪、陈皮、茯苓、当归、白芍、半夏、附子、柴胡、升麻、薏苡仁等补脾、温阳益气类药物使用频率较高,基本上是六君子汤和补中益气汤的合方加减,其中人参-黄芪组合关联度最强,人参-白术、人参-白术-黄芪、人参-白术-陈皮、人参-附子-肉桂-甘草、附子-肉桂-甘草-熟地等也有较强的关联度。以该数据库为依据的另一则报道则微有差异,由数据挖掘出的基本方为人参、黄芪、白术、茯苓、甘草、白芍、当归、陈皮、半夏、柴胡、附子、肉桂、鹿角、紫河车、黄芩、知母,基本上是六君子汤、四逆汤和右归丸合方的加减组合。但治疗重点均在于脾肾并治,以温补脾气脾阳、肾阴肾阳和督脉等为基本治法。

另据其中脾类相关医案的数据分析,出现症状共计98个,总频次2056例次,其中使用频次在12以上者为38个,累计1725例次,占总频次的83.9%,核心症状较为集中;使用药物203味,总频次5012味次,其中使用频次在20以上者有48味,累计3974味次,占总频次79.3%,常用中药较集中,核心药物是人参、白术、甘草、黄芪、茯苓、陈皮、白芍、当归、麦冬、黄芩、半夏、柴胡、升麻、薏苡仁、山药、附子、肉桂,从而构成脾类症状基本方,主要由六君子汤、补中益气汤组成,其中人参–白术–黄芪用药频次最高、剂量最重,且在三元项中关联度最强,人参–白术–甘草、人参–白术–甘草–黄芪、人参–黄芪–甘草–柴胡亦有较强的关联度。其治以益气健脾、升提脾气、温补脾阳及兼清郁热合用。

上述报道尽管研究对象本身的代表性还有待商榷,所选医家、医著、医案有一定局限性,医家一生治病难以计数,往往以某科某些病证见长,录案往往多选其中难治的典型病例,记难不记易、记变不记常,属选择性记录,重点突出而不是全面收集,整理提炼而不是即时即入,不论是全样本大数据还是抽样研究,现存医案只能反映其特色而不能真实反映其总体,尚难以全面准确地表达出真实的用药频率和频次。

但古今名医将其毕生实践中最得意、最突出、最具代表性、最有教益和最有深刻教训的典型案例笔之于书,是花了很大心血和精力的,虽然不具资料的完整性,但具有学术性,是其学术中最精华、最有价值的部分,作为其学术思想和观点的代表,是没有什么疑问的。计算机数理研究的结果与传统文献研究也大体吻合,进一步明确和突显了新安固本培元治法所对应的病证属性、用药特色和配伍风格,即针对脾肾阳虚之证,善用人参、白术、黄芪佐以附子、肉桂、干姜,益气在脾,温阳在肾,先后天并举并重。

数据挖掘研究还有新的发现,发现了一些隐藏的知识点。譬如培补脾元用药重黄芪但更重白术,人参–白术关联度高于人参–黄芪,表明新安固本培元派重黄芪更重白术,尤其徐春甫重用、倍用、合用白术,达到出神入化的地步。白术是新安道地药材,歙术、祁术皆为上品,生黄山者更为珍品,这为新安医家重用、合用白术健脾培元,积累固本培元治法的学术经验,提供了得天独厚的物质条件。新安医家认为,黄芪大补元气是"授人以鱼",而白术健脾、培后天之元是"授人以渔",更为紧要。现代药理实验研究证明,白术内酯具有调节胃肠道功能和促进营养物质吸收的功能,能够促进黄芪、人参中皂苷、皂苷、多糖、多肽及挥发油等有效活性成分的吸收,从一个角度和层面也证明了固本培元用药特色的科学性。

又如《孙一奎医案》132案用药178味,用药总频次为1596次,核心药物是人参、甘草、白术、茯苓、陈皮、白芍、当归、黄芪、半夏、肉桂、薏苡仁、柴胡、泽泻,13味药中仅合肉桂一味,与文献研究认为孙一奎以温补下元为重,用药"参术芪"而外常合附子、干姜、肉桂为用的结论,有很大的差距。今后还有必要结合历史文献中对当时疾病的分布流行和大宗药材使用等情况的记载进行挖掘研究,以为佐证并弥补缺失。

固本培元法主要适用于内科,尤以脾虚与脾肾两虚的病证为主。现代以人参、白术、黄芪为主药配伍,已广泛运用于再生障碍性贫血、白细胞减少症、脑供血不足、眩晕、认知功能障碍、帕金森病、中风恢复期、心血管疾病、慢性阻塞性肺疾病、肺间质纤维化、胃下垂、慢性胃炎、溃疡性结肠炎、慢性肝炎、肾损害、慢性肾炎、糖尿病、重症肌无力、肿瘤、HIV感染者、不孕不育症等内外妇儿各科疑难病症中。有学者指出,以新安固本培元思想为理论依据,深入研究中医药防治肺胀(稳定期)痰瘀阻肺、肺肾气虚证的科研思路,建立临床科研模式,并开展临床工作,不仅能够促进学术进步、提高临床疗效,对促进中医药防治肺胀能力的提高也具有理论和现实意义。

新安固本培元不局限于用药,新安医家吴崐还提出"针药补元"说,强调用针以不伤元神为重。现代运用培元针法治疗阿尔茨海默病、血管性痴呆症、中风后抑郁症、顽固性口眼㖞斜、肌萎缩侧索硬化、运动员赛后疲劳症等,运用培元推拿手法治疗慢性疲劳综合征等,均有良好的疗效。

四、养阴清润法

新安"养阴护阴"治法导源于朱丹溪滋阴说,又与"固本培元"治法有着千丝万缕的联系。朱丹溪所谓"阳有余阴不足"之论,借日月以喻人之禀赋,说明人体阳强阴柔的本性,启发了新安固本培元派从阴中求阳论治疾病,尤其是兼顾脾肾阴虚的探索。

1.固本培元兼顾元阴

固本培元派开创者汪机私淑朱丹溪,有所谓参芪补气补阴之双补说,其组方用药常配伍白芍、麦冬、生地等养阴药,又如其补气化湿,往往同时配伍清润之品,以防伤脾胃之阴。

其再传弟子孙一奎则认为,疾病多由下元不足引起,临证主张温阳益气,但并不否定肾阴虚的存在,如治肾消"壮水之主,以制阳光"是其常用之法;另一位再传弟子徐春甫,虽私淑李东垣、力荐《脾胃论》,但也吸收朱丹溪学说之精华,所著《古今医统大全》明确申明"脾阴常不足"、"脾阴虚"等概念和"脾阴足而万邪息"等观点。

明代歙县罗周彦先天元阴不足治以补水益元汤、后天元阴不足治以滋阴益元汤的设定,对新安养阴治法的形成产生了一定影响。如关于"肾泻"的诊治,其《医宗粹言》指出:元阴不足而泄泻者,名曰肾泻,其状则水谷不分,至固即去,足胫冷,少腹下重,但去有常度,昼夜或一二次,与他证之泻不同,盖元阴之气衰弱,不能健运其水谷故也,因此肾泻不可用人参、白术等药,因参术乃补脾胃阳气之药,肾泻补脾则土愈胜而水愈亏,于病有弊无利,要在以熟地、生地、当归、麦门冬、白芍等补水益元。

清代吴澄则是着力从后天脾阴不足阐述滋阴补元的新安医家,其"理脾阴"说详细论述了脾阴的生理、病理、临床表现及治疗大法,认为"虚损之人为阴火所灼,津液不足,筋脉皮骨皆无所养,而精神亦见羸弱,百症从生焉",提出脾虚当分阴阳,虚损健脾勿忘脾阴,治虚损应以理脾阴为要法。其后有罗浩"熟地、麦冬培土"之治,江之兰"脾阴不足不可温燥为治"之认识。

2.温疫治重清热养阴

明清温病流行,外感温病热邪耗伤、消灼阴津,而阴津的存亡关系到疾病的转归, 新安医家在积极探索温疫防治的实践中, 更是不断地创新运用"养阴护阴"之治。顾护津液、保存胃阴并不局限于外感,叶桂认为,胃喜柔润,得阴自安,"非阴柔不肯协和",养胃生津更适用于"杂病虚劳",故论治上突出一个"润"字,主张用濡润养胃法治疗燥热伤阴之证,宜用北沙参、麦冬、石斛、山药、玉竹、甘蔗汁等"甘平或甘凉濡润之品"。如胃液素衰,肝风旋动,治宜用石决明、阿胶等养胃汁以熄风等。在朱丹溪"阴不足论"的启示下,叶桂率先发明胃阴虚之说,提出清养胃阴、甘凉濡润、扶土抑木、培土生金、育阴止血诸法,系统地创立了养胃阴的治法体系,而与吴澄养脾阴相辅相成,共同弥补了李东垣《脾胃论》之不足。

许豫和擅长儿科,所著《小儿诸热辨》指出:"予治小儿热病……汗后热不退,阴气先绝,邪热独留,不急养阴,即成惊搐。"其治热病首在存阴,时时注意顾护津液,常以六味地黄丸加减,壮水之主以镇阳光。

清代自乾隆年间起白喉多次大流行,时医非辛温发散即苦寒降泻,夭枉者不可胜数,郑氏喉科郑宏纲、郑枢扶父子,倡阴亏之说、立养阴之法,认为水虚则金不润而燥,白喉一症乃感受燥邪、耗伤肾阴、热毒熏蒸于咽喉而作,论治上"总以养阴兼辛凉而散为主",创制养阴清肺汤,并与吹喉药灵活施用,挽救了无数白喉患者的生命。郑氏父子认为,白喉最忌发汗散表及苦寒,故耗阴之品不可妄用。为防伤阴耗液,《重楼玉钥》列出"喉间起白所切忌药味"13味,麻黄、防风、羌活、荆芥等过度发表,"误用则咽哑不可救",山豆根、黄芩、射干过度苦寒,"妄用则喑哑",此与叶桂温病"忌汗"的观点有异曲同工之妙。

清后期余国珮著《医理》一书,提出"燥湿为纲"辨证说,实则侧重于论燥邪致病,治外感"伏邪宁多用救阴",治内伤持"欲作长明灯,须识添油法"之论,重养阴润燥之治,力倡"养液柔肝"之法,还认为"治风先治血,血行风自灭"当易为"治风先养血,血充风自灭"。外感内伤、临床各科多以体软滑润、多汁多油之品用治,创立解燥汤、清金解燥汤、安本解燥汤、助液汤、泽生汤、甘雨汤等方,其《婺源余先生医案》用药不过百余味,其中沙参出现频率高达86%,其次为芦根、麦冬、梨汁等。

清末俞世球认为,"古人先天足,今人先天不足,古人阳常有余,今人阴常不足,所以今人之病当以养阴为主",今时温热、暑温时病较多,"春温则切忌发汗以劫其津",强调养阴护津的重要性。

近现代新安医家对温病刻刻顾护阴津的治法做了进一步的深入探讨和运用。程门雪十分推崇叶桂"救阴不在血,而在精和汗"的论断,常付诸实践,指导遣方用药,但不赞同其"柴胡劫肝阴,葛根竭胃液"等臆测之辞,临床能熔经方、时方于一炉,善用复方多法治疗热病和疑难杂症,温病较少单用或重用苦寒药,以免用之不当而劫液伤阴。他对温病常用的几味苦寒药做了分析,认为黄连阿胶汤治疗余热未清,主药不是黄连而是阿胶,重点在于滋补阴血。

王乐匋于温病学深有研究,阐发吴鞠通护阴与化湿之治,强调慎用苦寒之药以免劫阴,指明柳宝诒治温之精要在于养阴与泄热,赞同王孟英、柳宝诒等温病大家"保阴为第一要义"、"步步顾其阴液"的思想,认为阳盛阴虚为伏温发病之机,处理外感病不可忽视顾护阴津阳气,治温则重在护阴,温病处理得当与不当、预后之良恶,常以津液之存亡为准则。同时认为温病虽然忌汗,却又必须借汗以出路,辛凉透邪之法足以适用。

3.形成清养脾胃肺肾之阴的特色

新安医家由滋阴扶阳出发,从脾阴虚论到胃阴虚论,由肾阴耗伤肺燥说到燥邪致病说,尤其以清代叶桂、郑氏喉科、余国珮为代表,立论以养阴护津为要务,以顾养阴液为治则,对温病证治做出了较大贡献。养阴润燥由外感推及内伤杂症,既是温疫扶正的体现,又是临床各科疾病的治则之一,新安理脾阴养胃阴、滋肾阴清肺热形成特色。

比较新安固本培元与养阴清润两大特色治法,如果说前者是"益火之源以消阴翳",后者就是"壮水之主以制阳光",两者相反相成、相映生辉。

五、六经辨治的普适性

东汉张仲景有感伤寒之"莫救"而著《伤寒杂病论》,经晋代王叔和整理编次为《伤寒论》,后世多有视其为外感专著者,以为六经辨证只适用于外感病,甚则以张仲景为"伤寒专家",所谓"外感法仲景,内伤法东垣,温热法河间,杂病法丹溪"。新安医家遵张仲景之说,强调《伤寒论》不仅针对伤寒,凡病诊疗上仍遵《伤寒》法度",六经普适于外感内伤诸证。

1.杂病准《伤寒》

明代程玠《松崖医径·伤寒集》将伤寒六经辨证简化归类,提出"杂病准《伤寒》治法"的论断,指出"人病不止于伤寒,而特立伤寒一法,凡有病而治之,皆当准此以为绳度也",认为六经辨证同样适用于内伤杂病的诊疗。

余傅山在《论医汇粹》中,强调要意会张仲景少阴证用麻黄附子细辛汤以附子温中、"阴经多用附子理中汤、四逆汤、通脉四逆汤"之旨意,明确提出"三阴寒证"系"内伤兼外感"。

孙一奎也认为"仲景不徒以伤寒擅名",其《孙一奎医案》多载用张仲景法,如诊阴盛格阳证治血痢案,小建中汤治痰积滞肠之湿热痢案,小陷胸汤主治肝胆实火之胁痛案。

尤其方有执重次条文编著《伤寒论条辨》,认为《伤寒论》"不啻伤寒而已","非谓论伤寒之一病也",即使外感六淫其传变也有发为杂病者,无论何病皆可以六经为纲,"六经岂独伤寒之一病为然哉,病病皆然矣",强调了六经辨证论治的普适性。清代辨证论治派伤寒大家柯韵伯(浙江人),虽反对方有执的错简重订说,但在六经辨证适用性上承袭了方有执的观点,认为张仲景六经"为百病立法","非专为伤寒一症立法",主张"伤寒杂病,治无二理",实际上也是对程玠"杂病准《伤寒》治法"和方有执"病病皆然"的进一步阐发,以至于后世有误认为"柯琴最早提出六经为百病立法"者。

继明代以后,清代新安医学家步程玠、方有执等后尘,进一步阐发《伤寒论》方法的普适性。汪昂著《医方集解》,分21门,收方865首,特别注重对经方的选录,虽张仲景方仅157首,但二十一门一门一法,大多数门类将其作为首选,认为"方之祖始于仲景,后人触类扩而充之,不可计殚,然皆不能越仲景之范围",实际上从方剂角度印证了"百病皆法《伤寒》"之义。

程知著《伤寒经注》,更明确地诘问:"《太阳篇》中麻黄、桂枝诸汤,为即病之伤寒设也,青龙、越婢诸汤亦为即病之伤寒设乎?《阳明篇》中葛根、吴茱萸诸汤,为即病之伤寒设也,白虎、承气诸汤,亦为即病之伤寒设乎?《少阳篇》中小柴胡汤加桂枝、干姜者,为即病之伤寒设也,其加大黄、芒硝者,亦为即病之伤寒设乎?《三阴篇》中附子、四逆诸汤为即病之伤寒设也,其或用黄连、黄芩诸汤,或用承气、白虎诸汤,亦为即病之伤寒设乎?"

程应旄著《伤寒论后条辨》,指出张仲景"是设六经以赅尽众病",六经辨证不是教人"医伤寒"而是教人"辨伤寒","非单单教人从伤寒上去辨,乃教人合杂病上去辨",对"杂病准《伤寒》治法"做了更有力的推荐。

卢云乘撰《伤寒医验》,伤寒辨证以人体表里虚实在形骸分作三阴三阳六部,与方有执"六经分层分部"说殊途同归,论治上表里虚实各有所治。

吴人驹著《医宗承启》,明确指出张仲景并非仅仅是"伤寒"专家,《伤寒论》讨论了大量内伤杂病的证治,伤寒"诸变证咸属之内伤",只不过"起因于伤寒"而已,且伤寒诸证也多有原内伤之病因感寒邪诱发而成者,"若专以伤寒为治,不过发表温中二三方足矣,何用多为?须知此外,皆属内伤"。他认为,《伤寒论》精髓不在于伤寒、杂病之分,而在于用其方法对"现在"的证候进行辨证论治。

程玠、方有执、程应旄、吴人驹等新安医家的阐发,对后世应用经方治疗杂病有着巨大的启示作用。

2.温病不废《伤寒》

"伤寒宗仲景,热病崇河间",自宋元起温热病就开始脱离伤寒藩篱,但明清新安医家大多守循"温病不越伤寒"之绳墨,认为《伤寒论》所论为广义伤寒,温病属于伤寒体系。方有执就提出了"乱伤寒"和"杂伤寒"的概念,将温病归为杂伤寒。明清温疫流行,《石山医案》载"江南卑湿之地,湿易化热,故湿热病极多而伤寒少",至清代叶桂创立温病学独立体系,此后出现了长达200余年的"寒温之争"。其实叶桂本人并未因噎废食,外感风寒表证也多宗张仲景之法、善用六经辨证论治,如《临证指南医案》载选五苓散治太阳蓄水案,又有湿热蒙蔽心包案,治法遵循《伤寒论》"湿家大忌发散",强调湿温治疗"禁汗",其"温邪忌汗"实源自张仲景。

"古歙叶天士"虽为温病大家,然于仲景学说深有研究,内伤杂证尤能洞见病源,其《临证指南医案》有苓桂术甘汤治疗脾胃阳虚案、瓜蒌薤白半夏汤合瓜蒌薤白桂枝汤治疗肝气犯胃案等, 尤其运用仲景泻心法颇具匠心与卓识,其中明确提到用仲景泻心法或泻心汤,或虽未明言但用药完全相同或仅一二味之差者计65案,涉证10余种,广泛地运用于湿热、暑湿、痰热阻闭之众多病证,诸如呕吐、下痢、痞、胃脘痛、疟疾、噎膈反胃、脾瘅、肢厥、神志如蒙等,拓展了泻心法的运用范围。现代新安医学家程门雪评曰:"天士用方遍采诸家之长,而于仲师圣法用之尤熟。……叶氏于仲师之学极有根柢。"

3.近现代寒热统一的实践

近现代新安医家中,王少峰、王仲奇、程门雪、王乐匋、程道南等均学贯寒温,倡导寒温统一。王少峰认为,《伤寒论》"善治伤寒者必善治温病",太阳病已寓温病于其间,所著《伤寒从新》分正伤寒为"述古"、类伤寒为"新法",以折中伤寒诸家。王少峰以温热补充伤寒,并以伤寒六经指导温病临床,汇通伤寒温病,寒温一揆。

程门雪先师从新安伤寒名家汪石莲,后从孟河温病名家丁甘仁,一生崇奉张仲景和叶桂,在热病方药处治时常合两家之方同用,"复方多法",如合小柴胡汤、栀子豉汤疏解以治发热、胸闷、口苦,葛根芩连汤合桑菊饮、银翘散治高热便泄,既清阳明经热又辛凉解表透热,合用益元散、甘露消毒丹清热利湿、渗湿于热下等。

新安王氏内科主张寒温并举同用, 如王仲奇年轻时以擅治温热病和蛊胀而名噪乡里,迁沪后所治以杂病居多,张仲景之法常用而不废。再如王乐匋早年行医乡里,善用仲景方而屡获殊效,被誉为"王伤寒",后由"阳明为成温之薮"入手研治伤寒,临床擅用伤寒方法治温病,提出"白虎不适用于邪已入胃之证"的论点,指出"阳明为成温之薮"不可能概括温病的全过程,以张仲景之书对治温具有一定的指导意义则可,以治温之法尽在张仲景之书中则不可。针对叶桂"温邪忌汗"之说,王乐匋认为温病必须借汗以出路,辛凉透邪之法足以适应;又湿热合邪之证,苦寒之剂不必忌,湿邪常以小便为出路,淡渗一法亦不必忌。他认为"伤寒"和"温病"根叶相连,张仲景、叶桂治温之法都不能说已做到尽善尽美。

现代新安医家程道南,治外感热病也善将伤寒、温病辨证方法有机结合起来,如以淡渗宣化、芳香化浊为大法治疗湿温证,以"宣畅气机,清热化湿",辄有效验。

新安医学研究《伤寒论》的专著有50余部,均能结合当时实际而融外感与内伤、伤寒与温病于一体;"新安医案三百家",治内伤杂症均能宗张仲景之说、用张仲景方而获验,治外感均能合伤寒、温病法并用,临床"准《伤寒》法"之实践可谓鲜明独到。从"温病属伤寒"进化到"寒温根叶相连",学术思想上虽然发生了很大的变化,但新安医家临证擅用《伤寒》治法则从未发生过改变。

新安医家在特定的时代、地域和文化背景下,以中医经典理论和新安医学创新学说为依据,在长期临床实践中各有侧重、多有发挥,逐渐形成了"固本培元""调理脾胃""养阴护阴""准《伤寒》"等特色治法,丰富和发展了中医治法体系。"调理脾胃"法与"固本培元"法一源双流,以"后天元阴元阳不足"论治为分野,从培补"脾胃元气"到"脾胃分治",从脾虚分阴阳论治到脾胃各分阴阳论治,以吴澄理脾阴、叶桂养胃阴最具特色,弥补了李东垣《脾胃论》之不足,拓宽了从脾胃论治的临床思路;"养阴护阴"法从新安固本培元派滋阴以扶阳的考虑出发,由"补水滋阴"到"理脾阴",由治疫治杂症重"养胃阴"到"养阴清肺"治白喉再到"养阴润燥"治燥疫,以清代叶桂、郑氏喉科、余国珮等为代表,俨然形成新安养阴清润派;"准《伤寒》法"从"杂病准《伤寒》"到"温病不废《伤寒》",从分"乱伤寒""杂伤寒"到分正伤寒为"述古"、类伤寒为"新法",最终完成了由"温病属伤寒"到"寒温根叶相连"的进化,丰富和发展了中医治法体系。

随着时空变迁,五运六气的不断变化,人类的疾病谱也在不断地发生变化,具体治法不可能一成不变,我们在临床上应持不迷信、不盲从的态度,不拘泥于一家一派一法,不为习惯性思维所束缚,具体病情具体分析、综合考虑,通过长期临床实践的体验,不断提高自己的诊疗水平,逐渐形成自己的特色治法。

第五章 新安医学临床特色

第三节 用药风格

所谓处方用药风格，是医家或医派个性鲜明而且相对稳定的遣方用药特点，反映了医家或医派临证认识处理疾病的特定思路和方法。方从法出，法随方立，处方用药作为理、法、方、药的基本内容，是中医诊疗思维过程中的最终环节，一家一派的风格与其创新理论和治法之间有着天然的联系。

我们以"新安医学十大学说"和创新治法为线索，根据新安医学文献记载和现代研究，进一步对新安医家群体内在的用药规律和特点做了梳理和提炼，认为主要有"平正轻简""时方轻灵""稳准狠猛"这三大处方用药风格。

一、平正轻简

"平正轻简"是指立方平和、用药精简、用量轻巧，这一风格与"固本培元""调理脾胃"治法密切相关。

明代固本培元派开创者汪机就曾申明"宁可用药柔和，不可过用刚烈"，强调用药"与其毒也宁善，与其多也宁少"，体现了对生命的慎重和珍视。徐春甫也反对"不察其虚、顿加攻击之药"的伤命殒生行为，推崇药味少而能取奇效的小方，认为"药味简而取效愈速，药品多则气味不纯，鲜有效验"。孙一奎温补下元代表方壮原汤，组方9味（人参、白术、茯苓、破故纸、桂心、大附子、干姜、砂仁、陈皮），总剂量8钱7分，按库平制折合不超过33克，加减出入也不过一二味，可为平正轻简风格之代表。

到清代，即使倡导重剂挽凶险的吴楚，也强调用药"宜轻不宜重"，宁可再剂不可重剂，提出"治重病先须用药探之，方为小胆细心"的观点，其《医验录》治难症，先以轻轻平和之小方投石问路，以药测证，试探治疗，静观药效，效则行之，病情好转再少少加量，若方不对证，则再作推敲。

吴澄首倡"外损说""脾阴虚论"，其《不居集》提出"补托""解托"和"理脾阴"之法，以濡润滋补之品创立了22首平正中和的效验方，其益气健脾不用白术等相对燥烈之品，而善用山药、扁豆、莲子肉、薏苡仁、太子参等品甘淡平补、理脾健胃；滋阴补血不用当归、川芎等相对甘温辛窜之品，而用白芍、石斛、玉竹、制何首乌、黑料豆等药甘润养脾、补阴扶阳；芳香醒脾喜用味轻气淡的莲类药，如莲子肉、莲须、荷叶、荷蒂、藕节，而不用气浓味烈的芳香辛燥之品；补精益阴常配燕窝、紫河车、海参、猪肚、猪腰、淡火腿肉、鲤鱼等血肉有情之品。其中扁豆、山药、人参、莲子肉出现的频率最高，"唯选忠厚和平之品，补土生金，燥润合宜，两不相碍"，刚柔互济，补而不燥、滋而不腻、行而不滞。

新安医学研究集成 学术研究

清中期汪文誉著有《济世亘方》，临床注重保元气，"用药甚平淡，而奏效如神"，认为"近人体质壮健者，十无一二"，用药过峻或"分两"过重，甚或发散太过，则伤人元气，为人治病"凛凛药味，惟取平和，不敢炫奇，分两极斟酌，不肯孟浪"，治小儿病更专用轻剂。

中医临床有经方和时方之分，以张仲景方为经方，宋元以后通用方称为时方。清代新安医家往往取经方用药精简不杂的特点，而不取其大刀阔斧气势，崇尚"平正轻简"之风。清初汪昂著《医方集解》，主张方简药专，他在凡例中明确了选方标准和原则，其一就是选录"正中和平，诸书所共取，人世所常用之方"，仅"间有一二厉剂"。清中期程国彭著《医学心悟》，认为"药不贵险峻，惟期中病而已"，强调"寻常治法，取其平善"，轻浅之病必须轻简处方，切莫浪施攻伐，以免药过病所，损伤正气。因其方轻简精专，后世医著中多记载有运用之验案，经反复验证确实灵验，至今仍为临床所普遍称道和推崇。

总体来说，新安"固本培元"治法以脾胃为途径培补脾肾元气，组方遣药必然要求平正中和、甘淡灵巧、药味药量适中，方药与治法相辅相成，固本与调理两相兼顾，从用药风格来说形成了平正轻简派。

新安"固本培元"治法和平正轻简用药风格，对徽菜特色也产生了一定影响。山药、百合、山楂、菊花、萱草、蕨菜、竹笋、香菇、香椿头、马兰头、马齿苋、苜蓿菜之类，徽人习以为用，"亦药亦食"。黄芪、人参炖鸡，枸杞、五加皮泡酒，徽菜"以食养身"的理念因此自觉，"中正平和"的品位因此确立。

二、轻清灵巧

清代"古歙叶天士"以时方轻灵简约著称于世。随着温疫的流行、疾病谱的变化，以叶桂为分野，新安医家处方用药从"平正轻简"走向清灵宣散。

《临证指南医案》中新感温病治案占绝大多数，处方以轻、清、灵、巧见长，具体用药总离不开茯苓、陈皮、沙参、桑叶等一类轻灵平和药。温病初起，邪在肺卫，"上焦如羽，非轻不举"，药应扬散，故头面、诸窍、胸膈上焦病变，每用气薄辛散轻清之剂，苏叶、薄荷、牛蒡子、银花、菊花、桑叶之品皆为首选；入营也仅用"犀角、花露、竹叶之属"芳香、通利之品，以透邪外达；即使邪入心包而用牛黄、犀角、冰片、麝香、苏合香等，用量亦极轻。论治湿温，善用气化之剂调拨气机，组方均不离芳香宣透之品，如藿香、佩兰、杏仁、白蔻仁、橘皮、枳壳之类。也善用轻剂、柔剂、清润不腻之品治沉痾痛疾，特别善用甘寒滋润和甘酸化阴药。

叶桂选药精、用药少、用量轻，6味最多，其次8味，10味以上者少，每药用量多在1~3钱，质轻灵动；辨证用药灵活变通，普通病证均有一定标准，4味主药不甚换，如咳嗽门沙参、天花粉、川贝、桑叶4味尤多，换者一二味，一味之换意味深存,六味之中涵泳不尽。"有一定之法度,无一定之见证",病证千变医药亦千变,圆机活法,自成规矩,总以轻巧灵透取胜,于平易之中见神奇,为新安后医所师法。

许豫和擅长儿科,著《小儿诸热辨》,强调"小儿脏腑娇嫩,保幼之药利在和平,毋使过烈",自拟方10余首,精简轻锐,巧妙用功,如治夏月吐泻的黄土稻花汤,全方不足1两4钱,按库平制折合不足50克。

郑氏喉科用药方小量轻,所创养阴清肺汤(大生地、麦冬、生甘草、元参、贝母、去心牡丹皮、薄荷、炒白芍)全方7味共8钱1分,按库平制折合计30余克,挽救白喉患者何止百十万计,可谓"四两拨千斤"有过之而无不及也。

程有功撰有《冯塘医案》,用药平淡无奇,罕有峻险克伐之品;叶昶、王学健得其薪传,且熟谙叶桂、王孟英诸家心法,善治温热病及内伤杂证,用药平淡轻灵,每方一般1~2两,不会超过2两,取效神奇。

程芝田、唐竹轩同出一门,程芝田重视研究时病,唐竹轩擅治内伤杂症,用药均轻灵有效。唐竹轩《舟山医案》药多平淡无奇、分量也轻,如风门第一案全方9味药、不足7钱,调理门第二案全方11味药、总计也不足1两5分。

俞世球治温热、暑温时病,用药以质轻、灵动为贵,组方简约,强调治四时浊病"认证引方,药味宜少,不宜夹杂",幼科用药甚为谨慎,"如麻黄、大黄、细辛、大豆卷、芒硝,一年难用几次,至乌药、甜苦葶苈、巴豆、威灵仙,数十年中未敢请教",强调方药平和,以防药性之害。

洪祝潭擅时病诊治,用药轻灵平淡,疗效卓著。

近世王仲奇、程门雪、王乐匋等新安医家,熔经方、时方于一炉,学古方而能入细,学时方而能务实,用药轻灵之中有谨慎,平稳之中有灵动,疏密有致,进退从容。

王仲奇治湿温,芳香轻清宣化、淡渗运脾分解、清热解肌逐秽三法随机应用,处方用药轻灵达变。

程门雪信从叶桂、薛雪的温病学说,成为上海名医后,慕名求诊者大多出自富贵人家,根据这些患者"易虚易实"的体质特点,遣方师从丁甘仁平淡法出入,用药轻灵机巧,认为处方分量宜轻不宜重,并以配伍、炮制监制药性,如麻黄3~5分(0.9~1.5克)(又注:民国1分=1克)用蜜炙,桂枝1~3分(0.3~0.9克)煎水炒白芍,苍术用米泔水浸,熟地黄与砂仁同捣,吉林人参与橘白、谷芽同用等。病情复杂则主张复方多法,每以10味左右处方,而其中又融合了4~5个古方,往往取古方、经方之意而不用其全方,或用其方而注意小剂量调理,含义深刻。对于年迈、体虚、久病者,常以"轻可去实"法处治,组成轻补、轻清、轻宣、轻化、轻泄、轻开、轻香等方药,一般较少用黏腻重浊之品,即使要用也常顾护脾胃功能,或浊药轻投,或"制小其服"。临证用药融合古今,以选药精细、处方简洁,平淡轻巧灵动见长。

王乐匋擅治心脑病证,该病以老年人居多,其治疗用药以慎、轻、巧为特色,屡起沉疴。所谓慎即攻补兼施,忌峻攻蛮补,猛烈之药三思而后行,分毫必较。所谓轻,即法取轻灵,不尚厚重,用药主张轻清流动,如滋补肝肾常选用干地黄、白芍、夜交藤、甘枸杞等,滋而不腻、补而不滞,很少使用龟板、鳖甲、熟地、阿胶等质重味厚之品,且常佐少量气药以防其滞;并以用量轻取胜,认为盲目加大用药剂量不仅不能取效,反易产生副作用。所谓巧者,即处方遣药用思至巧,选用药物尽量做到两擅其用,常用青橘叶、桂枝两药,认为青橘叶既疏肝又灵动,桂枝既温心又通络。

程道南遣方不以罕见邀功,投药不以立异矜奇,用药虚灵玄妙,不唯重剂取胜,神应寓于平淡之中,认为用药不可偏执,"以平为期",孟浪过剂,徒伤正气。

针对疫病疫情,以叶桂、郑氏喉科、程有功、叶昶、王学健、程芝田、唐竹轩等为代表,以"轻可去实"之法,"清真灵动"之药,轻清透气、芳香开窍、甘寒生津、咸寒救液,取得了神奇灵验之效,并由此推广运用于内科杂病证治,后人称之为时方轻(清)灵派,又称叶派。时方轻灵派立论以顾养阴津为要务,基本上与养阴清润派相交集,乃治法、用药的角度不同而已。

处方药性和平、药力和缓、用量较轻,是"平正轻简"和"时方轻灵"两大用药风格的共同特点,均以轻巧灵验取胜。"四两拨千斤",经方时方善变通,平淡之中见神奇,是临床诊疗水平较高的具体体现。

三、稳准狠猛

张仲景经方用药力专效宏而多有峻烈者,如麻黄、附子、大黄、细辛等均微有毒性,医家多怕用不好而产生不良反应;孙思邈《千金方》药味繁多杂糅、奇崛跳脱,一般医家难以把握。徽州山多田少,素有"七山一水一分田,一分道路和庄园"之喻,山民矻山垦荒,暑天劳力伤寒(寒热交作、上吐下泻之重度中暑)是常见病;坚守山里、服务乡村的新安医家,急乡民之所需,集《伤寒论》量大效宏之势与《千金方》药繁跳脱之奇于一体,立法强调除邪务速,用药猛、剂量重,取重剂以刈病根,往往以大剂重剂峻剂挽救危急,赢得转机。

如明代张守仁专攻急性热病,结合隐士所授伤寒末药方,历30余年之验证并加以改进,研制出由18味药组成的"末药"(粉状制剂),号"十八罗汉",具疏风散寒、理气和营、健胃宽中、渗湿利水之功效,对劳力伤寒、寒热吐泻、胃脘气滞疼痛,药专量大,力道雄厚,往往一剂见效,而有"张一帖"之称,历史上曾以擅治急性热病、经隧之病及疑难病等急危重症闻名。

现代新安医学家程门雪，早年根据患者大多来自劳苦民众的特点，也力主用药迅猛强悍，以张仲景方药大剂出入，大刀阔斧，如以白虎汤治阳明实热，石膏用至4两（按库平制合约150克），越婢汤治风火水肿，麻黄用至1两6钱（约60克），四逆汤、白通汤等治少阴虚寒，附子累计用至1斤许（约597克），治愈了不少危重急症。

汪昂在《本草备要》中，就甘草用量提出"必需重用，方能建效"的观点，对时医"每用甘草不过二三分而止"且相习成风颇不以为然，指出："仲景有甘草汤、甘草芍药汤、甘草茯苓汤、炙甘草汤以及桂枝、麻黄、葛根、青龙、理中、四逆、调胃、建中、柴胡、白虎等汤，无不重用甘草，赞助成功。"《伤寒论》《金匮要略》共223方，有164方用了甘草，其中炙甘草汤、桂枝汤、甘草泻心汤、甘草干姜汤，每方每剂各重用甘草至4两（按汉制合今约55.68克），用量最轻的防己黄芪汤也用至半两（合今约6.96克）。

年长于叶桂的吴楚，虽也主张用药"宜轻不宜重"，又反对治疗热病固守"轻清之法"、只用"无力无味"之药，强调"其凶险危急者，必以重剂挽回之"，其《医验录》所治多为前医误治或疑难之证，善用大剂黄芪，并习用附子等大热微毒之品，以挽救危证，重剂起沉疴。而程国彭的认识颇为中肯，《医学心悟》强调"寻常治法，取其平善。病势坚强，必须峻剂以攻之，若一味退缩，则病不除"，病势深重危急亦当"破格投剂"，其治气短脉微之大虚证"有用参数斤而愈者，有用附子二三斤者，有用芪、术熬膏近半石者"。

清后期客居扬州、海州（今连云港）的新安医家罗浩，受"邪贵早逐、祛邪务尽"治疫思想的影响，在其《医经余论》中进一步提出"认症即真，下手宜辣。须以重兵直入其巢穴，使不能猖獗"的观点，认为瘟疫"自口而入者，有轻重浅深之分；自鼻而入者，有在腑在脏之异"。强调在瘟疫初起时必须诊断清楚，果断选取效专力宏的方药，多承袭唐宋金元之制，用犀角、羚羊角和重用石膏等大剂寒凉药，以凉膈散、双解散等清凉之剂，及时祛除病邪。

"法中有方，方中有法"，新安特色治法与用药风格两者之间，是你中有我、我中有你的关系。与固本培元派相对应，"平正轻简"是指处方平和、用药精简、用量轻巧，平淡之中出奇效；与养阴清润派相对应，"轻清灵巧"是指处方用药质轻、灵动，药味少，剂量轻，时方轻灵拨千斤；"稳准狠猛"与"准《伤寒》法"密切相关，是针对徽州山区急重伤寒热病，取重兵直入巢穴，早攻、频攻以刈病根，以认证准、用药猛、剂量重、下手辣为特点。

除这些治法用药之外，新安医学中还有汪机"参芪双补说"，徐春甫"久病当解郁"，程玠"心肺当同归一治"，汪昂、汪绂"用药补必兼泻邪"，叶桂"虫介药通络"，王乐匋"寒温同用，扶阳护阴"等创新治法和方药运用。

"固本培元"与"养阴护阴"、《伤寒》法"与"温病法"、"轻简轻灵"与"稳准狠猛"、温补与清泻等,这一系列对立矛盾的中医核心学术命题,和谐统一地集中于新安医学一家之中,绝不是历史的偶然。"化干戈为玉帛"本身就是新安医学学术上的一个显著特征,再包括发明"相气十法"、创用舌诊法和脉诊发挥等诊法创新内容在内,新安医学在诊疗上的一系列创用和发明,共同构成了新安医学的总体诊疗风格。

　　积极进取的新安医家在临床上所取得的成就, 曾引领和主导了全国中医临床的发展方向和潮流。特色鲜明的新安医学,不愧为中医学典型代表与缩影的美誉,为现代深入研究中医学重大的实质性学术问题,推进中医的学术进步和临床水平的提高,提供了一个良好的切入点。

第六章

新安医学名案名论

医案医话是医家著书立言的常见体裁和形式，新安医案夹叙夹议、涵泳不尽，有开拓思维的临床经验，独具匠心的治法用药；新安医论医话包罗万象、说理透彻，有观点鲜明的深说博论，短小精辟的心得随笔。新安医案医话或引经据典、议论风生，或"推求阐发""驳正发明"，或揭示病机、点明治法，提出了一系列有重要影响并富有科学价值的学术观点和理论创见，更充分地展现了新安医学诊疗用药上丰富多样的临床风格。

第一节　代表性医案医话著作

新安医家多是临床大家，注重实践经验的总结，临证所得笔之于书，以生动的医案形式留下了大量的真实记录，素有"新安医案三百家"之称。20世纪末中国中医药出版社推出《明清十八家名医医案》，新安《石山医案》《孙一奎医案》《杏轩医案》位居前三。据《新安医籍考》考证新安医案有70余部，现存明清时期43部、近代12部。

新安医家亦多是理论大家，善于读书、勤于思考，同样也留下了众多的医论医话专著，但更多的佳作佳话则是融于各类医学著作中，内容面面俱到，表述方式不拘一格，如《石山医案》中的《营卫论》，《本草备要》中关于"人之记性皆在脑"的论述。医案医话示法于后人，使得新安医学很多原创之论得以展示。

一、医案专著

1.《石山医案》

明代祁门汪机代表作，刊于嘉靖十年（1531），弟子陈桷、程廷彝整理，3卷，载案183首，内容涉及内、外、妇、儿诸科。学术思想本源于《黄帝内经》《伤寒论》，而重李东垣、朱丹溪之学，旁及诸家，诊疗上圆机活法，用药不拘泥于成方，因时因地因人制宜，重视四诊合参，尤长脉诊与望诊，主张调补气血、温补培元，善用人参、黄芪温补中气，附《营卫论》《病用参芪论》，发明"营卫一气""参芪双补"新说。

如治休宁程勇案，"休宁程勇，年三十余。久病痫证，多发于晨盥时，或见如黄狗走前，则昏瞀仆地，手足瘈疭，不省人事，良久乃苏。或作痰火治而用芩连二陈汤，或作风痰治而用全蝎僵蚕寿星丸，或作痰迷心窍而用金箔镇心丹，皆不中病，居上诊之，脉皆缓弱颇弦，曰：此木火乘土之病也。夫早晨阳分，而狗阳物，黄土色，胃属阳土，虚为木火所乘矣。遂以参、芪、归、术、陈皮、神曲、茯苓、黄芩、麦门冬、荆芥穗，煎服十余帖，病减。再服月余而安。"

本案脉皆缓弱颇弦，为木火乘土之病，属脾虚肝郁、肝风上扰之证，治当实胃泻肝。清代俞震《古今医案按》言："痫证虚者八九也，又常见息痫之人，少年多夭折，中年得此病者，亦无高寿，其为虚也可知矣。"方用补中益气汤去退热之升麻、柴胡，加黄芩、麦冬凉肝泻肝，荆芥疏风。汪氏未拘泥定论成法从风痰论治，而是结合脉象从虚而治。可见，治病贵在辨证，也体现了汪氏温补培元重用参芪的治疗理念。

2.《意庵医案》

明代祁门御医王琠著，成书于嘉靖十二年(1543)，手抄本，不分卷。载内、外、妇、儿、眼各科病案87则，评脉辨证切中要点，宗张仲景而又师法攻下派张子和，治多祛邪，下法医案有30则之多，汗、吐、下三法治案超过半数，如十枣汤抢救痰厥，桃仁承气汤化裁先下后吐法治愈侄儿喷血症"一服即止"，吐法止70岁老妇反复发作之胃痛如绞、饮食不进症等，最早使用灌肠法运用猪胞硝汤治愈高年便秘，亦有和法、温法、补法、清法、消法及调神法治案，如麦门冬甘草膏治愈肾虚无子，"一言散"治愈气厥，于急危重症屡建奇功。行文流畅生动，议论中肯。

3.《孙一奎医案》

明代休宁孙一奎著，刊于万历十二年(1584)，由其子泰来、明来及门人余煌等整理，又称《生生子医案》《孙文垣医案》，内含《三吴治验》2卷、《新都治验》2卷、《宜兴治验》1卷，共计收载398则医案，内容包括外感温热、内科杂证、妇人胎产等，涉及病种众多，方药极为灵活，极为重视脉诊，分析病机、判断证候，无不以六部脉象为依据。内科治验甚多，如暑热之证善用益元散，肝经实热善用当归芦荟丸，咳嗽痰血之证多以紫菀合桃仁共用，黄疸瘀血、吐血、下血常以茜草合桃仁共用，以及威灵仙治痛风，杜仲、牛膝治血淋，瓜蒌治胸胁痛，韭菜汁治血淋等，均有极好的借鉴价值。

现代新安医家王乐匋评价：孙氏治病注意正气的培养，善于运用虚实补泻以调整气机之运行，强调肾间动气的作用，反对一味"滋阴降火"，每喜把甘温益气与辛热温阳相伍而用，对阴阳两虚的病证，也力倡温补阳气为先。

孙一奎擅用温补，是汪机的再传弟子，受业于黟县黄古潭，但发展了汪机的学说，将参芪益气与温补下元联系起来。他曾说："吾友仿余用温补下元之法"。可见，他的温补主张在新安地区有一定影响。

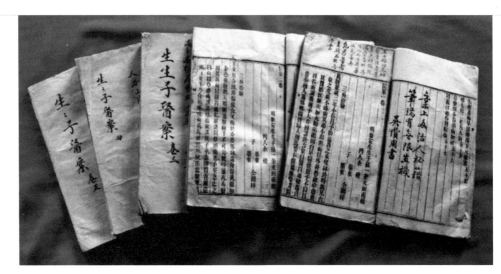

明刊本新安医籍《生生子医案》

孙一奎除长于用温补之外，亦对疑难病症的诊治有诸多良法，注意询问病史，分析脉证，尤其重视患者的体质因素。如《三吴治验》所载"光禄公跌后胁痛"案：大凡跌伤，瘀血阻络，治以行血散血、活血之剂，为正治之法。前医治疗3个月，服方200余帖而不见效，乃因忽略了病者素体肥硕，而为痰湿之体这一端。孙氏则据脉认为，痰火郁于经络之间，遂重用瓜蒌2两，宽胸散结，下气止痛；枳实破气消痞，化痰消积；再以前胡、贝母使痰火从大便而出，二剂而病愈。

孙一奎的给药方法极具创造力和想象力。如治一案：新市陈鹿塘，有肠风脏毒之证，大便燥结，数日不能一行。痛苦殊甚，百医不效。其脉两寸皆散，两关弦而无力，两尺洪滑，左脉尤甚。李东垣谓大肠喜清而恶热，脾胃喜温而恶寒，以胃属土而大肠属金也。今此乃胃寒肠热之证。当以肠风脏毒之药为君主，外以养血之剂裹之，使不伤胃气。盖药先入胃而后传大肠，入胃时裹药未化，及入大肠，则裹药化而君药始见，亦假途灭虢之策也。因以大黄（九浸九蒸九晒）2两，木耳1两，槐花3两，郁李仁、皂角子、象牙屑、黄芩各1两，血余炭、升麻、荆芥各5钱，为末，炼蜜丸，外以四物汤加蒲黄各10钱为衣，午后空心服，各以米汤2钱，果然血止而大便不燥，饮食日增。

本案患者素有肠风下血，便秘不通，治疗当清热凉血，润便通肠。以大黄、郁李、皂角泻火润肠通便；以槐花、血余炭清热，止肠风出血；条芩、象牙屑清热解毒；升麻、荆芥少量，以祛肠风，并使诸药不致寒降太过。诸药做成丸药，再用四物汤料、蒲黄包裹丸药，服时以米汤送下，既可保护脾胃，又可在胃中仅消化外面的药衣，其余主药可直达大肠。可见，孙氏临证匠心巧运、机圆法活的给药方法，值得进一步研究和探讨。

4.《程原仲医案》

明代歙县程崙(字原仲)著,成书于天启元年(1621),刊于天启五年(1625),6卷。首载原脉、审证、聆音、辨味等医论8篇,总述其医疗实践经验。次载医案百余条,以内科为主,兼妇儿,叙案较详,辨证明晰,病因、病理分析颇有见地,治法除内服汤药外,间用针灸取效,随人变易。后附验方1卷。

5.《程茂先医案》

明代歙县程从周(字茂先)著,刊于崇祯五年(1632),4卷,共载90余则,所涉内外妇儿各科,用温补而效者占1/3,善用人参、附子温补,阐发阴证伤寒之理,以"火与元气不两立"为依据,持甘温除热之说,案例记载翔实,分析在理。程从周"负笈遨游,冀访明师",曾游历江浙一带20年之久,最后定居扬州,名盛当地。行医中"每有一得之愚,能活一人之命者,录其颠末,藏诸笥中,日积月累,遂成其帙"。其临床治疗善用参附温补,似与汪机"温补培元"相类,如方鸿宁长郎案,即甘温除热法之典型医案。前医发汗数次,不仅热不去且热愈甚,程氏所谓"症属元气大伤虚,表散太过,火与元气不两立,法当补中,庶可退热",充分体现了甘温退热的治疗思想。

6.《素圃医案》

清代歙县郑重光(号素圃)著,刊于康熙四十六年(1707),4卷,卷一伤寒治效,卷二暑证、疟疾、痢疾治效,卷三诸中证、男病治效,卷四女病、胎产治效,共收录医案187则(含续案),医案记录较生动、完整。现代吴守远在《素圃医案》校后记中这样评价:"论治以阴证居多,故议治多以温补见长,尤以多用姜、附起病为本书一大特色。但郑氏治疗暑证疟痢,亦用白虎、承气、生地、知母之属,非一概排斥苦寒凉泄者。"

郑重光长于内科杂病及妇产科,辨证真而用药准,故诊治疾病颇有胆识,重视温补阳气,方治多以姜附温阳益火见长,但同时强调阴阳平衡的重要性,并无偏执,其自序及医案阐述得十分清楚,尤其对朱丹溪所谓"阳常有余,阴常不足"的学术观点提出了不同的看法。他认为:"夫人身命之所系,阴与阳而已。阴阳和而生意遂焉,偏胜则害,汤液所以救其偏而和之也,是故药之为性,不寒则温,不升则降,不补则泄,不泻则涩,而轩岐以来,圣神辈出,悉当兼收并蓄,待用无遗,而曾不敢为划之一规,使去温取寒、存补废泄者,凡欲以药性之偏、救人气血之偏也。"

《素圃医案》载"汪紫臣翁痢下脓血"案,历医二三人而不效,郑氏据脉诊为"大瘕泻",乃肾气虚也,并认为肾主二便,今大小便一齐并出,小便不能单行,此虚证之。理宜补气,药用人参、黄芪、白术、当归、附子、补骨脂、五味子、升麻,药服月余,方效。郑氏认为,此类虚寒痢"虚回痢自止,不能计日取效",并认为"若作痢治,则去道甚远","期以小便能单出为效",果验。体现了郑氏对温补法运用的一种自信。

郑重光"温阳益火",较汪机"温补培元"虽相类,然又有不同之处:郑氏力倡阳气之说,擅用姜附;汪氏则主张培补元气,善用参芪。

7.《医验录》

清代歙县吴楚著,成书于康熙二十三年(1684),4卷,分初集和二集,初集按时间排列,二集分伤寒、内伤、杂证,皆疑难误治病案,夹叙夹议,所论不因循窠臼、不落俗套,尤对真假寒热能精思明辨,专论救误而喜用温补,喜用大剂参芪附桂,救死回生,实用价值很高,是一部救治世俗误治或疑难危重病证的医案著作。中国医史文献研究所陶广正、张同君在《医验录(初集)》校后记中评价说:"本书所选医案皆是疑难易错且经他医者一再误治,濒危殆,后经吴氏抢救得生的验案,可以说是吴氏救误的专集。"现代新安医家程亦成在《医验录(二集)》的校后记中这样评价:"吴氏临证喜用温补,尤其对真假寒热能精思明辨。他从伤寒病有'热入血室',悟出亦当有'寒入血室',言'古人往往只说一半,后之明者常可悟其全'。这些至今都有实用价值和启发意义。"

8.叶桂医案著作

清代祖籍歙县、迁居苏州行医的叶桂,长于温病又精于杂证,除创温病之学外,于杂病虚劳、"久病入络"之说亦多创树。

《临证指南医案》,叶桂临床代表作,弟子华岫云整理,10卷,反映叶桂诊疗温热时证、各科杂病经验的医案著作,内科为主,兼及各科,辨证精细,立法妥帖,用药灵活,富有特色,影响较大,是中医临床诊疗必读医籍。

除《临证指南医案》之外,现就叶氏下列3种医案作简述。

《叶案存真类编》,叶桂玄孙叶万青辑。本书病、脉、证、方、药齐备,周学海在评点《叶案存真自序》中说:"叶先生于外感,最长于温热;于杂病,最长于虚损;总是长于治郁而已,自来医案皆自编辑,故必其证之稍新,治之已效者,乃从而著之。其寻常易晓者,不多见也。先生案辑于后人,得失兼收,瑕瑜不掩,因其所矣!而案之宏富,遂为医林中独成一子,好学得思者,正乐而读之,以观其真,岂非盛事耶!"

《未刻本叶氏医案》,系按日抄录门诊方,未曾经过修饰整理,为可靠之叶氏原按。唯不载姓氏及复诊、三四诊等,漫无分别,使后学无从稽考。程门雪在

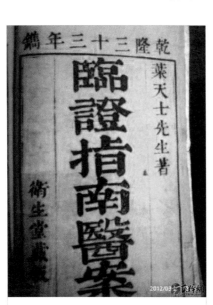

清乾隆三十三年(1768)刊本
《临证指南医案》

校读中对叶氏处方之结构大加赞美："方重出者不少，其相类者尤多，大概普通病证均有一定标准，主药药味不甚换，其换者一二味耳(方多偶，用奇者十之一二耳，六味最多，多者八味，十味、十二味不甚多见。六味中四味不甚换。换者二味，如咳嗽门，沙参、花粉、川贝、桑叶，四味尤多也)。虽云套法，却堪玩味。聚而玩之，制方选药，同症转移之理，十得八九。且其选药味至精湛，一味换之，深意存焉，六味之中涵泳不尽。每含古昔名方数种为一炉冶，加减变幻之美，从来所无。清真灵活，如思翁书记，渔洋绝句，令人意远。余读其按方结构之类，则则有味，最为相契。平生心折，实缘于此，非徒然也。""议论之恢宏，治疗之奇特，收罗之广博，自不及《指南》之富、《存真》之精。而特有之好处，亦二书所未有也。"

《徐批叶天士晚年方案真本》，共2卷，亦为叶氏门人辑其晚年治验整理而成，共收病案497例。是书编写体例与《临证指南医案》大致相同，病案所涉内、外、妇、儿各科，或旁加引证，探究病之本源，或融哲理于医理，浑然而成，亦有寥寥片语而就，却也言简意赅，加之清代大儒徐灵胎批语，每中肯綮，豁然于目，实为临证之又一指南矣。

9.《程正通医案》

清代歙县程正通著，其后裔程曦整理，刊于光绪九年(1883)，2卷，以方术活人，遗方57则，其中8方无案，案语言简义邃，处方用药简洁精当，变化神明，叶桂、薛雪皆有所宗，著名温病学家雷丰喻之为"丰城剑，卞和玉"。

10.《杏轩医案》

清代歙县程文囿著，刊于道光九年(1829年)，分初集、续集、辑录3集，不分门类辑录临床疑难病案192则，包括伤暑、脱证、惊证、厥证、出血、子痫、麻闭等很多危急重证，为作者历年所治疑难病症验案，于病证、病理记述颇详，审证亦较细致。对于真假寒热、实证类虚、阴极似阳等复杂病证的辨析，颇能掌握要领。在治法上亦能汲取诸家之长而有所发挥，立方造药能随证灵活化裁。诚如程氏自序中所云："夫医之为术也，蔑古则失之纵，泥古又失之

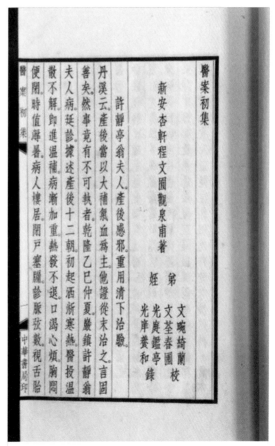

民国重刊本《杏轩医案》

拘。余自业医以来，以古为师，亦或间出新意，以济古法所未及。"书中提出"为医首重明理""读尽王叔和，不如临证多""不服药，得中医""情志之病，未可全凭药力""医者要善于体悟""尽信书，不如无书""治病不可见病治病""愈病之三要""病真药假""医贵识病"等观点，对后世中医学术的演变有较大影响。文笔生动，引人入胜。

现代新安医家王乐匋在《新安医籍考》中曾这样评价："所治皆疑难重症，得其治疗而愈。间亦记录未效之案，此为用以考其得失而然，然亦可见其实事求是学风之一斑。杏轩治案，用景岳法者殊多，然亦并不拘于景岳，可见其为学之广收博采。"

11.《冯塘医案》

清代歙县冯塘程有功著，手抄本，1995年刊于《新安医籍丛刊》本中，1卷，载正案162则，多为杂病验案，言简意赅，卓然不群，论病遣方颇具特点。程有功擅长诊治杂病及虚劳，同时代的另一位新安医家程文囿对其甚为推崇。编者叶孟陬（新安名医叶昶之曾孙）在按中尝谓："先生当时，名声极甚，远道就诊极多，先生擅长本症。此《脏腑论》，皆其别有二三提要钩玄之作。一脏腑之下，举二三寻常书所不详之病，疏疏落落，名医信笔记载，非务为外观、满纸敷陈、人云亦云之比。其中大寓精义，须极经意，沉潜玩味，始能领略，不可以其语似平淡而忽之也。"

12.《婺源余先生医案》

清代婺源余国珮著，刊于咸丰元年（1851），1卷，收录医案70余则。本书编写体例与一般医案不同，分证排列，每证录案二三则，有案、有论、有方，多从辨析"燥湿"论治，论燥尤为详尽，多以清润燥湿之剂，药擅用沙参、麦冬、瓜蒌皮、薏苡仁之品，发明方药润燥论，以佐证"燥湿为纲"说，与《医理》一书相辅为证，颇多创见。余国珮在书中自序云："余述家传医理，立论传方，不无颇有异于古法，医家病家从来未见未闻，诚虑漠视置之，故择近年共见共闻，某姓某名，凿凿之可凭者，各存一二以为式，而案中多燥证之条，此又是补前人未发之法。"

余氏在治疗黄妇暑湿疟发胁痛案中，提出了治肝郁以"柔肝"之法，而忌用香燥之品的学术见解。其将"木郁达之"理解为"养液以疏肝即是条达之义"，治疗肝郁力倡柔肝之法。他认为，大凡治疗肝

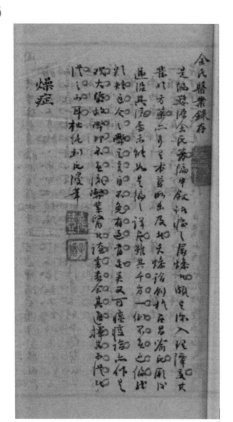

清宣统年间刊本《婺源余先生医案》

郁胁痛,大率以辛香理气,如香附、乌药、沉香、郁金、木香、青皮、橘叶之类,次则柴胡、赤芍、延胡索以疏肝解郁,或引"木喜条达"之句,率用辛散,实皆未得治肝之义;强调风木善动,治宜缓、柔、静。人们只知顺气以行血,而不悟养血以运气之理,盖无阴则阳无以施其化,故养液以疏肝即条达之义。

13.《管见医案》

清代祁门陈鸿猷著,刊于同治十二年(1873),1卷。晚年辑其生平治验整理而成,推崇张景岳之说,其自序曰:"今老矣,无能为矣,延请者已概为却之矣。惟远近篮舆扶病来舍就诊,所不容辞者,尚少虚日,于中有屡为予刊记新旧治验,以谛诸后贤者。予常领之,审不应重却其请焉,而无如衰惫神迷,旧无记籍,追记从前诊验,茫然遗忘者多多。乃以未尝遗忘兼涉疑难者,仅得其中之一二,随记随录,漫无伦次,不避粗细,梓而存之,颜以《管见医案》。"

书中共收病案58则,内容涉及内、外、妇、儿各科,每案脉症悉具,方药详尽,使读者一目了然。陈氏多推崇先贤之论,尤于张景岳之说有心得,又于病案之中记载他人治疗经过,乃至陈氏所医,孰利孰弊,必于案中讨论,于读者不无裨益。

14.《王仲奇医案》

民国歙县王仲奇著,由其孙王宏毅、王宏殷等整理,1992年刊于《新安医籍丛刊》本,计分40门,辑709案。其内容有如下特点:①以经络学说追本穷源,阐发脏腑病变机理。②重视肾气、胃气的作用,遵从"物必先腐而后虫生,人必先伤而后邪入"的医学观点。③对脑的认识别有会心,认为人身精血充足,则"脑为之满",于是耳目聪明;如肝肾精血有亏,则"脑髓宗脉弗能宁静",于是"目为之眩、耳为之鸣、头为之倾、坐卧行动如坐舟车中"。虽是以肝肾病变来解释,其实都与脑气相关。④重视患者的心理因素,认为人可以因郁致病,病又可以使郁加重。⑤治学上力主博采,故按语不限于医籍,也引据诸子之书,而用方也常是经方、时方并用,反映出王氏在临床上的诊治特色。⑤善用苦辛通降法,喜用小陷胸汤,方中黄连性味苦寒以泄热,半夏性味辛温以散结,瓜蒌性味寒润以涤垢,并常参用苦、辛、温的薤白,以理气、宽胸、通阳、散结。

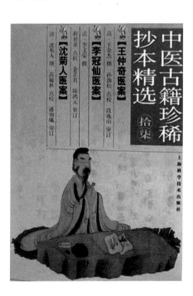

散落于各地的王仲奇医案颇多颇杂,上海中医药大学图书馆另有馆藏手抄本,徽州本土也有各种手抄本,录案不相一致,亟待收集甄别、挖掘整理。

《王仲奇医案》入编《中医古籍珍稀
抄本精选》中

15.《程门雪医案》

现代婺源程门雪著,刊于1977年,1卷,载病案168则,分寒热、咳喘、咳血、心悸、烦躁、不寐、类中、头眩痛、虚证、自汗盗汗、浮肿、胸脘部疾病、腹部疾病、腰部疾病、肢体疾病、前阴疾病、后阴疾病、杂症及妇科、儿科及五官、皮肤科12类，其中包括一些疑难重病案，能明辨证因、洞悉症结、有变有常、有缓有急、层次井然，处方取精用简，用药轻灵见长，熔经方、时方于一炉，善用复方多法治疗。

二、医论专著

16.《医旨绪余》

明代休宁孙一奎著，其子泰来、朋来参订，刊于万历十二年(1584)，2卷。从基础理论到辨、治、方、药诸方面，分78个专题作了辑录和论述，以太极述命，以无形话三焦，承师说而倡温补，持平议论历代名医长短，对中医学术的发展有重要影响。

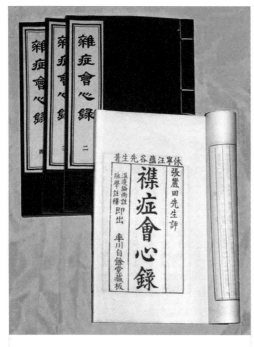

清乾隆二十年(1754)刊本《杂症会心录》

17.《杂症会心录》

清代汪文绮著，刊于乾隆二十年(1754)，2卷，上卷23篇，下卷31篇。医学总论3篇，有关内科、妇科、杂症证治的论述50余篇。作者数十年研究古典医籍心得及临床经验总结的汇辑。先论后方，列有医案，主以内科证治，牢笼百家，尤宗张景岳，辨证析因细致，不乏独特见解，扶阳养心为主，重温补之法，以治肾为法则，认为"人生气禀赋薄弱者居多，肾水不足者居半"，"绝症绝处逢生者，大多从根本真处求之"，书中十之六七皆有人参，持"火之有余乃水之不足，阳之有余乃阴之不足"的观点，肾虚所涉之证立论辨治颇具匠心，用药扶阳抑阴、护本固元。

18.《箑余医语》

清代歙县郑宏纲著，成书于乾隆年间，手抄稿，刊于1959年第5期《安徽医学》杂志，1卷。记载了郑宏纲对医理的所思所悟，特别对寸口脉诊多有新见，认为寸关尺三部分候脏腑当与经络相结合，脉位浅以候腑，深以候脏，即所谓"腑浅脏深"，将诊脉指力分为8级，提出诊脉不可拘泥一法，应当"三法参伍"，灵活运用；辨证方面，创"阴阳、寒热、虚实、经络脏腑、禀赋"五纲之"十二字审证"说；论治方面，倡"谙熟药性""依法立方""病不执方""药贵中病"说，这些观点对脉诊、辨证、用药的理论研究和临床应用都有重要参考价值。

19.《怡堂散记》

清代歙县许豫和代表作，成书于乾隆五十年（1785），刊于嘉庆二年（1797），分上下2卷，续编1卷。此书随笔记录诊治和读书心得，为作者晚年心得之作。书中列病证，详医方，节录医家论述，详述药性医理，弘扬经典之说。学术上师法钱乙，独重李东垣，分析古方、辨解药性亦独有心见，风喉痘疹论述颇详，小儿热病辨治尤有特色，提倡法时用药、勿伐天和，反对偏重参苓姜桂"温吹黍谷，火逼甘泉"，认为治壮热"泻邪以存元即是补"，有人参"一参、二参麦、三参附、四参连"配伍运用之总结，有黄土入药之妙用，创有治疗保赤诸方。

20.《医经余论》

清代歙县罗浩著，成书于嘉庆十七年（1812），1卷，包括论师道、论读书、论伪书、论脉、论病家等24篇医论，攻读经典医籍与临床实践的心得体会，涉及《黄帝内经》《伤寒论》《金匮要略》《神农本草经》《脾胃论》《温疫论》等医著，疏解经文，以经证经，有解"隐曲"为男子前阴、"以脉为本，脉证合参"、"运气应常不应变"之说，有"燥脾润胃"之治，针对瘟疫重症又有"认症即真，下手宜辣"的治疗思路，论本草则证以张仲景之方，语简意赅，荟萃菁华，后附医林杂咏30首。

21.《医法心传》

清代歙县程芝田著，刊于咸丰五年（1885），1卷，医论12篇，包括五行、伤寒、温疫、痢疾、痘科及损伤各类病证辨治要旨，论述多有新意，治法上强调"医宜通变"、随证处方，治学上强调心领神会、熟能生巧、举一反三。

其他尚有程道周《锦囊医话》、戴谷荪《谷荪医话》等新安医话著作。其实很多已归纳入医经和学术类的新安医著，如张杲《医说》、程知《医经理解》、江之兰《医津一筏》、叶桂《温热论》、余国珮《医理》等，也属于医论著作，不再重复介绍。

第二节 医案选读

医之有案由来已久，清代医家周学海说"宋后医书，惟案好看"，张山雷也曾说："多读医案，绝胜于随侍名师，而相与晤对一堂上下议论，何快如之。"医案是医家临床诊治疾病的真实记载，直接反映了医家临床辨证施治的规律、用药风格与学术思想，也是医家临床经验与心得的集中体现。品读医案历来被认为是研究医学的重要途径和方法。今从众多新安医案中精选15则，按传统分外感内伤两类，介绍如下。

一、外感病医案

1.春温热盛气分案

程孺人黄氏,予之内亲也。发热头痛,遍身如赤,口渴,谵语,饮食不进。先已迎程文峰氏疗之,认为痛风症,授以蜡丸及辛温之剂进之。余适至,为之诊,六部弦而洪数,视其舌,皆沉绛焦燥,芒刺深厚,神渐昏沉。乃语之曰:此春温过时热病也,法宜清解,彼视为痛风而用辛温,是谓如火益热,适足以戕生,非卫生也。方和宇氏亦以予言为是。乃用石膏五钱,知母、麦冬各三钱,竹茹、甘草、黄连各一钱,生姜三片。一帖而神清,再帖汗津津出,始能言,热解食进,又两帖,一身轻快,自能坐立。再用薏苡仁、麦冬、白扁豆、甘草、黄连、白芍药、香薷、白茯苓调养而愈。(明·孙一奎《孙一奎医案》)

按语:春温系伏邪外感温病,冬令感受寒邪,郁伏化热,发于春季,有起病急骤、证候复杂、病情危重等特点,初起即以高热、烦渴、溲赤,甚则痉厥神昏等里热炽盛证候为主要特征。其发病内因,早在《黄帝内经》即有冬不藏精、春必病温之说。乃人体正气有虚,尤其阴津亏虚,温热病邪乘虚侵入所致。按清代叶桂卫气营血辨证来分析,本案有发热、口渴、谵语,但未见营血证候,知其病在气分。其治当以清解为法,前医误投辛温之剂,如抱薪赴火,加重了病情。孙一奎投石膏、知母、麦冬等清热之剂,一剂而汗出、热解、食进。孙氏治疗春温,以清泄里热、养阴生津为原则,刻刻顾护津液是其特色。

新安医家对春温的论述不尽相同,明代汪机曰:"有不因冬伤于寒,至春而病温者,此特春温之气,可名曰春温。"指春温为春季感受时令温邪而发的新感温病,而非伏气之春温,由此提出新感温病说;清代叶桂认为"春温一证……昔人以冬寒内伏,藏于少阴,入春发于少阳",承《黄帝内经》之说而认定春温为伏气温病。就本案而言,其初起以里热炽盛为特征,是一种病发于里的伏气温病。

2.虾蟆瘟案

苏州通府阎公,讳中理,长垣长,壬子解白粮至京,时公年六十余,新纳宠,孟夏间,感时行虾蟆瘟疫症,身热口渴,遍体紫斑,喉咙肿疼,音声不出,人事昏愦危极。医咸谓老年新娶,以不足虚证治之,最后逆予。见其卧床上,仅存一息喘呼,诊脉细数有力,时三医在傍,仍以新娶为言,犹欲用补剂。予曰:以感时行热病,一脉数有力,奚可言补?三医辩论良久,幸刑部轩录王公在座,力赞从予言。遂用黄芩、黄连、甘草、桔梗、连翘、牛蒡子、射干、防风、羌活、石膏、山栀、天花粉、升麻煎服。次早声音出,叩床谢予曰:吾年六十余,死不足异,但九十老母在堂,命相倚也,公活我母子两命矣。照前方服三剂,后减石膏、升麻，又服五六剂，腮喉两手肤皮揭起换过而愈。人见予治此疾之妙，咸索予传，因著论于左。

论曰：岁在壬子，京师虾蟆瘟疫流行，死者甚多，予所治则人人生也。客意予有心得相率，过询因次问答之语传之。客问予曰：虾蟆瘟证，从何起乎？曰：此风热上炎，少阳三焦相火主也。曰：何以治？曰：驱风热。曰：何所禁忌？曰：不宜补，不宜汗，不宜下。客曰：虾蟆既名瘟，瘟则为虚，非实也，且仲景云冬不藏精，春必病瘟，又云瘟取温热之义，疫取劳役之义，此疾多感于房劳、辛苦之人，以此言之，其为虚也益明矣，今云不宜补，何也？予曰：此在温病言也。温有因时传变之异，从内出者也，故治有补、有下之不同。今虾蟆瘟，卑在少阳三焦一经，合时行风热，出而为病。其始出也，为喉既肿，外头腮亦肿，形似泡而不起。其愈也，肤皮干起而揭去。方其肿盛之时，塞人饮食，闭人声音，音声不出，如虾蟆之声；腮头肿大，如虾蟆之形，皆如肿毒之状。肿毒盛时岂可补哉？今岁京师不知，因补而坏者，几千百人矣。客曰：既云如肿毒状，发汗则腠理通，而邪热解，又云不宜汗，何也？予曰：大凡肿毒渐次成形，其于初起之时，未成形之先，犹有发散之治。今虾蟆瘟一起，即遍身斑斓，斑疹家不宜发汗；形似疮疡，疮疡家不宜发汗；喉即肿疼，喉疼家不宜发汗。三者皆不宜发汗，今岂可发汗乎？客人又曰：热甚火炽之证，下则毒消热解，今云不宜下，何也？予曰：此少阳三焦之火，非实火也，乃无根雷龙之火耳，上实下虚之证，下则徒空其脏腑，下愈虚，而上愈盛，非若伤寒入腑为实之可下也。客喜曰：适聆三禁之妙论，皆前贤所未发，使瞽者得目五采之牵，聋者得闻九韶之乐也，治之之方，勿终秘。予曰：噫喜，老子云得其一，天地毕，一者理也，此亦一理而已矣。治此证无他，惟用轻扬清上之药，退其上焦无根之火耳，如防风、荆芥、升麻、黄芩、山栀、玄参、牛蒡子、桔梗、甘草、连翘，喉疼加射干，口渴石膏、天花粉，清血热生地黄、牡丹皮、赤芍药，热甚者犀角，胸胀者枳壳，如此治法，未有不效者也。客再拜谢曰：谨受教敬，以告诸同志。（明·程崙《程原仲医案》）

按语：虾蟆瘟即大头瘟，由温毒病邪所引起的一类急性外感热病。其由感受风热时毒引起，既有热邪性质，又有攻冲走窜和蕴结壅滞的特点，故除具有一般温病的表现外，还具有局部红肿热痛或发斑疹等表现，以头面焮赤肿大为特征，多发生于冬春季节，发病较急，初起以全身憎寒、发热、头面红肿疼痛等为主要特点。与西医颜面丹毒、流行性腮腺炎颇为相似，可相互参照治疗，病机上《景岳全书·瘟疫》认为“天行邪毒客于三阳之经”。本案诸医均认为老年新娶，而从不足虚证论治，欲用补剂，唯程崙以感时行热病论治，辨证的关键是脉数而有力，治疗以疏风透邪、清热解毒为原则。他认为，本病系风热上炎，少阳三焦相火所主，治疗当驱散风热，不宜补、不宜汗、不宜下，用药应用轻扬清上之药,退其上焦无根之火,注重清热解毒的运用,以普济消毒饮加减方而收效。

3.伤寒初入少阴案

庚午秋,在北闱乡试,将入闱试时,大司马李公,讳天馥,号□□,家有一西席,亦欲应试,而忽大病。浑身壮热非常,却畏寒穿棉衣,头不痛,惟腰痛。虑不得与试,急迎余视之。其脉浮软,按之甚细。余思:此脉非阳脉也,发热喜棉衣非表热也,头不痛无阳症也,腰痛是肾病也,此为寒入少阴无疑矣。切告之曰:此症须用药得法,万勿轻用寒凉,非寻常感冒可比。余回寓,急备麻黄附子细辛汤一剂,与家人携去。楞香家叔问是何病、用何药,余答曰:此伤寒初入少阴,故须麻黄附子细辛汤驱少阴之寒。今用之早、用之当,一剂可愈,尚能入试。稍一错误,不但不能入试,且有性命之忧。今只与药,不曾写方。彼若见方,必疑而不服,反误事。所谓可使由之,不可使知之也。次日轿过李府前,专人询之,病已痊愈,即收拾入内城乡试矣。果一剂而愈,为之欣慰。(清·吴楚《医验录(二集)》)

按语:伤寒有广义、狭义之分,广义伤寒指一切外感热病的总称,狭义者指外感风寒、感而即发的具体疾病。张仲景《伤寒论》中的六经辨证长期指导外感病的认识和处理,但所论以风寒病邪引起的外感病为典型例证,主要是狭义伤寒的证候表现和演变规律的归纳和总结。本案即由风寒病邪引起的初起以风寒表证为特征的案例。麻黄附子细辛汤出自《伤寒论》,功用助阳解表,原为素体阳虚,复感风寒表证而设。本案浑身壮热非常,然身穿棉衣,脉伏软而细,又有腰痛畏寒,则兼里寒,诊为伤寒初入少阴,以麻黄发在表之邪,附子温少阴里寒,细辛专走少阴,助其辛温发散。全方补散兼施,无损于阳气,一剂而愈,令人拍案叫绝。此外,"只与药,不写方"恐其见方生疑而不服,充分说明临床用药必须顾及病家心理,体现了吴氏运用六经理论和经方辨治伤寒的娴熟与微妙。

4.风热犯肺案

某,风温从上而入,风属阳,温化热,上焦近肺,肺气不得舒转,周行气阻,致身痛、脘闷、不饥。宜微苦以清降,微辛以宣通。医谓六经,辄投羌防,泄阳气,劫胃汁。温邪忌汗,何遽忘之?

杏仁、香豉、郁金、山栀、瓜蒌皮、蜜炒橘红。(清代叶桂《临证指南医案》)

按语:外感温病,风温初起,以肺卫表热证为特征。本病以冬春居多,发于春季者名风温,发于冬季者又名冬温。临床感邪即病,故为新感温病。叶桂谓:"风温者,春月受风,其气已温。"又说:"风温乃肺先受邪,逆传心包,治在上焦。"阐述了本病的病机特点、传变趋向和治疗原则。本案即叶桂运用卫气营血理论辨治风温的临床验案。外感风温之邪,风属阳,温化热,宜袭上焦肺脏,正如《温热论》所说"温邪上受,首先犯肺",故肺失宣降,不能宣散卫气,百脉通调不畅,而致脾胃无精血濡养,功能失常,而见身痛、脘闷、不饥。叶氏认为,此虽为肺卫表证,然治法又与伤寒有别,忌用辛温发汗,应微苦以清降,微辛以宣通,若轻投羌活、防风之品,易致泄阳气、劫胃汁,切记"温邪忌汗"。杏仁苦微温,入肺经,使肺气得疏;香豉、山栀苦寒,外解风温之邪;瓜蒌皮、橘红清肺化痰,利气宽胸。此案理法俱详,用药灵巧,至今仍有重要的参考价值。

5.外感湿热案

山口广生弟之子,年二十六。素喜游猎,夏秋间患重病,月余医不效,已着床八日,不食不语,且不能扶动,匕则冥眩去,延予诊救。见其形瘦肉白,问之不能言,惟目动而已,身体皆不能转移。诊其脉,惟左关数实大,按之如大豆一粒,搏指有力,余部皆软小。广生出所服药单二十余纸,每纸皆补泻温凉齐用。问:是何人所疏者?广生答言:皆是伊自手所疏。予笑而挥去,乃伸纸书一龙胆泻肝汤,令服两剂,当效。初服一剂,次日则能言动,起床步入堂前坐定。一昼许,继服一剂,则能行出门外。曰:病已十去其九,惟饮食尚微耳。再服一剂而瘥。隔二日更用六味地黄汤调其后,遂痊愈。(清·陈鸿猷《管见医案》)

按语:湿温是感受湿热病邪所致的以中焦脾胃为病变中心的外感热病,起病较缓,病程较长,以身热缠绵、头重肢困、胸痞脘闷、苔腻脉缓为特征,四时可见,但多发于夏秋雨湿之季。本病除外感湿热病邪外,还与脾胃功能状态密切相关。夏秋间气候湿热熏蒸,而病者素喜游猎,于该时节患病,其病因与感受湿热之邪有关。形瘦肉白,身体皆不能转移,冥眩,不食不语,脉左关数实大,为湿热阻滞肝胆脾胃气机,治以龙胆泻肝汤清泄湿热,谓药证相合。龙胆草大苦大寒,上泻肝胆实火,下清下焦湿热,泻火除湿,两擅其功,为君药;黄芩、山栀子具苦寒泻火之功,为臣药;泽泻、木通、车前子清热利湿,使湿热从水道排出;苦寒燥湿易伤阴血,故用生地、当归滋阴养血。标本兼顾,服用三剂而瘥,为龙胆泻肝汤成功运用的范例。后以六味地黄汤调理,以滋补肝肾之阴。

陈鸿猷对湿温辨证的着眼点,在于分清湿热的偏盛程度及分辨气机阻滞的部位,并结合患者的体质及病程阶段来分析,重视因湿热滞留引起的气机阻滞,治疗以分解湿热、湿去热孤为原则,常祛湿与清热二法合一,又据湿热之多少、病变之部位等,而施以不同之治法。湿温是外感病中重要的一类,由于江南徽州特殊的地理和气候因素,新安医家临床诊治该病的机会较多,有不少成功的经验和方法可借鉴。

6.燥热伤肺案

周。冬季寒热身痛,肌肤痛极,手不可近,胸满气憋,咳引胸胁作痛,口干不多饮,水入即吐,烦躁不宁,脉涩数不利。此属外燥为病。肺气一经邪扰,故致气机内外均闭,清肃不能下布,势必上逆为吐、为咳,引牵为痛。皮毛是肺之合,壅则痹痛。凡痛极不可揉按者,皆属燥病,前人所未发明。治宜辛凉清润。

生石膏、杏仁、薤白、知母、蒌根、南沙参、细辛、菱皮、芥子、梨皮。

一服遂验,再进出汗而愈。自甲申年后,常多此症,人皆误认冬温时邪,一经羌、防发汗,往往口噤不语而死。此种燥症又极似伤寒,周身怯寒,虽重裘叠被,仍觉冷甚。此是阳为燥郁,最易贻误,一经清金,立得汗解。此即燥症似寒之象,业医者所宜知之。虚者必佐生地、当归、麦冬、玉竹之类,梨汁、蔗浆、肉汤、鸭汁俱可参用。燥风治之以润,沛然而得汗,阳邪遇阴而化也。外感认得燥、湿二气,其或兼寒、兼热,治法燥邪治以润,湿邪治以燥,兼寒者温之,兼热者清之,治外感之候已无余蕴矣。古人所称温热、温毒、瘟疫、伤寒、风温、湿温、暑风,种种名目,殊足炫人耳目,皆由未能探本寻源、未参《易经》"火就燥、水流湿"之理。走入歧径,名色愈多,错路愈繁,致令后学无从指归。熟读医理,自知舍末求本,言下了悟矣。此后各案,仍依俗称名目,以使人知,其实总不外燥湿二气为病,不过化寒、化热之别尽矣。内伤亦不外阴虚成内燥,气虚成内湿之理。门类之多,均可扫除,圣贤传道,总不外一阴一阳也。

(清·余国珮《婺源余先生医案》)

按语:秋燥乃秋季感受燥热病邪所引起的外感温病,初起以肺卫表热证兼有津液干燥见症为特征,以肺系为病变中心,"燥胜则干"为基本特点。一般病情较轻,传变较少,经正确治疗,多在卫分或气分即可痊愈,极少深入营血,累及下焦。余国珮以毕生的临证体会,在本案中阐发了燥病的症状、病机、致病特点、治法、方药运用等方面的独到论点,诸如"凡痛极不可揉按者,皆属燥病",温热、温毒、瘟疫、伤寒、风温、湿温、暑风等皆与燥邪、湿邪有关,启迪后学进一步思考、探求、领悟。余氏辨治秋燥,以滋阴润燥贯穿始终,体现了"上燥治气,中燥增液,下燥治血"的原则,其燥论论点独到,自成一家之言。

二、内伤病医案

7.阳虚寒凝痛经案

一妇年二十一岁,六月经行,腹痛如刮,难忍求死。脉得细软而驶,尺则沉弱而近驶。予曰:细软属湿,数则为热,尺沉属郁,此湿热郁滞也。以酒煮黄连半斤,炒香附六两,五灵脂(半炒半生)三两,归身尾二两,为末,粥丸,空心汤下三四钱,服至五六料。越九年,得一子。又越四年,经行两月不断,腹中微痛,又服前丸而愈。续后经行六七日,经止则流清水,腹中微痛,又服前丸,而痛亦止。又经住只有七八日,若至行时,或大行五六日。续则适来适断,或微红,或淡红。红后尝流清水,小腹大痛,渐连遍身、胸背、腰腿、骨里皆痛,自巳至酉乃止。痛则遍身冷,热汗大出,汗止痛减,尚能饮食。自始痛至今历十五年,前药屡服屡效,今罔效者,何也？予在休宁率口,其母伴女荷轿,至彼就医。脉皆洪滑无力,幸其尚有精神。予曰:此非旧日比矣,旧乃郁热,今则虚寒,东垣曰"始为热中,终为寒中"是也。经曰:脉至而从,按之不鼓,乃阴盛格阳,当作寒治,且始病时而形敛小,今则形肥大矣。医书曰:瘦人血热,肥人气虚,岂可同一治耶？所可虑者,汗大泄而脉不为汗衰,血大崩而脉不为血减耳。其痛日重夜轻,知由阳虚不能健运,故亦凝滞而作痛。以症参脉,宜用助阳。若得脉减痛轻,方为佳兆。遂投参芪归术大剂,加桂、附,一帖。来早再诊,脉皆稍宁。随即回宅,服至二三十帖,时当二月。至五月,予适往城,视之,病且愈矣。盖病有始终寒热之异,药有前后用舍不同,形有少壮肥瘦不等,岂可以一方而通治哉？后闻乳有隐核数枚,彼时失告于予,访之外科,归罪于多服参、芪而然。殊不知肥人气虚多滞,若能久服前药,不惟乳无隐核,纵有亦当消矣。多因病退却药,血气未充,故气滞血凝而成此核。经曰壮者气行则愈是矣。予以书喻柢,恐一齐传众楚咻,莫能回其惑也。(明·汪机《石山医案》)

按语:月经病是以月经的期、量、色、质异常,或伴随月经周期所出现的症状为特征,主要是机体正气不足,感受外邪如外感六淫、内伤七情、饮食不节、劳逸失常、多产房劳、跌仆损伤等所致。本案痛经前后历15年,21岁时始腹痛如刮,难忍求死,脉得细软而驶,尺则沉弱,诊为湿热郁滞,治用黄连、香附、五灵脂、当归身尾清热理气活血而愈;十数年后,经行小腹大痛,渐连遍身胸背腰腿骨里皆痛,痛则遍身冷,热汗大出,其痛日重夜轻,汪机知由阳虚不能健运,故亦凝滞而作痛,以症参脉,脉皆洪滑无力,按之不鼓,乃阴盛格阳,当作寒治,遂投参芪归术,加桂附以助阳,服至二三十帖,病且愈矣。病机不同,用药有异,汪机谨守病机,治疗得法。

8.下消阴阳两虚案

丁书办年过五十,糟酒纵欲无惮,忽患下消之症,一日夜小便二十余度,清白而长,味且甜,少顷凝结如脂,色有油光。治半年不验,腰膝以下皆软弱,载身不起,饮食减半,神色大瘁。脉之六部大而无力。书云:脉至而从,按之不鼓,诸阳皆然,法当温补下焦。以熟地黄六两为君,鹿角霜、山茱萸各四两,桑螵蛸、鹿角胶、人参、白茯苓、枸杞子、远志、菟丝子、怀山药各三两为臣,益智仁一两为佐,大附子、桂心各七钱为使,炼蜜为丸,梧桐子大,每早晚淡盐汤送下七八十丸,不终剂而愈。或曰:凡云消者皆热症也。始公具方,人多议之,今果以温补成功,此何故哉？予曰:病由下元不足,无气升腾于上,故渴而多饮。以饮多,小便亦多也。今大补下元,使阳气充盛,熏蒸于上,口自不干。譬之釜盖,釜虽有水,若底下无火,则水气不得上升,釜盖干而不润。必釜底有

火,则釜中水气升腾,熏蒸于上,盖才湿润不干也。予已详著《医旨绪余》中,兹不多赘。(明·孙一奎《孙一奎医案》)

按语:消渴是以多饮、多食、多尿、身体消瘦为特征,其病理主要在于燥热偏盛、阴津亏耗,以阴虚为本、燥热为标,病变脏腑主要在于肺、胃、肾。迁延日久,阴损及阳,可见气阴两伤或阴阳俱虚,甚则表现为肾阳虚衰之候。一般认为关键是阴虚燥热,以肾虚为主,初期以积热伤阴、阴虚燥热为主要病机;中期燥热伤阴的同时进一步伤阳气,致气阴两伤,或兼痰浊瘀血内阻;晚期阴损及阳,阴阳俱虚,肝脾肾皆损,或痰瘀浊毒壅滞。

孙一奎治疗消渴,着重辨别上、中、下三消的主次。本案下消病久,阴损及阳,属晚期阴阳两虚之证,其以金匮肾气丸变通,养阴温阳,阴阳并补,其中桂附有摄纳虚火归元之妙。用桂附大补下元,使阳气充盛,譬之釜底有火,蒸腾釜中之水上升而釜盖自润。他认为元阳充盛,津液得以熏蒸而上,口自然不渴,饮入水少,小溲亦少。然须注意用量不可过大。本案为孙氏温补下元治疗消渴的典型治案,辨证准确,治疗大胆,令人佩服,今人未必敢用。

9.脾胃虚寒痛泻案

程若思守戎令眷,年二十外,腹痛作泻已久,渐增口舌生疮,因疮痛不能食热物,益致痛泻不止。前医谓痛泻宜温,口疮宜凉,用药牵制,辞不治,决之于余。诊其脉,两关虚大无力,食物便呕,呕止即腹痛,痛则下泻,而满口之疮,白如米粒。余曰:此脾虚寒也。盖脾土虚则肾水乘之,逼心火上逆,致口舌生疮,乃上焦假热,实中焦真寒,惟治其寒,不惑其热,宜用附子理中汤冷饮,使暗度上焦之假热,而冷体既消,热性随发,脾土得温而实,则肾水不上乘心,心火不逆,口疮不治而自愈,此五行相乘之道也。遂以附子理中汤加茯苓,令其冷饮。病人不知有姜、附也,服四剂,口疮果不痛。再求治痛泻。予曰:但药热饮,则痛泻自止。温补一月,痛泻方愈。后十余年,怀孕病痢,亦用桂、附、干姜而愈,胎竟不堕。人之脏腑各异,不可以一例论也。(清·郑重光《素圃医案》)

按语:泄泻是以排便次数增多,粪质稀溏或完谷不化,甚至泻出如水样为主症,病变部位主要在脾胃与大小肠。其致病原因,有感受外邪、饮食所伤、七情不和及脏腑虚弱,但主要是湿邪所胜和脾胃功能障碍。郑重光认为,本案为脾胃虚寒之久泻,辨证的关键是两关脉虚大无力,口舌生疮。前医认为,心火上炎引起口舌生疮宜用寒凉之剂,与治虚寒痛泻的温热之剂相牵制,故不敢治疗,实为审证不明。郑氏诊其脉两关虚大无力,食物便呕,呕止即腹痛,痛则下泻,辨证为脾虚寒,未有争议。口舌生疮乃上焦假热之象,以五行乘侮来分析,脾土虚,肾水侮之,心肾不交,心火上逆,而有口舌生疮之症,脾虚寒为根本。治以温补中焦虚寒,选方附子理中汤,温阳祛寒,补气健脾。脾

新安医学研究集成 学术研究

得温补,心火亦降,口疮亦自愈。先冷饮意在祛口疮,后热饮意在助药力。他强调,脾胃虚寒之湿盛是泄泻的重要因素,患者素体阳虚,故可重用温补,即使附子、干姜、肉桂辛热燥烈,易伤阴动火,仍不致胎坠。但又同时指出,不同体质的患者所用药亦不尽相同,于病案最后提示,治病应"因人而异"。

10.咳嗽失音案

演戏五子班中,扮末脚张禹应,于甲子年二月伤风咳嗽起至本年冬月,经历十余医,服药二百余剂,嗽日增剧,昼夜无停声,痰中带出血,喉尽失音,登台不能唱一字,虑成痨症矣。十一月间,就余诊之。脉沉微缓弱,右寸更无力。出前诸方数十纸阅之,尽皆麦冬、天冬、丹皮、地骨皮、花粉、黑参、黄芩、贝母、枇杷叶、旋覆花、白前、桑皮、苏子等项。而名医于前诸药内,更加马兜铃以寒肺。余曰:如此沉微缓弱之脉,肺中毫无火气,奈何犹寒凉不休?肺脉更加无力,嗽久肺气已不足,奈何犹降气泻肺不已?推子受病之初,不过风入肺窍。开手不用疏利肺气之药,遽用寒润之味以锢住风邪,使不得出,是以愈服药愈增嗽。且肺为娇脏,畏热尤畏寒,久服黄芩、马兜铃等寒肺之药,直使金寒水冷,致肺成死金而音失矣。况金之为物,虚则鸣。今以寒药锢其外,使寒痰凝结,填塞肺窍,肺中虚灵之孔俱被塞实,又何能出音?今先以宣通肺窍之药服之,使窍开风出而嗽止。再用温养肺气之法,庶几肺金复生而音复出也。若云痨症,万万无虑。遂用前胡、杏仁、橘红、细辛、苏梗、桔梗、甘草、半夏、茯苓、姜三片。予药两剂携归。方服一剂,是夜到天明遂一声不嗽。次日恣意饮酒,又复微嗽,复为诊之。照前药再与四剂,而嗽痊愈。后用温肺汤合六君子汤,温养肺气,而音亦渐出。[清·吴楚《医验录(初集)》]

按语:咳嗽可因外邪侵袭,肺卫受邪,肺气不得宣发而引起,也可由于脏腑功能失调,累及肺脏,肺气失其肃降而发生。分为外感、内伤两大类,外感咳嗽起病较急,其病尚浅而易治;内伤咳嗽多呈慢性反复发作过程,其病较深,治疗难取速效。本案病起因伤风咳嗽,却因屡经误治而失音,由外感转为内伤咳嗽,系肺气不足,寒润之药闭肺所致。"剂之重温,视疾之凉热",吴楚分析,前医以寒润之药锢住入肺之风邪,金寒水冷,致肺成死金而失音,金虚则鸣,咳嗽加剧,现脉沉微缓弱,右寸无力,是肺虚寒痰凝结之症,治当宣通肺窍,窍开风出而嗽止。方用二陈汤合苓甘五味姜辛汤燥湿温肺化痰,前胡宣散风热、降气祛痰,桔梗、杏仁宣肺止咳平喘,苏梗宽胸,诸药相配,咳嗽立止。后以温肺汤合六君子温养肺气,而音渐出。

吴氏有言:"喘嗽之有温肺汤,乃气虚肺寒的对之药,投之立安,无不立效。"是方以六君子补脾肺、化痰,更加黄芪以增补气固表之力,且半夏、橘红得干姜、肉桂,则温肺之功益著。吴氏曾感慨:"医家凡遇咳喘,必用麦冬、贝母以重寒其肺,否则桑皮、白前、苏子以重泻其气,甚至黄芩、天花粉使之雪

第六章 新安医学名案名论

上加霜,而病无瘳时矣。"今医当引以为戒,遇咳嗽、失音初起,宜疏利肺气,不可早用凉润锢邪。

新安医家治疗咳嗽,注意分辨外感与内伤,治外感咳嗽辨清寒热燥湿,以肺气宣通为宗旨,一般不用收涩药;治内伤咳嗽分清虚实,酌加敛肺收涩之品。治咳常佐化痰,并依其属于寒痰、热痰、燥痰、湿痰而选用相应药物。

11.瘀积胃痛案

秦,久有胃痛,更加劳力,致络中血瘀。经气逆,其患总在络脉中痹窒耳。医药或攻里,或攻表,置病不理,宜乎无效,形瘦消减,用缓逐其瘀一法。

蜣螂虫、䗪虫、五灵脂、桃仁、川桂枝、蜀漆、老韭根,臼捣汁泛丸。(清代叶桂《临证指南医案》)

按语:胃痛即胃脘痛,古称心下痛或心痛,主要部位在胃脘近心窝处,《黄帝内经》所谓"胃病者,腹䐜胀,胃脘当心而痛"。痛时可牵连胁背等处,或兼见恶心呕吐、嗳腐吐酸,大便溏薄或秘结,胸脘胀满等症。本案瘀血胃痛的辨证依据是胃中久痛,且伴有呕吐等胃气上逆,患者形瘦,叶桂以"久病入络"的观点,以病久入血、络脉血瘀立论。以药测症,患者当有胃痛固定不移,舌紫而黯、脉涩、面色黯黑少华等症。病久络瘀非急攻所能奏效,故用丸剂缓图。叶氏善用虫蚁搜剔络瘀,为治久痛开一新法。

原方未出剂量,参照他处,我们补拟如下:蜣螂虫(炙)1两,䗪虫(炙)1两,五灵脂炒1两,桃仁2两,生川桂枝尖5钱,蜀漆炒3钱,用老韭根臼捣汁泛丸。每服2钱,滚水下。结合《临证指南医案》他处所示,叶氏所用缓逐其瘀法,轻者多用桃仁、当归,重者则用虫类诸药,入络搜邪,选用蜣螂、䗪虫破瘀止痛。现代有用此方治疗消化道肿瘤,值得关注。

12.肾虚哮喘案

方赞武兄暑月病哮,从淮来扬就医,喉中痰喘,汗出不辍,夜不能上床而卧,医莫能疗。切其脉右寸浮滑,尺中带洪。因思哮之为病,发时固宜散邪,今气从下逆上,行动则喘甚。盖病久则子母俱虚,肾气不能收摄,亦上冲于肺,是虚为本,而痰为标耳。用人参、熟地黄、北五味、橘红、阿胶、半夏、茯苓治之,不半月而平。(清·汪廷元《广陵医案》)

按语:患者时值哮喘发作期,喉中痰喘,汪廷元诊其脉证,认为患者长期反复发作,已经伤正,病久子病及母,肺肾两虚,肾主封藏,肾气不足则无力摄纳,气浮于上,故本虚标实,不可一味发散祛痰,当标本同治,攻补兼施。

新安医家辨治哮喘,辨外感内伤,以虚实分纲,提纲挈领,细加斟酌。治内伤虚喘,重视肺肾出纳,标本同治。宣利肺气常用麻黄、细辛、紫菀、款冬花、百部、葶苈子等,温化痰饮多用半夏、厚朴、苏子、杏仁等,温肾纳气善用干姜、鹅管石、五味子等品。

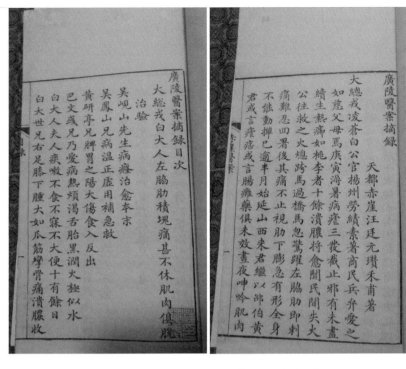

清乾隆年间汪廷元自写刻本《广陵医案摘录》

13.饮蔽胸阳案

盛,巨籁达路,8月1日。背属阳,胸中为清阳之府。胸中有饮,似属阴邪,阴蔽其阳,清阳失其展舒,营卫循行愆其常度,胸痛彻背,痛来形寒,寒罢痛止而热作,甚则呕吐,亦有汗出,颇如疟状,然肌肉渐瘦,舌前半截有斑驳但不光绛,脉濡稍弦。拟仲师法,通阳蠲饮,以和营卫。全瓜蒌三钱,薤白二钱,法半夏钱半,川桂枝一钱,白芍(炒)钱半,甘草六分,煨姜一大片,小红枣两枚,饴糖(后入,煎数沸)二钱。

8月5日二诊:胸痛彻背,形寒时间甚长,且有振栗之状,寒罢热来而痛止,得汗而热解。胸中有饮,饮属阴邪,阴蔽其阳,营卫循行失常,故发如疟状也。照述拟原意变通之。全瓜蒌三钱,薤白二钱,法半夏钱半,蜀漆(炒炭)八分,甘草(炙黑)八分,川桂枝钱半,白芍(炒)二钱,茯苓四钱,左牡蛎(煅先煎)三钱,煨姜一大片,小红枣两枚,饴糖(后入,煎数沸)二钱。

8月8日三诊:背为阳,胸中为清阳之府,四肢为诸阳之末。胸中有饮,饮属阴邪,阴气盛,阳气少,胸痛彻背,形寒时间甚长,曾有振栗之状,寒罢热来而痛止,得汗而热解。今日痛特甚,四肢清厥,汗出濡衣,呕恶涎沫,面容青黑,脉濡而弦。阴蔽其阳,非离照当空,阴霾焉得退避?仍拟《金匮》法,以防胸痹痛厥。制附片钱半,川桂枝钱半,法半夏三钱,淡干姜钱半,川椒红(炒,去闭口)八分,旋覆花(包)二钱,赤石脂(煅)三钱,生于术二钱,茯苓五钱。

8月10日四诊:四肢清厥较温,清阳有渐通之象,面青黯稍退,浊阴有欲退之机,惟痛仍未止。痛原不通之义,然以背部为甚,汗出湿衣,呕恶涎沫,仍属饮邪;但口舌觉苦,小溲深赤,以呕恶之故,胆汁亦欠清静矣;脉弦。守原意变通之,以冀痛止。法半夏三钱,淡干姜一钱,茯苓五钱,北细辛四分,五灵脂(炒,去砂石)钱半,娑罗子二钱,伽楠香(研细末冲)三分,獭肝(研冲)一钱。

8月13日五诊:痛已见瘥,口燥不渴,大便十来日未下,小溲短赤,寐梦甚多,口舌觉酸,饮食未能知味。酸即甘之化也,亦陈气之盛。拟原意损益。法半夏钱半,淡干姜一钱,茯苓五钱,娑罗子三钱,五灵脂(炒,去砂石)钱半,鲜橘叶三钱,鲜佩兰三钱,建兰叶三钱,獭肝(研冲)一钱,伽楠香(锉,研细末冲)二分,半硫丸(吞)一钱。

8月16日六诊:痛已获弭,胃略知饥,亦稍知味,清阳有复辟之朕,胃气有醒豁之机,惟口舌酸味虽减未尽,口燥不渴。拟原意损益。生于术钱半,法半夏钱半,赖橘红一钱,茯苓四钱,金钗斛二钱,建兰叶三钱,生牡蛎(先煎)三钱,獭肝(研末吞)三分,伽楠香(研细末冲)一分,鲜佩兰三钱。(民国王仲奇《王仲奇医案》)

按语:饮证指水液在体内运化输布失常,停留于某些部位,前人有外饮与内饮之说。外饮为寒湿浸渍或水饮所伤,使脾的运化功能被遏;内饮则由于阳气不足,水液运化无力。两者往往互相影响。本案前后六诊,脉案完整。细细读来,足见先生诊治之章法。患者胸痛彻背且痛来形寒,甚则呕吐,脉濡稍弦,诊为胸中有饮,阴蔽其阳,清阳失其展舒,故治仿仲景瓜蒌薤白白酒汤之意。痰饮阴霾过重,阻蔽胸阳,治疗上除化痰祛饮之外,当主以温阳之剂,则一如红日当空而阴霾自退,故三诊时即在前方中加制附片而得显效,此即所谓“益火之源,以消阴翳”。凡治胸痹而阴寒过重者,温通心阳实为关键之举。

新安医家辨治饮证,一本《金匮要略》之旨,运用仲景之法,治分虚实。因饮证总属阳微阴盛、本虚标实之候,故治疗大法不外温通助阳与祛饮逐邪两端。标证突出,治以祛饮为主,兼顾正气;本证明显,则治当温补脾肾,通阳化饮。王仲奇指出“阴蔽其阳,非离照当空,阴霾焉能退避”,宜“轻剂宣通其阳”,观点鲜明,方法独特。

14.风阳与痰瘀相搏头痛案

徐某,女,63岁,1994年3月21日初诊。风阳与痰瘀相搏为患,头痛偏左,时有耳鸣,夜寐欠沉,间作肢麻,左下肢痹痛,舌苔薄腻而白,脉濡细。法当息风和阳,涤痰和络,以达木郁。

归须10克,煨天麻10克,橘红6克,磁石(先煎)30克,红花10克,怀牛膝12

克,炒白蒺藜10克,茯神12克,丹参15克,法半夏6克,青龙齿(先煎)20克,炒玄胡索10克,全蜈蚣2条,钩藤15克,田三七粉(分冲)4克,鸡血藤30克。上方7剂,水煎服。

3月18日二诊:药证相合,头痛已见减势,于原方加青橘叶10克,石菖蒲6克。

三四诊均在此方基础上略作增损,病势已见显减,头痛基本缓解。(《中国现代百名中医临床家·王任之》)

按语:内科头痛多见于外感热病、高血压、颅内疾病、神经症、偏头痛等。头为"诸阳之会""清阳之府",又为髓海所在,凡五脏精华之血、六腑清阳之气,皆上注于头,故凡六淫之邪外袭,上犯巅顶,邪气羁留,阻抑清阳;或内伤诸疾,导致气血逆乱,瘀阻经络,脑失所养,均可发生头痛。本案头痛部位固定,此为瘀滞之象;而舌苔腻而白者,又为痰浊之征。王任之诊为痰瘀相搏,兼有风阳上扰,故处方遣药以活血化瘀和络参以息风涤痰之品为治。方中以当归须、杜红花、丹参、全蜈蚣、鸡血藤、田三七粉活血化瘀而和络,可改善脑动脉血循环,并有缓解动脉痉挛的作用;取二陈之意,以法半夏、化橘红化痰浊;若病属痰瘀互结者,则非单纯祛瘀活血之品所能奏效,而须佐以化痰理气之剂。再者,虽病属痰瘀互结,而实际上也存在气机着滞不行的病理因素,所以化痰、祛瘀又当理气为先,故方中参以一味炒玄胡索,以条达木郁,疏畅气机。于此可见其用药之缜密。头痛而兼耳鸣如蝉,此为风阳上扰之象,故在方中以天麻、钩藤、白蒺藜、青龙齿、磁石、牛膝等息风潜阳。王任之所谓"和阳"者,在此即指潜阳而言。其治疗内伤头痛一证,虽着眼于肝风肝阳,而本乎于肝肾之阴,其所治的头痛案例,无不以息风和阳、滋补肝肾为法则,或和络,或涤痰,或泻火,各相机而行。

15.肝肾阴虚惊悸案

宋某,女,73岁,1992年8月26日初诊。心悸荡漾,时有恐惧感,夜寐不沉,且有耳鸣,舌红略紫,脉弦细。法当柔肝达木而安心神,目视眈眈,亦肝肾不充之证,一并及之。

归身10克,干地黄18克,甘杞子15克,夜交藤30克,青龙齿(先煎)20克,炙甘草6克,炒淮小麦30克,生白芍10克,北五味子6克,磁石(先煎)30克,茯神12克,甜百合18克,钩藤12克,密蒙花4克,决明子15克。上药7剂,水煎服。(《中国现代百名中医临床家·王乐匋》)

按语:患者从上海来合肥探亲,此前已在上海数家医院诊治,未效。常怀惊惧之心,或闻巨响,或突见异物,或一旦遇事,或独处一室,均可致惊悸而不能自已,病涉心肝胆三脏。《严氏济生方》指出:"惊悸者,心虚胆怯之所致也。"王乐匋治以柔肝达木而安心神,柔肝者夜交藤、生白芍、干地黄是也,实充养肝肾之意,以肝肾充则肝胆之气自然条顺;安心神者炙甘草、北五味子、青龙齿、磁石、茯神、炒淮小麦、甜百合是也。二诊、三诊均在上方基础上增减,患者共进20余剂,惊悸之状已得明显改善。

第三节　医论医话选读

现行中医院校统编13门教材中,计引新安医论543条次,占9%。为了更准确、更全面地把握新安医论医话的精髓,兹精选新安医家名言名论原文10则,以供研究参考。

一、观点鲜明的深说博论

纵览新安医著,可以发现有相当一批优秀的医论之作,这些论述洋洋洒洒,深说博论,不乏创义,不仅观点鲜明,立论独特,议论有理有据,更重要的是在中医学术争鸣和治疗体系中,都占有极其重要的一席之地,成为新安医学的核心理论。

1.明代祁门汪机"营卫论"

丹溪论阳有余阴不足,乃据理论人之禀赋也。盖天之日为阳,月为阴。人禀日之阳为身之阳而日不亏,禀月之阴为身之阴而月常缺。可见人身气常有余,血常不足矣。故女人必须积养十四五年,血方足而经行,仅及三十余年,血便衰而经断,阴之不足固可验矣。丹溪揭出而特论之,无非戒人保守阴气,不可妄耗损也。以人生天地间,营营于物,役役于事,未免久行伤筋,久立伤骨,久坐伤肾,久视伤神,久思伤意。凡此数伤,皆伤阴也。以难成易亏之阴,而日犯此数伤,欲其不夭枉也难矣。此丹溪所以立论垂戒于后也,非论治阴虚之病也。若遇有病气虚则补气,血虚则补血,未尝专主阴虚而论治。且治产后的属阴虚,丹溪则曰:右脉不足,补气药多于补血药;左脉不足,补血药多于补气药。丹溪固不专主于血矣。何世人昧此,多以阴常不足之说横于胸中,凡百诸病,一切主于阴虚,而于甘温助阳之药一毫不敢轻用,岂理也哉?虽然,丹溪谓气病补血,虽不中亦无害也,血病补气则血愈虚散,是谓诛罚无过。此指辛热燥烈之剂而言,亦将以戒人用药,宁可失于不及,不可失于太过。盖血药属阴而柔,气药属阳而刚,苟或认病不真,宁可药用柔和,不可过于刚烈也。《书》曰罪疑惟轻,功疑惟重,《本草》曰与其毒也宁善,与其多也宁少之意,正相合也。虽然,血虚补气固为有害,气虚补血亦不可谓无害。吾见胃虚气弱,不能运行,血越上窍者,多用四物汤凉血之药,反致胸腹痞闷,饮食少进,上吐下泻,气喘呕血,去死不远,岂可谓无害耶?是以医者贵乎识病真耳。

或又曰:人禀天之阳为身之阳,则阳常有余,无待于补,何方书尚有补阳之说?予曰:阳有余者,指卫气也。卫气固无待于补。而营之气,亦谓之阳。此气或虚或盈。虚而不补,则气愈虚怯矣。经曰怯者着而成病是也。况人于日用之间,不免劳则气耗,悲则气消,恐则气下,怒则气上,思则气结,喜则气缓,凡此数伤,皆伤气也。以有涯之气,而日犯此数伤,欲其不虚难矣。虚而不补,气何由行?

或问:丹溪曰人身之虚,皆阳虚也。若果阳虚,则暴绝死矣。是阳无益于补也;又曰气无补法,世俗之言也,气虚不补何由而行?是气又待于补也。何言之皆背戾耶?予曰:经云卫气者,水谷之悍气也。慓疾不受诸邪,此则阳常有余,无益于补者也。朱子曰天之阳气,健行不息,故阁得地在中间,一息或停,地即陷矣。与丹溪所谓阳虚则暴绝同一意也,此固然矣。使阴气若虚,则阳亦无所依附而飞越矣。故曰天依形,地附气。丹溪曰阴先虚,而阳暴绝。是知阳亦赖阴而有所依附也。此丹溪所以拳拳于补阴也。经曰营气者,水谷之精气,人于脉内,与息数呼吸应。此即所谓阴气不能无盈虚也,不能不待于补也。分而言之,卫气为阳,营气为阴。合而言之,营阴而不禀卫之阳,莫能营昼夜、利关节矣。古人于营字下加一气字,可见卫固阳也,营亦阳也。故曰血之与气,异名而同类。补阳者,补营之阳;补阴者,补营之阴。又况各经分受,有气多血少者,有血多气少者。倘或为邪所中,而无损益,则藏府不平矣。此《内经》所以作,而医道所以兴也。譬如天之日月,皆在大气之中。分而言之,日为阳,月为阴;合而言之,月虽阴,而不禀日之阳,则不能光照而运行矣。故古人于阴字下加一气字,可见阳固此气,阴亦此气也。故曰阴中有阳,阳中有阴,阴阳同一气也,周子曰阴阳一太极是也;然此气有亏有盈,如月有圆有缺也。圣人裁成辅相,即医家用药损益之义也。是知人参、黄芪补气,亦补营之气,补营之气即补营也,补营即补阴也,可见人身之虚皆阴虚也。经曰阴不足者,补之以味。参芪味甘,甘能生血,非补阴而何?又曰阳不足者,温之以气。参芪气温,又能补阳,故仲景曰气虚血弱,以人参补之,可见参芪不惟补阳,而亦补阴。东垣曰血脱益气,仲景曰阳生阴长,义本诸此。世谓参芪补阳不补阴,特未之考耳。

予谓天之阳气,包括宇宙之外,即《易》所谓天行健、《内经》所谓大气举之者是也。此气如何得虚,虚则不能蓄住地矣。天之阴,聚而成形者。形者,乃地之坤也。故曰天依形,地附气。可见人身之卫,即天之乾;人身之形,即地之坤。营运于藏府之内者,营气也,即天地中发生之气也。故以气质言,卫气为阳,形质为阴;以内外言,卫气护卫于外为阳,营气营养于内为阴。细而分之,营中亦自有阴阳焉,所谓一阴一阳,互为其根者是也。若执以营为卫配,而以营为纯阴,则孤阴不长,安得营养于藏府耶?经曰营为血,而血即水,朱子曰水质阴,而性本阳,可见营非纯阴矣。况气者,水之母。且天地间物有质者,不能无亏盈。既有质而亏盈,血中之气亦不免而亏盈矣。故丹溪以补阴为主,固为补营;东垣以补气为主,亦补营也,以营兼血气而然也。(明·汪机《石山医案·营卫论》)

2.明代歙县方有执"伤寒论条辨"

伤寒论者,仲景氏辨伤寒而论之之谓也。伤寒何为而辨论也。乱伤寒者中风并中风寒,杂伤寒者温病、风温、霍乱。本气自病,与凡痓湿,皆与伤寒相涉于疑,故一一条辨而例论之。然后各皆始得分晓而不惑,此伤寒论之所以作也。然诸病之所以有待于条辨例论,而后各皆始得分晓而不惑者,以皆统于六经也。六经各一经络脏腑,惟太阳独多始病荣卫之两途,诸病论经,论经者,经辨而病明也。伤寒与中风,则于论经之中,吃紧关系,严辨又在太阳之荣卫。盖风则病卫,寒则病荣,风寒俱有,则荣卫皆受而俱病。太阳一也,荣卫二,而病则三焉。此太阳所以分当严辨,而与余经不同也。过太阳、阳明以下,辨论乃得各归于经,所以自微而著,自少而多。剩徒法而以方法具备者计之,筹其条目,法则迤逦已三百九十七,方则因仍已一百一十三。然而法中乃有一则曰:知犯何逆,随证治之之条;二则曰:知犯何逆,以法治之之目。法言若是,岂非以其丝辨缕论,积多若是,犹不足以尽风寒之所欲论之谓邪?噫,仲景氏所以作论之心,于此可以想见其万一于言国文字之外矣。曾谓非辨非论,顾可以清杂乱,而正伤寒之名实乎?不能也。是故伤寒不可以作经,而但可以作论者,其意不在此欤。名虽曰论,实则经也。说者谓医家之有此书,犹儒家之有语孟。盖以其浑融该博,曲尽精微,恢恢乎足以股肱《素》《难》,而为斯道之日星信矣。然其举纲振目,经纶阖辟,首尾条贯,脉络分明,近则可以言仿佛《学》《庸》,远则可以议属比《春秋》,而法象乎《易》。说者遗之,似亦未可以言其全知此书之纯粹也。嗟惟文本,去古未远,辞简义奥,读而道其道者,要皆不过模形范影,踪迹汤丸,错择名利,以求凿柄于盲瞽之余,譬之乐师,习〇、勹匕以治钟琴瑟,节奏虽工,求其所谓正六律,谐五音,通八风,而能与天地同和者,难言也。叔和类集而编次之,各为一篇,独于太阳,分而为三,一一以辨,标其篇目。夫既以辨标其篇目,则论归重于辨,叔和已得之矣。既分太阳为三篇,则太阳一经归重于三辨,叔和已明之矣。自今观之,各篇之中,不合于辨者,历历可指也。而太阳三篇,尤溷溷然无辨于三也。似此编次,徒赖叔和之名存,岂复叔和之实在哉。必由后之轻浮,有如类证之辈者,不谙论义,不会辨意,骋以卑陋,计图剽窃,务为欺衒,纷更错乱,颠倒变易。法则断股离肢,方则哀多益寡,将谓不如此,不足以动众,惟徇私己,罔解误人。然冠履倒置,望者必骇,熏莸同爇,嗅者必憎,或出重辑亦未可知。是以匡郭纵完,而体骨终失,遂使晚见狐疑,卒致非全书之谬,虽专医之门,咸置之而不读。夫以此书为非仲景氏之全书置而不读,彼业不在医,无足怪也。以业既在医,亦视为非全书而不读,则其为医也,可得谓之全医乎?何不思之甚也。于是斯文湮没,至道蓁芜,民膺斯疾,幸邪不邪,不敢必也。窃谓此惧,跋履山川,冒蒙荆棘,崎岖南北,东抵齐鲁,西涉川陕,委志从正,以趣明师。期还叔和之故,以通仲景之源。风霜二十余年,颜徵鬓雪,神其默迪,一旦豁然,征之道途,足成小试。倦老思休,归田闭阁,考众本之殊同,反离异而订正,一师友之授传,窃僭负为此集。八经寒暑,稿脱七誊,深惭蛙吹,玷荷骥附。虽不足以合叔和之雅调,而宣仲景氏之遗音。至于溯流穷源,欲伸长〇、勹匕而拟望六律正,五音谐,八风通,天地和同,底民物于康阜,以上际唐虞之盛之心,所以延颈企踵于任斯道之君子者,未尝有一息之不然,此其所以宁负僭窃而不敢逃避也。谨书揭简,以告同志云。辛卯冬日长至歙灵山方有执书于溪南无逸所(明·方有执《伤寒论条辨·伤寒论条辨后序》)

3.明代休宁孙一奎"命门图说"

生生子曰:天人一致之理,不外乎阴阳五行。盖人以气化而成形者,即阴阳而言之。夫二五之精,妙合而凝,男女未判,而先生此二肾,如豆子果实,出土时两瓣分开,而中间所生之根蒂,内含一点真气,以为生生不息之机,命曰动气,又曰原气,禀于有生之初,从无而有。此原气者,即太极之本体也。名动气者,盖动则生,亦阳之动也,此太极之用所以行也。两肾,静物也,静则化,亦阴之静也。此太极之体所以立也。动静无间,阳变阴合,而生水火木金土也,其斯命门之谓欤。

《素问》曰:肾藏骨髓之气。又曰:北方黑色,入通于肾,开窍于二阴,藏精于肾。《难经》曰:男子以藏精。非此中可尽藏精也,盖脑者髓之海,肾窍贯脊通脑,故云。生生子曰:《三十六难》言肾有两脏,其左为肾,右为命门。命门者,诸神精之所舍,男子以藏精,女子以系胞,故知肾有二也。《三十九难》言:五脏亦有六脏者,谓肾有两脏也。其左为肾,右为命门。命门者,精神之所舍也,男子以藏精,女子以系胞,其气与肾通。细考《灵》《素》,两肾未尝有分言者。然则分之者,自秦越人始也。追越人两呼命门为精神之舍,原气之系,男子藏精,女子系胞者,岂漫语哉?是极归重于肾为言。谓肾间原气,人之生命,故不可不重也。《黄庭经》曰:肾气经于上焦,营于中焦,卫于下焦。《中和集》曰:阖辟呼吸,即玄牝之门,天地之根。所谓阖辟者,非口鼻呼吸,乃真息也。越人亦曰:肾间动气者,人之生命,五脏六腑之本,十二经脉之根,呼吸之门,三焦之原。命门之义,盖本于此,犹儒之太极,道之玄牝也。观铜人图命门穴不在右肾,而在两肾俞之中可见也。《难经》虽有命门之说,并无左右水火之分,何后人妄臆指命门属相火耶!顾《灵》《素》三阴三阳、手足十二经配合,皆有定偶,以象十二时、十二月、十二律之意,今又以命门为属火,则当统之于何经？十二经既无所统，则两肾皆属少阴水可知。《黄庭经》曰：两部肾水对生门（左肾为壬，右肾为癸。生门者，脐也）。或曰：然则《脉诀》何谓命门配三焦，属相火也？余曰：此高阳生之误，戴同父辩之已详。三焦是手少阳经，配手厥阴经为表里，乃手经配手经，火配火为定偶也，岂有手配足、火配水之理哉？！滑伯仁《难经本义》注曰：命门其气与肾通，则亦不离乎肾，其习坎之谓欤（坎者，水也。《易》谓上下二坎相重，阴而又阴，故曰习坎）。手心主为火之闰位，命门即水之同气欤。命门不得为相火，三焦不与命门配，亦明矣。虞庶亦云：诸家言命门为相火，与三焦为表里，按《难经》只有手心主与三焦为表里，无命门三焦表里之说。据此，则知诸家所以纷纷不决者，盖有惑于《金匮真言篇》王注，引《正理论》谓：三焦者，有名无形，上合手心主，下合右肾。遂有命门三焦表里之说。夫人身之脏腑，一阴一阳，自有定偶，岂有一经两配之理哉！夫所谓上合手心主者，正言其为表里；下合右肾者，则以三焦为原气之别使而言之尔。知此，则知命门与肾通，三焦无两配，而诸家之说不辩而自明矣。或曰：如子所云，则命门属水欤？予曰：右肾属水也，命门乃两肾中间之动气，非水非火，乃造化之枢纽，阴阳之根蒂，即先天之太极。五行由此而生，脏腑以继而成。若谓属水属火，属脏属腑，乃是有形质之物，则外当有经络动脉，而形于诊，《灵》《素》亦必著之于经也。或曰：然则越人不以原气言命门，而曰右肾为命门，何也？予曰：此越人妙处，乃不言之言也，言右肾则原气在其中矣。盖人身之所贵者，莫非气血，以左血右气也。观《黄帝阴符经》曰：人肾属于水，先生左肾，象北方大渊之源；次生右肾，内有真精，主五行之正气。越人故曰原气之所系，信有核欤。或曰：《灵》《素》命门有据乎？予曰：《阴阳离合篇》有太阳根起于至阴，结于命门（至阴，穴名，在足小指外侧）。启玄子注曰：命门者，藏精光照之所，则两目也。《灵枢》亦曰：命门者，目也。盖太阳乃肾之表，目者宗脉精华之所聚，故特以精华之所聚处，而名之为命门也。（明·孙一奎《医旨绪余·命门图说》）

4.明代休宁孙一奎"相火辨"

生生子曰：火为五行之二，化生之机，在天在人，不可一日而无，诸书虽往往于杂症中言之，然未有能分君相之名，及明令气之序，是以多认阴火为相火，又有以五志之火为相火，即明达精诣如丹溪，而《格致余论·相火篇》亦以龙雷之火为相火，又分君火为人火，相火为天火，愚甚惑焉。尝按《内经·阴阳应象大论篇》有壮火气衰、少火气壮之言，《天元纪大论篇》有君火以名、相火以位之言，并无天火、人火、龙雷火之说，至丹溪而始言之。何哉？愚度丹溪之意，既谓肝肾之阴悉具相火，是以指肝肾之阴火为相火。又曰：见于天者，出于龙雷，则木之气；出于海，则水之气。或以龙雷皆动物，凡动皆属火，故以相火为天火耶。假若以动皆属火，而遂以相火为天火，然则君火亦有动之时也，独不可属之天哉？愚谓火为造化生息之机，不能不动，第不可以妄动。火有天人之分，不可以君相分属天人。何言之？盖天有六气，君火主二之气，相火主三之气，是君相皆可以天火称也。人有十二经，十二经中心为君火，包络、三焦为相火，是君相皆可以人火称也。故以天之六气言，则二之气，三之气，岁岁若是，为亘古不易之常运。以人身言，则心为君火，包络三焦为相火，亦亘古不易之定论。

君火、相火，皆有定体，以裨助生生不息之功，不可一日而无，故曰：天非此火不能生物，人非此火不能有生。若彼肝肾虽皆有火，乃五志之淫火，而非五行之正火，致人疾而为元气之贼，不可一日而有也。今丹溪不以六气之火为天火，而以肝肾阴火为龙雷之火，为天火；不以七情所感之火为人火，而以君火为人火。夫肝藏血，肾藏精，彼谓悉具相火，愚不知其何所见也。

且经以君火主春末夏初，二之气，以热称之，丹溪乃谓经以暑与湿言之。夫暑属三之气，湿属四之气，各有主之者，与君火何预？经以相火主三之气，以暑称之，丹溪乃言经以火称之，谓其暴悍酷烈于君火，指为元气之贼，大与经旨相抵牾。所以然者，良由认相火未真，故其立言支离多病，前后自相矛盾。至于君火以名、相火以位之言，亦不能畅条其义。夫君火以名者，盖以君虽属火，然至尊无为，惟正火之名，故曰君火以名。相火以位者，盖相宣行火令，而守位禀命，故曰相火以位，犹之宰相奉行君令，为职位所宜然也。彼于相之名义未明，是以相火之论未当也。愚始阅此篇，疑非丹溪之笔，已而详玩笔势，与其他撰著相类，或出于一时之意见，未遑稽考。不然，登梓时亦未暇校正窜易耶。释今不为辩校，则后之学人，不知从丹溪之长，徒执迷其阴火为相火之说，卒之认相火为贼火，不知以五志之火为贼火，其误人也甚矣！溯丹溪初心，本欲开后之聋瞆，不知此论，使聋瞆者益聋瞆也。愚故愿为丹溪之忠臣，不惮辩驳者，正欲成丹溪惠后之心，又何暇计僭逾之罪哉。同志者幸亮之。（明·孙一奎《医旨绪余·丹溪<相火篇>辨》）

5.明末清初休宁程知"手心主心包络命门辨"

滑氏云：以用而言，谓之心主；以形而言，谓之心包络。是心包络之即心主，不待辨矣。惟以心包络为裹心外膜，千古愦愦，不可不以经文考正也。夫包者，包胎之名，即子户也。精以此藏，其在女子者，则有形如合钵，可以系包，其络下联于两肾，而上属于心，故谓之心包络。故《评热论》曰：包络者属心而络于胞中，心气不得下通，故月事衰少不来也。《奇病论》曰：包络者系于肾。若云裹心外膜，则经文未有著见也。夫心既为一脏矣，岂有心外脂膜复为一脏之理？肝脾肺肾，其系属处莫不有膜，以心外之膜为一脏，则亦将以肝脾肺肾之膜皆为一脏乎？且夫脏者，有所藏之名也。遗此人生藏精之户，而以脂膜当之，必不然也。包者抱也，《经》所谓以抱身形。《六书正伪》谓：包胎乃单包字,象子未成形而包裹于中。俗作胞,盖溺胞字也,其音为脬。故《五味论》曰:膀胱之胞,薄以懦。《痹论》曰:胞痹者,小腹膀胱,按之内痛,若沃以汤,涩以小便。后人所以相沿而误者,由不知包之为包,又不知胞之非包,而遂杜撰其说,以包膜为裹心外膜,亦不经甚矣。至以手心主解为心之主用,此亦不然。《邪客篇》曰:心者五脏六腑之大主也。《灵兰秘典》:心者,君主之官;膻中者,臣使之官。《天元纪》曰:君火以明,相火以位。凡君主之称,皆指心也。则谓包以心为主则可,谓心以包为主则不可。冠履之名义,不容不正也。试验之,人苟有动于心,则相火随之而动,精气因而飞越,岂非包之以心为主乎?《经脉篇》曰:心主手厥阴心包络之脉,冠心主于上,言其经以心为主也。然所称命门者,果何脉也?曰命门即心包络也。命门之名未见于经,惟《根结》诸篇云:太阳根于至阴,结于命门,而经即注曰命门者目也。考之《铜人》《甲乙》诸书,惟十四椎下有命门一穴,正当两肾之中。而《三十二难》曰:肾有两者,非皆肾也,左者为肾,右者为命门。命门者精神之所舍,原气之所系也。男子以藏精,女子以系胞。王叔和因遂其说,谓肾名包门子户,脉合右尺。夫以命门为藏精系胞之处,则命门之为包门无疑也。然以命门为包门是也,以命门偏居右肾非也。夫两肾皆肾也,两肾之中命门也。故《黄庭经》曰:前有幽关后有命门。梁丘子注曰:两肾中间为命门。《仙经》又曰:两肾中间一点明,逆为丹母顺为人。今夫人之耳目手足皆两也,左为耳目,未闻其右不为耳目也;左为手足,未闻其右不为手足也。但天之气不满西北,故人之右耳目常不如左耳目聪明;地之气不满东南,故人之左手足常不如右手足刚强。肾居下,地道也,其刚阳亦应在右,则谓左肾主肾之真阴,右肾主肾之真阳则可,谓左为肾右为命门则不可也。夫命门既以藏精系包,精何为独藏于左,包何为独系于右?试以女子验之,未闻其子宫偏于右也。若命门在右,则铜人命门一穴,当取之十四椎右,不应取之十四椎中。故张景岳曰:肾者坎水也,坎挂内奇而外偶,肾有两者,坎外之偶也,命门一者,坎中之奇也。一以统两,两以包一,是命门总乎两肾,而两肾皆属乎命门。命门者精气之海,死生之窦,若命门亏损,则五脏六腑皆失所恃,而阴阳病变无所不至,故许学士唯知补肾,薛立斋独重命门,王太仆所谓壮水之主、益火之原也。故命门即包门也,又名子户,又名子宫,又名血室。道家谓之丹田,又谓之玉房,其门居直肠之前、膀胱之后,当关元、气海之间,以其精气由此出入,男女由此施生,故有门户之称。以其为生之门、死之门,故谓之命门,故命门即包门也。《经》谓之心包络者,以其络属于心也;后人谓之命门者,以其窍通乎肾也。《刺禁》曰:七节之傍,中有小心。七节之傍,肾也;中有小心,命门也。命门为心火之根,故谓小心也。《脉论》曰:石瘕生于包中,寒气客于子门,是子门即包也。东垣亦云:包络一名命门。故心主也,包络也,命门也,一言而三名也。而谓之相火,心包络为相火之内司，三焦为相火之外配，故十二经以手厥阴心主与手少阳三焦为表里，后人所以有三焦与包络配，复有三焦与命门配之疑者，缘不知命门之不偏居右肾，又不知命门之即包络。虞天民、张景岳知命门之不在右肾，而不知命门之即包络，由不知包之非裹心外膜也。学者苟知包之非裹心外膜，又知命门之不在右，则知命门之即包络，而三焦两配之疑与《脉诀》遗失心包之疑，皆可豁然矣。

扶生氏曰：三焦者，际上际下之府；心包络者，际上际下之脏也。其形特异于诸脏腑，而世不察，以为名焉耳。三焦上贯膈而下注膀胱，故为诸阳之总卫。心包络上属心而下络包，故为诸阴之总司。三焦之气，虽云上贯膈而下注膀胱，而实则首面四支，无所不贯。心包络之脉，虽云上属心而下络包，而实则自夹脊双关，上透顶门，以至手足节髓无所不通。但三焦际于上下，而某原在下，故三焦谓之原气。《难经》曰：脐下肾间动气者，人之生命，十二经之根本也。心包络际于上下，而其主在上，故包络谓之心主。《内经》曰：膻中者，心主之宫城也。然则扶阳者求之卫气，而养阴者责之心火，其识上下轻重者乎？
(明末清初程知《医经理解·第九卷》)

6.清代歙县程国彭"火字解"

从来火字，《内经》有壮火、少火之名，后人则曰：天火、人火、君火、相火、龙火、雷火，种种不一。而朱丹溪复以虚实二字括之，可谓善言火矣。乃人人宗其说，而于治火，卒无定见，何也？是殆辨之犹未确欤？予因易数字以解之。夫实火者，六淫之邪，饮食之伤，自外而入，势犹贼也；虚火者，七情色欲，劳役耗神，自内而发，势犹子也。贼至则驱之，如消散、清凉、攻伐等药，皆可按法取用。盖刀枪剑戟，原为驱贼设也。子逆则安之，如补气、滋水、理脾等药，皆可按法施治。盖饮食、器用，原为养子设也。夫子者，奉身之本也，若以驱贼者驱其子，则无以为养身生命之本矣。人固不可认贼作子，更不可认子作贼。病机一十九条，言火者十之八，言寒者十之二。若不明辨精切，恐后学卒至模糊，余故反复详言，以立施治之法。

外火：风、寒、暑、湿、燥、火，及伤热饮食，贼火也。贼可驱而不可留。

内火：七情色欲，劳役耗神，子火也。子可养而不可害。

驱贼火有四法：一曰发。风寒拥闭，火邪内郁，宜升发之，如升阳散火汤之类是也。二曰清。内热极盛，宜用寒凉，如黄连解毒汤之类是也。三曰攻。火气郁结，大便不通，法当攻下，此釜底抽薪之法，如承气汤之类是也。四曰制。热气拂郁，清之不去，攻之不可，此本来真水有亏，不能制火，所谓"寒之不寒，是无水也"，当滋其肾，如地黄汤之类可用也。

养子火有四法：一曰达。肝经气结，五郁相因，当顺其性而升之。所谓木郁则达之，如逍遥散之类是也。此以一方治木郁而诸郁皆解也。二曰滋。虚火上炎，必滋其水，所谓壮水之主，以镇阳光，如六味汤之类是也。三曰温。劳役神疲，元气受伤，阴火乘其土位。经曰：劳者温之。又曰：甘温能除大热，如补中益气之类是也。四曰引。肾气虚寒，逼其无根失守之火，浮游于上，当以辛热杂于壮水药中，导之下行，所谓导龙入海，引火归元，如八味汤之类是也。

以上治火法中，贼则宜攻，子则宜养，固已。然有邪盛正虚之时，而用攻补兼行之法，或滋水制火之法，往往取效。是知养子之法，可借为驱贼之方，断无以驱贼之法，而为养子之理。盖养正则邪自除，理之所有，伐正而能保身，理之所无也。世人妄用温补以养贼者固多，而恣行攻伐以驱子者，更复不少。此皆不得火字真诠，而贻祸斯民也。可不慎欤！（清·程国彭《医学心悟·火字解》）

二、独具匠心的特色辨治

特色性可表现在多层次、多方面，特殊的地理人文环境赋予了新安医学浓厚的地方特色，各位医家在不同的师承或经历基础上形成了独到的临床风格或创新发明。这里仅举部分新安医家独到的特色理论体系。

7.明代祁门汪机"新感温病说"

汪云：愚谓温与热有轻重之分。故仲景云：若遇温气则为温病，更遇湿热气即为温毒，热比温尤重故也。但冬伤于寒，至春而发，不感异气，名曰温病，此病之稍轻者也。温病未已，更遇温气，变为温病，此病之稍重者也。《伤寒例》以再遇温气名曰温疫。又有不因冬伤于寒，至春而病温者，此特感春温之气，可名曰春温。如冬之伤寒、秋之伤湿、夏之中暑相同也（按：《阴阳大论》四时正气之分序：春温、夏暑、秋凉、冬寒。今特感春温之气，可名春温，若感秋凉之气，可名秋凉病矣。春温可以为温病，秋凉独不可为凉病乎？以凉病似觉难言，勉以湿证搪塞，既知秋凉病有碍，反而思之，则知春温病殊为谬安矣）。以此观之，是春之温病有三种不同：有冬伤于寒，至春变为温病者；有温病未已，再遇温气而为温病者；有重感温气相杂而为温病者；有不因冬伤于寒，不因更遇温气，只于春时感春温之气而病者。若此三者皆可名为温病，不必各立名色，只要知其病源之不同也。（明·汪机《医学原理·温疫论·诸家温疫正误》）

8.清代歙县吴澄"理脾阴"论

理脾阴总论（自制得效九方）

吴澄曰：虚劳日久，诸药不效，而所赖以无恐者，胃气也。盖人之一身以胃气为主，胃气旺则五脏受荫，水精四布，机运流通，饮食渐增，津液渐旺，以至充血生精。而复其真阴之不足，古人多以参、苓、术、草培补中宫。而虚劳脾薄胃弱，力不能胜，即平淡如四君子，皆不能用，舍此别无良法也。然立法贵于无过之地，宁但脾家不用参、芪，即肺肾两家亦有难用二冬、二地者，所以新定补脾阴一法也。不然，甘温补土又不可恃，更将何所恃哉？惟选忠厚和平之品，补土生金，燥润合宜，两不相碍也。盖解托、补托二法，寓疏散于补托之中，藉补托于疏散之内。理脾阴一法，扶脾即所以保肺，保肺即所以扶脾。此皆自制经验之良方，以补前人未尽之余蕴也。

中气虚弱，咳嗽吐痰，食少泄泻者，中和理阴汤。脾虚不任参、芪，痰嗽失血，泄泻者，宜理脾阴正方。遗精盗汗自汗，血不归经，怔忡惊悸者，宜资成汤。清阳不升，气虚下陷，而力不胜升、柴者，宜升补中和汤。血虚有火，肝木侮土者，宜畅郁汤。脾虚不统血，而难用四物者，宜理脾益营汤。阴分不足，虚火上泛，食少泄泻者，宜培土养阴汤。痰嗽喘急者，宜生脉保金汤。[清·吴澄《不居集（上集）·理脾阴总论》]

理脾阴之法

吴澄曰：脾乃胃之刚，胃乃脾之柔。东垣《脾胃论》谓脾为死阴，受胃之阳气方能上升水谷之气于肺。若脾无所禀，则能行气于脏腑，故专重以胃气为主。又曰：饮食不节则胃先受病，劳倦者则脾先受病，脾受病则不能为胃行其津液。则脾病必及胃，胃病亦必及脾，一腑一脏，恒相因而为表里也。古方理脾健胃，多偏补胃中之阳，而不及脾中之阴。然虚损之人多为阴火所灼，津液不足，筋脉皮骨皆无所养，而精神亦渐羸弱，百症丛生矣。今以芬香甘平之品培补中宫，而不燥其津液。虽曰理脾，其实健胃。虽曰补阴，其实扶阳。则乾资大始，坤作成物，中土安和，天地位育矣。[清·吴澄《不居集（上集）·理脾阴之法》]

9.清代歙县郑宏纲父子"养阴清肺治白喉"说

喉间发白之症，予经历十余，俱已收功。此症属少阴一经，热邪伏其间，盗其肺金之母气，故喉间起白，缘少阴之脉循喉咙系舌本。治法必以紫正地黄汤为主，方除紫荆皮、茜草二味，此二药开结破肝血之燥热，今喉间之白，因邪伏于少阴肾经，蓄久而发，肝失水养，非喉本症风热结于血分可比，故此二药最不相宜。用之复伤其阴，而白反弥漫不解。只用紫正汤，微加细辛清解少阴之邪。初服一二剂，其白不增不减略转微黄色，十有九治。若服药后，白反蔓延呛喉，是邪伏肾经，肾阴已伤，元气无从送邪，即不治矣。此症服药，大便解出结粪，地道通而肺气行，邪从大便出，其白即转黄色，七日后愈矣。可知邪伏少阴，盗其母气，非臆度也。（《重楼玉钥·梅涧医语》）

喉间起白如腐一症，其害甚速。乾隆四十年前无是症，即有亦少。自廿年来患此者甚多，惟小儿尤甚，且多传染。一经误治，遂至不救。虽属疫气为患，究医者之过也。按白腐一证，即所谓白缠喉是也。诸书皆未论及，惟《医学心悟》言之,至于论治之法,亦未详备。缘此症发于肺肾,凡本质不足者,或遇燥气流行,或多食辛热之物,感触而发。初起者发热,或不发热,鼻干唇燥,或咳或不咳,鼻通者轻,鼻塞者重,音声清亮气息调匀易治。若音哑气急,即属不治。近有好奇之辈,一遇此症,即用象牙片动手于喉中,妄刮其白,益伤其喉,更速其死,岂不哀哉!余与既均三弟疗治以来,未尝误及一人,生者甚众。经治之法,不外肺肾,总要养阴清肺,兼辛凉而散为主。

养阴清肺汤:大生地二钱,麦冬一钱二分,生甘草五分,元参钱半,贝母八分(去心),丹皮八分,薄荷五分,炒白芍八分,不用引。质虚,加大熟地,或生熟地并用;热甚,加连翘,去白芍;燥甚,加天冬、茯苓。如有内热及发热,不必投表药,照方服去,其热自除。

吹药方:青果炭二钱,黄柏一钱,川贝母一钱,冰片五分,儿茶一钱,薄荷叶一钱,凤凰衣五分。各研细末,再人乳钵内和匀,加冰片乳细。

喉间起白所切忌药味:麻黄误用咽哑,不可救;桑白皮肺已虚,不宜泻;紫荆皮破血,不可用;防风不可用;杏仁苦降,更不宜;牛蒡子能通十二经,不可用;山豆根不可用;黄芩过清凉;射干妄用即哑;花粉不可用;羌活过发表,切不可用;桔梗肺虚,不宜升;荆芥不可用。

咽喉诸症禁忌:凡咽喉诸症,切不可发表,虚证不宜破血。

暂受风寒喉痛治法:

清解汤:防风八分,桔梗六分,牛蒡子八分,甘草五分,秦艽一钱,川芎五分,薄荷五分,枳壳八分,当归一钱。引加葱白二寸,宜停荤腥。(《重楼玉钥·又论喉间发白治法及所忌诸药》)

10.清代婺源余国珮"外感独揭燥湿为纲"说

珮趋庭之暇,先严多言医理,每参考古书,有所补述,发明前人之未备,法简而理该。内伤则从性命源头立论,外感独揭燥湿为纲。脉法去繁从约,以刚柔二脉辨其燥湿,以园遏两字探病情之进退,以浮沉缓数大小六脉察病机之转变,以神气之有无验其死生,脉法已无剩义矣。(清·余国珮《医理·自序》)

人之受病,独重燥湿二气者,如一岁之中偏干偏水,禾稼必伤而成歉年,未见多寒多暑而损岁也,人之感气受病亦然。夫燥湿二气各主一岁之半,冬至阳升,地中湿气已动,交春渐升盛,故也多润湿,万物含液萌芽包浆;一交夏令,湿蒸之气更盛,万物繁茂,湿盛水生,故础润溽夏,大雨时行,天地之气化刚为柔。夏至阴从天降,燥气已动,交秋渐降,故大火西流,万物始衰,枝枯叶落;一交冬令,燥气更烈,地冻水冰,露结为霜,雨化为雪,天地之气柔化为刚,故水不生于冬而长于夏,火虽盛于夏而实藏于冬。(清·余国珮《医理·六气独重燥湿论》)

新安医学研究集成 学术研究

外科亦燥湿二气为病,或从外感郁于肌肉,或由内积发于筋骨之间,但以上下两截分别施治。脐居人之正中,燥从天将,故多上吸,见症多在脐以上。湿气由地升,多下受,见症多在脐以下。湿症多臃肿,易腐烂,多浊脓秽水。湿善升,易于达表,故湿郁者多成痈。燥症多附骨,坚硬不变,最难穿溃,其体干,故难成脓。燥善降,病深沉不易外达,故感燥者易成疽,溃后脓少,肌肉坚硬,易生管,甚则坚而成多骨硬弦之类,皆刚象也。(清·余国珮《医理·外科燥湿分治论》)

三、开拓思维的针药发微

针灸方药是新安医学的重要研究领域,无论是针灸治疗的明证善治,还是本草方面辨药、采药、制药、用药等的具体介绍,新安先贤上溯下引,广征博采,求真求实,提炼智慧,皆于实用之中渗透着传统医药人文科学之深厚底蕴,于临床也多有直接或间接的参考价值。

11.明代陈嘉谟"用药择地土"论

凡诸草木、昆虫,各有相宜地产。气味功力,自异寻常。谚云:一方风土养万民,是亦一方地土出方药也。摄生之士,宁几求真,多惮远路艰难,惟采近产充代。殊不知一种之药,远近虽生,亦有可相代用者,亦有不可代用者。可代者,以功力缓紧略殊,倘倍加犹足去病。不可代者,因气味纯驳大异,若妄饵反致损人。故《本经》谓参、芪虽种异治同,而芎、归则殊种各治足征矣。他如齐州半夏,华阴细辛,银夏柴胡,甘肃枸杞,茅山玄胡索、苍术,怀庆干山药、地黄,歙白术,绵黄芪,上党参,交趾桂。每擅名因地,故以地冠名。地胜药灵,视斯益倍。又宜山谷者,难混家园所栽,芍药、牡丹皮为然;或宜家园者,勿杂山谷自产,菊花、桑根皮是尔。云在泽取滋润,泽傍匪止泽兰叶也;云在石求清洁,石上岂特石菖蒲乎?东壁土及各样土至微,用亦据理;千里水并诸般水极广,烹必合宜。总不悖于《图经》,才有益于药剂。《书》曰慎厥始,图厥终,此之谓夫。(明·陈嘉谟《本草蒙筌·总论》)

12.明代祁门徐春甫"二十四方"说

二十四方引

有客曰:古人治病不过七方十剂尽矣。七方者,大、小、缓、急、奇、偶、复是也;十剂者,宣、通、补、泻、轻、重、滑、涩、燥、湿是也。夫人虽有百病,大概不出十七字之法以治之,罔不赅矣。善医善治者,其有余乎?孟子以仁政二字而天下无不治,医其能用十七法则百病无不痊,何后世之千百法,徒为繁杂而无约择焉。汗漫而不精,治病茫然而罔效,其亦未能祖十七字而为方法吁!予曰:然则二十四剂又能复为疣赘?诚以五十步笑百步。客曰:子之二十四方,即十七字磋磨而成之者,其亦发前人之秘,岂可以疣赘自负!请寿梓以竣

第六章 新安医学名案名论

博雅可乎？

四方为纲四时大意

四方：参苏饮、五苓散、正气散、十神汤是也。大都四时之气，逆之则乖，顺之则和。春时违和，主以参苏饮加味而调之；夏时违和，主以五苓散加味而清之；秋时违和，主以正气散加味而解之；冬时违和，主以十神汤加味而发之。此其大纲大意而调和之者也。至于病机迥异，则有二十四方对证而施其治。诸凡表里虚实，断不出此二十四字之外也。

则合一年二十四气

五日为一候，三候为一气，一年有二十四气，二十四方之义以象之也。

二十四剂歌

十剂宣通补泻，轻重滑涩燥湿，调和解利寒温，水火平夺二十，加之要缓淡清，大法不过念四。庶几蒙引之端，小学入门之意。（明·徐春甫《医学捷径六书·二十四方》）

13.明代婺源鲍山"草木清爽宜人"说

予性禀淡泊，家常日用，觉与蔬菜宜，诸凡甘毳，不喜纵嗜。及阅王西楼《野菜谱》若干种，每访采茹，植其异者于家圃，以供野味，惜其种类局而未广。庚戌岁肄业黄山七载，每过普门师道场，见诸方游释多采根芽花实茎叶，供终日餐。因随叩索，备尝之，而识所未识者若干种。然犹限之境内，境以外辄遗之。又值社友潘稚春出《备荒本草》，云得关中王府抄本若干种。阅之，予益欣艳。用是按时采取，如法调食。虽性有温平寒热之异，味有甘苦辛酸之殊，皆清利爽口，总之宜人，此尤淡泊者之所怡情，其于腥膻之味，直将唾弃之矣。矧夫疗医以愈疾，备荒以赈饥，种种藉是，益知草木之功，足以广仁爱，而佐粒食于不穷也已。且孟子曰：五谷者，种之美者也。苟为不熟，不如荑稗。兹采集野蔬以防岁歉，随处便于民取，岂非过于荑稗乎？今所得若干余种，共四百数十种，皆予亲尝试之，分作草部二卷，木部一卷。次其品汇，别其性味，详其调剂，并图其形而胪列之。即野叟山童一搜阅而知采茹焉，其于民用未为无补矣。（明·鲍山《野菜博录·自序》）

14.明代歙县吴崑"针药互明"说

药家有问病发药者，刺家问病施针，亦其事也。有如病人脊强反折，奇经督脉为病也。病人头如破，目似脱，项如拔，脊如僵，腰似折，髀不可以曲，腘如结，踹似裂，足小指不用，目黄泪出，衄血身热，足太阳膀胱经受病也。病人阴缓而阳急，奇经阳跷为病也。病人嗌痛而颔肿，不可回顾，肩似拔，臑肘似折，耳聋，目黄，颊肿，颈颔、肩臑、肘臂外后廉皆痛，手小指不用，手太阳小肠经受病也。此四经受病，不顺风寒暑湿燥火，杂揉相协，揆之八法，宜刺后溪、申脉。以后溪二穴，手太阳所发，通乎督脉；申脉二穴，足太阳所发，通乎阳

新安医学研究集成（学术研究）

跷。四穴并刺,上下交通,四经所过者,无不去之疾。君常例之于麻黄、桂枝、葛根、青龙,信之不虚矣。(明·吴崐《针方六集·旁通集》)

刘完素用药,以火热立热,其主通圣散一方,以治风热,甚为周匝无间。方内用防风、麻黄以解表,风热之在皮肤者,得之由汗而泄;用荆芥、薄荷以清上,风热之在颠顶者,得之由鼻而泄;大黄、芒硝,通利药也,风热之在肠胃者,得之由后而泄;滑石、栀子,水道药也,风热之在决渎者,得之由溺而泄;热淫于膈,肺胃受邪,石膏、桔梗清肺胃也;而连翘、黄芩又所以却诸经之游火;热伤于血,阴脏失荣,川芎、归、芍益阴血也;而甘草、白术,又所以和胃气而调中。人知刘守真长于治热如此,而不知其得之《素问》五十九刺者深也。《刺热论》曰:头上五行行五者,以越诸阳之热逆也。大杼、膺俞、缺盆、风门,此八者以泻胸中之热也;气冲、三里、巨虚、上下廉,此八者以泻胃中之热也;云门、髃骨、委中、髓空,此八者以泻四肢之热也。凡此五十九穴者,皆热之左右也。上古刺热病之方,如此周悉,刘守真立通圣散一方,实与五十九刺争美,无亦私淑其旨而得之深乎?不然,何若符节之相契也。(明·吴崐《针方六集·旁通集》)

15.清代休宁程履新"辨药八法"

每药一品,须分八款,更有次序,曰体、曰色、曰气、曰味,此四者乃天地产物生成之法象,必先辨明以备参考;曰形、曰性、曰能、曰力,此四者藉明哲格物推测之义理,而后区别以印生成。按此八法,交相详辨,庶不为古今诸书所误,以淆惑药理。列法如左。

辨药八法。体:燥、润、轻、重、滑、腻、干;色:青、红、黄、白、黑、紫、苍;气:膻、臊、香、腥、臭、雄、和;味:酸、苦、甘、辛、咸、淡、涩;形:阴、阳、水、火、木、金、土;性:寒、热、温、凉、清、浊、平;能:升、降、浮、沉、定、走、破;力:宣、通、补、泻、渗、敛、散。

右八款,当验其体,观其色,臭其气,嚼其味,是定法也。然有不能臭其气、嚼其味者,须煎汁尝之。惟辨此四者为先,而后推其形,察其性,原其能,定其力,则凡厚薄、清浊、缓急、躁静、平和酷锐之性,及走经主治之义,无余蕴矣。(清·程履新《山居本草·卷六·总论》)

新安医家严谨求实、理性求知,善于思考,敢于突破,在理法方药各个层面都有独特的阐发,"发群贤未有之论,破千古未决之疑",极大地推动了中医学术的进步,产生了广泛而深远的影响。

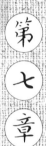

第七章

新安医学名药名方

新安山区自然生态环境独特,蕴藏着丰富的中药材资源;新安医籍宏富浩繁,800多部医著中蕴含大量的有效验方,是取之不尽、用之不竭的文献资源。其中新安本草方书由博返约、注重分类,明体辨用、创新体例,医药合参、功效为纲,创成对语、致力启蒙,以正品正方带副药附方,首次全面运用"方论"方法解说组方原理,走在了知识的前列,已形成了一定的学术体系,无论在形式上还是内容上,都为现代中药学、中药炮制学、方剂学等学科的形成奠定了基础。

"药有个性之专长,方有合群之妙用",方药作为中医治病的手段,是理法方药思维过程的终极体现,反映了医家辨治疾病的思路和水平,决定着临床疗效的高低。勇于探索的新安医家在理法方药各个环节都有发明,穷前人所未尽,阐前人所未发。在药理的阐发上,不仅有共性学说的提出,更多有个性功用原理的发明,无论是道地药材还是新安本草首载新药,均特色鲜明,富有创意;在方剂的积累上,不仅好搜方编书,更擅长活用古方、创制新方,或一病一方,或应病机治法新说的提出而制订系列方,或古法炮制精工制作名药,流传至今的经典名方不少就出自新安医籍,内外妇儿各科均有涉及,无一不是医家毕生临床经验和智慧的结晶,也是医家学术思想和理论特质的具体体现。

妙术生人,变化神明;捣药生香,灵透心脾。这些本无生命的草木金石,被新安医家活用之后,就如同被赋予了灵动的生命一般活色生香,闪烁出智慧的光芒。

第一节　新安方药概述

新安中药资源丰富,医药学家们立足临床,会通穷理,阐发药性、推导药理,发明方论、创制新方,丰富了方药学术知识体系;新安本草方书明体辨用、创新分类体系、创制编撰体例,在本草方药学的系统化、规范化、标准化上做出了奠基性的贡献。

一、新安本草

本草有三层含义，一指中药，二指中药学著作，三指中药学知识。本草作为药物是防治疾病的物质基础，作为学科是中医药学的重要组成部分。新安医药学家认为，"不知草木虫鱼丘陵牝牡之性情者，不可与言医"，他们在继承前代本草学说的基础上，结合临床用药实践，提出了许多本草新解新说，为中药学科的形成和发展做出了卓越贡献。

1.道地药材

新安山区雨量充沛，气候温润，生态环境独特，蕴藏丰富的中药材资源。很多药物在历史上享有盛名，如苍术、黄连、麦冬、茯苓、黄精、萱草、何首乌、石菖蒲、白石英等，早在南北朝时期，就为陶弘景《本草经集注》所集入的汉末《名医别录》所称道；《大明会典医政官制》记载，"天下岁办药材，俱于出产地方派纳……徽州府：九百四十九斤八两"。明弘治十五年（1502）《徽州府志》载徽产药材84种，嘉靖四十五年（1566）《徽州府志》载嘉靖年间（1522—1566）进贡药材748斤（多产于祁门）；清康熙二十二年（1683）《祁门县志》载全县产药108种，同治十二年（1873）年《祁门县志》记述了地产药160余种，其中道地药材106种；道光三年（1823）年《休宁县志·食货》载县产药材有茯苓、白术、桔梗等60种；民国二十六年（1937）《歙县志》载全县产药184种，并载东晋太元年间（324—346）罗文炳自南昌赴歙，即采药于黄山。新安大宗药材有400余种，道地珍惜品种有60余种，白术、山茱萸、贡菊、黄精、前胡、厚朴、杜仲、祁蛇、绿梅花、独活、辛夷是主要药材。据1986年徽州地区中药资源普查统计，全区共有动植物矿物药1403种，其中植物药231科1263种，动物药12科129种，矿物药6种，其他药5种。

2.本草著作

新安医药学家共编撰了54部本草专著，现存世20余部，除第二章中介绍的《日用本草》《本草蒙筌》《野菜博录》《本草备要》《山居本草》五部外，尚有清代汪宏《神农本草经注解》、戴葆元《本草纲目易知录》、金三农《本草衍句》、吴承荣《吴氏摘要本草》等，或是应"民生日用之实"所需，或为初学发蒙、登堂入室而著。同时，其他新安医著中多备附本草，如明代方有执《伤寒论条辨·本草抄》、罗周彦《医宗粹言·药性论》，清代方肇权《方氏脉症正宗·药性述要》、许佐廷《喉科白腐要旨·药性辨》、汪必昌《聊复集·医阶辨药》、汪绂《医林纂要探源·药性》、程文囿《医述·方药备考》等。新安本草著作各具特色，在汇集前代本草基础上有所突破，研究领域涉及药性研究、临床应用、药物采集、加工炮制、本草文献、食物本草、药物配伍、本草简要歌诀等。

3.本草发明

新安本草在产地、鉴别、炮制和药性理论等领域有颇富创意的论说,尤以《本草蒙筌》为代表,其总论中"出产择土地""收采按时月""藏留防耗坏""贸易辨真假""咀片分根梢""制造资水火""治疗用气味"等,不乏"真知灼见"。

一是讲究品质。首先强调"地胜药灵",《本草蒙筌》总论开篇即言"凡诸草木昆虫,各有相宜地产,气味功力自异寻常",所谓"一方风土养万民,是亦一方地土出方药也"。而且山谷野生与家园栽培的功力亦不同,明确指出"宜山谷者,难混家园所栽,宜家园者,勿杂山谷自产"。同时代的另一新安医家方有执也有类似的论述,他对梁朝陶弘景将"术"分出赤、白两种、后世以白为贵不以为然:"然则经文术上其曰白者,无乃后之好事者之所加欤?唯白之加,则今之术皆种莳,务白以求售,医之为道,本来面目,尚存几何哉?"又如芍药:"《本经》一耳,《别录》分赤白为二用,赤者利小便下气,白者止痛散血。古人采自山野,山野多赤,后世好奇尚白,取办于种莳,虽得白多肥大,乃出自人为,而物已失其天性矣,故难责效。风寒所用,义自赤者,经无明文,古意本来如此。若芍药甘草汤方,明书白者,此用白也。"

其次重视真假鉴别,陈嘉谟认为"此诚大关紧要,非比小节寻常",所谓"卖药者两只眼,用药者一只眼,服药者全无眼",强调"药必求真,服才获效"。故《本草蒙筌》对药物形态和品种的论述详于前代,在本草混淆品种上颇有研究。如谚云"三月茵陈四月蒿,五月六月当柴烧",人们每误为是一种药,近代张锡纯《医学衷中参西录》即言"茵陈者,青蒿之嫩苗也"。中华人民共和国成立后还对镇肝熄风汤中茵陈是否为青蒿有过讨论,而早在明代,陈嘉谟就特加按语纠正说,实则有茵陈与草蒿(青蒿)两种药,叶近似而种不同。他指出"本草立名,各有意寓",以茵陈与草蒿为例,遇寒冬"茵陈茎干不凋,至春复旧干上发叶,因干陈老,故名茵陈;草蒿茎干俱凋,至春再从根下起苗,如草重出,乃名草蒿。发旧干者三月可采,产新苗者四月才成",谚语系指两药采收时间有先后,"非以苗分老嫩也"。方有执对中药品种也非常重视,如就葛根指出:"近世方书谓野葛有毒,伤胎,遂将妊娠妇人方中葛根改为家葛,殊不思《本草》作于神农氏,当此之时,人尚无家,葛焉家哉?"认为伤胎之"野葛"是另一种药,并非葛根。《神农本草经》下品类载"钩吻一名野葛",明李时珍《本草纲目》列入第17卷毒草类,可见智者所见略同。

二是炮制发明。《本草蒙筌》"制造资水火"论,第一次明确提出了炮制原则,第一次归纳了中药炮制的三类九种方法,第一次系统精炼地总结了药物辅料炮制的作用,并系统地把药物配伍理论引申为"以药制药"的炮制方法,强调生熟异治,重视火功、讲究火候,吸取古徽州烹调用火方式,首倡"紧火"

(持续猛烈之明火)运用。其中对紫团参(大支头压制红参)性状的描述是红参及其精制品的首次记载,所述水银制作方法也是首见,所载百药煎的制作方法比瑞典药学家舍勒提取没食子酸早200多年。

三是药性阐发。新安医药学家立足临床,分析和探讨中药药性理论,提出了很多独到的见解,如明代汪机"参芪双补"说,汪机、陈嘉谟"白术、茯苓燥湿生津"说,陈嘉谟"治疗用气味""黄连久服反从火化",方有执"桂枝本义在解肌",明代程明祐和清代汪昂、汪绂、江之兰等"补泻相兼"论,清代郑宏纲"谙熟药性"论,余国珮等"体质燥润"论,许豫和"地黄养胃"说,曹文埴、余国珮"药性随运变更"论,罗浩"药性之失,失在唐宋"论等,既有共性理论的阐述,又有个性功用的发明,系长期临床用药心得的体会,眼光独到,以自己的真知灼见弥补了性味理论的不足,丰富了中药理论的内涵。

二、新安方剂

新安医家留心方药,搜方编书、活用古方、创制新方,乐在其中,创方论、方理、治法、分类等新论新法,促进了方剂学理论的成熟和发展。

1.方剂著作

据不完全统计,新安方剂专著有62部。早在南朝(420—589)宋时,新安太守羊欣就撰有《羊中散杂汤丸散酒方》1卷、《疗下汤丸散方》10卷、《羊中散药方》30卷,这是早期的新安方书专著。宋明时期国家重视医药,新安医药界受其影响,搜集良方、编撰方书形成风尚,几乎各家各派、每支每脉都编有授课门徒的家藏独门秘籍。明代徐春甫《古今医统大全·卷九十三经验秘方》就是临床各科疑难杂病的奇法秘方,另编有自制自用的秘方成药专集《评秘济世三十六方》;清代程正通《仙方遗迹》、叶桂《种福堂公选良方》、胡雪岩《胡庆馀堂丸散膏丹方》也是屡验不爽的良方集萃。明代朱崇正《仁斋直指附遗方论》、程伊《程氏释方》,清代叶桂《本事方释义》、吴宏定《新方论注》、郑承洛《胎产方论》则是新安方解专著。而选方解方精到者当推明代吴崐《医方考》和清代汪昂《医方集解》。

2.用方创方

新安医家善用经典之方,又不拘前人之说。如明代《古今医统大全》在四物汤基础上加黄芩、黄连,构成芩连四物汤,用治妇女血热而月经先期,经来量多,色紫黑;清代《医宗金鉴·妇科心法要诀》四物汤加桃仁、红花,形成桃红四物汤,用治月经不调、痛经、经前腹痛,或经行不畅而有血块、色紫暗,或血瘀而致的月经过多、淋漓不尽等;明代《医方考》在《济生方》四磨汤(人参、槟榔、乌药、沉香)基础上,去人参而加木香、枳实,组成新方五磨饮子,药专力猛,用治暴怒气厥而体壮气实者;清代《医方集解》龙胆泻肝汤,是在《兰室秘藏》方基础上加黄芩、山栀、甘草三味而成,清热泻火之力更强;清代许豫和运用古方随心所欲而不逾规矩,在《太平惠民和剂局方》香薷散基础上化裁制定"新定黄连香薷饮",治暑月吐泻初起,运用逍遥散治疗儿科疳证,加炒山栀、车前子治疗肿胀类疾病,临床上灵活变通,卓有成效。

新安医家不仅善于灵活变通、化裁古方,更创制了许多切实有效的特色新方,广涉内、妇、儿、外、眼、喉等各科。现代历版《方剂学》教材收录新安名方均20余首,止嗽散、半夏白术天麻汤、五味消毒饮、龙胆泻肝汤、香砂六君子汤、清气化痰丸、贝母瓜蒌散、养阴清肺汤等每录其中,从地域角度来看所占比例是较大的。我们曾筛选出十大新安名方, 即明代徐春甫大健脾养胃丸、孙一奎壮元汤、吴崑六味地黄丸加黄柏知母方、汪昂金锁固精丸、程国彭止嗽散、吴澄资成汤、吴谦五味消毒饮、许豫和黄土稻花汤、郑氏喉科养阴清肺汤、余国珮清金解燥汤,各为机杼、各具特色,临床实用、疗效确切。

3."方论"会通

方剂不是药物的随意组合、药效的简单相加,而是理、法、方、药辨证思维的产物。自宋代陈无择《三因极一病证方论》、金代成无己《注解伤寒论》伊始,明清两代方证分析专著大量涌现,但真正立方论会通穷理、开全面注解方剂之先河者,当属明代吴崑《医方考》。

《医方考》全书按病证分72门,精选收方540首。各门前设小叙,提示本门要点、病名所出,先叙其病因病机,再汇集同类方。每方基本包含方名、组成、方法、适用证候、方证分析及注意事项等内容。其中方证分析术语称"方解",是全书最精彩的部分。其方义解说"先释病情,次明药性",对命名组成、药性方义、功效主治、药力见证、证候病机、配伍用药、加减化裁、变通得失等详加考释与辨析,"考其古方之所以然",文义清疏,词意明畅。尤其在阐述方旨方证、分析方义方理时,揆之于经,酌以己见,订之于证,发其微义,既引经据典,又转引师说,更抒发己验,不乱章法,全面运用了"方论"的方法分析方剂,是历史上第一部理法方药俱备的方论专著,促进了方剂理论体系的形成。

后世新安医家继承了这一全面注解方剂的做法。清代罗美编撰《古今名医方论》,精选古今常用名方136首,代表性名医方论180余则,详论方名药性,细辨君臣配伍,比类诸方异同,列举各方治证,论一病不为一病所拘,明一方而得众方之用,析疑解惑多有发明,比之《医方考》又胜出一筹;至汪昂著《医方集解》,以《医方考》为范本,精选效方865首,以功效为纲类列方剂,会集众说,博采硕论,方义集解钩深致远,较之《医方考》更为透彻;后又有吴谦撰《医宗金鉴·删补名医方论》,选载历代常用良方200首,引述历代医家方论再加以评议,分析配伍不乏深刻见解。

方之有解虽始于陈无择、成无己,但全面系统完整地注解方剂、发明方义的历史使命,实则主要是由新安医药学家承担起来的,有力地促进了方剂学体系的形成和发展。

三、新安本草方书体系

新安医药学家以非凡的综述才能和明晰的写作风格,编撰了不少简明实用的本草方书,归纳分类走在了本草方药知识的前列,明体辨用开创了本草方书编撰体例之先河,在本草方药学知识体系的系统化、规范化、标准化方面,做出了突出的、奠基性的贡献,已经形成了一定的学术体系。

1.立基本分类法

纵观历代本草,以有限的篇幅对本草知识进行系统的归类,以明代陈嘉谟《本草蒙筌》最为显著。其总论"惟举其要,各立标题,发明大意",分出产择地土、收采按时月、藏留防耗坏、贸易辨假真、咀片分根梢、制造资水火、治疗用气味、药剂别君臣,四气、五味、七情、七方、十剂、五用,修合条例、服饵先后、各经主治引使、用药法象18节,每节短者不超过200字,长者也不过1200余字,合计仅9000字左右,言简意赅,中药产地、采集、鉴别、炮制、药性、配伍、禁忌、剂量、用法、煎服等靡不殚述,全面总结了中药学方方面面的知识。尤其在炮制上,集前人之大成,做了系统的理论概括,堪称经典。所谓"浓缩的都是精华",此之谓也。

在方剂分类上,明代徐春甫《医方捷径六书》提出了《二十四方》,在唐宋"宣、通、补、泻、轻、重、滑、涩、燥、湿"10剂基础上,加上"调、和、解、利、寒、温、暑、火、平、夺、安、缓、淡、清"14剂,基本上是一方(一法)一剂,与一年四季二十四节气对应,其中又以参苏饮、五苓散、正气散、十神汤四方为纲,分别调理春、夏、秋、冬四时之"违和"。明代吴崑《医方考》依前代之列按病证分门,清代汪昂《医方集解》一改以病统方的惯例,改以法统方,分为21剂,一剂一法。其"法"与功效同义,对病证而言可称治法,从方药出发当称功效。各方中又首列功效,以功效明示"所以当用之理",详致病之由,解用药之意,并首次对377首主方统一标注归属经络。以功效为主兼顾方证和专科的综合分类法切合实际,统一标注归经则进一步阐明了方剂的功效和作用趋向,被后世所推崇,现行教材正是沿用这一编写体例。

从中药知识的总结到炮制方法的归类,从方剂分类到治法分类,新安方药在分类上比以往任何分类体系都更加严谨,有"中医基本分类法"之誉,本身就是对知识的一大贡献。

2.创新编撰体例

知识的分类创新往往是通过著作的编撰体现出来的。

清代汪昂《本草备要》博采约取，既备且要，一是载药适度，四五百味药切合实用，与现代历版《中药学》教材和《中华人民共和国药典》相比，数量基本相当；二是每药文字少而精，从大量文献中提取出价值最大的部分，执简驭繁；三是对某一病症用药，因药论辨，各有侧重，不相重复。《医方集解》选方可以概括为"三录三不录"：一录诸书所共取、人世所常用的效验方，药味偏者概不选录；二录药味简洁精当、疗效卓著之方，药过20味概不选录；三是不拘经方时方，以效验实用为收录凭据，古方非今日常用者亦不选录。可以说，《医方集解》是继宋代官订《太平惠民和剂局方》之后，对临床实用方的又一次精筛细选。

《本草备要》的编撰出新，更重要的是体现在首创"先言功效、后列主治"的编撰体例上。每药药名上列"功效"，"冠于诸药之首"，然后以功效为基点，介绍性能、主治等，"其所以主治之理，即在前功用之中"。其后程履新《山居本草》倡辨药八法，设"力"项以强调药力，吴承荣《吴氏摘要本草》更以主治功能分类。《医方集解》首创以法统方、按功效为主的分类，既是方剂分类法，也是方书的编排方式。《本草备要》与《医方集解》，一为本草一为方书，均以功效为重心论药释方，体现了作者"一以功效为重心"的编撰思路，自此本草方书体例为之一新，功效核心地位从此确立，开创了近现代中药学、方剂学编写体例之先河。

《医方集解》的编撰出新，还体现在以正方带附方的配置体例上。全书收正方377首，附方488首。每论一方则打破历史序列，先述正方之适应证及其理法方药，而将组成相关、功用相似的附方详列于后，以示用药加减之法，既切合临床实用，又避免了重复，裁减了篇幅，主次分明，加减有法，体现了辨证论治的灵活性。作为一部定型规范的方剂专著，其"以法统方，以正带附"的编纂模式，初步形成了比较完备的《方剂学》教材编写体例，成为后世方义分析和方书编著的典范，为方剂学从中医药学中分化成为一门独立学科奠定了基础。后世吴仪洛《成方切用》、费伯雄《医方论》、张秉成《成方便读》等诸多方书均仿其体例模式编次，现代《方剂学》教材和专著仍沿其例。

3.功在医药启蒙

医学入门往往就是从记诵本草方药开始的。明代新安医药学家陈嘉谟认为："不读本草，无以发《素》《难》治病之玄机，是故本草也者，方药之根柢，医学之指南也。"其《本草蒙筌》其实也是一部启蒙读物。书名曰蒙筌，"筌者，取鱼具也"，授人以渔之谓也，意为童蒙而作，各药多数采用韵语对仗形式编写，其中像"宁得一把五加，不用金玉满车""宁得一斤地榆，不用明目宝珠""离家千里，勿服枸杞"等谚语，都是大家耳熟能详的。李时珍认为本书"便于初学，名曰蒙筌，诚称其实"，是一部水平较高的普及性本草。

在可读性上用心最多的还属清代汪昂，其《本草备要》"不专为医林设"，书中每药行文格式分正文（单行大字）和注文(双行小字)，正文"各为杼轴，煅炼成章，使人可以诵读"，任选一药，均朗朗上口，正文另誉"尤便诵读"；注文字笺句释，并引用了大量的医药典故、医家奇案、人文轶事和药物传说。讲故事永远比讲道理容易传播，以喜闻乐见的故事传道解惑，有助于读者理解、掌握和运用。

兼通诗文的陈嘉谟、汪昂，在本草方书编写中已融入韵律对仗，以便诵读记忆。而汪昂仍觉不足，唯恐读者不易掌握，临床难以施用，又仿前人歌诀体例，将常用200余首方按七言诗韵编成《汤头歌诀》，分20类，"歌不限方，方不限句，药味药引，俱令周明；病症治法，略为兼括。或一方而连汇多方，方多而歌省，并示古人用药触类旁通之妙。间及加减之法，便人取裁"，虽200余首，加

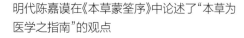

明代陈嘉谟在《本草蒙筌序》中论述了"本草为医学之指南"的观点

减变化则300首有余，实际上就是最通俗的方剂手册。经其巧妙构思，"理、法、方、药概括于一歌之中"，不仅"文精义博，切于实用"，而且音韵流畅，读之朗朗上口，在徽州家乡有"熟读王叔和，不如汤头歌"之誉，据证选方解决实际问题，汤头歌比空洞的理论要便利得多。现代《方剂学》教材一般都附有歌诀，可以说《医方集解》《汤头歌诀》的编著，拉开了方剂学教学的序幕。

汤方歌诀宋明早已有之，但汪昂《汤头歌诀》一出，前之汤歌皆黯然失色而湮没也，此后也就成了专指特指之书了。这种诗词歌赋体裁的构思艺术，对后世影响很大，如福建陈修园编《伤寒方歌括》《长沙方歌括》《金匮方歌括》《时方歌括》等，江苏张秉成编《成方便读》等，流传也甚为广泛。又清代歙县程国彭有《医中百误歌》，吴谦《医宗金鉴》"有图、有说、有歌诀"，被定为太医院教科书等。其他有关本草、药性、方剂、成方的歌、赋、诗、笺、谱、手册、指南之类在新安一地繁多，如清代殷世春《本草便读》、殷长裕《本草便读补遗》、潘元《本草略》、汪宏《本经歌诀》《本草附经歌括》、方玉简《本草诗笺》、汪润身《新编本草捷要歌》等本草歌诀，元代程汝清《医方图说》、明代徐春甫

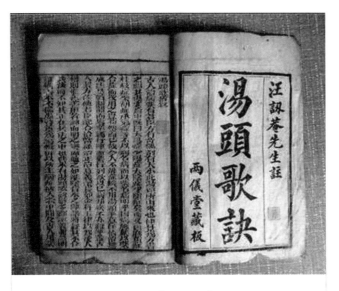

清刊本《汤头歌诀》

《医学捷径六书》、程伊《程氏释方》等方书,均为家传课徒、为初学发蒙和为世人解惑之作。医药歌诀虽非新安医家所独创,更非新安一家所独有,但确属新安医家所发扬光大,对中医药学的教育普及功莫大矣。

新安医籍流传甚广,其中以汪昂本草方书为最。《本草备要》梓行300余年来一版再版,居本草著作榜首,是清代至今流传最广的普及性本草著作;《医方集解》是清代影响最大的方剂学著作,"清、民(国)医家无不人手一册";《汤头歌诀》一经问世即众口成诵,风行海内外,是古代发行量最大的中医药书籍。

在当今中医界,以《药性歌括四百味》《汤头歌诀》《濒湖脉学》《医宗金鉴》为登堂入室的"四小经典",新安医著占据其二,且背诵《药性歌括四百味》《汤头歌诀》还有必要参看《本草备要》《医方集解》。以徐春甫、陈嘉谟、汪昂、吴谦等为代表,普及推广医药知识,功在传承启蒙,蔚然形成医学启蒙派。

第二节　新安特色用药

药有个性之专长,新安医药学家创立药性新说,阐发药物个性,深有感悟,见解独到。

一、道地药材运用

新安医家擅长运用道地药材,且在前人基础上又有所发明,这在新安本草、医著、医案中比比皆是。

1.白术

白术以根茎入药,新安为传统道地产区之一,主产歙县、祁门等地,产量亦较大,品质优良。早在宋代,唐慎微《证类本草》就记载有"歙州术药图",明代陈嘉谟《本草蒙筌》载:"浙术俗呼云头术,应指杭州、越州术,种平壤,颇肥大,由粪力滋溉。歙术,俗呼狗头术,产深谷,虽瘦小,得土气充盈。……歙者薄片顿烘,竟干燥白甚,凡用惟白为胜,仍觅歙者尤优。"并言宁国、池州、昌

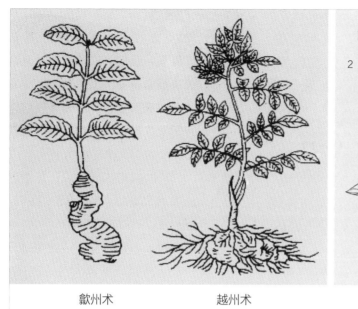
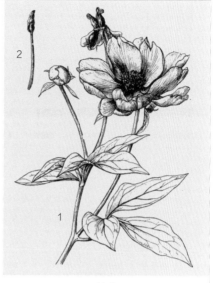

歙州术　　　　　　　越州术　　　　　　　芍药
1.花果枝;2.雄蕊

化与歙县相邻,亦产歙术。清代冯楚瞻《冯氏锦囊秘录·卷三十七·草部上》也指出"歙术即俗名狗头术,瘦小燥白,得土气甚充,反胜云术"。白术为明清时期医家所推崇,是新安固本培元派医家擅长使用的主药,由于歙术为野生,长期大量使用,资源逐渐枯竭,野生祁术随之兴起,到19世纪亦成为道地药材,清宣统二年(1910)在南洋国际土产博览会上获优质金奖,出口日本、马来西亚等国,驰名中外。民国年间屯溪老街"石翼农""同德仁"等药号精工炮制的祁术,在海内外均享有盛名。

　　白术是一味健脾燥湿良药,《神农本草经》中苍、白术未分,《名医别录》谓能"益津液,暖胃"。既言燥湿又何谓能益津液?新安医家做了回答。明代汪机《本草会编》中解释说:"盖脾恶湿,湿胜则气不得施化,津何由生?故曰:膀胱者,津液之府,气化则能出焉。用白术以除其湿,则气得周流而津液生矣。"其后明代《本草蒙筌》和清代《本草备要》重申了汪机的观点。而清代吴楚则干脆否定白术性燥,他在《医验录》中说:"今人动云白术性燥,冤杀白术矣。盖脾喜燥而恶湿,脾旺则燥,脾虚则湿。白术补脾,湿去则脾旺而燥矣,非白术之性燥也。且今人动云补阴,绝不知真补阴之法,用白术正所以补阴也。脾乃太阴,补脾之太阴,独非补阴乎?"清代汪必昌《聊复集·医阶辨要·补剂》中比较了苍、白术的药性功用,言苍术性燥能燥湿,白术振劳倦、生津液而未言性燥,认为"脾损而病宜用白""湿郁而病宜用苍"。古今常用白术治脾虚湿滞、暑湿津伤等证,今临床有用白术治疗脾阴虚之干燥综合征及滋液润燥通便,是为明证。

　　白术功效补气健脾、燥湿利水、止汗安胎,用于脾虚食少,腹胀泄泻,痰饮眩悸，水肿，自汗，胎动不安。《本草蒙筌》载："味苦甘辛，气温，味厚气薄，可升可降，阳中阴也"，具有"除湿益燥，缓脾生津"之效，论白术补而敛汗、苍术发汗；清代《本草备要》云白术"在血补血，在气补气；无汗能发，有汗能止；燥湿则能利小便，生津液，止泄泻"。以之治疗脾虚所致寒热、伤食、腹痛、泄泻及妊娠胎动不安、胎肿、胎漏等病症，新安医案颇多记载，如明代《名医类案》《孙一奎医案》、清代《程原仲医案》和许豫和《治验》。除外，明代《名医类案》载有白术一味治疗腿股及臀患肿的病案，《赤水玄珠》中载有用白术为君药治疗内障的病案，《古今医统大全》中载有白术单味治疗面、目、身上赤斑的方法，清代胡增彬《经验选秘》载用一味白术治疗髓溢症、一味焦白术治疗心气怔忡和白术治疗女性月经病。

新安本草还载有白术特色的炮制方法，明代《本草蒙筌》有"人乳润过、陈壁土和炒"，《医宗粹言·药性论下》有"去湿利水用麸炒微黄色，补胃用净土炒微黄色"，清代《本草备要》有"糯米汁浸、陈壁土炒"和"蜜水炒，人乳拌用"，《医林纂要探源》有糯米炒借谷气以补脾和胃、陈壁土炒借土气以助燥湿收痰的记载。祁术还可用作补品，用炒芝麻或炒黄豆、炒糯米等混合研粉，制成"祁术糕"，可使久病者较快康复，无病者延年益寿。

2.黄精

皖南山区资源量比较丰富，主要为多花黄精、长梗黄精，以根茎入药，今被列为十大皖药之一。新安产黄精历史悠久，南宋《新安志·叙物产》载："黄精者生山之阴，视其花之白，以别钩吻。土人号为甜蕨，亦曰胡孙姜"；清代同治《祁门县志·物产》记载，明万历间九华山僧人九制黄精，就取自祁门的原料；清代程履新《山居本草》记载黄精的种植方法："野生山中，亦可劈根，长二寸，稀种之，一年后极稠，子亦可种"。

黄精为服食要药，也可酿酒，新安诸家本草均认为，九蒸九晒食之甘美，可以代粮度荒，久服不饥，轻身延寿。明代《本草蒙筌》载其"安五脏六腑，补五劳七伤。除风湿，壮元阳，健脾胃，润心肺"，《古今医统大全·制法备录》《医宗粹言》均记载了制黄精法：黄精鲜者，用水煮，勿动盖，直煮烂熟，滤起晒干，复蒸之，又晒，九蒸九晒，食之方可延年。新安医家不仅延续传统的九蒸九晒法，对其药用又有不同的发明，明代程充《丹溪心法》载"生捣汁"，《本草蒙筌》也云"入药疗病，生者亦宜"；清代

多花黄精
1.果枝；2.根茎；3.花；4.花刚开；5.雄蕊，花丝具乳突

《山居本草》载:"补肝明目:黄精二斤,蔓菁一升,淘同和,九蒸九晒为末,延年益寿。补虚精气:黄精、枸杞子等分捣作饼,日干为末,炼蜜丸,梧子大,每汤下五十丸。"并记载有采苗淘去苦味食用(名笔管菜)、采苗煎煮熬膏并与炒黑黄豆末相和作饼、采苗蒸食等服食方法;清代汪必昌《聊复集·医阶辨药》认为葳蕤、黄精虽皆能补,然"其力薄,其效微",强调"黄精之用在明目",不可忽视。除补气养阴、健脾润肺益肾外,清代戴葆元《本草纲目易知录》又载:"大风癞疮,营气不清,久风入脉而成癞,鼻坏色败:黄精去皮洗净二斤,曝干,纳粟米饭中,蒸至米熟,时时食之。"另外,《山居本草》《饮食须知》均指出,黄精忌与梅子、梅花同食。现代药膳食疗常与鸡、鸭、鱼、肉同煮食。

3.葛根

远古时代葛有织葛布的"山农"之葛和供食用的"泽农"之葛的区分,《诗经》三百篇中,第二首《葛覃》所赋是"山农"之葛,诗曰"葛之覃兮,施于中谷,维叶萋萋",其后描写了古代妇女采葛、煮葛、制衣并穿戴于身去看望父母的喜悦心情。其根不仅可食用,亦入药用,古徽州、今黄山为传统产区。南宋《新安志·叙物产》载"葛则肌岁捣取其粉蒸之以接粮",明嘉靖《徽州府志·物产》载"葛,饥岁捣取其粉,食之以接粮",清同治《祁门县志·物产》也有载。当地常加工为日常食品,食用"干葛"葛粉流传至今,"葛粉丸"也是遐迩闻名的特色菜肴。

葛根药用入阳明经,新安本草记载其性升发,能鼓舞胃气上行,具解表退热、生津透疹、升阳止泻之功,为治脾胃虚弱泄泻之圣药,常用于泄泻、痢疾、湿温、消渴诸证。其中以清代吴澄用治虚损病证最有特色。虚损治疗大家吴澄创立"解托""补托"二法,立系列方13首,其中解托六方以柴胡、葛根为主药,认为:"解托之妙,妙在葛根,味辛性凉,凉药遏表,惟葛根凉而能解;诸辛药皆燥,惟葛根之辛而能润。"而补托七方亦兼用葛根、柴胡,用之则"补者自补,托者自托,而散者自散"。清代许豫和《治验》载有以之配伍治愈3例小儿痢疾重症。新安医籍中还多用于其他病证,或内服或外用,运用灵活,配伍巧妙。如明代孙一奎《赤水玄珠》中以葛根配伍白矾治脚汗,配合他药治疗酒疸,用一味葛根内服加外洗治老虎咬伤等;清代金三农《本草衍句》载"醉酒不醒,以生葛根

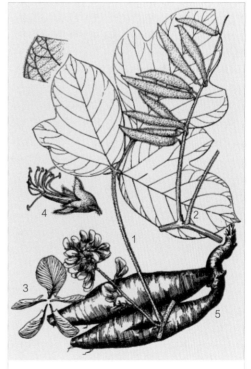

野葛
1.花枝;2.果枝;3.花冠平展;4.雄蕊和雌蕊;5.块根

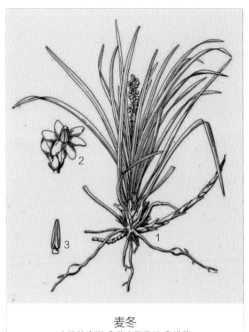

麦冬
1.植株全形;2.花序及苞片;3.雄蕊

汁饮之即醒"。

4.麦冬

麦冬以其小块根入药,作为新安道地药材的历史悠久。麦冬产地始载于唐代陈藏器《本草拾遗》:"麦门冬,出江宁,小润;出新安,大白。"明代刘文泰《本草品汇精要》载:"[道地]江宁、新安者佳,吴地尤胜。"明确新安为麦冬的道地产区。明代《本草纲目》指出"古人惟用野生者,后世所用多是种莳而成",近现代主要为栽培品,主产地也发生了变迁,现主产于浙江、福建、四川等地。

麦冬具养阴生津、润肺清心之功,在新安医籍中常用于肺燥咳嗽、肺痿、瘟疫时疫、血热衄血、痰中带血、咽喉疼痛、口舌生疮、消渴、妊娠子淋、子烦等。明代《本草蒙筌》载"治肺伏火邪及肺痿脓吐腥臭","止咳立效",明代汪机《石山医案》、江瓘《名医类案》、《孙一奎医案》均记载麦冬治疗咳嗽、肺痿的病案,清代《喉科白腐要旨》以之为润肺止咳、消痰补怯要药;而明代罗周彦《医宗粹言》、清代《程茂先医案》均记载以麦冬为主治疗鼻衄的验案和验方,清代程国彭《医学心悟》有用麦冬为主治疗消渴的记载,清代胡增彬《经验选秘》有用二冬散治疗口舌生疮而久患不愈的方法。除此之外,南宋张杲《医说》载用熟地黄、麦门冬、车前子三味治疗内障,清代《经验选秘》载用麦冬、白芷两味治疗蛇咬伤。

5.前胡

前胡以根入药,新安有产,这在南宋《新安志·叙物产》中就有记载。宁国和徽州是前胡药材的主产区,年产量占全国的1/3以上。其中宁国产素以个大、皮黑、条长、内黄、香味浓而著称,清代就享有"宁前胡"之称,今该市已被国家授予"中国前胡之乡""宁前胡农产品地理标志"。

前胡具有疏散风热、降气化痰的功效,表里同治。唐代以前常用治胸满反胃,唐代以后主要作为化痰止咳平喘药使用。新安医家多用其治疗外感风热,肺热痰郁、咳嗽咽痛,每常与桔梗同用。桔梗主升,前胡主降,两者同用,可使气机升降协调,有利于祛痰止咳,畅利胸膈。如清代《程正通医案》治疗温邪袭肺腑咳甚方,许豫和《热辨》畅肺饮等,均桔梗、前胡配伍。《热辨》又常与柴胡配合使用,如以柴前梅连散治疗骨蒸劳热,许豫和认为:"柴、前本升散之性自应复出之阳,阴分之邪得以相引而出,是梅、连为柴、前之向导。"但清代郑若溪不以为然，其《喉白阐微》中明确将两者做了鉴别使用，"前胡，苦降微寒，肺肝之药，散风祛热，消痰下气；二胡均为风药，但柴胡主升，前胡主降，近见庸愚之辈，二味每并用之，殊属可笑"。前胡在独立成为一味正式中药品种之初与柴胡密切相关，历代本草多予以鉴别，新安医家也重视两者的辨别应用。另外，前胡对眼科、喉科疾病也有较好的疗效，清代张廷桂《眼科要旨》用前胡、连翘、赤芍等治疗眼皮腐烂；清代胡增彬《经验选秘》以苏子、前胡、桔梗等治疗锁喉缠喉、乳蛾风火闭住诸证等。

6.桔梗

桔梗以根入药，新安绩溪、歙县、祁门、休宁等地是桔梗野生药材的主产区之一，早在南宋《新安志·叙物产》中就有记载，近年来皖南山区多有栽培。

桔梗系升提肺气之药，具有宣肺利咽、祛痰排脓功效，清代《本草备要》归纳为"为诸药舟楫，载之上浮，能引苦泄峻下之剂，至于至高之分成功"，新安医家多用于治疗外感咳嗽，咽喉肿痛，肺痈吐脓，胸满胁痛。清代戴葆元《本草纲目易知录》以桔梗1两、甘草2两组成甘桔汤，加减治疗少阴证咽痛，并通治咽喉口舌诸病；以桔梗配伍半夏、陈皮（三药各3钱）、姜5片组成半夏汤，治疗伤寒腹胀，阴阳不和；以桔梗1斤、黑牵牛3两研末蜜泛为桔梗丸，治疗肝风眼黑、目睛痛；以桔梗末酒服治疗中蛊下血如鸡肝，四脏皆损，唯心未毁；以桔梗末用米汤调服，配麝香豆许，以治疗小儿客忤、死不能言。清代金三农《本草衍句》则以桔梗1两、甘草2两组成桔梗汤，主治口舌生疮。明代《本草蒙筌》还有桔梗捣敷治疗蛇虫毒、生服解药石毒的记载。朝鲜族作野菜食用，可油炒、做汤、腌制，朝鲜文称其为"道拉基"，有著名民歌《桔梗谣》。

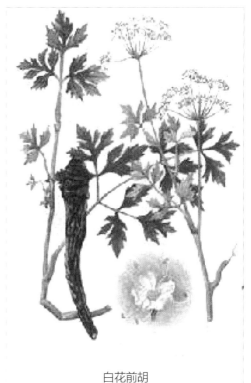

白花前胡

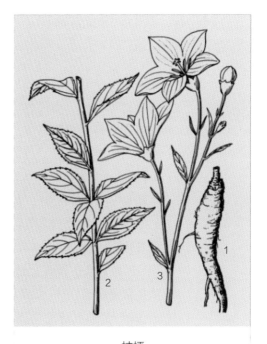

桔梗
1.根；2.植株下部；3.植株上部

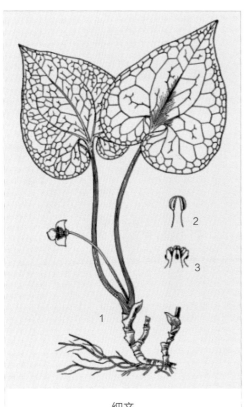

细辛
1.植株全形;2.雄蕊;3.花柱与柱头(外部小点为柱头)

7.细辛

细辛生长在阴湿山洼里,新安地区产细辛的历史悠久,早在南宋《新安志·物产》药物中就有记载。细辛始载于《神农本草经》,历代本草记载原植物有多种,其中华细辛A.sieboldii的根为中药细辛正品最早来源之一,新安本草所载亦是此种。

细辛生长6年后可入药,味麻辣,功效祛风散寒、通窍止痛、温肺化饮,常用于风寒感冒头痛、风湿痹痛、痰饮喘咳、牙痛等,新安本草有详细记载,如明代《本草蒙筌》言其"止少阴头痛如神,治诸风湿痹立效"。除外还载有诸多外治法,如煮浓汁口含治疗口臭及䘌齿肿疼,研末吹鼻治疗中风(暗风卒倒,不省人事),细辛、瓜蒂等分研末棉裹塞鼻治疗鼻渊鼻齆(鼻有息肉、不闻香臭),细辛、黄连等分研末、掺和漱涎治疗口疮齿䘌,细辛为末醋调贴脐治疗小儿口疮,细辛为末溶蜡制丸、棉裹塞耳治诸般耳聋等,目泣、喉痹齿䘌、头面风痛入神、皮风湿痒等症用之亦妙。

关于细辛的用量,宋代名医陈承在《本草别说》中率先提出"若单用末,不可过半钱匕",明代《本草纲目》将其改为"细辛不过钱",而稍早于李时珍的新安医药学家陈嘉谟,在《本草蒙筌》中则提出"冷吐过半钱单服,令气塞命倾",半钱即五分,习称"细辛不过五",江南尤其新安地区多有持此说者,清代《本草备要》则有"味厚性烈,不可过用"的记载。按常例折合,"细辛不过半钱匕"大约0.185克,按宋元明清度量衡库平制计算,"细辛不过五"大约1.865克,"细辛不过钱"大约3.73克。现代药理研究证明,正品辽细辛确有一定毒性,中毒剂量为6~15克,主要为致癌成分黄樟醚和肾毒性成分马兜铃酸,但地下部分和地上部分含量悬殊,马兜铃酸以地上部分含量最高,水煎煮提取物含量较少,而黄樟醚经过长时间煎煮而挥发,毒性大大降低。细辛入方时,例如九味羌活汤、小青龙汤和独活寄生汤等,其水煎剂中马兜铃酸的含量极微。所谓"不过五、不过钱"之限,可能与其品种、品质、用药部位、配伍运用、汤散剂型难以把握有关,但并非不可逾越,古今临床也多有过此剂量之应用,"是药三分毒,无毒不入药"。

8.黄连

黄连以其色黄连珠状根茎入药,新安所产早在南北朝时期就为梁代陶弘景所称道,其《本草经集注》(约536年)载:"西间者,色浅而虚,不及东阳,新安诸县最胜。"这里新安所指范围较广,包括今安徽黄山市、绩溪县、旌德县、石台县、浙江淳安以西和江西婺源、浮梁一带。唐代《千金翼方·药出州土》(约682年)所载黄连产区有江南西道的宣州、饶州,江南东道的婺州、睦州、建州、歙州和剑南道的柘州,《新唐书》中也有歙州进贡黄连的记载,其中歙州所指包括整个新安地区。其后新安地区所产黄连则以宣黄连著称,历代本草如宋代《本草图经》《证类本草》、明代《本草品汇精要》、清代《本草纲目拾遗》等均记载宣黄连为优质黄连。新安本草如明代《本草蒙筌》、清代《本草备要》皆有出宣州者粗肥、出四川者瘦小的记载。宣

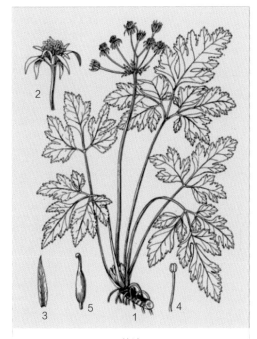

黄连
1.植株;2.花;3.萼片;4.雄蕊;5.雌蕊

黄连为毛茛科短萼黄连Coptis chinensis var.brevisepala W.T.Wang et Hsiao,主产皖南山区,今全国第四次中药资源普查发现,黄山仍有分布。

本品味苦性寒,具清热泻火、燥湿、解毒之功。新安医案所载多用于痢疾、心脾实火、臁疮等症。清代许豫和指出:"下痢肠垢,白如豕膏,故洁古云,宜黄连厚肠胃而止痢。"并在《治验》热症治疗中倍加推崇:"暑邪入心,认症的确,即用清心之剂,黄连有用至五七日者,不可一二日不愈便思改辙。"新安医家运用黄连对药颇有特色,清代《医验录初集·下卷》载有黄连与肉桂配伍组成交泰丸治疗舌疮案,一寒一热、水火既济,以制"肾水不上承乎心,则心不受制而上亢","配地、芍、麦、茯之属,二剂而痊";明代《本草蒙筌》以黄连佐用吴茱萸(六一之比配伍)为治疗吞酸吐水神方,清代《医方集解》分析说"用黄连泻心火为君,使火不克金,金能制木,则肝平矣",取"佐金平木"之意;清代《医宗金鉴》以黄连与石膏、升麻同用组成清胃汤,治胃火牙龈肿痛,均为妙用之法。新安医籍中黄连单方运用尤为瞩目,主要用于五官科实火证,如清初《张卿子经验方》中治疗眼赤、心热不吮乳、解巴豆毒等,或以黄连末水调敷足心,或水煎灌之,简便验廉;另《张卿子经验方》中治疗走马牙疳、《程正通医案》中治疗口舌成疮、《经验选秘》中治疗烂眩风眼等单方,皆药少力专,疗效确切。另外,我国江南一带民间流行黄连"开口"的传统,清代吴谦《医宗金鉴》介绍:"素察胎热蕴于中,唯有黄连法最灵,水浸浓汁滴口中,胎

粪、胎毒自此清。"

黄连在《神农本草经》中列为上品,且明示"久服令人不忘",南朝陶弘景《本草经集注》中言道家方士久服长生,唐代王冰有注云"久服黄连以为清火神剂",但新安医家多有不同认识。明代陈嘉谟明确提出"黄连久服反从火化"的观点,他在《本草蒙筌》中分析说:"黄连苦燥,乃入心经。虽云泻心,实泻脾脏,为子能令母实,实则泻其子也。但久服之,反从火化,愈觉发热,不知有寒。故其功效惟初病气实热盛者,服之最良,而久病气虚发热,服之又反助其火也。"清代许豫和也有相同的临床感受,他在《治验》中云:"暑风惊搐,额热四肢热者,可用黄连泻心收功,额热肢冷不可用。何也?黄连泻心,实泻脾也。实则泻其子,子既亏,如何泻得?"清代《喉科白腐要旨·药性辨》也指出:"大苦大寒,治实火之主药,惟于喉症不可妄用。"《一草亭眼科全集·药性录》《聊复集·医阶辨药》中均强调为泻"丙丁"实火要药,虚火者万万不可使用。现代药理和临床亦证明,黄连所含的小檗碱等不良反应很小,但如果长期不当使用会发生毒副作用,可为印证。

黄连的炮制经历了一个渐趋完善的发展过程,对比新安本草多有论述。《本草蒙筌》仅黄连一药,就归类出11种因病殊制法,还提出了"治诸火邪,依各制炒"的观点:"火在上炒以醇酒,火在下炒以童便;实火以朴硝,虚火酽醋;痰火姜汁,伏火盐汤;气滞火同吴茱萸,血瘀火拌干漆末;食积泻亦可服,陈壁土研炒之;肝胆火盛欲驱,必求猪胆汁炒;又治赤眼,人乳浸蒸,或点或吞,立能劫痛",通过选用不同辅料炮制而引向"治各种火邪",充分体现了"因病殊治"的炮制思想。清代方肇权《方氏脉症正宗》有"酒炒姜汁炒黄连之戒",其治大热之症必以黄连清之,取黄连之性凉时,不用酒炒或姜汁炒。新安医家临床应用有酒炒、童便炒、朴硝、酽醋、姜制、盐制、吴茱萸制、干漆炒、陈壁土炒、猪胆汁炒、人乳浸蒸等,一直流传至今。

9.石斛

石斛以茎入药,药用历史悠久,汉末《名医别录》载"石斛生六安山谷水旁石上",南朝梁代陶弘景集补注曰:"今用石斛,出始兴。生石上,细实,桑灰汤沃之,色如金,形似蚱蜢髀者为佳。近道亦有,次宣城间。"根据以上形态和分布区域的描述,最早药用石斛包括铁皮石斛、霍山石斛和金钗石斛等,主产大别山区,今被列为十大皖药之一。铁皮石斛也分布于皖南山区,清同治《祁门县志·物产》所载药物石斛指的是铁皮石斛。近年来石斛的栽培发展迅速,安徽霍山县、金寨县、岳西县有大面积的栽培,新安绩溪及其邻近的泾县、宁国也有铁皮石斛的大面积栽培。

石斛是一味名贵药材,道家经典《道藏》把铁皮枫斗列为中华"九大仙草"之首,霍山石斛在历史上一直贵为皇室专用,其养阴清热、益胃生津功效最优。新安本草还认为，石斛久服有补虚强壮之功，清代《本草备要》载其"平补脾肾"，甘淡入脾而除虚热，咸平入肾而补虚劳、壮筋骨；《神农本草经注解》云其"补五脏虚劳羸瘦，强阴益精，久服厚肠胃"。新安医家不仅使用本地产铁皮石斛，也重视大别山区优质道地药材霍山石斛的使用，治病范围较广，常用于热病津伤，胃阴不足，口干烦渴，骨蒸劳热，吐衄虚烦，风痹筋骨痿软，脚弱骨痛，囊涩余沥。清代程有功《冯塘医案》中用其配伍治疗噎膈等，民国《王仲奇医案》中常以之配伍用治郁证、虚劳、痛经、会厌萎缩，皆取鲜石斛养阴清热，以治阴虚热证。

10.杜仲

杜仲是经历冰川时代遗留下来的特有珍贵树种，属国家三级保护植物，利用价值较高，今被誉为"植物黄金"，以树皮入药用。江南是传统主产区，新安产杜仲历史悠久，南宋《新安志·叙物产》记载的地产药材中就有杜仲。

杜仲为滋补肝肾、强壮筋骨、安胎之要药，在新安医籍中常用于肾虚腰痛、尿频尿痛、虚寒肾泄、肾虚髓薄骨软及习惯性流产等病证，既有用单味者，也常与其他补肾药配伍。如明代罗周彦《医宗粹言》中记载同茴香盐炒治虚寒性腰痛，清代吴澄《不居集》、清代胡增彬《经验选秘》等中也记载了以杜仲为主治疗肾虚腰痛的验方，明代《孙一奎医案》中记载了以杜仲为主药治疗虚寒肾泄的病案，明代江瓘《名医类案》中记载了用杜仲单味药治疗肾虚脚软的病案，清代澹然居士审定的《卫生杂录》记载有用杜仲、川断治疗胎易堕的方法。

据新安医籍记载，杜仲有酥炙、蜜炙、酒炙、酒炒、姜汁炒等炮制法，明代《本草蒙筌》载"刮净粗皮，咀成薄片，姜汁润透，连炒去丝"，清代《本草备要》载"去粗锉，或酥炙、酒炙、蜜

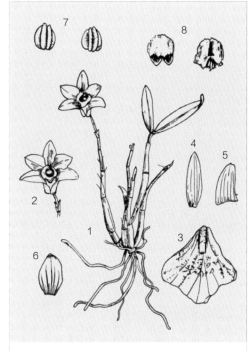

霍山石斛
1.植株；2.花正面；3.唇瓣；4.中萼片；5.侧萼片；
6.花瓣；7.花粉块；8.药帽

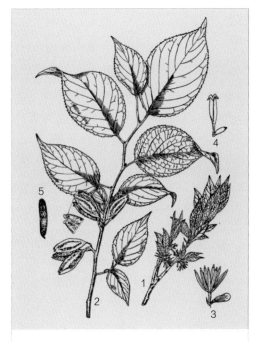

杜仲
1.雄花枝；2.果枝；3.雄花及苞片；4.雌花及苞片；5.种子

炙、盐酒炒、姜汁炒,断丝用",《医林纂要探源》载"留丝乃有舒筋之用,或酥炙、蜜炙、酒炙、酒炒、姜汁炒"。也有针对具体病证的特色炮制,如明代罗周彦《医宗粹言》载"孕妇用,糯米同炒之"。

11.厚朴

厚朴以树干皮、树枝皮和根皮入药,新安绩溪、歙县、祁门、休宁等地是厚朴药材主产区之一,早在宋代《新安志·叙物产》就有记载,现皖南山区有大量栽培,主要为凹叶厚朴。

厚朴是一味名中药,新安本草对其功用特点有比较充分的认识,如明代《本草蒙筌》认为:"主中风寒热,治霍乱转筋,止呕逆吐酸,禁泻痢淋露。消痰下气,与枳实、大黄同用,实满能泄;温中益气,与陈皮、苍术同用,湿满能除;与解利药同用,则治伤寒头疼;与泄痢药同用,则厚肠胃。大抵味苦气温,故用苦则泄,用温则补。"新安医家对厚朴在仲景名方大承气汤中的配伍应用与地位也阐发颇多,如清代吴谦《医宗金鉴》载:"厚朴倍大黄,是气药为君,味多性猛,制大其服,欲令大泄下也;大黄倍厚朴,是气药为臣,味少性缓,制小其服,欲微和

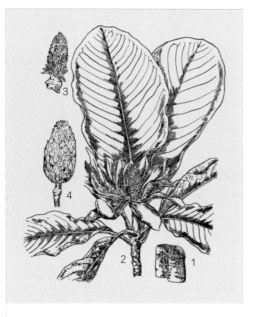

厚朴
1.树皮的一部;2.花枝;3.花去花被后,示雄蕊和雌蕊;
4.果实

胃气也。"清代许豫和《怡堂散记·药性解》曰:"予每炒厚朴而畏其气之辛烈,一室之中,逾时乃散,谓子弟曰:此非良药也。《本草》苦温能散,实满胃中,壅闭不行,可稍稍用之。胃无壅闭而轻用则元气受之矣!尔辈宜知之。平胃散用之者,佐苍术而为消;承气汤用之者,佐大黄而为下。承气汤仲景之利剂也,大黄、芒硝之猛,厚朴佐之,从胃中推荡而下,将军之功尚赖其助,则厚朴亦将军也。不逢大敌,将军可轻动乎?"读来振聋发聩,令人掩卷深思。

厚朴有行气导滞、燥湿除满、降逆平喘之功,广泛用于食积气滞、腹胀便秘、湿阻中焦、脘痞吐泻、痰壅气逆、胸满喘咳等病证,新安医籍载有单方、验方的运用,如明代《赤水玄珠》《张卿子经验方》,清代胡正心、明代胡正言辑《订补简易备验方》,清代程国彭《医学心悟》等均载厚朴治疗泄泻、痢疾的简便验方,《赤水玄珠》还有厚朴汤治疗月水不通之气滞痞呕、结痰在上,"屡试有验";清代金三农《本草衍句》载厚朴配枳实、大黄组成三物汤,治疗腹胀脉数;治疗咳喘也屡屡有见,清代《程正通医案》载有痰嗽治案;清代胡增彬《经验选秘》录有治疗小便白如米汁一方。

厚朴生品辛味峻烈,对咽喉有刺激作用,炮制工艺历代皆有改进。如明

代《本草蒙筌》载"去皮姜汁炒"，《医宗粹言》认为其"宽利肠胃，姜制堪投"，既增强温中燥湿之性，又可缓和其刺激性。《本草备要》又载有"醋炒用"，有增效作用，是对前人"醋炙"法的改进。

12.丹皮

牡丹以根皮入药，南宋《新安志·叙物产》中记载当地产药物"牡丹皮"。安徽野生药用牡丹历史悠久，唐代《四声本草》云："今出合州者佳，白者补，赤者利；出和州、宣州者并良。"宋代《本草图经》曰："今丹、延、青、越、滁、和州山中皆有之。花有黄、紫、红、白数色，此当是山牡丹。"今主产安徽铜陵、南陵等地。铜陵药用牡丹种植历史悠久，明代崇祯年间（1628—1644）凤凰山地区的牡丹皮生产即已发展到相当规模，到清代凤凰山的三条冲东山、西山已发展成为全国著名的牡丹皮生产地区，"凤丹皮"也成为名贵出口特产。

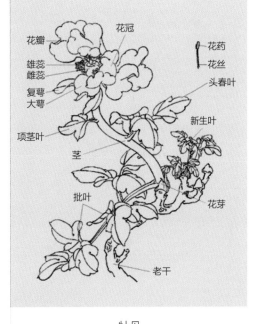

牡丹

丹皮入血分，具清热凉血、活血行瘀之功，新安本草记载，其既能凉血止血，又能活血生血，为血分要药。如明代《本草蒙筌》载："凉骨蒸不遗，止吐衄必用。除癥坚瘀血留舍于肠胃中，散冷热血气攻作于生产后。仍主神志不足，更调经水欠匀。治风痫定搐止惊，疗痈肿排脓住痛。"清代《本草备要》认为"和血凉血而生血"，且"降火而不推荡，益血而不腻滞"，"为调经产后必用要药"。清代《山居本草》提出"丹皮治无汗骨蒸，地骨皮除有汗骨蒸"。新安医家运用丹皮常配合他药同用，少有单独用者。明代孙一奎《赤水玄珠》以之治肠痈、胞衣不出、疝气等，明代罗周彦《医宗粹言》以之治疗瘰疬、牙痛，《山居本草》载其"用治牙痛腰痛，赤淋白带"及治"痘疮壮热烦红"，民国《王仲奇医案》以之治月经不调，均有良效。

13.桑叶

《诗经》里就有许多采桑的歌谣，如《陌上桑》。桑叶在新安地区广为种植，主要用于养蚕产丝，早在南宋《新安志·叙物产》果木中就有记载，因特定的地理环境和气候条件，所产桑叶量大质良，入药甚佳。

桑叶药性平和，新安医家习用之，治外感或肺燥咳嗽、肝阳上亢之头眩耳鸣等疾病，医案中屡见不鲜，如《引经证医》《王仲奇医案》中随手拈来。除疏风散热、清肺润燥、平肝明目外，新安医籍尚记载桑叶有止汗、治消渴、止霍乱吐泻、除风痹疼痛、消水肿脚气，外用治虫蛇咬伤及乌须发等作用。南宋

第七章　新安医学名药名方

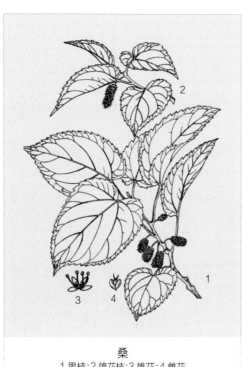

桑
1.果枝;2.雄花枝;3.雄花;4.雌花

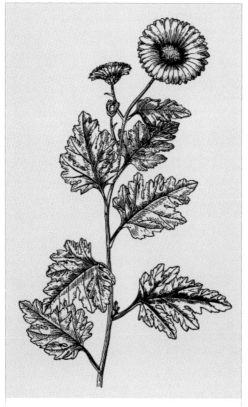

菊花

张杲《医说》中有一味桑叶治顽固盗汗的记载，明代《本草蒙筌》载经霜桑叶煮汤洗眼去风泪、盐捣敷治蛇虫蜈蚣咬毒、蒸捣罯治扑损瘀血滞凝、煎水代茶消水肿脚浮、研散水吞服止霍乱吐泻等，明清时期《程松崖眼科秘方》、清代《山居本草》中有外用洗眼明目的验案，清代《本草备要》记载带露桑叶焙干研末吞服止盗汗，清代许豫和《怡堂散记》记载可治疮疥。桑树从根到桑白皮、桑枝、桑叶，再到果实桑葚，再到寄生的动植物桑螵蛸、桑寄生，均是难得的治病良药。

14.贡菊花

主产新安歙县、休宁等县，原称"徽菊"，以头状花序供药用，为安徽十大皖药之一。徽菊栽培的历史悠久，据《徽州府志》记载，宋代开始栽种，清朝作为贡品。相传清光绪年间，因迅速治愈了紫禁城内流行猖獗且久治不愈的红眼病，从此名扬京城，成了徽州府每年必须进贡朝廷的贡品，由此改称贡菊，又因产地为黄山地区，故又称"黄山贡菊"，名列全国四大名菊之首。中华人民共和国成立前，贡菊主产于歙县金竹岭、高山带，年产10余吨，徽商以"金竹贡菊"销往沪、汉等地药店和茶庄。

传统的加工方法，形成贡菊的茶饮和药用的独特品质。贡菊采摘选择大部分开放、花色洁白、花瓣平直、花心大部分开散之时，采后需晾干水，先将花心向上，一朵一朵挨着摆放于竹匾中，用木炭火进行烘制，温度40~50℃，待干制到一定程度(约半小时后)时翻动1次，烘至七八成干(即烘至象牙白时)取出，再置室内通风干燥处晾至全干，不宜曝晒。

白菊花具有疏散风热、平肝明目、清热解毒的功效，在新安医籍中多用于治疗头晕目眩、各种目疾及疔疮肿毒等症，为清头目、治疗各种眼疾之要药。明代《本草蒙筌》载："(甘菊花)驱头风,止头痛、眩晕,清头脑第一。养眼血、收眼泪翳膜、明眼目无双。"清代汪必昌《聊复集》收载的转光丸、菊花决明散、消痔退云散诸方都含有白菊花。甘菊花还可用于治疗偏身颤振、面部色斑、须发干燥、产后败血流入心孔而致闭塞失音等症。如明代徐春甫《古今医统大全》中记载有以之为主治疗须发干燥的验方,清代汪启贤《济事全书》中记载了以之为主药制成的美容方,外用有去黑粒、老面如童之效,清代项天瑞《同寿录》中以之和桔梗两味治疗因产后败血流入心孔而致的闭塞失音之症,清代《经验选秘》《急救须知》以之治疗疔疮肿毒。明代《本草蒙筌》还谈到菊花有解酒作用,清代程林《圣济总录纂要》载有甘菊花一味治疗醉酒不醒的单验方。而在我国重阳节有饮菊花酒的习俗,《本草纲目》云常饮菊花酒可"治头风,明耳目,去痿,消百病""令人好颜色不老""令头不白""轻身耐老延年"。

15.绿萼梅

徽州歙县上丰乡是绿萼梅的主产区、药用梅蕾的主产地,其产量、质量、产值在全国居首位。据考证,徽梅栽培始于唐代,歙县、绩溪、黟县、婺源等地的文人、商贾、花农,一方面将当地的野梅进行驯化栽培,一方面又从苏浙等地引进花梅和果梅优良品种,逐渐形成了以歙县卖花渔村为中心的集中栽培区。据卖花渔村《洪氏宗谱》载:唐乾符六年(879)洪氏第四世迁居今卖花渔村,六世有叫洪必信者,号梅窗居士,"尝于居右建小楼数楹,植梅于前,作梅花百韵以自适"。

绿萼梅开胃散郁,解热涤烦,其药性平和,理气不伤阴,是新安医家喜用常用之品,常以之配伍治疗气行不畅之证,如肝郁气滞、胃气不舒、郁证、梅核气、妇女月经病和更年期综合征,至今临床仍应用较多,成为新安医学用药的一大特色。绿萼梅既可内服也可外用,既可药用也可食用,明代《赤水玄珠》以之配伍治疗痘疹、用梅花瓣贴治唇上生疮,清代《山居本草》载有梅花汤、蜜渍梅花、梅花粥制法,民国《王仲奇医案》以之配伍治疗月经不调。现代研究证实,梅花含挥发油和多种维生素类物质,白梅花中含有自由基清除成分,服用梅花制品对于亚健康状态有很好的调节作用,可以延缓衰老,对于患者也有辅助治疗作用。充分利用新安梅花资源,研发梅花制品,对防治疾病具

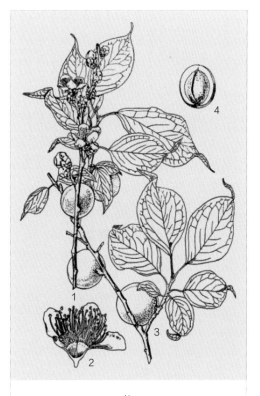

梅
1.花枝;2.花的纵剖面;3.果枝;4.果实的纵剖面

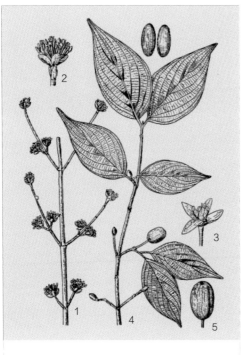

 新安医学研究集成〔学术研究〕

山茱萸
1.未开放的花枝;2.花序;3.花;4.果枝;5.果实

有积极意义。

16.山茱萸

广布于江南江北、秦岭南北的广袤大地,汉代有端午节插茱萸避邪的习俗,王维"独在异乡为异客,每逢佳节倍思亲;遥知兄弟登高处,遍插茱萸少一人"的诗句更是脍炙人口,有考证认为此即红红果实的山茱萸,而不是仅分布于江南的吴茱萸,尽管吴茱萸芳香辟邪似乎更合理。山茱萸在新安歙县、祁门、石台、东至、淳安、临安等地均有大面积种植,历史悠久,以果实入药,清同治《祁门县志·物产》有载,民国《歙县志·物产》载:"山茱萸,肉颇似胡颓子,俗称枣皮,产邑六甲,运销沪、汉。"歙县金川所产以颗大、肉厚、质柔软、色红润而闻名;石台县七都镇有500多年栽培历史,2004年12月石台县被国家林业局授予"中国山茱萸之乡"称号。

山茱萸是补益肝肾、涩精固脱的名贵药材,张仲景以之为君创制了金匮肾气丸,此后衍生出来的名方六味地黄丸、知柏地黄丸、杞菊地黄丸等,亦均保留了这味主药。山茱萸补力平和,壮阳不助火,滋阴不腻膈,收敛不留邪,为新安医家所喜用,明代《本草蒙筌》谓其"除一切风邪,却诸般气证",清代《本草备要》载"治风寒湿痹,温肝故能逐风",《本草衍句》又云"通九窍以安五脏,暖腰膝而添精髓",《山居本草》以之为"补肝助胆良品",又"治心气虚弱惊悸怔忡",虚则补母也。新安医籍中较少单独应用,多以他药为君,亦有主以山茱萸治疗常见病症者,如明代孙一奎《赤水玄珠》治便秘、咳血、痿证、眩晕,余浧《诸证析疑》治肝肾阴虚疮症、耳内痒痛出水等,配伍精巧,视角独特。

17.覆盆子

覆盆子以果实入药,新安盛产的历史至少追溯到宋代文献的记载,北宋《本草图经》载"覆盆子,旧不著所出州土,今并处处有之,而秦、吴地尤多",由此可见今江苏、浙江、安徽、福建地域在宋代盛产覆盆子,南宋《新安志·叙物产》药物中有载。历代本草记载的药用覆盆子来源比较复杂,明代《本草蒙筌》对覆盆、蓬蘽有所辨析。根据描述判断,书中所用不是现在用的掌叶覆盆子R.chingii,而是蓬蘽R.hirsutus。近代皖南山区、浙江天目山区为全国覆盆子药材的主产区。

覆盆子味酸甜,具有益肾、固精、缩尿功效,新安医家多用于肾虚阳痿早

泄、遗精滑精、遗尿。明代《本草蒙筌》载："益气
温中,补虚续绝。安和五脏,悦泽肌肤。疗中风
发热成惊,治肾伤精竭流滑。明目黑发,耐老轻
身。男子久服强阴,女人多服结孕。"清代《本草
备要》《本草纲目易知录》均载同蜜为膏内服,
可治肺气虚寒。今日风靡的水果覆盆子为掌叶
覆盆子品种,被公认为食疗保健之王。

18.木瓜

　　木瓜药用食用的历史悠久,《诗经》中有
"投我以木瓜,报之以琼琚。匪报也,永以为好
也"的诗句,南宋《新安志·叙物产》中记载有
"木瓜"。药用果实主产于安徽宣城,为道地药
材,品质最优,距今已有两千多年的栽培历史。
南朝刘裕时期的420年,宣木瓜就作为贡品上
奉朝廷;《本草蒙筌》载"各处俱产,宣州独良",
《本草纲目》也云"木瓜处处有之,而宣城者为
佳",嘉靖《宁国府志》载:"宣城县岁贡木瓜上
等一千个,中等五百个,下等二百个,又干瓜十
斤,俱解礼部。"在全国各地的木瓜品种中,宣
木瓜一枝独秀,极负盛名。国家卫生部第一批
"药食同源"名单中也列有木瓜。

　　木瓜有舒筋活络、和胃化湿的作用,新安
本草认为能补、能涩、能消,虚证、实证皆可用
之。《本草蒙筌》载其能"除霍乱,止转筋;脚气
可驱,水痢可禁";《本草备要》认为补能和脾舒
筋,涩能敛肺和胃、理脾伐肝,酸能止渴生津;
《山居本草》以为舒筋固气良品,分析说"一切
湿痹之症,以此酸敛其湿热而筋自舒,因能舒
筋故能益血脉也"。新安医家以木瓜治脚气最
为常见,内服外用效均佳。明代孙一奎《赤水玄
珠》以木瓜为主药内服治疗脚气及脚气诸症最
为娴熟,还用于霍乱吐泻,清代项天瑞《同寿
录》用木瓜浸油搽用以治发槁不泽,均有良效。

19.瓜蒌

　　安徽所产瓜蒌原植物为栝楼,其果实为瓜

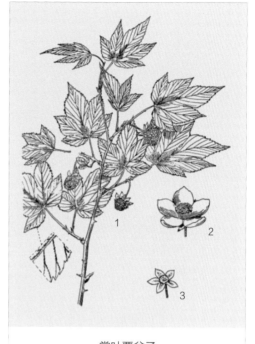

掌叶覆盆子
1.果枝;2.花;3.花去花瓣、雄蕊和雌蕊后,示花萼

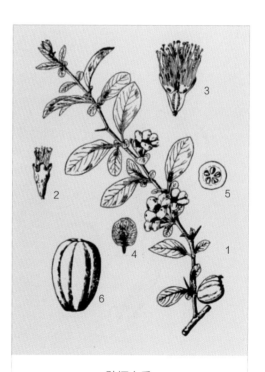

贴梗木瓜
1.花枝(结有幼果);2.去花瓣的花;3.去花瓣后花的纵
剖面;4.花瓣;5.幼果横切面;6.成熟的梨果

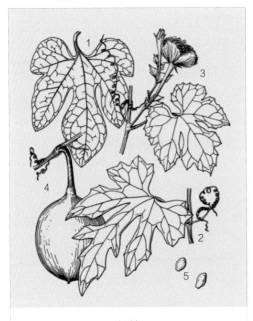

栝楼
1.2.叶;3.雄花枝与叶;4.果实;5.种子

蒌,根为天花粉,主产于大别山和皖南山区,为全国主产区之一。新安产瓜蒌药材的历史悠久,南宋《新安志·叙物产》药物中有载。

瓜蒌具有清热化痰、宽胸散结、润肠通便的功效,在新安医籍中常用于治疗肺热咳嗽气喘之各种痰证,如痰浊阻肺、痰饮、酒痰、痰火便秘等。明代《本草蒙筌》指出"凡虚怯痨嗽当求",并能解消渴、悦皮肤、下乳汁;明代《孙一奎医案》有以之为君治疗痰火症病案的记载;清代《本草备要》以之"为治嗽要药",并"治结胸胸痹";许豫和《怡堂散记》认为"宜于秋燥",但有"能发呕,易滑泄"的副作用,指出"乳儿无用瓜蒌之理"。明代《本草蒙筌》《古今医统大全》、清代程林《圣济总录纂要》、项天瑞《同寿录》中均有瓜蒌治疗消渴的记载,《圣济总录纂要》中还记载单味瓜蒌治疗产后乳汁不下,《同寿录》中还记载瓜蒌单味治疗消渴和口眼㖞斜,民国《王仲奇医案》中记载以瓜蒌为主畅枯胃逆之症的病案。瓜蒌还多用于胸痹、胁痛及乳痈、肠痈、背痈等痈毒肿痛之症,明代孙一奎《医旨绪余》载有治案,又分析"治插胁之痛,盖为其缓中润燥以至于流通";《孙一奎医案》记载有以大瓜蒌为君治疗内吹(乳痈)的病案,清代胡增彬《经验选秘》有以瓜蒌、真乳香两味治疗背痈的记载。

20.灵芝

"天下名山,必产灵草",灵芝为十大皖药之一,主产于皖南山区、大别山区,安徽为全国四大灵芝生产基地之一,栽培品种主要为灵芝,少量紫芝,每年产量居全国之首。新安产灵芝早在南宋《新安志·叙物产》中就有记载,清同治《祁门县志·物产》记载祁门产灵芝。

灵芝为久服延寿的仙品,唐代《道藏》将深山灵芝列为中华九大仙草之一。文献记载芝类甚多,明清新安《本草蒙筌》《山居本草》等均分出青芝(龙芝)、赤芝(珊芝、丹芝)、白芝(玉芝)、黑芝(玄芝)、黄芝(金芝)、紫芝(木芝)6种,以应

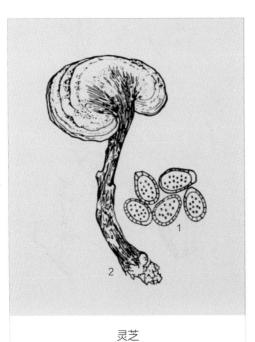

灵芝
1.孢子(放大);2.子实体

五行,各有产地,功用各有特色。中医认为,灵芝具有补气安神、止咳平喘之功,用于心神不宁,失眠心悸,肺虚咳喘,虚劳短气,不思饮食。灵芝在中华传统文化符号中是祥瑞之草,《本草蒙筌》又云"世所难求,医绝不用"。

21.茯苓

茯苓是寄生在松树根上的真菌类植物,《淮南子》载"千年之松,下有茯苓",主产于云南、安徽、湖北。在安徽主产于大别山区,为十大皖药之一。历史上新安地区也产茯苓,南宋《新安志·叙物产》中就有记载,明嘉靖《徽州府志·物产》药材中记载徽州府特产茯苓并作为贡品,清同治《祁门县志·物产》记载祁门产白茯苓。

茯苓在古代被视为珍贵的养生神品,久服耐老,延年不饥,唐代《道藏》将"花甲之茯苓"列为中华九大仙草之一,服食茯苓是传统的长生益寿方法,至今北京还有苏东坡发明的茯苓饼等特色名产。茯苓药用有利水渗湿、健脾和胃、宁心安神之效,用于水肿胀满、痰饮咳逆、脾虚食少、心悸失眠等证,"补而不助邪,利而不伤正",新安医籍多有记载并独有发明。明代

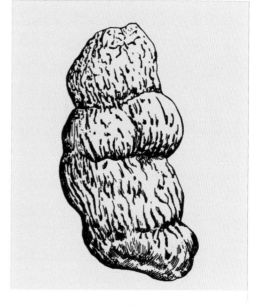

茯苓

《本草蒙筌》载:"为除湿行水圣药,乃养神益智仙丹。生津液缓脾,祛痰火益肺。和魂炼魄,开胃浓肠。却惊痫,安胎孕。"认为除湿生津之义,同白术燥湿生津之理,膀胱气化而津液出焉,气得周流而津液生矣;并指出:"倘汗多阴虚者误煎,伤元夭寿;若小便素利者过服,助燥损明。暴病有余相宜,久病不足切禁。凡须细察,不可妄投。"明代《医宗粹言》则强调了制方产地所宜,"四君子汤中用必须南苓,五苓散中用必须西苓方可,论淡渗西苓尤速也";清代许豫和《怡堂散记》载一癃闭治案,以白茯苓淡渗利水,配合人参、肉桂温补之效,服后"小便利,安卧而愈";清代许佐廷《喉科白腐要旨》载为"白腐症宜用药味",认为茯苓"补中、开胃、利水、化痰,淡渗上行,生津液,开腠理,滋水之源而下降";清代俞世球《麻痘新编》所载治疗小儿麻疹、疮疹的惺惺散,清代胡增彬《经验选秘》所载仙授清火散郁汤,均重用白茯苓;民国《王仲奇医案》屡用茯苓,多配以调治脾胃、强肾清脑诸品;治疗白带、妊娠呕吐、胎痫、咯血、心汗等内科病证,更是处处可见。

茯苓入药有白茯苓、赤茯苓、茯神、茯苓皮、茯神木5种,新安医籍多加区别对待。清代《聊复集·医阶辨药》指出"同是一种而分用之有辨",即"白茯

苓、参、术之属也;赤茯苓,猪、泽之属也;茯神,菖、远之属也;茯苓皮,腹皮之属也;神木,木瓜之属也"。《本草蒙筌》认为,赤茯苓入心脾小肠而专主泻利,白茯苓入膀胱而功并车前,利血仅在腰脐而效同白术;《医宗粹言·药性论下·诸药制法》认为"和中用白,而导水用赤",并指出:"若消浮肿、水肿、肿病不必去皮,五皮散单用茯苓皮是也。"《医学心悟》中治疗小便不利、关格一证,赤白茯苓一并重用。

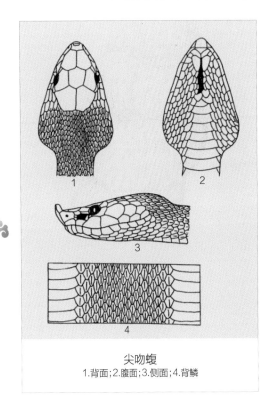

尖吻蝮
1.背面;2.腹面;3.侧面;4.背鳞

22.祁蛇

新安祁门山区和湖北蕲春特产白花蛇,为蝰科动物尖吻蝮蛇,产于祁门山区者当地称"祁蛇",产于蕲春者名"蕲蛇""蕲州白花蛇"。对白花蛇的最早记载,可追溯至公元前500年左右战国时期《山海经》,药用始载于唐代《本草经集注》的"蝮蛇",据分析柳宗元《宥蝮蛇文》《捕蛇者说》中提到的"黑质而白章"者即白花蛇,李时珍也特意立有《蕲蛇传》。

据新安医籍载,祁蛇透骨搜风,截惊定搐,为截风要药,大麻风、鹅掌风、惊风瘛疭、痔漏、瘰疬等一切风证均可借其力而获瘥。南宋张杲《医说·卷第三》记载小风惊风瘛疭,以含白花蛇肉的蝎梢饼子治疗,"全活小儿不可计";明代《赤水玄珠·第三卷·头痛门》用乌黑蛇与白花蛇组成黑白散,用以治疗大头天行,疗效"如神";明代《本草蒙筌》载"癫麻风、白癜风、髭眉脱落、鼻柱塌坏者急求,鹤膝风、鸡距风、筋爪拘挛、肌肉消蚀者速觅";清代《本草备要》分析,一则蛇性数蜕,如风之善行数变,二又喜食石南藤,故有逐冷气、排风邪之效,内走脏腑,外彻皮肤,用治"风湿瘫痪,大风疠癞";清代《医学心悟·外科症治方药》记载蕲蛇酒可治疗大麻风。一般焙干研末吞服或泡酒服。

23.灶心土

灶心土又名伏龙肝,为久经柴草熏烧的灶底中心土块,味辛性温,具温中止血、止呕、止泻之效,多用于虚寒吐衄、便血、崩漏、呕吐、泄泻等,临床常配以温阳之品以增其效,更佐以滋阴养血之品,俾刚柔并济,《金匮要略》中的黄土汤即以灶心黄土能温中、收涩、止血而命名。北宋钱乙治太子吐血痉证,加用一味灶心土而收良效,擢为太医丞。新安医家擅用之,《本草蒙筌》载以"醋调或蒜捣泥,涂消痈肿毒瓦斯"、捣细调水服之"疗中风不语心烦,止崩中吐血咳逆",《古今医统大全》之伏龙肝散可治疗产妇横逆、子死腹中,《赤水玄珠》所载伏龙肝散可用治气血劳伤、冲任经虚之崩漏、赤白带下,《达生篇》用灶心土研细、新汲水调涂治疗小儿丹毒,清代《聊复集·医阶辨药》载"用以治狂癫",疗效确切。

灶心土的取用,新安本草颇有讲究,多强调要用釜心多年黄土。除取自灶中一说外,清代歙县程文囿治小儿暑风急惊证,将黄土捶细摊于凉地,上铺荷叶、蒲席,令患儿睡卧其上,取黄土吸热、荷叶解暑之性加速病愈。尤其清代歙县许豫和在其《怡堂散记·药性解》《散记续编·用药相机》中更有独到的精彩评议,他认为"伏龙肝,灶中不洁之土,其中挟有石灰,用者多误",而应取纯黄土用,"吾乡土色纯黄者多,每于长夏土旺之月掘取纯黄无杂色者一石,米汤和杵,捻成弹丸,烈日中晒"备用,以"旋取""含生气者为上","纯黄不杂,用之最稳。治急病,清热解毒则掘鲜黄土搅水用之"。许氏创有黄土稻花汤,为"养胃之神品",可用治吐泻之慢惊。

24.药用墨

以药入墨和以墨为药始于三国时期(220—280),书法家韦诞制墨"参以珍珠、麝香,捣细末,合烟下铁臼,捣万杵",晋代葛洪《肘后备急方》载用墨治疗客忤中恶、痢疾、崩中漏下青黄赤白,唐代孙思邈《千金方》载"研浓墨点眼"治疗"飞丝入目红肿"。唐末有河北奚氏父子"南漂"歙州,选用黄山松木烧制取烟,制成"落纸如漆,万载存真"的优质墨,得到南唐后主李煜的青睐,召其为墨务官并赐李姓,一时"李墨"名扬天下。宋代改歙州为徽州,"李墨"统一定名为"徽墨"。宋代另一位制墨家潘古采用民间配方百草灰制成百草霜,治疗扭伤出血、便秘等,广受欢迎。而李氏则在墨中加入麝香、冰片、珍珠等名贵中药,使墨"芬芳馥郁""其坚如防",一时官宦人家和文人士大夫竞相争用,以至"黄金易得,药墨难求"。

药用墨具"龙麝之气",具有清热止血、镇惊去痛的功效。宋代《李孝美墨谱》载:"制墨香,用甘松、藿香、零陵香、白檀、丁香、龙脑、麝香。"明代《本草蒙筌》载:"墨,味辛,无毒。择

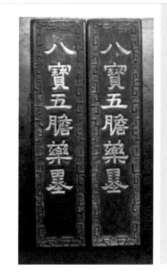
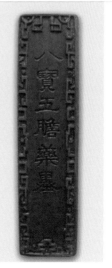

徽墨属文房四宝,今已列入首批国家级非物质文化遗产名录

系松烟造成,摩入药剂主治。烟细才效,烟粗不灵。其桐油烟、石油烟并粟草灰伪为者,俱不可以治病也。"并记载了水磨滴鼻治疗天行热毒、鼻衄下血,醋磨服用治疗产后血晕崩中、卒暴来红,鸡血磨点眼治疗游丝缠眼,地浆磨顿吞治疗客忤中腹等。明清两代,药墨在民间尤其徽商中广为流行,当时的商贾即使不通文墨,外出时身边亦常有墨锭,以备急用。药墨确实也医治过不少人的疾病,清代还成为帝王御用药,曾治愈乾隆母后的红斑。

历史上出现过多种药墨,主要有万应锭、八宝止血药墨等。清代徽州制墨有四大家,其中胡开文善做药墨,他以熊胆、蛇胆、青鱼胆、牛胆、猪胆等,和入犀牛角(今可以水牛角代)、羚羊角、蟾酥、珍珠、冰片、牛黄、麝香、朱砂8种珍贵药材入墨,创制了凉血止血的八宝五胆药墨,治疗凶险阳症有奇效,尤其对皮肤病、咽喉口腔疾病、痈疽疮疡、无名肿毒、癥瘕积聚、关节疼痛、血证等疗效明显。后来红顶徽商、江南药王胡雪岩看好其前景,利用自己的社会关系引入皇宫,治好了不少皇亲大臣的皮肤顽疾,由此名声复起,被誉为"药墨华佗"、"金不换"。药方奇、疗效奇、剂型奇,民国时期与云南白药、漳州片仔癀一并被列入中国古代三大奇药。其配方载入清代《内廷法制丸散膏丹名药配本》和中华人民共和国《全国中药成药处方集》《北京市中药成方选集》。墨以载药,现代研究证明,其超小的微粒子仅为头发丝的千分之一,达到了纳米级,有超强的渗透力,具有淋巴细胞靶向及炎症靶向作用,并形成独特的纳米炭复合缓释载药体系。有诗赞曰:"五胆八宝掺松烟,千锤百炼成方圆,奇墨入纸龙凤舞,内外兼用病魔寒。"

二、其他要药发微

医家用药不可能局限于一个地域的道地药材,更多药物的运用体会和个性阐发深埋散布于800多部新安医籍之中,在此略举数味以见一斑。

1.人参

人参为肉质根,传统补气之药,《神农本草经》中列为上品,可广泛用于各种病证。新安医家对此有充分认识,明代汪机认为人参补气就是补营气,补营气就是补营阴,人参和黄芪味甘能生血、气温能补阳,所以有气血阴阳双补之性,其《石山医案》还特别告诫"病宜一两,只用一钱"无法发挥补偏补弊之效;清代《本草备要》载人参"得升麻补上焦泻肺火,得茯苓补下焦泻肾火,得麦冬泻火而生脉,得黄芪、甘草,乃甘温退大热";《不居集》指出"用之之法,亦无一定,得气药则补气,得血药则补血,消药则消,散药则散,行药则行,止药则止,用得其宜,无不应手";清代许豫和在《怡堂散记》中归纳说:"人参之用甚多。其大纲有四:一参,二参麦,三参附,四参连。临证变通,用之的当,其功未可尽述。"除大补元气、补脾益肺、生津止渴、安神益智运用外,还用于小儿慢惊、肿胀、泄泻、保胎、不孕、疟疾、卒中重症等,这在新安医籍中均有记载。对于人参的应用,清代吴楚尤有独到见解,他在《医验录初集》治肿胀中,突破前人"少不用参"及"诸肿无补"说,治卒中重症人参用至二两,体现了其温补的用药特点。

2.黄芪

黄芪以根入药,为补气要药,新安固本培元派医家如明代汪机、徐春甫、孙一奎和清代吴楚、郑重光等均擅长使用。明代《孙一奎医案》载有治气虚血热之肛肿脓溃案;清代《素圃医案》载有治气中虚火之咳嗽案,认为虚火宜补,不可误用苦寒,用大剂黄芪为君,率生脉散加当归、白芍等取效,并提出使用黄芪必须辨"火之阴阳";清代《程正通医案》以黄芪组方治疗气虚之泄泻、痢疾;民国王仲奇擅于调治脾胃,其《王仲奇医案》中黄芪使用频率高,是其用药特色之一。以之治疗元气大伤、妊娠下痢、毒脓痈结、咳嗽肺痿等属气虚血亏之证,新安医案中处处可见。除益气升阳、固表止汗、利水消肿、托毒生肌等运用外,明代《赤水玄珠》还载有以浓煎黄芪汤治疗产肠不收,"浸之即收";清代《圣济总录纂要》以黄芪汤治疗产后乳结痈,亦较有特色。

黄芪生熟作用有别,新安医家对此也有充分认识。清代《本草备要》载:"生用固表,无汗能发,有汗能止。温分肉,实腠理,泻阴火,解肌热。炙用补中,益元气,温三焦,壮脾胃。生血生肌,排脓内托,疮痈圣药。"清代《聊复集·医阶辨药》认为,熟黄芪甘温补元气、补中气而通行三焦,生用"实腠理以去表分之虚热"。

黄芪与人参皆为补气佳品,临床常配伍为用,新安医家对两者的鉴别使用和配伍变化有独到见解。明代陈嘉谟认为,人参唯补元气调中,黄芪兼补卫气实表,两者配伍,黄芪量大为君可领人参走表,人参量大为君则领黄芪入里,其《本草蒙筌》载:"黄芪为君,人参为臣,治表虚自汗亡阳,溃疡痘疹阴疮;若人参为君,黄芪为臣,偏于走里,治内伤脾胃,发热恶寒,吐泻倦怠,胀满痞塞,神短脉微";明代《程原仲医案》认为人参"味纯和,守中之品",而黄芪"禀雄健之资而骤补";清代《聊复集·医阶辨药》也认为"大抵参补里之力胜,芪补表之功多"。分析在理,于临床均有现实意义。

3.附子

毛茛科植物乌头的母根为乌头,侧根(子根)为附子。附子为大热纯阳之品,明代新安固本培元派医家如汪机、徐春甫、孙一奎等常以之"行参芪之功",助人参、黄芪培补元阳。此法剂量不大,一般一两钱而已,不同于近现代火神派大剂用药(三五两乃至更多)之风格。附子为回阳救逆、补火逐寒第一品,新安医籍中记载了不少以之治疗阴症伤寒的病案,并打破了"夏月不可用热药"的禁忌,且为发挥回阳救逆的功用,常用重剂。代表医家如吴楚、郑重光、程文囿等，如《医验录二集·伤寒中寒合人》载一女子中寒症，重用生附子达一两之多。

《本草备要》将其功用归纳为"能引补气药以复散失之元阳，引补血药以滋不足之真阴，引发散药之腠理以逐在表之风寒，引温暖药达下焦以祛在里之寒湿"。但新安医家也并非一意重用，清代吴楚治疗眩晕以黄连配附子，寒温并用；清代许豫和"一生用药惟桂、附最慎"，"不敢轻用"，强调药为补偏救弊而设，"求之桂、附之体，则百不过一二"。另外，新安医案中常见用于疟疾、痹痛、鼓胀、难产、白带腥臭及外科疾患等。清代《圣济总录纂要》中以附子配大黄苦辛通降治产后大便不通，附子、生姜配伍治疗子死难下，深得张仲景大黄附子汤与四逆汤之意；《经验选秘》载有生附子一味研末调敷足心，分别治疗背热如火与脚冷如冰的两则病案，皆能取效，耐人寻味。

附子有毒，其毒性成分乌头碱为双酯二萜生物碱，明代《医宗粹言》立"制附子法"，提出炮制附子须与甘草等"同煎数沸"。甘草的主要成分甘草酸，可与附子所含生物碱结合成难溶的盐类，加之长时间高温处理，可降低毒性。"善用附子者莫过于四川医生"，四川人啖附子如芋栗，推究其因有三，一是四川盆地湿气重、日照时间短，阴湿寒冷之证多见；二是近现代乌头、附子多为人工栽培种植品，品质下降，温热药力大减；三是经过久煮的附子，乌头碱类毒性成分含量甚微，所存成分以强壮心力、增加热能为主。

4.白芍

白芍以根入药，具养血柔肝、缓中止痛、敛阴收汗之功，是治疗各类腹痛泻痢之要药。新安医籍中常用于胃脘疼痛、腹痛泻痢、下痢赤白脓血、阴虚发热、遍身疼痛、自汗不止、惊风发搐、疟疾、月经不调、小便遗溺等病证。明代《孙一奎医案》多次记载了以白芍为君治疗胃脘疼痛以及肠风下血、月经不调的病案，清初《张卿子经验方》中记载了白芍、白薇两味药治疗尿出不知，清代《不居集》《怡堂散记》载有白芍治疗咯血、衄血等各种血症，清代王勋《慈航集三元普济方》记载了多首以白芍为主药治疗各类痢疾或疟疾的方剂。此外，明代《古今医统大全》载用白芍药和甘草两味治疗消渴，清代《圣济总录纂要》《方氏脉证正宗》载有以白芍为主药治疗骨痿、骨虚酸痛的验方。

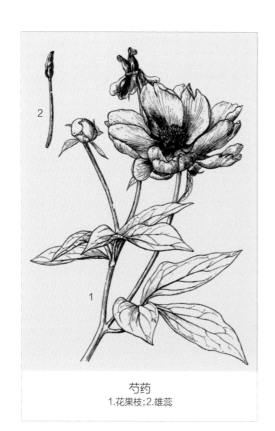

芍药
1.花果枝；2.雄蕊

新安医家对白芍的炮制功用颇有讲究，《本草蒙筌》比较了赤、白芍的功用兼论炮制所宜载："赤芍药色应南方，能泻能散，生用正宜；白芍药色应西方，能补能收，酒炒才妙。若补阴，酒浸日曝，勿见火。赤利小便去热，消痈肿破积坚，主火盛眼疼要药；白和血脉缓中，固腠理止泻痢，为血虚腹痛捷方。"明代《古今医统大全·诸药制法》载："热水泡半日，切片酒炒过，则不患酸寒伐生气。行血分，得酒制尤力大。脾胃不足呕哕者，有用姜炒。"明代《松厓医径》指出"新产不可用芍药"，产妇腹痛非用不可者，则须酒炙以去"酸寒之毒"；《医宗粹言·药性论上》载："白芍药泻脾伐肝，疗血虚腹痛，下痢用炒，而敛汗用生。"

5.地黄

地黄为肉质根茎，药用有三品，鲜用为鲜地黄，缓缓烘焙至八成干入用为生地，九蒸九晒入用为熟地，清代《本草备要》归纳为"生则寒，干则凉，熟则温"，是新安医家临床使用频率较高的药物之一。

生地有清热凉血、养阴生津的功效，在新安医籍中主要用于各种急性热病，如痰热、肝胆郁热上冲所致狂证，血热妄行所致各种血证，肺燥津伤所致咽痛喉风诸症，肝火上炎所致火眼胞肿等各种目疾。清代叶桂治疗温热病喜用生地清热凉血，气营两伤或热入营血分尤多用之。郑氏喉科养阴清肺治白喉，无论是早先的紫正地黄汤减紫荆皮、茜草方，还是其后创制的养阴清肺汤，均以生地黄为君药，取其生津、润下、通便之效，以顾护津液。此外，如南宋《医说》有捣烂以米醋调敷治疗跌打损伤、烫火伤的记载，明代《古今医统大全》《医宗粹言》均有用生地、生姜两味治疗牙齿动摇、髭须黄赤的记载，《古今医统大全》中还有生地治疗骨蒸的记载，清代《圣济总录纂要》记载了怀生地单味治疗子死腹中和外用生地治疗狗咬伤，临床应用非常广泛。

地黄为补血滋阴要药，魏晋隋唐《名医别录》《肘后备急方》《千金方》且以之消食调中，阴血亏虚、肾精不足者熟地常为首选。新安医家运用娴熟，涉及多种病症，如肝肾亏虚的不寐、遗精、目昏多泪、下消等。然自金元李东垣《珍珠囊补遗药性赋·用药发明》提出熟地黄有"泥膈之偏性"后，地黄碍胃、致中满之说多被后世所认可。而擅用熟地的明代张景岳，以熟地养血、益真阴、补真元、助元阳，广泛用于各科疾病的调治，有"张熟地"之称。新安医家多受张景岳的影响，尤宗古说。

清代程履新在《程氏易简方论》中指出，世皆知白术以开胃，而不知地黄足以健脾，盖地黄生在中州，得土气最厚，曰地土也，曰黄亦土也，顾名思义实理脾圣药；缘制之不得其法，用之不得其当，故不足以展其所能。清代叶桂用生地黄也有养胃阴之意，胃中阴液得充，饮食渐进，则人体阴液有源，热邪得制，所谓"滋水制热"；甚至"上吐下泻"，也以地黄为主药来培补中焦。有专家以《临证指南医案》为主，统计其214例温病病案的用药频率，生地黄高达57次，其中《肝风门》32案用者也有20多案。

清代许豫和在《橡村治验》中反诘曰："地黄生用苦寒，熟则变为甘温，非脾胃药乎？色既自黄而黑，味复由苦而甘，脾肾兼补，显然明矣。世人惑于泥膈之说，使先天之脾胃无以滋生，致令火炎土燥，肺金消铄而不可为矣！"

当然，地养养胃还是碍胃，当视具体病情而论，也有赖于炮制是否得法。明代《医宗粹言》指出用生地"胃弱者用姜汁炒"，"脾气滞而膈间痞闷不能服阴药者，须用之以砂仁水湿，同生地黄炒"；清代《本草备要》载生地"或用酒制，则不伤胃"，熟地须"以好酒拌砂仁末，浸蒸晒九次"，所谓"得砂仁则和气"；《医学心悟·妇人门》指出：四物汤"调经养血之要药，其地黄须九蒸九晒，方能取效，否则滞膈生痰，妨碍饮食"；"胡庆馀堂"以酒、砂仁、陈皮为辅料炮制，九蒸九晒，非但不致泥肠，也能减其滑肠之性，增健胃之效。

6.大黄

大黄药用根及根茎，作为攻邪要药，新安医家用之亦多。明代《本草蒙筌》载："调中化食，霎时水谷利通；推陈致新，顷刻肠胃荡涤。"除泻下攻积、清热泻火、凉血解毒、逐瘀通经运用外，新安医籍还记载内服治妇女干血气、癃闭、齿衄等，外用治冻伤、口烂等。明代《古今医统大全》首先记载了以大黄为君下法治疗耳眩晕，《赤水玄珠》载用一味大黄活血化瘀治疗外伤瘀血腰痛，清代吴楚《医验录初集》有一味大黄治疗狂病、釜底抽薪治疗红眼暴发的记载，《本草备要》云"若酒浸，也能引至至高之分"，《本草衍句》以酒炒为末用茶清服治温热眩晕，研末蜜调涂患处治疗汤火伤灼，以大黄、生地黄切片合定，贴患处治疗风牙肿痛、龈恒出血崩落、口臭，一夜即愈，均体现了新安医家对其药性认识之娴熟、运用之巧妙。虽为"虎狼之药"，但救人有功，关键在于"小心辨证，大胆处方"。

新安医学药物个性发明众多，除外还有：《医说》《观心书屋经验良方》《同寿录》《经验选秘》等书均有白芷可治蛇虫咬伤的记载，明代《医宗粹言》则用白芷与百草霜配伍治疗难产；明代《本草蒙筌》还有"贝母不可代半夏"之观点；明代《伤寒论条辨》认为桂枝"本义在解肌"而非发散发汗；清代《本草备要》载有"古方用甘草皆倚为君，必须重用方效"，枳壳、枳实治目疾其理在于"破浊气即能升清气"，龙脑有同生姜辛散相类似的"体热而用凉"之性等新认识；清代《医验录》创"参芪地归之类"甘温治肺痿，肉桂为君治疗呕吐，用温药治疗产后发热、痢疾、二便不能等证；清代《橡村治验》《怡堂散记》谈大枣沉重味浓而补脾、小枣轻浮和营卫，又"治疟疾用柴胡，每以青蒿佐之"等，举不胜举。这些既是对中药个性功用的阐述发明，又是长期临床用药的心得体会，弥足珍贵。

三、新安本草新增

历代编修本草都是在前代基础上继承创新,呈包心菜式的积累、滚雪球式的发展,其中新增药品是本草著作创新性的重要体现之一,如明代《本草纲目》载药1892种,新增374种;另一方面,本草著作越积越多、越累越厚,导致习医者难以把握、无所适从,又反向地促进了简约本草的编撰,由繁而简、由博返约、要约不繁、既备且要,以便学习、掌握和运用,新安本草绝大多数属于此类,《本草蒙筌》《本草备要》就是其中的精品,浓缩的都是精华。也因此,新安本草新增药品不多,目前研究发现仅有元代吴瑞《日用本草》新增9品,明代陈嘉谟《本草蒙筌》新增2品,弥足珍贵。

1.豆腐

豆腐:味甘,性寒,有毒。能发肾气、疮疥、头风,杏仁可解。(《日用本草·卷之二 五谷类》)

按:豆腐系汉代淮南王刘安在炼丹中无意间发明的绿色美食,但入本草则始自元代《日用本草》。书中并未言及功用,反而提醒人们注意其毒性。传统豆腐是用石膏和卤水点成的,两者均能使蛋白质凝固,有一定毒性,尤其盐卤有腐蚀作用,但与豆中的蛋白结合后毒性大大降低,且点用之量极少,少食无妨,所谓"卤水点豆腐,一物降一物"。而石膏的毒性则是一种偏寒之性,用于纠偏温病高热,又是另一种"一物降一物"之情。显然,把握"点"之量是一门学问和手艺,稍有偏差就有可能有副作用,这一点引起了医家的普遍重视。除《日用本草》外,又如宋元李鹏飞《延寿书》云:"有人好食豆腐中毒,医不能治。"明代《本草蒙筌》载:"豆腐性寒,亦动正气。食多积聚,萝卜能消。"《本草纲目》载:"大抵暑月恐有人汗,尤宜慎之。"中医认为,豆腐性偏寒、脾虚胃寒、腹泻腹胀和肾亏遗精者不宜多食,过食会引起消化不良、促使痛风发作等。绿色美食并非绝对安全,食用时应有所顾忌。

2.山羊肉

山羊肉:味甘,性热,无毒。山羊角生极长,节生一边,与羚羊相似。有挂痕为羚羊,无者为山羊。色青利产妇,不利时患人。(《日用本草·卷之三 五畜类》)

按:羊肉入药历史悠久,汉代张仲景《金匮要略》中既有"寒疝腹中痛,及胁痛里急者,当归生姜羊肉汤主之"的记载,又有"妇人妊娠,不可食兔肉、山羊肉及鳖、鸡、鸭,令子无声音"的告诫,唐代孙思邈《备急千金要方》和宋代陈自明《妇人大全良方》中均有"妊娠食山羊肉令子多病"的记载,而入本草《日用本草》则是首次,并做出了有益于产妇的判断,这是符合实际的。山羊肉大补虚劳,作为冬令补品,同样有益于孕产妇。今有学者推测,《金匮要略》

中提到的孕妇不可食的山羊肉,可能是山羊血的误写。汉代隶书肉之异体字(肉)与血字相似,两者极易形近而讹,山羊肉养血,无伤于孕妇,而山羊血活血,有伤于孕妇。山羊肉于孕产妇是否有利不是绝对的,其性热,立春后应少食,否则于身体不利,孕妇尤其应注意,所谓"勿忘于妊娠,也勿拘于妊娠"。

3.银杏

银杏:土人呼为白果,又名鸭脚。味甘、苦,性平,无毒。多食生痰动风,同鳗鲡食,患软风。惟炒或煮食之。生则戟人喉。小儿食之发惊。(《日用本草·卷之六 五果类》)

按:银杏树有"千年银杏"之称,又名公孙树,"公种而孙得食",果实在宋代被列为皇家贡品,明代《本草纲目》载"宋初始著名,而修本草者不收",元代《日用本草》始收入本草。新安有产,《本草纲目》云"银杏生江南,以宣城者为胜"。白果内含有氢氰酸毒素,毒性很强,遇热后毒性减小,故生食更易中毒。一般中毒剂量为10~50颗,中毒症状发生在进食后1~12小时。故《日用本草》强调"惟炒或煮食之",并注明"无毒",但对其副作用也有充分的认识。同时代另一位新安医家李仲南在其《永类钤方》一书中,则有食后嚼一两枚生银杏防治虫牙的记载。元代李鹏飞《三元参赞延寿书》明言"食满千个者死",并举例说:"昔有饥者,同以白果代饭食饱,次日皆死也。"明代《本草蒙筌》《本草纲目》均指其为"阴毒"之物,故不宜多吃,更不宜生吃。

4.西瓜

西瓜:色如青玉,子如金色,或黑麻色。北地多有之。契丹破回纥,得此种,以牛粪覆而种之,大圆如匏。味甘极淡,性寒,有毒。可生食。主压烦渴,消暑毒。多食喜作吐痢。同油饼食损胃。(《日用本草·卷之六 五果类》)

按:西瓜之名出自《日用本草》,一般认为于五代以前自西域传入,有寒瓜之名。南朝陶弘景《本草经集注》中有"永嘉有寒瓜甚大,可藏至春"的记载,但根据其描述显然不是西瓜。西瓜有清热解暑、除烦止渴之功,清代《本草备要》载"名天生白虎汤"。虽为夏季消暑圣品,但终属"生冷食品",《日用本草》认为"性寒有毒"(偏性),对过食之害多有叮嘱。

5.香蕈

香蕈:即肉蕈。味甘,性平,无毒。动风气、脚气,发痼疾、痔疾,令两肋下急痛,损经络,背膊痛。主益气不饥,治风破血。(《日用本草·卷之七 五菜类》)

按:明代李时珍释名曰:"蕈从覃。覃,延也。蕈味隽永,有覃延之意。"又名肉蕈、香菇、蘑菇,以肉厚气香为特征,是一种高蛋白、低脂肪的食用菌,含有多种氨基酸、维生素和双链结构的核糖核酸等成分,人体中所需8种氨基酸中就含有7种,而核糖核酸进入人体吸收后可产生干扰素,故具有食疗作用,《日用本草》云其"主益气不饥,治风破血"。香蕈为徽州特产、黄山山珍,故称"徽菇""黄山香菇",以肉厚质嫩、色鲜味浓、香气沁脾闻名于世,曾被评为全国四大名菇之首。但香蕈属发物,对于某些体质或原患有疾病之人可能就是一种过敏原,《日用本草》所列的不良反应中,动风气、脚气及发瘤疾可能就属过敏反应。

6.天花蕈

天花蕈:形如松花,大而香气足,如蕈,出五台山。味甘,无毒。食之甚美,不入方用,时人珍重之。(《日用本草·卷之七 五菜类》)

按:天花蕈在北宋陶谷《清异录》、黄庭坚《答永新宗令寄石耳》、南宋孟元老《东京梦华录》、陈仁玉《菌谱》、西湖老人《繁胜录》,明代田汝成《西湖游览志余》、李时珍《本草纲目》、潘之恒《广菌谱》等众多古籍中都有记载,又名"天花""天花菜""天花菌""天花蘑菇(摩姑)"等,产自五台山、雁门和庐山、黄山等地。根据《日用本草》"形如松花而大,色白,气香味美"的描述,应是五台山特产的一种食用菌——香杏口蘑(Tricholoma gambosum),天花蕈名称可能系五台山僧人所取,源自佛经中习见的"天花"一语,佛经"天花"有一个特点即气味馨香。天花蕈菌肉肥厚,气香味美,自北宋起历朝被进贡给皇室享用。随着时间的推移,宋代伊始天花蕈从宫廷走向了民间,故《日用本草》说"时人珍重之"。

7.石耳

石耳:烟岚远望如烟。出河南、四平、天台、宣州、黄山、巴西,边陵岩间有之。《灵苑方》中名灵芝。味平,无毒。彼人不知其神,采为菜食,美。久服延年益色,至老不改。令人不饥苦,无大小便。(《日用本草·卷之七 五菜类》)

按:石耳为地衣植物,俗称"石衣",为黄山特产的山菜珍品、滋补佳肴,今与石鸡、石斑鱼并列为"黄山三石"。又名岩耳,生长在悬崖峭壁阴湿石缝中,云雾之中远望如烟,《日用本草》描述得非常准确,虽言及北宋沈括《灵苑方》作灵芝,但以石耳之名且收入本草,本书则是首次。石耳含多糖,味甘腴,《本草纲目》认为"胜于木耳",《粤志》认为"在木耳、地耳之上",从药用价值而言,石耳与木耳、地耳功用相近,石耳以止血为优,地耳以明目为长,木耳以养阴为佳。黄山地区还将石耳用于防止食物变馊变腐,炎夏在新鲜肉汤中扔几片岩耳,可保持三五天味道鲜美。清代新安医著《医林纂要探源》载:"咸苦,寒。入肺、心、胃、肝四经。补心清胃,治肠风痔瘘,行水,解热毒。"故脾胃虚寒者忌食。

8.琼芝

琼芝:有红白色二,庖人用以助素食。性味主治,本草失载。(《日用本草·卷之七 五菜类》)

按:南朝梁代沈约《与陶弘景书》言及"咀嚼琼芝,出入清都",唐代裴铏及元代张可久的诗句中均提及"琼芝",但元以前本草无琼芝的记载,明代《本草纲目》谓首出明代宁原《食鉴本草》,名石花菜,实则首出元代《日用本草》,即石花菜科植物石花菜、红翎菜科琼枝。书中记载"有红白色二",后世新安本草如《本草蒙筌》《山居本草》等所分六芝中,有赤芝、珊芝、丹芝和白芝、玉芝两种,与之相符合。名山多出名芝,产于黄山地区者名"徽琼芝",含徽琼芝总碱、徽琼芝碱,味淡、微涩、性平,药用入手足厥阴经,有熄风清火之功,具降压作用。

9.红曲

红酒:以红曲酿成者。味苦、甘、辛,性大热,有毒。发脚气,肠风下血,痔瘘,哮喘,咳嗽,痰饮诸疾。主行药势,破血,杀毒,辟山岚寒气及治跌打扑伤损尤妙。(《日用本草·卷之八 五味类》)

按:《本草纲目》云"红曲本草不载,法出近世,亦奇术也",并详述其制法,实则《日用本草》有提及,虽未详言,然于红酒的性味功用之中也可见一斑。

10.百药煎

五倍子:一名文蛤。味苦、酸,气平。属金与水。无毒。在处生,季秋采。形类拳大,色兼青黄。内多小虫,俗又名曰虫仓也。疗齿宣疳,及小儿面鼻疳疮;治风癣痒瘙,并大人五痔下血。煎汤洗眼目,消赤肿止疼。研末染髭须,变皓白成黑。专为收敛之剂,又禁泻痢肠虚。解消渴生津,却顽痰去热。百药煎者,亦此造成。新鲜五倍子十斤,舂捣烂细,磁缸盛,稻草盖合,七昼夜,取出复捣,加桔梗、甘草末各二两,又合一七,仍捣仍合,务过七次,捏成饼锭,晒干任用。如无新鲜,用干倍子水渍为之。肺胀喘咳不休,噙化数饼即止。(明代《本草蒙筌·卷之四 木部》)

按:百药煎主要有效成分为没食子酸、二聚体鞣花酸,系以五倍子加其他中药经发酵酿造而生成,这是我国乃至世界上发现和生产没食子酸的最早记载,要比国外文献最早记载的1786年瑞典化学家舍勒提取没食子酸早200多年。其后《本草纲目》补充说:"功与五倍子不异。但经酿造,其体轻虚,其性浮收,且味带余甘,治上焦心肺咳嗽,痰饮热渴诸病,含噙尤为相宜。"

11.血余炭

发:味苦,气温、小寒。无毒。及发根,用宜陈久。烧灰存性,入剂汤调。一名血余,补阴甚捷。口吐血、鼻流血、血闷、血晕、血痢、血淋,服之即止;燕口疮、豌豆疮、伤风、惊热、惊痫,得此易痊。通关格五癃,利小便水道。初剃胎发,血之嫩苗。(《本草蒙筌·卷之十二 人部》)

按:血余炭为人发烧制成的炭化物,具止血散热之功。南朝梁代陶弘景在撰辑《本草经集注》时,在所集入的半部汉末《名医别录》中,就有"乱发:主咳嗽,五淋,大小便不通,小儿惊痫。止血,鼻衄烧之吹内立已"的记载,但"烧之"程度语焉不详,而明代新安医药学家陈嘉谟明确点明要"烧灰存性,入剂汤调",可视为首载,也符合他提出的"凡药制造贵在适中,不及则功效难求,太过则气味反失"的炮制思想。其后《本草纲目》做了进一步说明:"今血余不直接入药,须洗净煅炭后始供药用,名为血余炭。"方定名血余炭。

第三节　新安名方

新安医家善用前人经典方剂,又不拘前人之说,在继承基础上化裁古方、创立新方、制备名药,又给后世留下了大量经典方,简约效专、屡用屡验,流传至今,现代历版《方剂学》教材均收录新安名方20多首,历版《中医内科学》教材选引也都有十余首,具有重要的临床价值。现仅介绍部分代表性名方名药,其中中药名加以规范而保留特色标识,剂量保留旧制单位。读者可参照宋元明清度量衡制度(库平制),折合成现代法定计量单位(如1斤≈596.82g,1两≈37.30g,1钱≈3.73g、1分≈0.373g)来学习、参考和使用。

一、新安医家系列方

新安医家学术观点各异,治疗各有擅长,用药风格自然有所不同,有些还根据自己某一独特的观点和思想结合临床实践提出了系列方,具有时代特色,个性鲜明,疗效确切,制备方便,不仅为现代研究提供了更多的素材、为临床运用提供了更多的选择,也丰富了中医学方药学术体系。

(一)汪机六气胜复系列方

明代汪机在总结前人对五运六气认识的基础之上,认为天之六气循环往复,动而不已,形成了严密的生克制化体系,六气之间存在着自我调节的功能,一气的偏盛即会引起他气的佐制,从而引起连锁气化反应,最终达到六气运动的和谐。如果在此过程中出现一气的偏亢,而他气不能有效进行制约,则见"六气胜甚复甚,胜微复微,如气不相得,则邪气中人而疾病"。针对异常气候变化造成的"复气",汪机在其编撰的《运气便览·六气主病治例》中,列出6首运气制方,丰富了"运气"立方的多样性,是对生克制化关系的独到见解。

1.风胜燥制火并汤

组成:天南星2两半,北桔梗7钱半,小栀子(取仁)1两,川黄连8钱半,青皮2钱半,防风(去芦)3钱,薄荷1钱。

功效:助燥化,制风甚,泻心火,散风势。

用法:上制为粗末,每服7钱半,姜3片,水一大盏,煎至7成,去滓温服。

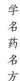

第七章　新安医学名药名方

2.水胜湿制风并汤

组成:苍术(米泔浸一宿,炒)2两,白术(麸炒)2两半,炙甘草5钱,吴茱萸5钱,干姜5钱7分,附子1钱1字,大枣1枚。

功效:助土制水。

用法:上锉为粗末,每服7钱,水1盏,煎至7成,去滓温服。

3.火胜寒制湿并汤

组成:黄柏(盐水炒)2两半,知母1两,片黄芩(酒炒)5钱,栀子仁(小红者)4钱,黄连(姜汁炒)1钱,灯心草7根,莲子5枚。

功效:助寒化,制火甚。

用法:上锉为粗末,每服7钱,水1碗,煎至7成,去滓温服。

4.土胜风制燥并汤

组成:川芎(去芦,米醋炒)1两,当归(酒洗)1两半,天南星(汤泡1次)1两,桑白皮(蜜炙,去皮土)7钱,川草薢8钱,大枣5枚,姜五大片。

功效:助风化制湿,泻燥散湿。

用法:上锉为粗末,每服7钱,水1碗,煎至7成,去滓温服。

5.热制寒并汤

组成:肉桂(去粗皮)2两,当归(酒洗)1两半,泽泻(去毛)1两,独活6钱,桔梗3钱半。

功效:助热化,制金甚,助木生火以制燥。

用法:上锉为粗末,每服6钱,水1碗,煎至7成,去滓温服。

6.火胜阴精制雾沤渎并汤

组成:天门冬(净蜜汤浸,去心)3两,生地黄(酒洗)2两半,柴胡5钱,连翘3钱,黄芩3钱,地骨皮2钱半,黄柏2钱半,灯心草1撮。

功效:助水化,制热甚。

用法:上锉为粗末,每服7钱,水1碗,煎至7成,去滓温服。

(二)罗周彦培补先后天元阴元阳系列方

明代罗周彦行医于万历年间,其所学广博,立论多有新意,著《医宗粹言》,首创"元阴元阳"新说,明确细分出先后天元阴元阳4类病证,创有培补元阴元阳系列方,发展了固本培元治法。

1.补水益元汤

组成:熟地3钱,川当归2钱,生地2钱,麦门冬1钱,白芍1钱,细生甘草1钱,五味子20粒,枣1枚。

主治:先天元阴不足证,虚火内燔,燥其真阴,魂魄不安。

用法:以水2盏,煎至1盏,温服。

新安医学研究集成 学术研究

2.滋阴益元汤

组成:当归3钱,芍药1钱5分,沙参8分,细生甘草8分,白茯苓2钱,麦门冬2钱,怀熟地2钱,大枣4枚,五味子20粒,浮小麦、粟米各1撮。

主治:后天元阴不足证,吐血、衄血、嗽血、便血,骨蒸烦热,津血虚少,筋脉痿弱,肢体懈惰,形容憔悴。

用法:以水2盅,煎至1盅,温服。

3.益火复真汤

组成:人参(去芦)3钱,附子(童便制)1钱,川当归1钱,白术1钱,黄芪(蜜炙)1钱,煨干姜8分,炙甘草8分,肉桂8分。

主治:先天元阳不足证,形容肢冷,精神短少,脉象微弱。

用法:以水2盅,煎1盅,温服。

4.益元冲和汤

组成:人参(去芦)1钱5分,白术2钱,当归1钱,炙黄芪1钱5分,茯苓1钱,蜜炙甘草1钱,煨干姜8分。

主治:后天元阳不足证,或自汗,或呕吐,或泄泻,或遗尿,或滑精。

用法:以水2盅,煎1盅,温服。

(三)吴澄补托解托系列方

清代吴澄著《不居集》,倡"外损说",创解托、补托二法,订解托方6首和补托方7首,治虚劳而兼外感,或外感而兼虚劳,夹外感不任疏散者。以柴胡、葛根之性能升能散,走肌达表,透达外邪,多与人参、黄芪、当归、熟地同用,以杜绝外损之源。内伤轻而外感重者,宜用解托法。解托之法不专于解,亦重于托,外感大汗大下后,邪反增剧,一解一托病势顿减,其中意义,总以培护元气为主。元气一旺,则轻轻和解,外邪必渐渐托出,不争而自退。若内伤重而外感轻者,宜用补托法。凡邪实则正虚,正旺则邪退,邪实正虚之人,专事和解,邪不听命,必兼托兼解,纵有余邪,亦无停身之处矣。若气血大虚之辈,邪将陷入者,不唯发表和解无功,即兼解兼托亦无益,此时正宜补托之法。

1.解托方一:柴陈解托汤

组成:柴胡、干葛根、半夏、厚朴、泽泻各6分,甘草3分,秦艽、藿香各6分,陈皮5分,生姜、大枣、山楂8分。

主治:外感之证,寒热往来,寒重热轻,有似虚劳者。

加减:如外邪盛者,加防风、荆芥7分;营虚者,加当归8分;气陷者,加升麻5分;脾胃热或泻者,加白术8分;腹中痛者,加芍药8分,甘草5分;有汗者,加桂枝5分;气滞者,加香附子6分。

2.解托方二:柴芩解托汤

组成:柴胡、黄芩、干葛各1钱,陈皮8分,山楂、泽泻各1钱,甘草5分,赤芩1钱。

主治:寒热往来,热重寒轻,有似虚劳寒热者。

加减:如内热甚者,加连翘7分;外邪盛者,加防风1钱;痰甚者,加贝母、橘红各6分;兼风热者,加玉竹1钱;小便不利者,加车前子1钱。

3.解托方三:和中解托汤

组成:柴胡、干葛根、山楂、泽泻各1钱,陈皮8分,甘草3分,生姜,大枣。

主治:外感之证,手足厥冷,恶寒淅沥,肢节酸疼,有似阳微者;口渴欲饮,舌上微苔,有似阴弱者。

加减:如头痛者,加川芎8分;如呕恶者,加半夏5分;如兼寒滞不散者,加桂枝、防风;如胸腹有微滞者,加厚朴8分。

4.解托方四:清里解托汤

组成:桔梗、麦冬、干葛根、柴胡、瓜蒌仁、泽泻、车前各1钱,黄芩1钱5分,生甘草3分。

主治:外感之邪,蒸蒸烦热,躁闷喘渴,有似阳虚内热者。

加减:如阴不足而邪不解者,加生地1钱;如外邪甚者,加防风、秦艽各1钱;热甚者,加连翘6分;虚热有痰者,加玉竹、贝母各7分。

5.解托方五:葛根解托汤

组成:干葛根、柴胡、前胡各8分,防风6分,陈皮、半夏、泽泻各1钱,生甘草3分,生姜,大枣。

主治:正气内虚,客邪外逼,有似虚劳各证。

加减:如寒气胜者,加当归7分,肉桂5分;阴气不足者,加熟地1钱;若元气大虚,正不胜邪,兼用补托之法;如头痛者,加川芎、白芷各7分;气逆多嗽者,加杏仁1钱;痞满气滞者,加白芥子5~7分。

6.解托方六:升柴拔陷汤

组成:升麻,柴胡,前胡,葛根,陈皮,半夏,枳壳,山楂,泽泻,车前子,生姜,大枣。

主治:外感客邪,日轻夜重,有似阴虚者。

加减:若阳虚内陷者,用补中益气汤,或举元煎;若阴虚内陷者,补阴益气煎、理阴煎;若初起而邪有内陷不出者,照方随症加;若虚甚者,宜用补托之法。

7.补托方一:益营内托散

组成:柴胡7分,干葛根1钱,熟地1钱,当归8分,人参5分,甘草3分,秦艽8分,续断8分,生姜,大枣。

主治:阴虚不足,不能托邪外出者。

加减:若阴胜之时,外感寒邪者,去秦艽、续断,加细辛、附子各5~6分;若火盛阴虚,而邪不能解者,加人参5分;若脾肾两虚而痰多者,加茯苓8分,白芥子5分;若泄泻者,加山药、扁豆各1钱;若腰腹痛者,加杜仲、枸杞各1钱。

8.补托方二:助卫内托散

组成:柴胡8分,干葛根2钱,黄芪1钱,白术1钱,人参5分,甘草3分,茯神8分,当归6分,生姜,大枣。

主治:阳虚不足,不能托邪外出者。

加减:若气滞者,加藿香、砂仁各6分;外邪盛者,加羌活、防风各7分;咳嗽者,加佛耳草、款冬花各8分;兼痰者,加贝母、橘红各8分;腹痛或泻者,加炮姜、木香各5分;气虚甚者,人参、黄芪加至1~2钱。

9.补托方三:双补内托散

组成:人参5分,黄芪1钱,熟地1钱,当归8分,柴胡8分,干葛根8分,白术8分,秦艽7分,川芎6分,甘草3分,生姜,大枣。

主治:阴阳两虚,不能托邪外出者。

加减:若寒盛阳虚者,加制附子7~8分;表邪盛者,加羌活、防风各7~8分;头痛者,加蔓荆子8分;阳气虚陷者,加升麻3~5分。阴阳两虚之人,气血亏衰,无力以拒邪也,故用人参、黄芪、白术以补其气,熟地、当归、川芎以补其血,柴胡、干葛根、秦艽以托其外邪。如四君而不用茯苓者,恐其渗泄;如四物而不用芍药者,恐其酸寒。或加肉桂有十全之功,佐姜、枣有调营卫之美。虚人服之,邪可立散矣。

10.补托方四:宁志内托散

组成:柴胡8分,茯神6分,葛根1钱,人参5分,当归8分,酸枣仁6分,远志6分,橘红6分,益智仁5分,贝母8分,加生姜、大枣同煎。

主治:外感客邪,内伤情志,忧思抑郁,矜持恐怖,神情不畅,意兴不扬,恶寒发热,身胀头疼者。

加减:若阳分虚者,加黄芪、白术各1钱;若阴分虚者,加熟地、白芍各1钱;若气滞者,加木香3~5分;若虚火,加丹皮、栀子各7分;若肝脾虚者,加何首乌、圆龙眼肉。

11.补托方五:补真内托散

组成:柴胡8分,干葛根8分,人参5分,黄芪1钱,熟地1钱,当归8分,茯神8分,酸枣仁6分,麦冬7分。

主治:房劳过度,耗散真元,外夹客邪者。

加减:如虚火上泛,或吐衄血者,加泽泻6分,茜根8分,丹皮8分;如血不止者,加牛膝、丹参各1钱;如咳嗽痰多,加贝母、阿胶、天冬各7~8分;如脾胃弱,加山药、扁豆各1钱。

12.补托方六:宁神内托散

组成:丹参1钱,茯神8分,酸枣仁6分,人参5分,甘草3分,当归8分,续断1钱,柴胡8分,干葛根8分,远志6分,生姜,大枣。

主治:食少事烦,劳心过度,兼感外邪,寒热交作者。

加减:若用心太过者,加丹参1钱,柏子仁1钱;若兼用力太过者,加秦艽、续断各1钱;若食少心烦者,加莲子肉、扁豆、谷芽各1钱;若心虚不眠多汗者,加五味子3分;若邪甚不能解散者,加秦艽、羌活各5~7分。

13.补托方七:理劳神功散

组成:秦艽1钱,续断1钱,杜仲1钱,香附7分,当归8分,骨碎补1钱,陈皮7分,甘草3分,五加皮8分,金毛狗脊8分,柴胡8分,葛根8分,生姜,大枣。

主治:伤筋动骨,劳苦太过,损气耗血,而邪有不能外出者。

加减:若发热,加柴胡7分,干葛根8分;若咳嗽,加白前、桔梗各6分;若久嗽,加紫菀、百部各8分;若腰痛,加破故纸(补骨脂)1钱;若骨蒸夜热,加地骨皮、青蒿、鳖甲各8分;若胸满,加砂仁、木香各6分。

(四)吴澄理脾阴系列方

清代吴澄著《不居集》,倡脾阴虚论,认为脾乃胃之刚,胃乃脾之柔。李东垣著《脾胃论》,谓脾为死阴,受胃之阳气,方能上升水谷之气于肺。若脾无所禀,则不能行气于脏腑,故专重以胃气为主。饮食不节则胃先受病,劳倦者则脾先受病,脾受病则不能为胃行其津液,则脾病必及胃,胃病亦必及脾。古方理脾健胃,多偏补胃中之阳,而不及脾中之阴。虚损之人多为阴火所铄,津液不足,筋脉皮骨皆无所养,而精神亦渐羸弱,百证丛生。故创理脾阴法,以芳香甘平之品培补中宫,而不燥其津液,虽曰理脾,其实健胃,虽曰补阴,其实扶阳,乾资大始,坤作成物,中土安和,天地位育。其理脾阴喜用"忠厚平和"之类,刚柔互济,不燥不润,如芳香醒脾喜用味轻气淡莲类药,滋阴喜配血肉有情之品,健脾不用偏燥之白术而用扁豆、山药,补血不用辛窜之当归、川芎而用白芍等,订制了9首理脾阴方。既补充和完善了李东垣脾胃学说,又丰富和发展了虚损病的辨治。

1.中和理阴汤

组成:人参1钱,燕窝5钱,山药、扁豆各1钱,莲子肉2钱,老米3钱。

主治:中气虚弱,脾胃大亏,饮食短少,痰嗽失血,泄泻腹胀,不任黄芪、白术、当归、熟地者。

加减:凡肺有火者,以沙参易人参,或二者并用,后数方准此;阴虚火泛者,加海参3~5钱;痰多者,加橘红、半夏曲各5~7分;泄泻者,加脐带;嗽不止者,加枇杷叶、款冬花各8分;失血者,加丹参、荷叶各1钱;热盛者,加丹皮、地骨皮;汗者,加桑叶、荷叶各1钱。

2.理脾阴正方

组成:人参1钱,紫河车2钱,白芍、山药、扁豆、茯苓各1钱,橘红6分,甘草5分,莲子肉1钱5分,荷叶1钱,老米3钱。

主治:食少泄泻、痰嗽失血、遗精等症,虚劳不任黄芪、白术者。

加减:食少泄泻者,加冬瓜仁1~2钱;汗多者,加浮麦、牡蛎各1钱;咳嗽甚者,加枇杷叶1钱;痰多者,加贝母8分;失血者,加血余炭1钱,藕节3~5个;遗精者,加芡实、鱼鳔各2~3钱。

3.资成汤

组成:人参、白芍、扁豆、山药、茯神各1钱,丹参8分,橘红6分,甘草5分,莲子肉1钱5分,檀香3分,雄健无病猪肚1具(酒洗磨净,取清汤煎药,或为丸亦可)。

主治:虚劳遗精盗汗,食少泄泻,血不归经,女子崩漏不止,虚劳不任黄芪、白术、当归、地黄者。

加减:虚热者,加丹皮、地骨皮;惊恐怔忡,不眠多汗者,加酸枣仁;火铄肺金,干枯多嗽者,加百合;便血失血者,加地榆、续断;小水不利者,加车前子;痰多者,加贝母。

4.升补中和汤

组成:人参5分,谷芽、山药各1钱,茯神8分,甘草3分,陈皮7分,扁豆1钱,钩藤8分,荷鼻1个,老米3钱,红枣2个。

主治:虚劳寒热,食少泄泻,不任升麻、柴胡者。

加减:气血弱而似疟者,加制何首乌3钱;筋骨不利者,加秦艽、续断各1钱;微有火者,加玉竹8分;泄泻者,加冬瓜仁2~3钱;大便下血者,加地榆8分;食少者,加莲子肉3钱;失血者,加茅根、藕节各3~5钱。

5.畅郁汤

组成:丹参、谷芽各1钱,白芍、茯苓、扁豆、钩藤、菊花、连翘各8分,甘草5分,荷叶1钱。

主治:肝脾血少,血虚有火,不能用当归、白术、柴胡者。

加减:胁痛者,加女贞子、鳖甲各8分;气逆者,加降香1钱;火盛者,加丹皮、地骨皮各8分;咳嗽者,加橘红、贝母各5~6分;兼外感者,加苏梗3~5分;痰多眩晕者,加天麻8分;泄泻者,加莲子肉、老米各3钱。

6.理脾益营汤

组成:制首乌3钱,海参、莲子肉、黑豆各2钱,山药、扁豆各1钱。

主治:脾虚血少,阴虚发热,不任当归、地黄者。

加减:阴阳两虚者,加中和理阴汤;血分热者,加丹皮、地骨皮各8分;痰多者,加橘红、贝母各6分;咳嗽者,加紫菀、枇杷叶各1钱;汗多者,加浮小麦1钱;失血者,加金墨、藕节;食少者,加谷芽、薏苡仁各1~2钱。

7.培土养阴汤

组成:制何首乌3钱,丹参、扁豆、谷芽各1钱,白芍、车前各8分,莲肉1钱5分,猪腰1具。

主治:虚劳食少痰多,阴分不足,自汗盗汗,遗精,不任熟地、山茱萸等药者。

加减:阳经火甚,痰嗽喘急者,加保金汤;心脾气虚失血者,加薏苡仁、藕节各2~3钱;积瘀胸膈胀满者,加白茅根1钱;血中气滞者,加降香8分;气血大虚弱者,加人参、燕窝各3钱;尾闾骨痛者,加鹿角霜1钱;泄泻不止者,加脐带;汗多者,加桑叶1钱;咳嗽不止者,加枇杷叶、佛耳草各7~8分;遗精者,加芡实、莲须各1钱。

8.保金汤

组成:人参,玉竹,百合,猪肺,清汤煎服。

主治:痰嗽喘急,虚劳不宜于麦冬、五味子者。

加减:咳嗽者,加枇杷叶、款冬花;食少泄泻者,加薏苡仁、扁豆;虚汗者,加桑叶、浮小麦;见血者,加丹参、紫菀;便血者,加地榆、扁豆、白芍。

9.味补汤

组成:燕窝,海参,淡火肉,鳗鱼。上4味药煮汁饮,或用鲜紫河车1具,同入煮极烂,饮其汁。

主治:虚劳日久,脾胃薄弱者更妙。

加减:遗精者,加鱼鳔;泄泻者,加莲子肉、山药。

(五)方肇权改正汤散系列方

清代方肇权,历病千般,多遭怪疾,为正时行之医风,乃尽平生之辛劳,殚数年之力,著成《脉证正宗》4卷。他认为,人之病与身,寒、热、虚、实四字而已,病症千般,不外乎此,而治病之理,寒则温之,热则清之,虚则补之,实则泻之,此一条大路而无弯曲。而遍观诸方书中,汤散多有温凉并用,表里同施,或不辨气血之偏胜,纯行克伐者有之;或不分脏腑之虚实,补泻混用者有之;或十余味、二十味者立汤散之名。思之古人,设一栏江网,待愚昧者之为医也;若明白者,不必以古人之规。且汤散中药多性杂,不相对病者,反致元神之益亏。通过推理论证和临床实践,他对前人的一些著名方剂提出了不同见解,认为组方治病药不在杂,其《脉证正宗·改正汤散》中有改正汤散34首,均为其临证常用有效之方,每一方下明述改正缘由,后均列有医案佐证之。

1.改正六味地黄汤

组成:熟地2钱,山药6分,山药1钱,茯苓8分,丹皮8分,车前草8分。

主治:肾经虚弱,水不制火,阴虚火旺者。

改正缘由:六味功虽补阴,唯泽泻一味不当用于肾虚水弱汤中。察泽泻之胜,虽泻阴火,实泻肾之元神,如肾虚水弱者难堪,遇阳虚体弱,中气下陷者,服之则气益陷而肾水受泻,以一药而二者受害,必致精滑。理宜去泽泻易车前,车前之性走溺窍,闭精窍,较为妥当。

2.改正四物汤

组成:生地2钱,当归1钱5分,白芍1钱,丹参8分。

主治:血虚诸症。

改正缘由:血虚则热生,火必上炎,脉必数而洪大,迫经脉中气血奔腾前走,过行度数。四物汤用生地、当归、白芍皆能养血,血得生而热自平,不当用川芎。川芎之性虽养血而长于催行,血虚度数已过行,不可再催行。去川芎改丹参,丹参之性能和血,又清血中伏热,可减原方之通破之力。

3.改正四君子汤

组成:人参1钱,白术2钱,茯苓1钱,香附(姜汁炒)8分。

主治:阳虚气虚诸症。

改正缘由:气虚则虚寒,生病必胀满饱闷。四君子汤中有人参、白术、茯苓以辅正气,则元阳回而虚充。原方中用甘草,甘能作胀,又且缓中,而虚寒之胀满饱闷反以甘缓留之,不妥,当去甘草之平淡,易以香附,香附之性能行诸气。

4.改正附子理中汤

组成:人参1钱,白术2钱,干姜1钱,附子8分,厚朴1钱。

主治:中焦虚寒证。

改正缘由:气虚则虚寒生,致脏腑空处少元神之充备,而阴寒袭之,病则胀满虚痛。汤中有人参、白术以辅正,用干姜以温中,则元神充而寒邪散。唯甘能作胀,反助寒凉之胀满,理去甘草,改厚朴。厚朴之性,散寒除胀,温胃和中,改之为宜。

5.改正承气汤

组成:大黄2钱,芒硝1钱,厚朴1钱,枳壳8分,当归2钱,生地2钱,火麻仁2钱,白芍1钱。

主治:壅滞闭结之便秘。

改正缘由:闭结是因长期内热为害,煎熬血液,肠胃枯涩,热邪伏禽于肠胃之间,故立承气汤,以承顺其气而推荡之。而汤中用大黄、芒硝、枳壳,皆克伐肠胃之品,实似陆地行舟,舟行而地多坑陷之亏,闭结虽通,难免肠胃中已亏之津液更耗。宜加生地、当归、白芍、麻仁以养血润肠,任热结之邪不劳而下。

第七章 新安医学名药名方

6.改正麻黄汤

组成:麻黄8分,紫苏8分,香附1钱,川芎1钱。

主治:风寒外感实证。

改正缘由:风寒外感,病则头项痛,腰脊强,汤中用麻黄加葱白,以发太阳经之邪从汗而解。但阳经有寒邪必咳嗽痰涎,则上焦湿而且润,何得用杏仁之润品?既用麻黄汤发太阳经之汗,使邪从汗解,速治之法,免引入阳明经,何得用桂枝监之又使不发?观此之法,甚非顺性之理。又何得用甘草缓之,岂留以传乎?究寒邪入太阳经,其脉必迟而有力。此汤中理去桂枝、杏仁、甘草不当之味,易香附以行气,加川芎以行血,加紫苏以温中散寒,使气血流行,邪字难留。

7.改正桂枝汤

组成:桂枝8分,防风8分,荆芥8分,紫苏8分,半夏8分,姜引。

主治:太阳经伤风证。

改正缘由:桂枝汤原方主治太阳经,却全失太阳经之病,致中古之士,每每多疑麻、桂二汤用之无所取效而舍之,理去芍药、甘草、枣子引,加防风、荆芥以疏风理血,加紫苏温达表,加半夏以除痰,仍姜引以散寒。

8.改正九味羌活汤

组成:羌活8分,防风8分,细辛6分,白芷6分,香附1钱,川芎1钱,青皮8分,木通5分,苍术1钱。

主治:三阳经受风寒及四时邪气者。

改正缘由:原方中羌活、防风、细辛、白芷、苍术固宜,而用黄芩之凉,又用生地之凉血热于风寒之中,岂相宜乎?或寒包火者可以用甘草缓留乎?理去黄芩、生地、甘草不当之味,加香附、青皮以行气,内有蕴热加木通以分利,则风寒散而热邪去,方可通治四时之方法。

9.改正槟榔丸

组成:槟榔8分,青皮8分,陈皮8分,枳壳8分,黄柏8分,黄连6分,大黄3钱,芒硝1钱,生地2钱,当归1钱,白芍8分,丹皮8分。

主治:热邪积滞干犯肠胃而成痢者。

改正缘由:热邪久居肠胃,则津液枯槁空乏,致痢疾重症。而汤中首用木香,且以之立丸名,竟不知木香之性偏于辛热,值此枯燥之肠胃,反以木香燥之,是将以热济热,内用槟榔、枳壳、山棱、莪术、黑丑、大黄、芒硝之猛味,推荡热邪,不无诛伐太过。值此有病之脏腑气血,难任勇猛之过伐。人之用药治病,仗人中之气血少存,得药力之入,同达脏腑经络中,使随气血流行助之而散。为医者,要知气血之盛衰是人之根本。今当去木香、山棱、莪术、黑丑过伐之味,加生地、当归、白芍、丹皮以养血,使枯燥之肠胃得以透润,任热邪之深,何留之有？

10.改正十枣汤

组成:芫花1钱,大戟1钱,甘遂1钱,黄芪2钱,白术1钱,半夏1钱。

主治:伏饮积痰。

改正缘由:病致伏饮积痰,脾胃先亏,元神亦弱。致及日饮水浆,皆有停蓄成痰成饮。然汤中用芫花、大戟、甘遂,皆是逐水之品,不无过于勇猛,而虚弱之元神脾胃何以当之?虽一时效验,难免逐后又生。宜加黄芪、白术以辅元阳,加半夏以除湿痰,脾胃旺而痰饮消。

11.改正小柴胡汤

组成:柴胡8分,半夏8分,紫苏8分,甘草7分,香附1钱,青皮8分。

主治:寒邪在半表半里之间者。

改正缘由:原方以和解而立,若下之,恐引寒邪入脏腑之内,所以和解而散。少阳经脉,循胁络耳,故用柴胡疏之。何得辄用人参以补其阳,闭其寒邪?又何得用黄芩之凉味清少阳之寒邪,是以寒济寒。每见世之治风寒之邪者,便以小柴胡宝之,或不知脉理,但半表半里之地,乃少阳胆经之分。如表之,恐伤于太阳、阳明之症候未明者,亦私意之小柴胡是稳妥汤头,常为终身之衣钵。若施于气血两虚,微寒微热头痛之人,祸不旋踵!历诊少阳受风寒之脉,皆迟。当去人参、黄芩、枣子引,加香附、青皮以行气,加紫苏以温中达表,是风寒之轻者。

12.改正大柴胡汤

组成:大黄2钱,枳壳8分,柴胡6分,黄芩1钱,白芍1钱,当归1钱,生地1钱,羌活8分,麻仁2钱。

主治:表里同病者。

改正缘由:病到用大黄、枳壳之剂,时日非短。虽有表邪,不可一朝微寒,尚在皮肤闭郁,热于内。汤中用大黄、枳壳推荡热邪固宜,何以用半夏之燥肠胃?汤中虽用柴胡走肝胆之经,然寒邪是在皮肤,非在肝胆,亦该去之,勉存之以完汤头之名。宜去半夏之燥,加羌活散一时之表邪,加生地、当归、麻仁以助白芍生血润肠,则内蓄之邪热任然而下。

13.改正五积散

组成:黄芪2钱,白术1钱,香附1钱,川芎1钱,当归1钱,白芍8分,厚朴1钱,枳壳8分,苍术1钱,半夏1钱,肉桂6分,干姜1钱。

主治:风、寒、湿、食、痰五者停积为病。

改正缘由:此病亦杂,其症亦少,诚五脏调和,气血流通,何致五积并之。看《本草》书中,一味能治数病;看立汤散十数味者,尚不能夺于病,何其不相侔。夫五积散中,味计十六,烦而又杂,如用之时效,未知孰胜孰不胜之力而难明。然脏腑中,如真是五积并聚,则病亦久而深,脏腑气血俱伤,正当辅正为急,兼以散邪。汤中可去茯苓、甘草之闲味,去陈皮、桔梗平淡之性,去白芷、麻黄走泄元阳之弊,加黄芪、白术以辅正气,加香附以行气,内有当归、白芍、川芎以养血,有姜、桂以散寒,则正旺而邪散,如满座皆君子,而佞者退藏。

14.改正参苏饮

组成:人参8分,苏叶8分,陈皮8分,桔梗6分,前胡8分,半夏6分,木香3分,黄芪1钱,白术1钱。

主治:虚人外感证。

改正缘由:病致体虚,元神亦弱。观其饮中,味皆平淡,则知内伤尚轻,外感亦微,只有施于微邪,难效于内伤之深,按内伤乃元阳不能充溢于皮肤,故邪得以乘之。既是内伤,何渴之有?宜去干葛根。且内伤是不足,难当枳壳之伐其气,亦宜去之。再去茯苓、甘草平淡之味。饮中有人参以辅正,加黄芪以助之,则正更旺而邪自散。

15.改正逍遥散

组成:当归8分,柴胡8分,茯苓8分,白术1钱,生姜8分,薄荷8分,香附2钱,青皮8分,川芎1钱。

主治:气郁诸症。

改正缘由:气之闭郁,唯妇人病居多。妇人深居闺困,少于外达,致事多拂意而郁结。汤名逍遥者,乃宽舒散结之义。方中既用柴胡、当归、茯苓、白术、薄荷、生姜为宜。不当以甘草、白芍以缓敛之,反致郁结之迟留。二味去之,加香附、青皮、川芎以行气血,更为之迅速。本方中本加栀子、丹皮以调经,只用于调经之初。

16.改正苏子降气汤

组成:苏子8分,半夏8分,前胡8分,厚朴1钱,陈皮8分,当归1钱,枳壳8分,青皮1钱,栀子8分,木通5分。

主治:痰涎壅滞胸中。

改正缘由:痰因火动,火因痰生。所以气、痰、火三者常相连为患。汤中用苏子、半夏、前胡以理痰,陈皮、厚朴以理气。用当归者,血舒而气行,不当用肉桂之燥以助火。有气、痰、火犯于心胸,是必气行,不当用肉桂之燥以助火立。有气、痰、火犯于心胸,是必胀满、饱闷,何以用甘草之缓甘?又能作胀,二者宜去之。加枳壳、青皮以降气,加栀子以清热,加木通以分利,则气降、火熄、痰清,而胸中自然宽平。

17.改正小续命汤

组成:肉桂6分,附子1钱,防风8分,麻黄8分,防己1钱,人参8分,川芎1钱,独活8分,香附2钱。

主治:风寒之邪入脏腑筋骨之间而成中风瘫痪、麻木不仁等症。

改正缘由:汤名续命,则是救命。汤中用肉桂、附子以温寒,防风、麻黄以疏提,防己以除湿,人参、川芎以辅正,皆合宜。何以用黄芩之凉、白芍敛血、杏仁之润、甘草之缓?分明寒热并用,升敛同施,理不合。可去黄芩、白芍、甘草、杏仁,加独活助防风之升散,加香附以行气,则气血调和,任寒邪之深,亦随气血之流通而出。

18.改正大秦艽汤

组成:人参1钱,白术1钱,川芎1钱,当归1钱,熟地1钱,秦艽2钱,羌活8分,独活1钱,附子8分,肉桂6分,香附2钱。

主治:寒之邪久袭脏腑、经络、筋骨之间,气血受亏者。

改正缘由:汤中用人参、白术、川芎、熟地以辅正,用秦艽、羌活、独活、防风以散寒。而治久病,益气养血,斯为正理。气血流行,而风寒之邪自然殒灭。按此寒凉之候深而久,致痼冷,何得用黄芩、石膏之凉,如人遇冬时霜雪凛冽,衣单难御,观立此方者,心无恻隐,是反夺其衣,盖其寒不死何待?宜加肉桂、附子以缓脏腑,加香附以行气,更使气血流行而调和。方中既用羌活、独活、防风之勇,何必白芷、细辛卒徒耶?亦去之。

19.改正顺风匀气散

组成:白术1钱,乌药8分,白芷8分,天麻8分,紫苏8分,人参8分,木瓜8分,甘草6分,肉桂6分,附子8分。

主治:喝僻偏枯之症。

改正缘由:喝僻偏枯,乃风寒之邪久居经络,致筋脉凝泣、缓纵不收。然方中以理气升散舒经,皆合乎症。如炊煮一般,米薪水皿皆具,为飨之计备。岂知少火,何炊之有?其症脏腑、经络、筋骨皆寒冷,徒以理气升散舒经,何益之有?既用人参以助气,何得用沉香下气乎?理去沉香,加肉桂、附子,使脏腑经络温暖,气血自然流行,则久居之邪必随气血之流行而渐散。

20.改正独活寄生汤

组成:独活1钱,桑寄生1钱,杜仲8分,牛膝6分,人参8分,川芎1钱,当归8分,熟地2钱,防风8分,肉桂6分,附子1钱,苍术1钱,防己8分,木瓜8分。

主治:因风、寒、湿三邪杂合而成痹证者。

改正缘由:气血被伤,元神有损,病至足中沉坚之分。汤中独活、桑寄生、杜仲、牛膝、人参、川芎、当归、熟地、防风、肉桂固宜,可加附子以助肉桂之力,使脏腑筋骨更暖,则风寒之邪一见太阳之温暖,则自溶化。方中宜去细辛之走上,甘草之缓留,茯苓、白术、秦艽之闲味,再加苍术、防己、木瓜以除湿,虽三邪伏聚为殃,自然消散。

21.改正回阳救急汤

组成:人参8分,白术1钱,肉桂6分,附子1钱,干姜8分,羌活1钱,独活1钱,茯苓8分,甘草3分,半夏8分,陈皮6分。

主治:风寒直中三阴者。

改正缘由:风寒之邪,直入三阴,则脐腹切痛,肢冷囊缩,甲青唇黑,命危顷刻之候。但此症本元阳不足,不能充御皮肤,故邪乘其虚而入。又或色欲之后,元阳空虚,失于盖覆,常使寒邪乘其空虚而之。汤中用六君子汤、肉桂、附子、干姜等味,以辅正温寒,皆为合宜。何得用五味子酸敛,又用胆汁之凉,又用甘草之缓,碍于辅正之药,何功之有?理去五味子、胆汁、甘草,再排除半夏、茯苓、陈皮之闲味,加羌活、独活以升散,则阴分之邪见温而出,接服温燥之剂,反掌收功。

22.改正导气汤

组成:茴香1钱,木香3分,吴茱萸8分,荔核10粒,山楂8分,枳壳8分,人参8分,香附2钱,青皮1钱,黄芪8分。

主治:寒疝。

改正缘由:疝病虽属于肝,根由于肾,寒邪肾先受之。又或坐卧湿地,囊则受之。囊乃筋之总筋,乃肝之司,是故寒湿相为病者,汤名导气,引导其气而散之。汤中用川楝子、茴香、吴茱萸、山楂、枳壳、荔枝核、木香等味,纯作行气,用于初起新邪固宜,若是久病已虚之人,减去川楝子、山栀子凉味,加人参、黄芪、香附、青皮,以辅正行气,则气血之流行,寒湿之随之而出。作为丸料,久服收功。

23.改正四神丸

组成:肉蔻8分,破故纸(补骨脂)1钱,吴茱萸8分,五味子10粒,肉桂8分,附子8分,熟地2钱。

主治:虚寒久泻。

改正缘由:虚寒成泻,多由阳分不足而肾中之水寒,不能温达于肠胃之分,则肠胃之滑流而不能关敛者。故经云:关门不利,肾之过。时至于子,乃阳气之初,所以每至五更时分而溏泄。方中用肉豆蔻、破故纸固涩之力,用吴茱萸以温肝,用五味子以敛肾。唯症深药薄,杯水何熄车薪?当加肉桂、附子以温寒,加熟地以滋肾,则肾水充而命门火旺,何患乎溏泄之不止?病在下焦,宜丸而功全。

24.改正活血润肠生津饮

组成:熟地2钱,当归1钱,川芎8分,天冬1钱,麦冬8分,瓜蒌8分,丹皮8分,火麻仁1钱,大黄2钱。

主治:血枯便结。

新安医学研究集成（学术研究）

改正缘由:血枯闭结则肠胃中津液干槁,方中用熟地、当归、川芎、二冬、瓜蒌固宜,此乃血枯致闭,用桃仁、红花而破之。一养血,一破血,何功之有?理去桃仁、红花,加麻仁、丹皮、大黄,则肠胃更润而幽闭通。

25.改正消渴方

组成:天花粉8分,黄连8分,生地2钱,牛乳1杯,藕汁1杯,熟地2钱,当归1钱。

主治:消渴。

改正缘由:消渴之由,缘外受热蒸而伤血,则脏腑无润泽,内因肾竭而津亡,则三焦无滋养,致热自生,喜饮而频消。方中用黄连、天花粉、地黄、牛乳、藕汁,纯是生津清热之味,可谓尽善矣。惜乎治其末,未达其本。本者肾,宜加熟地、当归以滋肾水,除生姜之热性,以免阴走表之患,则生津之源溢而渴自止。

26.改正清暑益气饮

组成:人参6分,白术1钱,黄芪1钱,陈皮8分,青皮8分,神曲1钱,苍术1钱,厚朴1钱,紫苏8分。

主治:中暑。

改正缘由:值于暑月,因饮食过饱,纳凉广厦,体倦热睡,中阴寒邪侵犯肌肤、经络之中,闭之则肌肤热炽,原本体虚弱,所以脉见虚弱。病则头痛,外邪,吐泻,内伤脾胃。方中用人参、白术、黄芪、陈皮、青皮益元阳而理气,神曲以消导,苍术以除湿,既饮中以益气立名,则知气虚。气虚则虚寒生而下元弱,宜去黄柏、干葛根之凉,泽泻之分利,加厚朴、紫苏以散寒,方合内伤外感之义。

27.改正白虎汤

组成:石膏2钱,黄芩8分,栀子8分,桑白皮8分,生地2钱,木通8分。

主治:肺经燥热。

改正缘由:因石膏色白,故以之立汤名。本方中以石膏为君,清热宜。何以用知母清虚热之品而用于实热症中,何功之有?又何得用粳米去生脾土?脾得补而恐之热。加桑白皮泻肺经之有余,加生地以养血,加木通以分利,如斯之法则热清而肺宁。

28.改正竹叶石膏汤

组成:竹叶5片,石膏少用,甘草3分,粳米数粒,麦冬8分,元参6分,白芍1钱,丹皮8分。

主治:上焦虚热。

改正缘由:虚热因热迫血枯,肺金干燥,而成烦躁咽焦之候。或由思虑过度,心火刑于肺金,或因肾败虚火上炎,熏蒸肺金。本方中用竹叶、石膏清上焦之虚热,但石膏之性过凉,利于实热,不利虚热,宜少用。内用甘草、粳米生脾土,使土来生肺金,勉而用之。何得用人参以补气分?气有余便是火,助上焦之热益炽,又何得用生姜之热、半夏之燥,是为火上添油,使上焦更无宁日。急去生姜、半夏、人参,加麦冬、元参、白芍、丹皮以平虚热,养阴血,庶得上焦润而肺金清。

29.改正泻白散

组成:桑白皮8分,黄芩8分,甘草3分,天冬1钱,桔梗6分,石膏2钱。

主治:肺经实热。

改正缘由:实热乃外入之热邪,当泻其有余,方中用桑白皮、黄芩固宜,何得用甘草、粳米以补土来生肺金?肺得生而热益炽;何得用地骨皮、知母退虚热之品?施于实热之症,功微力薄耳;人身中气有余便是火,又何以用人参以补气?亦助热邪之益彰。然泻白散本泻肺中实热,当用石膏之凉以清之,而反不用,全不达人身中之虚实,混而立之。惜乎后人亦迷而不悟,犹为集解者有之。本方宜去人参、地骨皮、知母,加天冬、桔梗、石膏以清润之,则肺宣而金肃,下生肾水,水能上达三焦,则肺可永杜枯燥。

30.改正黄连解毒汤

组成:黄连8分,黄芩8分,黄柏8分,栀子8分,生地2钱,当归1钱,丹皮8分,滑石1钱,猪苓8分。

主治:热内盛,外成毒患。

改正缘由:内因热盛则肠胃枯燥,外成毒患则皮肉肿溃,皆是热蕴之衍,血分之亏。方中用黄连、黄芩、黄柏、栀子,清热极当。但此症如天旱时河干水浅,舟楫难行,必得水涨河洪,滔然前往。枯燥之肠胃,常用凉剂之不效者,缘脏腑无润泽,致热邪涩滞,宜加生地、当归、丹皮以润养之,再加滑石、猪苓以分利,何忧乎热邪之留?

31.改正平胃散

组成:苍术1钱,厚朴1钱,枳壳8分,青皮8分。

主治:胃寒积滞。

改正缘由:方中用厚朴以温散、用苍术以燥脾固宜,既有积滞,为实,宜消导之,何得用陈皮、甘草以补脾?汤名平胃而难平。宜去陈皮、甘草,加枳壳、青皮以宽中散气。

32.改正二陈汤

组成:半夏1钱,陈皮8分,茯苓8分,苍术1钱。

主治:上焦湿痰留饮。

改正缘由:湿痰来投,方内有半夏燥之,缘法有效;设燥结之痰来,方亦以半夏燥之,是自投罗网而重枯,用之则虚火上炎,肾虚水泛,致祸不旋踵。

故将痰病提明,湿者燥之,燥者润之,水泛者滋之,不可紊乱。汤中去甘草之缓,加苍术以除湿,则湿痰可消。

33.改正清脾饮

组成:柴胡8分,黄芩8分,当归8分,生地1钱,木通6分,滑石6分。

主治:疟疾。

改正缘由:疟疾发于一二日者,历诊其脉,或五至或六至七至之凭验,至多者热深,至少者热浅,故其发也有日发、间发之殊。凭脉处方,养血、清热、分利之味,应手而效。

34.改正常山饮

组成:知母8分,贝母6分,乌梅3个,槟榔8分,生常山1钱。

主治:疟疾。

改正缘由:疟疾一病,一日二日着疟皆热。先清之,继用常山截之,今人不善用常山者,开手不清热,便以清脾饮。不合疟之味来治疟,接用常山来截疟,内之热邪不清,常山岂能收其功哉? 所以多见疟之截者,屡屡复发。因疟本热症,何以用生姜之热?宜加生地、当归以养血,加滑石、猪苓以分利,加黄芩、栀子以清热,是为清、截共一法,必随剂而效速。

(六)郑氏喉科吹药系列方

喉科吹药是治疗咽喉疾病的重要手段,歙县郑氏喉科首次提出喉科外用"吹药"须辨证施治,《重楼玉钥续编·白缠喉·方论》明确指出:"证有不同,而吹药之治,亦须分别,良未可以一方而遍施也。"《重楼玉钥续编·吹药方》载有治疗白喉的吹药方圣功丹、神功丹、秘妙丹等。

1.圣功丹

组成:青果炭1钱,凤凰衣1钱,儿茶1钱,川贝母(去心)1钱,黄柏8分,薄荷叶8分,冰片5厘。

制用:上各药,另为细末,绢箩筛过,再为和匀,加入冰片,同研收固,勿使泄气。每吹少许。腐烂重者,加人中白2钱。

主治:咽痛白腐,糜烂,口舌白疮,口糜,唇疮舌烂,舌根白疮诸症。

2.神功丹

组成:人中白2两,川黄柏6钱,真儿茶6钱,漂青黛6钱,薄荷叶6钱,真梅片6分。

制用:上各研极细,过筛,将分两称足,和匀,再加入冰片,同研收固。

主治:咽痛白腐。

3.秘妙丹

组成:大蟾蜍1只。

制用:于端午日取系悬于阴处,俟干,置阴阳瓦上,以文火炼酥,不可炙焦,研极细末。

主治:喉烂白腐口疮等症。

4.通关散

组成:青盐3钱,枯矾2钱,硼砂1钱。

制用:上为末,以药少许,吹入喉内,有涎吐出,一二次肿立消。

主治:咽喉肿痛,水谷不下。

5.一提金

组成:黄瓜霜。

制用:用老黄瓜一条,去子,用好皮硝填满,阴干为末,每用少许。吹入喉内,即愈。

主治:咽喉肿痛,口舌生疮,牙龈肿痛等。

(七)余国佩治燥系列方

余国佩提出“燥湿为纲”的辨证说,临床尤重养阴润燥之治,他认为燥属干涩之象,治之必用润滑之品,刚以柔治,重用甘润,缓其急,济其枯;微加苦辛之味,苦以胜之,辛以行水润燥,甘味属湿土,湿能制燥土,又能生金,宜以为佐。其《婺源余先生医案》以此为制方原则,在《霍乱》《霍乱转痢》《烂喉痧》《霍乱转筋》《痘二则》等篇章中创制了治燥诸方,立意新颖,特色明显,取效神验,为后世治疗燥症树立了典范。

1.解燥汤

组成:南沙参3钱,桔梗1钱,瓜蒌皮2钱,知母1钱,薄荷5分,甜杏仁1钱半,甘草5分,牛蒡子1钱半,薤白2钱,梨皮、甘蔗皮为引。

功效:保肺养液,流利气机。

主治:霍乱。

加减:体虚者,南沙参易北沙参,或再加玉竹润燥以托邪;热退则宜去薄荷、桔梗、牛蒡子;胸腹痛未止者,加郁金5分磨服;或咳嗽不止、胸前板闷,或痰中带血,桑叶、象贝母、麻仁、苏子、紫菀、百部之类均可参用;兼虚甚者,阿胶、生地、天冬、麦冬、白蜜、蔗浆、梨汁随证酌加。

2.清金解燥汤

组成:北沙参,石膏,知母,瓜蒌皮,细辛,薤白,杏仁,桔梗,芦根。

功效:清肺润燥,调顺气机。

主治:霍乱转痢。

3.安本解燥汤

组成:南沙参5钱,大生地4钱,生石膏(甘草水蒸)4钱,生牛蒡子3钱,瓜蒌皮3钱,薤白3钱,细辛3分,白芥子8分,肥知母3钱,芦根1两,梨汁1杯,杏仁7钱。

功效:养阴润燥,降气化痰。

主治:烂喉痧。

加减:夹湿者,或加半夏5钱;舌苔黄腻,加姜木通1钱。体热渴不退,苗窍干涩,咽哑痧色枯紫,急当救阴,用之加减。

4.育阴保肺汤

组成:北沙参5钱,大生地4钱,玉竹3钱,麦冬3钱,元参3钱,生鳖甲4钱,川贝母5钱,生芥子(研)1钱,蔗浆,梨汁,芦根。

功效:救阴除燥,清热润喉。

主治:烂喉痧。

加减:腹痛不止者,加薤白3钱;血虚者,加当归3钱;如阳浮甚者,再加龟板4钱,蚌水1杯,去桑叶、白芥子。

5.甘雨汤

组成:生地5钱,龟板4钱,条参(北沙参)6钱,鳖甲4钱,麦冬3钱,知母3钱,枸杞3钱,麦穗3钱,梨汁,蔗浆。

功效:救阴保肺,育阴留阳。

主治:霍乱转筋。

6.沛然复生汤

组成:大生地7钱,肥玉竹4钱,生黄芪2钱,怀山药3钱,僵蚕5分,粉甘草5分,北沙参6钱,大麦冬3钱,当归2钱,山楂肉7粒,白芷5分,蔗浆,梨汁,芦根,晚米。

功效:养阴润燥,解毒透疹。

主治:痘疹难出,顶塌欠光溜者。

二、新安新创新载方

新安医家在临床实践中,或灵活变通、化裁古方,或汲取精义、创立新方,创制了许多切实有效的特色新方,广涉内、妇、儿、外、眼、喉等各科,现从新安医籍中筛选出44首临床实用、疗效确切的新创方或首载方,按来源、组方、用法(制备)、功效、主治的体例,统一整理、归纳,并加按语阐析说明。

(一)补益剂

1.聪耳益气汤

来源:明代汪机《外科理例·附方》。

组方:黄芪1钱,炙甘草5分,人参3分,当归2分(酒焙干),升麻2分,橘皮2分,柴胡3分,白术3分,石菖蒲、防风、荆芥各3分。

用法:作一服,水煎,空心服。

功效:益气开窍聪耳。

主治:气虚耳聋,重听。

按语:方中黄芪为君药,因其为"补气诸药之最",取其益气升提之功;配伍人参补益脾胃之气;再参以白术、炙甘草甘温补中之品,与参芪相辅相成,增进补气健脾功效;气虚日久,易损及血,配伍甘辛而温的当归补养阴血;再以升麻、柴胡协助诸药,共助清阳上升,以充诸窍。本方原是李东垣补中益气汤方加石菖蒲、防风、荆芥3味而成,增其升提开窍之力,于气虚耳聋最为妥帖。

2.大健脾养胃丸

来源:明代徐春甫《医学捷径六书·评秘济世三十六方》。

组方:净白术(饭上蒸)3斤,人参(吉林清河者佳)10两,白茯苓1斤,广陈皮(温水洗)1斤,枳实(饭上蒸)8两,川黄连(姜汁炒)8两,神曲(炒)8两,谷芽(炒去壳)8两,吴茱萸(开水泡,去苦水)3两,当归身(酒洗)6两,青皮(醋炒)5两,白豆蔻(炒仁)3两,南木香2两。

用法:上药碾作细粉,老粳米煮荷叶汤滴丸,如绿豆大。饭后相隔一定时间,温开水吞服,每服2两,日3服,小儿用量减半。

功效:健脾养胃,滋谷气,除湿热,宽胸膈,去痞满。

主治:日常治未病养生,饮食积滞消食后以及病愈后脾胃调养。

按语:徐春甫私淑李东垣,是新安固本培元派早期医家,以创制脾胃王道之剂起家。此药为羽翼李东垣补中益气汤而创设,方中一派培元理气、调补脾胃之药,且重用倍用白术并重用人参、茯苓、陈皮,集中体现了"固脾胃元气"为本的学术思想。一般疾病只要正气内存,注重从不同的角度补益调整脾胃功能,患者皆有逐渐向愈的可能。他在《评秘济世三十六方》中推荐说"医家之主药,人生之根本,不可须臾离也",并自豪地说"余寓京师,惟藉此方以著名,海内咸知,罔不求赎,缘治未病养生之要药也",且立广告曰:"新安徐氏:保元堂制大健脾养胃丸,诸人服此丸,脾胃大壮,饮食多进,元气畅充,五脏六腑、四肢百骸皆得所养,诸病不生,百邪不入,寿考长龄,此其基本"。保元堂系徐春甫寓居京城之私宅。另其《古今医统大全·脾胃门》载有小料方,组方和用药比例大同小异。后世有名方健脾养胃丸,用药虽大同小异,但各药剂量较为均衡,补脾胃元气之力远不及此方。

3.斑龙百补方

来源:明代徐春甫《医学捷径六书·评秘济世三十六方》。

组方:鹿角霜10两,鹿角胶4两,白茯苓4两,干山药(炒)4两,人参4两,川牛膝(酒洗)4两,川杜仲(姜汁拌炒)3两,甘枸杞3两,黄芪(酒炒)4两,五味子2两,川当归(酒洗)3两,怀生地(酒洗)4两,芡实粉4两,知母(盐水炒)4两,夏月加黄柏4两。

用法:上药为末,炼蜜和胶丸,梧桐子大。空心盐汤服下百余丸。

功效:固本保元,生精养血,培复天真,大补虚损,壮元阳而多子嗣,益五内而壮精神,强健筋骸,充血脉,美颜色,补百损,祛骨蒸,除百病,延年益寿,聪明耳目,滋润髭须,久服通玄。

主治:一切虚弱之证。

按语:斑龙,鹿也,跃走最捷。其角与胶,为气血之精华,性温平,不寒不热,实为补养之圣药。徐春甫认为,补弱实虚,老人、虚人常服,增延龄算,大有奇效,真乃王道奇品之方,难尽述其功效之妙。

4.壮原汤

来源:明代孙一奎《赤水玄珠·第五卷·胀满门》。

组方:人参、白术各2钱,茯苓、补骨脂各1钱,肉桂心、大附子、干姜、砂仁各5分,陈皮7分。

用法:水煎,饭后相隔一定时间服,日1剂。

功效:温补下元,调气消肿。

主治:下焦虚寒,中满肿胀,小水不利,上气喘急,阴囊两腿皆肿,或面有浮气。有痰者加半夏1钱;喉中痰声加桑白皮1钱,咳嗽亦加;脚跌面肿者加薏苡仁2钱;中气不转运、不知饿者加厚朴、木香;气郁不舒者加沉香、乌药,临服磨入;气虚甚者,人参加至5钱,大附子加至1钱半;汗多者,再加桂枝5分,白芍药(酒炒过)8分;若夏月喘乏无力或汗多者,加麦门冬1钱,五味子11粒;夜梦不安者加远志1钱;两胁气硬加白芥子8分;若面浮肿、胁下气硬者,加白芥子、紫苏子各5分;若身重不能转动者,加苍术1钱,泽泻7分;湿盛者加桑白皮、赤小豆。

按语:臌胀为中医四大难治症之一,孙一奎认为"肿满多因火衰","起于下元虚寒","先宜温补下元",才能"使火气盛而湿气蒸发,胃中温暖,谷食易化,则满可宽矣"。方中以人参、白术大补元气,加附子、桂心、干姜、补骨脂温补命门之火,茯苓健脾利尿,砂仁、陈皮调气,温补即以气化,水湿得运,臌胀自可消除。孙一奎与徐春甫同属新安固本培元派早期医家,但他认为命门元气不足可致气虚肿胀、中满、癃闭、遗溺、小便失禁、痿证等病,创有治疗臌胀(下焦元气虚寒)的壮原汤和治疗痿证(脾肾阳虚)的壮元丸等代表方,将固本培元治法推演至命门元气,反映了他所提出的"命门动气"学说,是理论与实际相结合的产物。《景岳全书·杂病谟·肿胀》"温补即所以气化"之论,实际上就是对这一治法的最好注脚。现代研究认为,凡慢性、顽固性水肿,多系水邪泛滥阻遏脾肾阳气所致,如心脏病、肺心病、心力衰竭、慢性肾炎、肾病综合征、肝硬化水肿等,尤其体质较差的慢性水肿,脾肾、心肾阳虚,气化不利,运用温补脾肾、化气行水法为主治疗,可获得较好的远期疗效。

5.六味地黄丸加黄柏知母方

来源:明代吴崑《医方考·卷五》。

别名:滋阴八味丸、知柏地黄丸、知柏八味丸、滋阴地黄丸、八味丸、凉八味丸。

组方:熟地黄8两,山茱萸(去核,炙)、山药各4两,牡丹皮(去木)、白茯苓、泽泻各3两,黄柏(盐炒)、知母(盐炒)各2两。

用法:上药共碾为细粉,炼蜜为丸,如梧桐子大,温开水送下,每服30丸,日服2次。

功效:滋阴降火。

主治:肾劳,背难俯仰,小便不利,有余沥,囊湿生疮,小腹里急,便赤黄者。

按语:该方即今治疗阴虚热证的经典名方"知柏地黄丸",虽数度更名,其实源自《医方考》。吴崑在方论中分析说:"熟地、山萸,味厚者也,味厚为阴中之阴,故足以补肾间之阴血;山药、茯苓,甘淡者也,甘能制湿,淡能渗湿,故足以去肾虚之阴湿;泽泻、丹皮,咸寒者也,咸能润下,寒能胜热,故足以去肾间之湿热;黄柏、知母,苦润者也,润能滋阴,苦能泻火,故足以服龙雷之相火。夫去其灼阴之火,滋其济火之水,则肾间之精血日生矣。王冰曰壮水之主以制阳光,此之谓也。"本方以六味地黄丸"三补三泻"为基础,而熟地黄用量是山茱萸、山药两药之和,故以肝脾肾三阴并补,以补肾阴为主,更加知母、黄柏苦寒坚阴,而具滋阴降火之功,用治潮热盗汗、口干咽痛、耳鸣遗精、小便短赤等症。现代辨证灵活运用十分广泛,诸如慢性咽炎、口腔炎、肾病综合征、急性尿路感染等,凡属阴虚火旺、虚火上炎证均可使用。本方性质寒凉,虚寒性病证不适用,孕妇慎服。

6.百合固金汤

来源:清代汪昂《医方集解·补养之剂》。

组方:熟地、生地、当归身各3钱,白芍、甘草各1钱,桔梗、玄参各8分,贝母、麦冬、百合各5分。

用法:水煎服,日1剂。如咳嗽,最初一二剂加五味子20粒。

功效:养阴清热,润肺化痰。

主治:治肾水不足,虚火刑金,咳嗽气喘,咽喉燥痛,痰中带血或咯血,手足烦热,舌红少苔,脉细数。现代用于肺结核、气管炎、支气管扩张、肺炎中后期、肺癌、咽炎等属肺肾阴虚者。

按语:方中百合、生熟地滋养肺肾阴液,并为君药;麦冬助百合以养肺阴,清肺热,玄参助生熟地以益肾阴,降虚火,共为臣药;当归、芍药养血和营,贝母、桔梗化痰止咳为佐;甘草调和诸药为使。诸药合用,使阴液恢复,肺金得固,则咳嗽、吐血诸证自愈。

7.金锁固精丸

来源:清代汪昂《医方集解·收涩之剂》。

组方:沙苑蒺藜(炒)、芡实(蒸)、莲须各2两,龙骨(酥炙)、牡蛎(盐水煮一昼夜,煅成粉)各1两。

用法:莲子粉糊为丸,早晚空腹,淡盐汤或温开水送下,每次3钱。

功效:补肾涩精。

主治:肾虚封藏失司,精关不固,症见梦遗滑精,早泄遗尿,虚烦盗汗,倦怠乏力,腰酸耳鸣,舌淡苔白,脉细弱。遗精梦泄加金樱子、五味子,心烦失眠加酸枣仁、柏子仁;腰酸甚加杜仲、川断;腹泻加补骨脂、五味子;大便干结加肉苁蓉、当归;肾阴虚加龟板、女贞子;阴虚火旺加知母、黄柏。

按语:此方为涩精止遗剂,以固涩为主,专为肾虚滑精者而设,使肾复封藏,精无外泄,犹如金锁一般,故名。《医方集解》分析说:"蒺藜补肾益精,莲子交通心肾,牡蛎清热补水,芡实固肾补脾,合之莲须、龙骨,皆涩精秘气之品,以止滑脱也。"全方兼顾肾之封藏不密、肝之疏泄太过、心之心肾不交、脾之湿浊下注四种病机,治标之中亦寓有治病求本之意。现代还常用于慢性肠炎所致腹泻、崩漏、带下、小儿遗尿、乳糜尿、淋病、肾炎、糖尿病肾病、慢性前列腺炎、精囊炎、神经衰弱等病症,多有良效,并有治愈重症肌无力的报道。本方多为收涩之品,收敛作用强,凡下焦火盛或湿热下注所致梦遗者不宜服用,肾阳虚阳痿早泄、腰膝酸软者也不适用;外感发热时应停用。

8.温肺汤

来源:清代吴楚《医验录·初集·下卷》。

组方:炮姜、肉桂、白术、半夏、黄芪、人参、茯苓、甘草、橘红、桔梗。

用法:水煎服。

功效:温肺平喘。

主治:肺气虚寒证。喘咳,不能卧,呕吐痰沫,脉虚无力。

按语:喘咳之证,医家习惯运用清气、降火等方药,而对于肺气虚寒者,用桑白皮、白前、苏子之类降气之药则会加重肺气的耗散,若用麦冬、贝母等偏寒凉药味又会加重肺寒。温肺汤是吴楚针对肺气不足、虚寒喘咳所创之方,吴氏擅长温补,远宗张仲景注重阳气、李东垣升阳益气之学术,近效先祖温补经验,接受张景岳的温补观点,并将《易经》扶阳抑阴说及理学强调阳气的观点融于医学,形成了自己的温补学术特色。本方中以六君子补脾肺、化痰,更加黄芪以增补气固表之力,而半夏、橘红得炮姜、肉桂则温肺之力更胜,桔梗载药上行入肺,使药达病所,共建温肺平喘之功。

9.救肾安逆汤

来源：清代汪文绮《杂症会心录·卷下》。

组方：熟地3钱，丹皮1钱，泽泻1钱，山药1钱，茯苓1钱，山萸肉1钱，沙参1钱，五谷虫(酒炒，研末)1钱3分。

主治：久病体虚，脉虚。

按语：本方以六味地黄汤作底方，加北沙参和五谷虫而成。名为"救肾安逆"，所治之症为久病不任峻补之人，以六味缓补脾肾于下，加沙参以益胃阴，妙在配伍五谷虫以破脾胃之积滞，使脾胃能开，药食得入，诸药之力得以发挥。

10.月华丸

来源：清代程国彭《医学心悟·卷三·虚劳》。

组方：天冬(去心，蒸)、生地(酒洗)、麦冬(去心，蒸)、熟地(九蒸，晒)、山药(乳蒸)、百部(蒸)、沙参(蒸)、川贝母(去心，蒸)、真阿胶各1两，茯苓(乳蒸)、獭肝、广三七各5钱。

用法：用白菊花(去蒂)2两，桑叶(经霜者)2两熬膏，将阿胶化入膏内和药，稍加炼蜜为丸，如弹子大。每服1丸，含化，每日3次。

功效：滋阴保肺，消痰止咳。

主治：治阴虚咳嗽。久咳或痰中带血及痨瘵嗽。

按语：月华丸中用沙参、麦冬、天冬、生地、熟地、阿胶滋阴清热，益肾润肺；川贝母润肺化痰止咳；百部、獭肝杀虫润肺止咳；三七止血和营；山药、茯苓益气健脾，培土生金；桑叶、菊花疏风宣肺，降中寓升。全方标本同治，有滋阴润肺、化痰宁嗽、清热止血之功，为治肺痨的特效方剂。现代常用于肺结核干咳无痰或痰中带血，潮热、五心烦热，形体羸瘦，口燥咽干，舌红少津，少气懒言，大便干结、小便短少等症。

（二）清热剂

11.龙胆泻肝汤

来源：清代汪昂《医方集解·泻火之剂》。

组方：龙胆草、黄芩、山栀子、泽泻、木通、车前子、当归、生地黄、柴胡、生甘草。

功效：泻肝胆实火，清下焦湿热。

主治：肝胆实火上扰，症见头痛目赤，胁痛口苦，耳聋、耳肿；或湿热下注，症见阴肿阴痒，筋痿阴汗，小便淋浊，妇女湿热带下等。

按语：本方治证，是由肝胆实火、肝经湿热循经上扰下注所致。上扰则头巅耳目作痛，或失聪；旁及两胁则为痛且口苦；下注则循足厥阴肝经所络阴器而为肿痛、阴痒；湿热下注膀胱则为淋痛等症。故方用龙胆草大苦大寒，上泻肝胆实火,下清下焦湿热,为本方泻火除湿两擅其功的君药;黄芩、栀子具有苦寒泻火之功,在本方配伍龙胆草,为臣药;泽泻、木通、车前子清热利湿,使湿热从水道排出;肝主藏血,肝经有热,本易耗伤阴血,加用苦寒燥湿,再耗其阴,故用生地、当归滋阴养血,以使标本兼顾。方用柴胡,是为引诸药入肝胆而设,甘草有调和诸药之效。综观全方,是泻中有补,利中有滋,以使火降热清,湿浊分清,循经所发诸证乃克,相应而愈。本方现代常用于顽固性偏头痛、头部湿疹、高血压、急性结膜炎、虹膜睫状体炎、外耳道疖肿、鼻炎、急性黄疸性肝炎、急性胆囊炎,以及泌尿生殖系统炎症、急性肾盂肾炎、急性膀胱炎、尿道炎、外阴炎、睾丸炎、腹股沟淋巴结炎、急性盆腔炎、带状疱疹等属肝经实火、湿热者。但方中物多为苦寒之性,内服每易有伤脾胃,故对脾胃虚寒和阴虚阳亢之证,或多服、久服皆非所宜。

12.新制救疫汤

来源:清代汪文绮《杂症会心录·卷下》。

组方:黑豆3钱,绿豆3钱,白扁豆3钱,贝母1钱,甘草1钱,金银花2钱,丹皮1钱,当归3钱,玉竹3钱,老姜3片,大生何首乌5钱,黄泥5钱,赤饭豆3钱。

用法:水煎服。

功效:清解热毒。

主治:疫症。泄泻者,当归易丹参。

按语:本方为外感时疫所立。方中以金银花、生何首乌、绿豆、贝母、甘草等清热解毒之品为主药,重用以祛热毒之蕴;余药或养阴,或健脾,共襄其功。妙在配伍黄泥,黄土性味甘温而平,可入肺、脾、胃三经,功能和中解毒、消肿疗疮,且易于取用。

13.清热泻脾散

来源:清代吴谦《医宗金鉴·卷五十一·初生门》。

组方:山栀(炒)3钱,石膏(煅)5钱,黄连(姜炒)1钱,生地3钱,黄芩3钱,赤苓3钱。

用法:灯心草为引,水煎服。

功效:清脾泄热。

主治:小儿心脾蕴热,致患鹅口,白屑生满口舌,如鹅之口者。

按语:本方是从宋代钱乙《小儿药证直诀》"泻黄散"加减而来。《医宗金鉴》中对小儿鹅口疮的认识是"鹅口白屑满舌口,心脾蕴热本胎原,清热泻脾搽保命,少迟糜烂治难痊"。本方有清心热、泻脾火、解热毒之功,方中生石膏辛寒以治其热,黄连、黄芩、栀子苦寒以泻其火,茯苓健脾利湿,灯心草清心除烦,生地黄凉血养阴,有助于口腔溃疡的修复。诸药合用,共奏清心泻脾、凉血解毒、清热利湿之功。

14.颠倒散(二黄散)

来源:清代吴谦《医宗金鉴·卷六十五》。

组方:大黄、硫黄各等分。

用法:两药研为细末,共合一处,再研匀,以凉开水或茶叶水调敷,或以药末直接撒布患处,也可以适量药末加水冲洗患处。

功效:清热解毒,凉血散瘀。

主治:肺风粉刺,面鼻疙瘩,赤肿疼痛。

按语:本方由大黄、硫黄组成,大黄味苦性寒,清热解毒,硫黄味辛性热,杀虫止痒,两药一寒一热,配伍使用,可颠倒寒热,故名颠倒散。大黄配合硫黄具有泻下攻积、活血化瘀、清热解毒、杀虫除湿、补火助阳多重功效,两药相互制约,相反相成,收效迅速。药理研究证明,大黄、升华硫黄具有退热、抗炎、抑菌、止痒等多种作用。本方配伍简单,疗效确切,尤其是对肺风粉刺、酒渣鼻、白癜风等皮肤病有确切疗效,为皮肤科常用外用有效方药。

15.五味消毒饮

来源:清代吴谦《医宗金鉴·卷七十二·发无定处》。

组方:金银花3钱,野菊花、蒲公英、紫花地丁、紫背天葵子各1钱2分。

用法:水2盅(约500ml),煎至8成时,加无灰酒(不放石灰的黄酒)半盅,再滚二三沸时,热服。滓如法再煎服。被盖出汗为度。也可外用。

功效:清热解毒,消散疔疮。

主治:疔毒初起,发热恶寒,痈疮疖肿,局部红肿热痛,舌红苔黄,脉数。热重可加黄连、连翘之类清泄热毒,血热毒盛可加赤芍、牡丹皮、生地黄等凉血解毒。

按语:本方为外科治疗疔毒痈疮的要方。方中金银花清热解毒、消散痈肿,为君药;蒲公英、野菊花、紫花地丁、紫背天葵清热解毒、消散痈肿,均为痈疮疔毒之要药,共为辅佐。各药合用,气血同清,三焦同治,效猛力专,清热解毒之力甚强,或加酒少量以助药势,可加强消散疔疮的作用。现代广泛运用于各种急性炎症疾患,如疔疮疖肿、丹毒、急性乳腺炎、蜂窝织炎等外科急性感染病症,脓疱疮、带状疱疹、湿疹等感染性皮肤病,中耳炎、鼻窦炎等耳鼻喉科病证,急性扁桃体炎、咽炎等咽喉科疾病,急性根尖周炎、牙槽脓肿等口腔科病证,疱疹性角膜炎、睑腺炎等眼科病证,水痘、流行性腮腺炎等儿科病证,慢性盆腔炎等妇科病证,前列腺炎等男科病证,化脓性骨髓炎等骨科病证,急性泌尿系感染、肾盂肾炎等泌尿系疾病,尖锐湿疣、淋菌性阴道炎等性病,甚至流行性乙型脑炎等传染性疾病,急性肺炎、肺脓肿等呼吸系统疾病,急性胆囊炎、急性细菌性痢疾等消化系统疾病,类风湿关节炎、痛风等免疫系统疾病,糖尿病周围神经炎等内分泌系统疾病等具有热毒证候者,也均

新安医学研究集成(学术研究)

可选用。本方药多苦寒,易伤脾胃,脾胃虚寒者慎用。

16.元参解毒饮

来源:清代王勋《慈航集·卷下》。

组方:玄参1两,麦冬8钱,生甘草2钱,天花粉3钱,天冬5钱,冬瓜子3钱,竹叶百片,灯心草1钱。

用法:水煎服。

功效:养阴清热,清解毒邪。

主治:瘟疫专表失里,内毒化火,阴津被灼,舌如镜面,光赤无苔,口干心烦,身体瘦弱,脉象细数,邪毒入心者。

按语:本方所治病症是因瘟疫越表入里,化为热毒,燔灼心肝,大伤阴津,甚则出现心神受扰。方中用大剂玄参以清热凉血,滋阴降火以解毒;天冬、麦冬、天花粉甘寒,滋润心胃肺所伤之阴液;生甘草以清热解毒;竹叶、灯心草导热下行,并借冬瓜子之滑利,以治心经蕴热。

(三)治湿剂

17.端本丸

来源:明代孙一奎《孙一奎医案·三吴治验卷一》。

组方:白螺蛳壳(火煅存性)4两,牡蛎2两,半夏、葛根、柴胡、苦参、川黄柏各1两。

用法:上药研末,曲糊丸,早晚白汤下3钱。

功用:燥湿清热,收敛理气。

主治:湿痰下流而致白浊、遗精等。

按语:遗精、白浊之证,医家喜用温补、滋阴、升提或渗利之法,然又有一种系痰湿积热,流于下部,当以燥湿清热收敛为法。故本方以半夏燥湿化痰,苦参、黄柏清下部之热;治痰必先理气,柴胡既可顺气,又能引诸药入肝经;白螺蛳壳化痰,且可收敛,而止白浊下流。

18.程氏萆薢分清饮

来源:清代程国彭《医学心悟·卷四·赤白浊》。

组方:川萆薢2钱,黄柏(炒褐色)、石菖蒲各5分,茯苓、白术各1钱,莲子心7分,丹参、车前子各1钱5分。

功效:导湿理脾,清热利湿,分清别浊。

主治:膏淋,也可用于其他多种淋浊之证。

按语:膏淋是淋证的一种,其特点是小便频数,如米泔水状,尿道疼痛、排尿不畅、少腹坠胀疼痛。主要是由于湿热互结于膀胱,煎熬而成淋浊,治疗中的针对性立法以分清别浊、清热利水、宁心健脾为原则。程氏认为淋证"大抵由膀胱经湿热所致",大力倡导湿热学说,以清热利湿为大法,这与临床所见的膏淋初期以湿热为多的情况十分契合,是对淋证治疗的一个重要贡献。本方中以川萆薢为主,利湿通淋,分清别浊,为治疗本证的特异性药物;配合黄柏清热燥湿,车前子利水通淋,清利膀胱湿热;石菖蒲化湿通窍、定心志,以止小便频数;佐以茯苓、白术健脾祛湿,使脾旺能运化水湿;另配莲子心、丹参清心火,以阻心热下移于小肠,及小肠之热上扰于心。全方配伍理论清晰、思路严谨、选药精当,故而疗效颇佳。本方现代临床主要用来治疗前列腺、尿道的急慢性炎症、乳糜尿以及滴虫性阴道炎、慢性盆腔炎等多种疾病。因实际临床中淋证湿热证型远多于虚寒证型,故本方的应用面十分广泛。

19.程氏蠲痹汤

来源:清代程国彭《医学心悟·卷三·痹、鹤膝风》。

组方:羌活1钱,独活1钱,桂心5分,秦艽1钱,当归3钱,川芎7分,甘草(炙)5分,海风藤2钱,桑枝3钱,乳香(透明)8分,木香8分。

用法:水煎服。

功效:祛风除湿,蠲痹止痛。

主治:风寒湿三气合而成痹。风气胜者,更加秦艽、防风;寒气胜者,加附子;湿气胜者,加防己、萆薢、薏苡仁;痛在上者,去独活,加荆芥;痛在下者,加牛膝;间有湿热者,其人舌干喜冷、口渴溺赤、肿处热辣,此寒久变热也,去桂心,加黄柏3分。

按语:本方主治风寒湿三气合而成痹,方中羌活、独活、海风藤、秦艽善祛风散寒除湿,桑枝、桂枝通经络,佐以当归、川芎、乳香活血行滞,共同祛外邪,使经脉得舒,气血复行,故痹痛可去。最妙在其佐用少许木香,原理在于"止痛需理气",当是真知灼见。

(四)和解剂

20.方广柴苓汤

来源:明代方广《丹溪心法附余·卷一》。

组方:柴胡1钱6分,半夏(汤泡7次)7分,黄芩6分,人参6分,甘草6分,白术7分半,猪苓7分半,茯苓7分半,泽泻1钱2分半,桂5分。

功效:分利阴阳,和解表里。

主治:伤寒、温热病、伤暑、疟疾、痢疾等,邪在半表半里,症见发热,或寒热往来,或泻泄,小便不利者,以及小儿麻疹、痘疮、疝气见有上述症状者。

按语:本方从小柴胡汤和四君子汤加减而出,并加猪苓、泽泻之通利之味,将和解之法与通利之功融于一方。所针对的病症多已由表入里,入于少阳之地,治疗上既要清解,又须通利,和其枢机,使症情有所转机,再进一步对症施治。方中用量最大者,柴胡与泽泻,一升一降,转枢之意显见。

21.治疟病神方

来源:明代余傅山等《论医汇萃》。

组方:常山、槟榔、枳壳各1钱5分。

用法:用酒水各2盏,空心温服。若盛壮者加至2钱,若渴者加乌梅1个。不用酒者,只用好酒浸常山,纯水煎,亦可。

功效:行气截疟。

主治:疟疾。

按语:常山为截疟劫痰要药,槟榔消谷逐水、杀三虫,枳壳破气行痰消积,三药合而为治疟专方。

22.首乌青蒿鳖甲饮

来源:清代王勋《慈航集·卷下》。

组方:赤色鲜何首乌(打碎)8钱,青蒿3钱,鳖甲5钱,当归5钱,柴胡1钱5分,青皮2钱,草蔻仁(研)1钱。

用法:水煎服。如口干加知母2钱、生甘草8分,如恶心加藿香3钱,如热甚烦躁加石膏5钱。

功效:清热截疟。

主治:温疟,阴虚发热,脉弱者。

按语:治疟专方。方中重用鲜何首乌,以其养血滋阴、滋水之性最速,久疟气虚散漫者可截,用色赤者以其功擅入血。配伍当归以助养血之力。鳖甲直入阴分,咸寒滋阴,以退虚热,青蒿芳香清热透毒。配伍柴胡、青皮,引邪外出,透热而不伤阴,养阴而不恋邪。但生何首乌长期过量使用会导致肝功能受损,故临床使用时一定要控制用量和服用时间,注意监测肝功能。

(五)祛暑剂

23.清暑十全汤

来源:明代孙文胤《丹台玉案·卷二》。

组方:香薷1钱2分,木瓜1钱2分,苏叶1钱2分,厚朴1钱2分,人参1钱,甘草1钱,白茯苓1钱,白术1钱,白扁豆1钱,半夏1钱,白芍1钱。

用法:上以水2盏,煎至7成,不拘时服。

功效:清热解暑,理气除湿。

主治:伤暑。头目昏重,潮热烦闷,多渴呕吐,身体倦怠,并一切伏暑、暑疟。

按语:本方是三物香薷汤合四君子汤加味而成,除具清暑之力,更能健运脾胃,益气安中。以半夏之燥湿,白芍之养阴,两善其功,多方考量,乃能十全。

24.六味香薷饮

来源:清代汪昂《医方集解·清暑之剂》。

组方:香薷1两,厚朴(姜汁炒)、扁豆(炒)各5钱,茯苓,甘草,木瓜。

用法:水煎冷服。

功效:祛暑利湿。

主治:中暑湿盛,呕吐泄泻。

按语:暑邪不仅耗伤人体气分,且多夹有湿邪,前人祛暑常益气或利湿共用。本方系以《局方》"三物香薷汤"加味而成,原方"以香薷一斤,扁豆、姜制厚朴各半斤,共研粗末,每服三钱,用水和酒煎冷服"。方中香薷性味辛温,有芳香之气,既能发汗解肌,又能宣化湿邪,是主药;以扁豆清暑渗湿而和脾,以厚朴除湿散满,共作散暑除湿和脾;加茯苓、甘草增其驱暑和中作用,再加木瓜祛湿。全方能治疗因乘凉饮冷、外感寒湿之邪而致的皮肤蒸热无汗、恶寒头痛或呕吐泄泻等证。

25.新定黄连香薷饮

来源:清代许豫和《怡堂散记·卷上》。

组方:香薷,黄连,厚朴,麦芽,生扁豆,木瓜,陈皮,半夏,茯苓,甘草。

用法:量儿大小煎服。

主治:暑月吐泻初起。

按语:本方以六味香薷饮合二陈汤而成。对轻度中暑伴吐泻证者最适宜,方中以六味香薷饮解暑除湿,配伍二陈汤以和胃,再加麦芽启发胃机,使患儿更能快速恢复生机。

26.黄土稻花汤

来源:清代许豫和《许氏幼科七种·橡村治验·暑风发搐·附论》。

组方:黄土(纯黄无杂色者)1两,稻花1合即双手合掬容量的1/10(捣熟入药),人参5分,乌梅肉5分,广橘皮3分,半夏(姜汁拌)5分,茯苓7分,甘草2分。

用法:新汲水搅黄土,澄清煎药,汤熟(水烧开后)入稻花,再煎数沸,温服。

功效:养胃止吐。

主治:暑风吐泻,将成慢惊。

按语:吐泻是儿科常见病症,许豫和指出,暑月吐泻,吐甚于泻,"止泻之法,可用温补,能受补则能生。吐则胃气伤,胃气伤则不能宣布津液,是以诸药杂投,多无应验。予思养胃之法,非寒非热,必得生机活泼,方转灵轴",于是创制出黄土稻花汤。他认为:"黄土、稻花养胃之神品也;人参佐之,以益胃中元气;吐甚则胃中元气大耗,乌梅之酸以收之;橘皮、半夏助之以宣布也。此症多发于夏月,稻花暑月多有之。三时用此方,生谷芽、秧针皆可代之,然不及稻花之妙耳。"其中黄土颇有讲究,以"旋取纯黄色,含生气者为上","自坏墙坏灶中出,其土和过石灰,不堪收用","灶中不洁之土,其中挟有石灰,用者多误"。许氏采用"吾乡土色纯黄者","每于长夏土旺之月掘取纯黄无杂色者一石,米汤和杵,捻成弹丸,烈日中晒",用之最稳。稍后的程文囿在《杏轩医案》中称此方甚妙,每遇有暑邪扰胃,发热吐泻,欲作惊搐者,仿其方加味,治多应手。

(六)养阴剂

27.养阴清肺汤

来源:清代郑宏纲、郑枢扶、郑既均《重楼玉钥·卷上·又论喉间发白治法及所忌诸药》。

组方:大生地黄2钱,麦冬1钱5分,玄参1钱2分,贝母(去心)1钱,牡丹皮1钱,炒白芍1钱,薄荷5分,生甘草5分。

用法:水煎服。一般日服1剂,重症可日服2剂。

功效:养阴清肺,解毒利咽。

主治:白喉之阴虚燥热证。喉间起白如腐,不易拔去,并逐渐扩展,病变甚速,咽喉肿痛,起初发热或不发热,鼻干唇燥,或咳或不咳,呼吸有声,似喘非喘,脉数无力或细数。

按语:养阴清肺汤是新安郑氏喉科代表方之一,乃郑枢扶、郑既均兄弟继承父亲郑宏纲衣钵,以"养阴清肺"为治则,进一步优化方药而创制的治疗白喉的名方。

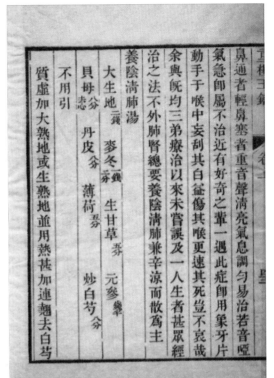

清代新安喉科专著《重楼玉钥》载养阴清肺汤组成

方中大生地甘苦而寒,既可滋阴扶正,又可凉血解毒,标本兼治,为君药;玄参滋阴降火、解毒利咽,麦冬养阴润肺,白芍敛阴和营,三药加强生地黄养阴之功,兼以清热解毒,为臣;牡丹皮辛凉凉血、活血消肿,贝母润肺止咳、化痰散结,配牡丹皮、白芍则清咽利喉、消肿止痛之功益彰,薄荷辛凉发散、清热利咽,且防养阴药壅滞之弊,共为佐;生甘草为使,清热解毒,调和诸药。全方合用,滋阴内寓凉血,扶正、攻毒并施,整体与局部兼顾,共奏养阴清肺、利咽解毒之效,对咽喉部急性炎症有明显的防治作用。除白喉外,养阴清肺汤还广泛应用于支气管炎、肺炎、过敏性咳嗽、急慢性咽喉炎、扁桃体炎、口腔溃疡等肺系病症,凡属口鼻干燥、干咳无痰、日久难愈等阴虚肺燥证,均可辨证选用。

28.救阴煎

来源:清代许豫和《怡堂散记·卷上》。

组方:生地,丹皮,麦冬,陈皮,茯苓,甘草。

用法:水煎服。

功能:养阴清热。

主治:小儿时感,发热不退。加减:外见有风症在,加柴胡、防风;惊惕,加钩藤;咳嗽,加桔梗、杏仁;有痰或呕,加半夏、苏子;吐乳,加麦芽;腹泻,加神曲、泽泻;大便不出,加梨汁;小便不利,加山栀、木通;唇红舌疮,加连翘、山栀、贝母;午后夜间热甚,加青蒿、地骨皮。

按语:本方主治小儿外感后发热不退。此时之热,已非外感初期之恶寒发热,应是外感后阴气耗损,阴虚而生内热,发热日久更伤其阴。方中以生地、麦冬养阴之品,补益阴液,阴得充养,自能涵养,使外张之阳气回纳,伍以丹皮清解余热;配伍陈皮、茯苓、甘草健运脾胃,使脾胃运化功能得以恢复,纳运如常,生机即复。

(七)止咳剂

29.宁嗽琼玉散

来源:明代徐春甫《医学捷径六书·评秘济世三十六方》。

组方:诃子肉(煨去核)1两,白桔梗1两,百药煎5钱,五倍子(炒)1两,罂粟壳(蜜水泡,去筋)5钱,生甘草5钱,乌梅肉(炕)5钱。

用法:上药为细末,蜜糖调。食后临卧时,蜜糖调服方寸匕,或1钱,蜜汤调服,白开水漱口,仰卧片时。忌油腻荤腥、酒、醋、盐、酱、炙、煿之物7日。

功效:收敛止咳。

主治:治一切久嗽而诸药罔效者。

按语:徐春甫认为:"嗽家难医,古今通语。凡风寒咳嗽,发散则痊,又复感而作者,甚难取效。咳之既久,肺气上浮,而寻常之药罔能遏止,必得收涩之剂,敛肺而嗽方宁。因地制宜,此之谓也。"所谓因地制宜,乃云其药取用方便易得,诃子肉、乌梅肉为可食用的果实,桔梗、罂粟古代为家园可种植的花卉,治病而不费也。用法中剂量单位为"方寸匕",唐代《备急千金要方》卷一注曰:"方寸匕者,作匕正方一寸抄散,取不落为度。"一方寸匕约等于2.74毫升,盛金石药末约为2克,草木药末为1克左右。

30.止嗽散

来源:清代程国彭《医学心悟·卷三·咳嗽》。

组方:桔梗(炒)、荆芥、紫菀(蒸)、百部(蒸)、白前(蒸)各2斤,甘草(炒)12两,陈皮(水洗去白)1斤。

用法:上为末,每服3钱,食后临卧服,温开水调下。初感风寒,生姜汤调下。

功效:宣肺利气,疏风止咳。

主治:诸般咳嗽,尤适于外感引起,咳嗽咽痒或微有恶寒发热,舌苔薄白者。风寒初起,加防风、荆芥、紫苏子;暑气伤肺,加黄连、黄芩、天花粉;生痰黏稠,加半夏、茯苓、桑白皮;燥咳无痰,加瓜蒌、贝母、知母、柏子仁。

按语:止嗽散为程国彭"苦心揣摩所得",具有温而不燥、润而不腻、散寒不助热、解表不伤正的特点,随证加减,可用于风寒、风热、痰浊、肺痨等多种咳嗽,"服者多效"。何以"药极轻微,而取效甚广",程国彭指出"药不贵险峻,惟其中病而已",并分析说:"盖肺体属金,畏火者也,过热则咳;金性刚燥,恶冷者也,过寒亦咳。且肺为娇脏,攻击之剂既不任受,而外主皮毛,最易受邪,不行表散则邪气流连而不解……本方温润和平,不寒不热,既无攻击过当之虞,大有启门驱贼之势,是以客邪易散,肺气安宁,宜其投之有效欤!"因疗效卓著,后世广为运用,被誉为"治嗽第一名方"。现代常用于流行性感冒、呼吸道感染、急性支气管炎等外感咳嗽的治疗。痰中带血者慎用,阴盛劳嗽者不宜使用。

(八)治痰剂

31.方广通关散

来源:明代方广《丹溪心法附余·卷一》。

组方:细辛(洗去土、叶)、猪牙皂角(去子)各1钱。

用法:上为末,每用少许,搐入鼻内,候喷嚏服药。

功效:通关开窍。

主治:痰厥,突然昏倒,不省人事,牙关紧闭,面色苍白,痰涎壅盛。亦治卒中风邪,昏闷不醒,牙关紧闭,汤水不下。

按语:方广虽本于朱丹溪,但也颇多发明,时有创见。本方以辛温走窜、刺激性强的猪牙皂、细辛二味相须为用,通过搐鼻取嚏,开通肺气,畅达气机,以收开关通窍之功。古来多作急救之常备药。同其理,六腑以通为用,通关散透达之力宏,又可用于取嚏开通气郁,纳肛对小儿便秘、腹胀均有效。

32.清气化痰丸

来源:吴崑《医方考·卷二》。

组方:陈皮(去白)、杏仁(去皮、尖)、枳实(麸炒)、黄芩(酒炒)、瓜蒌仁(去油)、茯苓各1两,胆南星、制半夏各1两半。

用法:姜汁为丸,如椒目大。每服2~3钱,不拘时用白开水送服。

功效:化痰清肺。

主治:热痰内结,咳嗽痰黄,稠厚胶黏,甚则气急呕恶,胸膈痞满,小便黄赤。

按语:吴崑认为,人身之所以会出现喘闷气急,多由痰涎壅塞、阻滞气机所致,如能够将痰涎清除,喘闷气急症状自然就会缓解。本方以具温燥之性的胆南星、半夏燥化痰湿,以杏仁、陈皮之理气降逆以利痰滞,以枳实攻痰积、黄芩消痰热、茯苓渗痰湿,加瓜蒌仁以增强全方下气利痰之力。诸药同施,共奏化痰之功,痰清则气自利。本方主治痰热所致诸病,若药后痰热得清、他证未愈者,需随证加减,不可拘服。本方辨证要点在痰黄黏稠,胸闷咳嗽、苔黄腻、脉数,若无明显痰热见症,或体虚便溏者不宜服用。

33.启宫丸

来源:清代汪昂《医方集解·经产之剂》。

组方:川芎、白术、半夏曲、香附各1两,茯苓、神曲各5钱,橘红、甘草各1钱。

用法:上药研末,以粥为丸,每服20丸,早晚2次。

功效:健脾化痰,通调冲任。

主治:妇人体肥痰盛,子宫脂满,不能孕育者。

按语:启者,开启也;宫者,胞宫也。因肥胖而致子宫不孕者,本方可开启子宫而育子。《医方集解》说:"妇人肥盛不孕者,以子宫脂满壅塞,故不能受胎也。""此足太阴厥阴药也。橘红、白术,燥湿以除其痰。香附、神曲,理气以消其滞。川芎散郁以活其血,则壅者通,塞者启矣。茯苓、甘草亦以去湿和中,助其生气也。"肥胖者体湿有余,湿积为痰,气虚不化,血滞不运。本方健脾与化湿并用,行气与活血共投。以半夏、茯苓、甘草、橘红之二陈汤为君,助脾运湿,去脂化痰,消肥利壅;以四君子汤去人参,益气补虚,健脾散精,以精化气;神曲利消化以除食郁,川芎逐血瘀以通血郁,香附畅气机以达气郁。既有气分之血药,又有血分之气药,故体肥之质,湿之可除,郁之可解,气之可达,血之可畅,则妇女闭塞之胞宫,当启而开,受而孕矣。又有瘦胎饮者,方用枳壳、黄芩、白术,治以理气消痰,由此方而可推及治肥胖之理,故不专治不孕。

34.半夏白术天麻汤

来源:清代程国彭《医学心悟·卷四·眩晕》。

组方:半夏1钱5分,白术、天麻、陈皮、茯苓各1钱,甘草(炙)5分。

用法:生姜2片,大枣3个,水煎服。

功效:化痰熄风,健脾除湿。

主治:痰饮上逆,痰厥头痛者,胸膈痞闷,动则眩晕,恶心呕吐。

按语:程国彭认为,"眩晕"当分"眩"与"晕","眩者谓眼黑,晕者头眩也,古称头晕眼花是也……有痰湿壅遏者,书云:头晕眼花,非天麻半夏不除,半夏天麻汤主之"。本方是为痰阻动风之眩晕而设,系二陈汤加白术、天麻、大枣而化出。方中以半夏燥湿化痰、降逆止呕,天麻平肝熄风而止头眩,为君;白术运脾燥湿,茯苓健脾渗湿,为臣;橘红理气化痰,生姜、大枣调和脾胃,为佐;甘草调和诸药,为使。诸药相伍,共奏燥湿化痰、平肝熄风之功。本方在临床上对多种疾病引起的眩晕、头痛,如梅尼埃综合征、椎-基底动脉供血不足、高血压病引起的眩晕,颈型眩晕,血管神经性头痛,脑动脉硬化,脑梗死等辨证属于痰浊内阻所致者,皆有较好疗效。

35.消瘰丸

来源:清代程国彭《医学心悟·卷四·瘰》。

组方:元参(蒸)、牡蛎(煅,醋研)、贝母(去心,蒸)各4两。

用法:共为末,炼蜜为丸,如梧桐子大。每服3钱,开水下,日2服。

功效:清热滋阴,化痰散结。

主治:肝肾阴亏所致的瘰疬。

按语:作者认为,瘰疬是由肝肾阴亏、肝火郁结、灼津为痰而成,多生于耳前后。方中玄参味苦咸,性寒质润,能滋阴降火,润燥软坚;牡蛎咸寒入肝经,软坚散结,可消瘰核、痰结及癥瘕痞块;浙贝母清热化痰,消瘰散结常用之品。三药合用,药精力专,标本兼顾,可使阴复热除,痰化结散,使瘰疬自消。亦可用于痰核、瘿瘤属痰火结聚者。临床使用时,关键要抓住阴虚火旺痰结的病机,其病位在耳后、颈旁,或肝胆经循行之胸胁、少腹之处。现代常用于甲状腺结节肿大、淋巴结肿大结核、乳腺肿块、肝囊肿、前列腺炎等疾病。

(九)理气剂

36.木香导滞丸

来源:明代程玠《松厓医径后集·内伤门》。

组方:大黄1两,制枳实、炒神曲各半两,白茯苓、黄芩、黄连、白术各3钱,木香、槟榔、泽泻各2钱。

用法:上药为细末,汤浸,蒸饼为丸,如梧桐子大。每服70~80丸,温水食远送下,量强弱加减丸数,以利为度。

功效:行气导滞,清热祛湿。

主治:伤湿热之物,不得消化,痞满闷乱不安。

按语:本方所对病症,多因湿浊与蕴热阻于中州,气机因之着滞,其上不通则痞闷烦乱,其下不畅则浊秽不出,更滞气机。方中以1两之大黄为君,并伍枳实、槟榔、木香清泄推导郁滞中焦之湿热,黄芩、黄连清其上,泽泻通利其下,使气机得行,湿除热去;又辅以白术、茯苓、炒神曲之健脾之味,防通利推导之力太过。在服用方法上,也特别嘱咐,量人之强弱加减丸数,以下利为度,只可暂用、不可久服。

37.畅郁汤

来源:清代吴澄《不居集·上集·卷十》。

组方:丹参1钱,谷芽1钱,白芍8分,茯苓8分,扁豆8分,钩藤8分,菊花8

分,连翘8分,甘草5分,荷叶1钱。

功效:健脾生血,解散外邪。

主治:肝脾血少,血虚有火,不能用当归、白术、柴胡者。胁痛者,加女贞子、鳖甲各8分;气逆者,加降香1钱;火盛者,加丹皮、地骨皮各8分;咳嗽者,加橘红、贝母各5分;兼外感者,加苏梗3分;痰多眩晕者,加天麻8分;泄泻者,加莲子肉、老米各3钱。

按语:肝脾血少气滞者,当以逍遥散中柴胡、当归、白术等疏肝解郁,养血健脾。然而临床遇到兼有血虚有火者,用之又恐升散助火。吴氏仿逍遥之法,用丹参、白芍代当归,养血且可清热;钩藤、薄荷清热平肝,似柴胡而不升散伤阴;扁豆、谷芽健脾而不腻;连翘、荷叶清热;甘草中和诸药。全方调肝气而不伤阴血,补阴血而不碍气机,具有健脾生血、清解虚热、兼散外邪的作用,充分照顾到虚损之人受外感六淫所侵的病症特点。

(十)消导剂

38.四神消积方

来源:明代徐春甫《医学捷径六书·评秘济世三十六方》。

组方:陈皮(洗去白)3两,青皮(醋炒)2两,槟榔2两,广木香5钱,川厚朴(姜炒)2两,枳实(蒸)2两,京三棱(煨切)1两,蓬莪术(煨切)2两,山楂肉(蒸)2两,神曲(炒)2两,麦芽(炒)2两,半夏曲(炒)2两,香附米(炒)2两,白芥子(炒)5钱,砂仁(炒)1两,吴茱萸(汤泡去苦水)1两。

用法:上药为末,萝卜汤滴丸,绿豆大。食远服,白开水吞下1钱,小儿5分。服80丸。病浅只用1两,即获安;久病用二三两,即愈。愈后服大健脾养胃丸月余,终身免脾胃之患。

功效:消酒积、食积、痰积、气积。

主治:用治四积所致之心腹胀痛,呕吐酸腐,大便酸臭。

按语:徐春甫认为:"消积之剂,多用剽悍攻击之药。此方平易,可以多服,不伤胃气,消积即止。凡人多为食、酒、气、痰四者成积,此药切宜,故云四神。"他注重健脾消食,不仅治积用平和之剂,愈后也要求健脾善后,体现其护养脾胃的一贯思想。明代歙县程云鹏《慈幼新书》载有该方。

39.积块丸

来源:明代孙一奎《赤水玄珠·第五卷·胀满门》。

组方:京三棱、莪术(上两药各用醋煨)、自然铜、蛇含石(上两药各烧红,醋淬7次)各2钱,雄黄、蜈蚣(全用,焙燥)各1钱2分,辰砂8分,木香1钱5分,铁华粉(用糯米醋炒)1钱,芦荟、天竺黄、阿魏、全蝎(洗,全用,焙干)各4钱,沉香8分,冰片5分。

用法:上药研为极细末,用雄猪胆汁(黑狗胆汁尤妙)炼为丸,如梧桐子大。每服3~9分,重者1钱,五更时用酒送下。块消即止,不必尽剂。

功效:攻积杀虫。

主治:癥瘕积聚痞块,腹中饱胀,或虫积疼痛。

按语:本方集三棱、莪术、木香、沉香四药,理气活血散结;阿魏有消积、杀虫之功,善治癥瘕积块、虫积、肉积;蜈蚣、全蝎散结通络;芦荟清热通便,治热结便秘、妇女经闭;天竺黄化痰软坚;方中尚用矿物类药品如辰砂、铁华粉、自然铜、蛇含石、雄黄,取其坚金之质,体重而降,急趋直下,有助于膨胀消退。

40.五磨饮子

来源:明代吴崑《医方考·卷六》。

组方:木香、沉香、槟榔、枳实、台乌药各等分。

用法:白酒磨服。

功效:行气降逆,宽胸散结。

主治:暴怒暴死,名曰气厥者。七情变动,气逆不降,上气喘急,胸腹胀满,突然大怒而致气厥者。

按语:吴崑论曰:情志暴怒则气血上壅,气上壅则上焦气实而不行,下焦气逆而不吸,故出现突然昏厥。治疗之法,气上宜降之,选用槟榔、沉香;气逆宜顺之,故用木香、乌药,佐以枳实,破除气滞;用白酒磨服,是借助酒之温性,和其阴也,也能增强其通破之力。对肝气郁结、气滞血瘀之实证,均可用以破郁结、降逆气,但药专力猛,体弱气虚者慎用。

41.启膈散

来源:清代程国彭《医学心悟·卷三·噎膈》。

组方:沙参3钱,丹参3钱,茯苓1钱,川贝母(去心)1钱5分,郁金5分,砂仁壳4分,荷叶蒂2个,杵头糠5分。

用法:水煎服。虚者加人参;若兼虫积,加胡黄连、芜荑,甚则用河间雄黄散吐之;若兼血积,加桃仁、红花,或另以生韭汁饮之;若兼痰积,加广橘红;若兼食积,加萝卜子、麦芽、山楂。

功效:润燥解郁,化痰降逆。

主治:噎膈。咽下梗塞,食入即吐,或朝食暮吐,胃脘胀痛,舌绛少津,大便干结者。

按语:程国彭认为,噎膈病机是"燥证,宜润","凡噎膈病,不出胃脘干槁四字。槁在上脘者,水饮可行,食物难入;槁在下脘者,食虽可入,久而复出",处方用药力主柔润而避刚燥。方中沙参清胃滋燥而不腻,川贝解郁化痰而不燥,茯苓补脾和中,郁金开郁散结,杵头糠能疗卒噎,丹参补血活血,荷蒂宣胃气,与丹参合用,以收气血并治之功。

(十一)理血剂

42.芩连四物汤

来源:明代徐春甫《古今医统·卷八十八·幼幼汇集》。

组方:川芎、当归、白芍、生地黄各5钱,黄芩、黄连各2钱半。

用法:上药研粗末,水煎,空腹服。

功效:养血清热。

主治:小儿营热血燥,妇人血分有热、月经先期、经来量多、色紫黑者。

按语:本方是在四物汤(《仙授理伤续断秘方》)基础上创立的理血名方。四物汤补血自不待言,再加上黄芩、黄连,增其清热燥湿之功。六药相伍,动静结合,刚柔相济,补血、调血、清热之品并用,补血而不滞,和血而不伤,临床尤其适用于血虚血滞热燥之证。诸药多入肝经,重在调补肝血,血虚为本,热燥为标。

43.黄古潭瓜蒌散

来源:明代孙一奎《医旨绪余》。

组方:大瓜蒌(连皮捣烂)1枚,粉甘草2钱,红花7分。

用法:水煎服。

功效:清肝泄热,活血止痛。

主治:肝气燥急而胁痛,或发水泡。

按语:瓜蒌微苦而寒,长于清肺热,又有宽胸消痈散结之功,为君药;红花辛微温,归心、肝经,活血祛瘀、通经止痛,为佐药;甘草味甘微寒,归心、肺、脾、胃经,补心脾气、止咳平喘、缓急止痛、清热解毒、调和药性。现代药理分析,瓜蒌含三萜皂苷、氨基酸、甾醇等,具有促进循环、抑菌抗感染、止痛、抗癌等作用;红花含红花醌苷、新红花苷、红花苷等苷类及红花黄色素、脂肪酸类,有改善循环、镇痛、抑菌、消炎及免疫调节作用;甘草含三萜类、黄酮类、生物碱、多糖等成分,具有镇痛、抑菌、抗病毒、消炎、抗过敏、解毒、利尿保肝等作用,还有肾上腺皮质激素样作用。常用于蛇串疮初期,多因情志内伤,肝气郁结,久而化火;或形劳伤脾,脾失健运,蕴湿化热,湿热内蕴;又外感毒邪,内外之邪相合,外发肌肤而致。邪阻经络,局部气血瘀滞,不通则痛。症见皮肤颜色鲜红、水疱簇集、疱壁紧张、灼热疼痛,可伴有身热、口苦咽干、心烦易怒、大便干、小便黄等症状,舌质红,苔薄黄或黄腻,脉弦滑数。

44.匀气饮

来源:明代孙文胤《丹台玉案·卷五·产后诸症》。

组方:乌药、当归梢、桃仁各1钱5分,杜仲、牛膝、官桂各1钱,川芎5分。

用法:水煎服,临服时加酒适量。

功效:活血破瘀,理气止痛。

主治:产后腰痛,不能转侧,恶血不甚下者。

按语:孙氏认为,产后腰痛多是恶血停积于两肾空隙之处所致,故方中以桃仁、当归梢破停积之恶血,以乌药、肉桂暖其新产之下元,加杜仲、牛膝强其腰脊。少加川芎,为活血温通而设。然川芎乃血中气药,可增其行血之力,但终虑其新产,不宜过伤正气,临服药时,以酒兑入。诸药同施,使得恶血得出,腰痛得减,气匀而顺。

45.手拈散

来源:清代程国彭《医学心悟·卷三·心痛》。

组方:延胡索(醋炒)、五灵脂(醋炒)、香附(酒炒)、没药(箬上炙干)各等分。

用法:共为细末。每服3钱,热酒调下。

功效:活血化瘀,理气止痛。

主治:血积心痛。血瘀陈久者,用红花5分,桃仁10粒,煎酒调下。

按语:方中延胡索行气活血、长于止痛,五灵脂通利血脉、行血止痛,没药祛瘀止痛,草果理气散寒,故用于气滞血瘀所致的脘腹疼痛有效。"手拈"者,用手取物也。取名手拈散,指运用本方后通闭解结、手到病除,表示疗效迅速。

46.海桐皮汤

来源:清代吴谦《医宗金鉴·卷八十八·头面部》。

组方:海桐皮2钱,铁线透骨草2钱,明净乳香2钱,没药2钱,当归(酒洗)1钱5分,川椒3钱,川芎1钱,红花1钱,威灵仙8分,白芷8分,甘草8分,防风8分。

用法:上为粗末,装白布袋内,扎口煎汤,熏洗患处。

功效:活血止痛,行气散结。

主治:一切跌打损伤,筋翻骨错,疼痛不止。

按语:本方中,海桐皮、透骨草、威灵仙祛风除湿、舒筋通络、通痹止痛,当归、红花、川芎、乳香、没药活血祛瘀、消肿止痛,白芷、防风祛风解表,川椒温经止痛,甘草缓急止痛、调和诸药,全方共奏活血化瘀、祛风除湿、和营止痛之功。诸药并用,通过药物的直接作用、熏洗时的热力作用,再辅以按摩,从而达到温经通络、行气活血、祛湿散寒、补虚泻实、调理阴阳、标本兼治的效果。临床使用时,加陈醋能软化骨刺、散结止痛、滑利关节,可以增强脂溶性成分的溶解和吸收,改变组织的反应性。对骨折后期的瘀血、寒湿痹阻、经脉不通,凝滞粘连,有很好的温通舒缓作用,加上熏洗过程中的温热效应,可以促进骨折的愈合和软组织挫伤的修复。

47.调顺阴阳汤

来源:方肇权《脉证正宗·卷一·拟类诸方》。

组方:黄芪1钱,白术1钱,香附1钱,当归1钱,川芎8分,白芍8分,山药1钱,乌药1钱。

用法:水煎服,或作丸为用。

功效:调气血,顺阴阳。

主治:气血阴阳不和所致视物昏花,目生翳膜及虚寒痼冷等症。

按语:本方本为眼科而立,眼病虽以局部表现为主,实与全身气血盛衰、流行畅通与否有密切关系,所谓"有诸内必形于外"。眼疾的治疗不能仅着眼于眼睛局部,需从全身进行调理,调内以顺外。方中用黄芪、白术、山药益气健脾,当归、白芍、川芎养血调血,香附理气活血,乌药温经散寒。虽无一味眼科用药,而从全身调理,从调顺气血阴阳立法,气血得畅,寒邪自随气血流行而出,以内科之法治眼科之病,久病得除。

(十二)胎产剂

48.螽斯丸

来源:明代徐春甫《古今医统大全·卷之八十四螽斯广育》。

组方:人参1两,杜仲(姜汁炒断丝)、肉桂心、防风、秦艽、厚朴各5钱,附子(制)、白茯苓、细辛各1两,白蔷薇、干姜(炮)、沙参、牛膝(酒洗)、半夏各半两。

用法:研为细末,炼蜜丸,如梧桐子大。每服50丸,空心米汤饮或酒下。已觉有孕,便可止服。

功效:温暖益气,温肾助阳。

主治:妇人月经后期,量少色淡,甚则闭经,白带量多,子宫久冷,性欲淡漠,久婚不孕。

按语:徐春甫认为:"血海多寒,子宫久冷,宜服螽斯丸之属以温暖之。妇人月经不调,目昏头晕,子宫久冷,此药温中益气有孕,神效。"方中用肉桂心、附子、干姜补元阳,除积冷,通血脉,温暖胞宫;人参大补元气,合茯苓健脾益气,合沙参补益肺气;杜仲、牛膝补益肝肾,使冲任气血旺盛;防风、秦艽、细辛祛风散寒渗湿;半夏、厚朴化痰散结,下气除满;白蔷薇化湿和胃,扶正不滞邪,祛湿不伤正,合而温肾助阳化湿,共奏助孕之效。

49.八珍益母方

来源:明代徐春甫《古今医统大全·卷之八十四螽斯广育》。

组方:益母草(不见铁器,只用上半截带叶者)4两,人参(去芦)1两,白术(土炒)1两,茯苓(去皮)1两,炙甘草(去皮)5钱,当归(酒洗)2两,川芎1两,白芍药(醋炒)1两,熟地黄(酒洗)2两。

用法:上为末,蜂蜜为丸,如弹子大。每服1丸,空腹时用蜜汤送下。

功效:补益气血,调理冲任。

主治:主妇人气血两虚,脾胃并弱,饮食少思,四肢无力,月经违期,或先期而至,或腰疼腹胀缓而不至,或愆期不收,或断或续,或赤白带下,身作寒热,久不受孕。脾胃虚寒者加砂仁(姜汁炒)1两;腹中胀闷者加山楂(净肉,饭上蒸)1两;多郁者加香附子(童便制)1两。

按语:本方由四君子汤合四物汤加益母草而成。方中重用益母草以补血活血,人参与熟地相配益气养血,白术、茯苓健脾渗湿以助人参益气补脾,当归、白芍养血和营以助熟地滋养心肝,川芎活血行气为佐,使熟地、当归、白芍补而不滞,炙甘草益气和中、调和诸药。

50.太山磐石方

来源:明代徐春甫《古今医统大全·卷八十五·胎产须知》。

组方:人参、黄芪各1钱,白术、炙甘草各5分,当归1钱,川芎、白芍药、熟地黄各8分,续断1钱,糯米1撮,黄芩1钱,砂仁5分。

用法:水1盅半(约300ml),煎至8成,食远服。但觉有孕,三五日常用1服,4个月之后方无虑。

功效:益气健脾,养血安胎。

主治:气血虚弱、胎元失养证。胎动不安,堕胎滑胎,面色淡白,倦怠乏力,不思饮食,舌淡、苔薄白,脉滑无力。

按语:本方主治气血虚弱、胎元失养之证,故以益气健脾、养血安胎立法。方中人参大补元气以固胎元,熟地补血滋阴以养胎元,二者配伍以复冲任气血不足之本,共为君药。续断补肾安胎,黄芩清热安胎,白术补脾安胎,三者均为安胎要药,前人曾谓续断"所损之胎孕非此不安","黄芩、白术乃安胎圣药,俗以黄芩为寒而不敢用,盖不知胎孕宜清热凉血,血不妄行,乃能养胎,黄芩乃上中二焦药,能降火下行,白术能补脾也",三药合用,补肾健脾清热而保胎元,共为臣药。黄芪益气升阳,与人参、白术相伍,一则补气升阳以助胎元之固,一则补后天之本而资气血生化之源;当归、白芍、川芎皆为入肝养血调血之品,肝为藏血之脏,女子以肝为先天,故为妇科补血之良药,与熟地相合,则补血养胎之功尤著;砂仁行气和胃,安胎止呕,并可防诸益气养血之品滋腻碍胃。以上俱为佐药。糯米补脾养胃,调药和中,用为佐使。诸药配伍,使气血旺盛,冲任安固,自无堕胎之患。本方配伍特点有二:一是益气养血药配伍安胎之品,以收补虚安胎之功;二是补脾、养肝、益肾并用,以冲任皆隶属于肾,女子以肝为先天,脾为后天之本,气血生化之源,故宜于妇人气血虚损证候的治疗。本方通过益气养血安胎之功,使胎有所养,胞有所系,则胎元犹如泰山之稳固、磐石之坚实,而无陨堕之虑,故以"泰山磐石"名之。

新安创方远不止几十首上百首,再列出部分方名供研究者参考:

明代程玠所创乌须黑发方秘传固本牛胆丸、化裁方滋阴大补丸,外用治疗眼眩作痒或糜烂的蕤仁膏;汪机《外科理例》中所创治痈疽、恶核、肿痛、发背的万金散,治癞风的如圣丸,治杨梅疮的革薢汤,治疮肿发背的消肿托里散;徐春甫《医学捷径六书》中所创健脾消食的香砂枳术丸、和脾治痢的香连方、镇养心神的琥珀安神丸、收敛止咳的宁嗽琼玉散、固虚止带的秘验带下丸、收涩止崩的秘验血崩丸、明目消肿的金花明目丸、软坚散结的内消瘰疬丸、壮阳固精的仙灵酒、外用消炎的明目紫金膏、收疮的定痛太乙膏,《古今医统大全》中首载的散寒湿、驱瘴疟的圣散子,益老扶羸的秘传六和丸,外用固精的保真种子膏;余淙所创降气制肝汤、十味回生丸;吴崑《医方考》中首载的咳嗽门劫嗽丸、脱肛门举肛丸、痿痹门肺热汤、眼疾门消风养血汤、痘门羌活透肌汤等。

清代汪昂《医方集解》中首载的补益肝肾的扶桑丸、消食健脾的小保和丸;程云鹏《慈幼新书》中首载用于产后缺乳的玉露饮、治齿痛的山豆根汤;汪文誉、汪文绮所立的逐疫解毒方乾一老人汤;程国彭《医学心悟》所创的治疗四时感冒的加味香苏散,治疗实火喉痹的加味甘桔汤,解肌清热的柴葛解肌汤,润肺化痰治疗痰热生风、内风上扰之眩晕的贝母瓜蒌散,通痹止痛的秦艽天麻汤,治疗走注疼痛的程氏普救万全膏,专治痢疾初起的程氏治痢散,主治鼓胀痞积的和中丸,滋阴清热化痰、治中风不省人事之厥证的神心解语丹,治癫狂的生铁落饮;吴谦《医宗金鉴》中化裁用治小儿惊风天钓的钩藤饮,小儿惊泻的益脾镇惊散,小儿急惊风的清心涤痰汤,小儿五软的扶元散,主治酒渣鼻的凉血四物汤、鹅口疮的泻心导赤散、痈疽将溃的托里透脓汤,治疗瘰疬的消核散、附子败毒汤,肺风粉刺的枇杷清肺饮和颠倒散,乳房肿块的荆防牛蒡汤,血崩的荆芩四物汤,外用拔毒生肌的九一丹,外贴治疗溃疡、杨梅疮、臁疮的莹珠膏,熏洗治疗各种损伤的八仙逍遥汤;汪喆《产科心法》中所创的生精益肾种子的补天五子种玉丹、养血安胎的安胃定胎散;许豫和《许氏幼科七种》中所创制的治疗小儿疳证的五疳保童丸,治疗水肿、小便不利的加味葱豉汤,疏风解表的解肌汤,治疗急惊风的暑风饮子;方家万《德章祖传外科秘书》所拟治疗的疏风追毒散、疗骨疽的秦艽羌活汤、治瘿瘤的开痰解郁汤等。

方剂不是药物的随意组合,也不是药效的简单相加,而是理、法、方、药辨证思维过程的产物。新安医家所拟的有效验方,君臣佐使多寡得宜,配伍精、用药少,看似平淡无奇,实则有出其不意之效,至今仍为临床医家普遍赏用,亦常有运用其方而见诸专业学术报刊的报道,富有临床价值。

三、新安名店品牌药

新安医学繁盛之际,医家有在本地世代开业者,有沿着徽商路途设点开肆者,陆续在徽州本土、江浙、汉水流域等布局了很多药局堂馆,逐渐形成规模,成为影响一方的名店。药店为了满足当时当地民众的医药需求,十分重视中成药的制作,配方严谨,用药考究,制作精良,逐渐产生了一批具有药店特色的品牌中成药,丰富了中药供给,满足了民众多样化的用药需求。现就新安籍药商开设的名药店及其制备生产的品牌中成药作一简介。

(一)杭州清河坊保和堂

保和堂是宋代新安陆氏医学世家在全国各地开设的中药堂号,往往陆氏医疗足迹未到而保和堂成药已送达,明代戏曲《白娘子永镇雷峰塔》还把保和堂药店写入剧本。现新安本地和杭州、苏州、西安、北京、广州、香港、亳州、焦作等地仍保留或打着保和堂药号。坐落于杭州南宋古街清河坊上的保和堂中药铺,是闻名遐迩的中华老字号,已有近千年的历史,现门前塑有许仙的铜像,手持雨伞正准备去往西湖游玩。相传许仙是保和堂伙计,在西湖游玩与白娘子相遇,开始了一段凄美的爱情故事……清末随着胡庆馀堂日益兴旺,保和堂逐渐走向衰败,今已纳入同坐落于清河坊的胡庆馀堂麾下,主打产品有珠珀猴枣散、徐记膏药等。

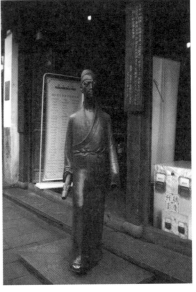

传说中保和堂伙计许仙手持雨伞出门,在西湖断桥边走入"千年等一回"的爱情故事里……

1.珠珀猴枣散

组成:茯神、薄荷、钩藤、金银花、防风、神曲、麦芽、天竺黄、甘草、梅片、珍珠、琥珀、猴枣。

功效:祛风清热,化痰定惊,安神消积。

主治:小儿肺热,伤风感冒、发冷发热、咳嗽痰多;消化不良、食积呕奶、腹痛吐泻、积久成疳、嗜食异物、四肢消瘦、肚腹胀大;夜睡不宁、夜啼惊跳、面青易惊、睡中露睛、急惊风、四肢抽搐、痰多气急、发热烦躁等。专为出生婴儿、小孩及老人而设。

用法:温开水和匀送服,或调入粥、奶等中服食。日服2~3次,百日内婴儿、百日以上1岁以下、1~4岁、5岁以上小儿用量依次递增。服用期间戒食生冷、油腻、煎炸、燥热等食物。

(二)汉口叶开泰药店

叶开泰中药店创始于1637年,距今已有300多年的历史。创始人叶文机,祖籍徽州歙县,明末落籍江苏溧水县塔山渡,崇祯四年(1631)因李自成起义动乱,随父逃难到湖北汉口镇。其父为民间老中医,叶文机也因此懂医术、明脉理,能为人治病,在今汉阳古琴台附近行医卖药。崇祯十年(1637)在汉正街一带的大夹街购屋挂牌营业,取名"叶开泰药铺",乃"叶家药铺开业,只图

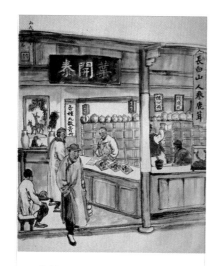
坐落于湖北武昌的叶开泰药号

国泰民安"之义。至清朝传至第三代，局势已逐渐安定，全家始迁汉口。叶开泰恪守虔诚修合、遵古炮制的传统，秉承"修合虽无人见，存心自有天知"的古训，以自制"救命药""光明眼药"驰名湘、鄂、赣、豫、陕各省，并远销港澳及海外，主要有参桂鹿茸丸、八宝光明散、虎骨追风酒、十全大补丸等名药。1953年联合组建成立健民制药厂。清末民国以至20世纪60年代，汉口叶开泰与北京同仁堂、杭州胡庆馀、广州陈李济一起被并称为中国四大中药店。

2.参桂鹿茸丸

组成：人参、鹿茸(去毛)、山茱萸(酒炙)、生地黄、熟地黄、白芍、龟甲(炒烫醋淬)、鳖甲(沙烫醋淬)、阿胶、杜仲(炒炭)、续断、天冬、茯苓、酸枣仁(炒)、琥珀、艾叶(炒炭)、陈皮、泽泻、没药(醋炙)、乳香(醋炙)、延胡索(醋炙)、杜红花、西红花、怀牛膝(去头)、川牛膝(去头)、鸡冠花、赤石脂(煅)、香附(醋炙)、甘草、秦艽、黄芩、白术(麸炒)、陈皮、木香、砂仁、沉香、当归、川芎、肉桂。

功效：补气益肾，养血调经。

主治：气虚血亏、肝肾不足引起的体质虚弱，腰膝酸软，头晕耳鸣，自汗盗汗，失眠多梦，肾寒精冷，宫寒带下，月经不调。

3.八宝光明散

组成：硼砂(煅)8钱，飞炉甘石8两，正梅片4钱8分，荸荠粉3两，珊瑚1钱2分，玛瑙1钱2分，朱砂1钱2分，麝香1钱2分，云黄连(水泡)2钱。

制法：上为极细末，装小玻璃瓶内，严密封固，勿使药性挥发。

功效：清热明目，解毒止痒。

主治：风热上壅，目红肿痛，结膜发炎，热泪羞明。

用法：先将牙签消毒，用牙签尖端蘸凉开水1滴，再蘸药末少许，点入大、小眼角，每日2~3次。点药后闭目休养。

4.虎骨追风酒

组成：虎胫骨1两，干石斛1两，石楠藤1两，防风1两，当归1两，千年健1两，杜仲(酒炒)1两，川牛膝(酒炒)1两，川芎1两，金毛狗脊(去毛)1两，续断1两，巴戟(去心)1两，羌活6钱。

用法：上药以酒4斤，浸泡10日。每服5钱，微温服。饮酒后忌受风寒，忌食生冷油腻之品。

主治：风寒湿痹，四肢不遂，关节疼痛，筋脉拘挛。

（三）屯溪石翼农药店

石翼农药号创立于明崇祯十三年（1640），距今已有370多年历史，素称"中药泰斗"。始由绩溪石家人在屯溪西镇街创立，后转给休宁黄姓卸任官员，称"黄翼农"；清光绪十年（1884），黄氏将翼农与屯溪下街分号再转绩溪县旺川石钟玉、石鸣玉兄弟；光绪二十九年（1903）于祁门、黟县、休宁、淳安设分号；宣统元年（1909），"石翼农"黄精、祁术获徽州物产会铜奖；民国十四年（1925）"石翼农"祁术药材由安徽省第一森林局征集选送美国费城万国博览会展出。2015年底获"安徽老字号"称号，现店内汇集中医诊所、新安养生馆、中药名品陈列、新安医药历史展览等板块。

（四）淳安胡咸春药店

胡咸春药店始建于1871年，创立者胡撝吉（1848—1917），绩溪县人，曾学徒于休宁万安"胡森茂"药店，清同治十年（1871）乘船沿新安江到淳安县威坪镇，在后街创设字号"咸春堂"药店。因经营有方，生财有道，积累了资金，光绪年间又在淳安城内下直街三巷口开出第二爿药店。光绪二十年（1894）增设加工丸散业务，养鹿以制全鹿丸。主要在当地经销，同时也组织淳安道地药材山茱肉、木瓜、前胡、半夏、龙胆草等外销。

5.行军散

组成：西牛黄、麝香、珍珠、冰片、硼砂各1钱，明雄黄（飞净）8钱，硝石（精制）3分，飞金20页。

制法：上各研极细如粉，再合研匀，瓷瓶密收，以蜡封之。

服法：每服3~5分，凉开水调下，或点眼、搐鼻。

功效：清热开窍，辟秽解毒。

主治：暑秽。吐泻腹痛，烦闷欲绝，头目昏晕，不省人事。并治口疮咽痛。点目去风热障翳，搐鼻可避时疫之气。

6.痧气丸

组成：苍术、天麻、麝香、细辛、猪牙皂、蟾酥、大黄、雄黄、丁香、朱砂（水飞）。

功效：祛暑辟秽，开窍解毒。

主治：用于水土不服，痧胀腹痛，吐泻，头痛恶心，牙关紧闭，四肢逆冷，头昏目眩。

（五）屯溪同德仁药店

同德仁药店于清同治二年（1863）创办于屯溪老街，休宁程德宗、邵远仁合资开办，店名寓意"同心同德，办事仁义"。以经销中药批发为主，兼坐堂行医。药店是一座典型的徽派建筑，店前临街，后倚新安江，前店后坊，店后作坊用于药材收购及制作丹、膏等。后院设"养鹿园"，每年冬季，预贴告示，邀

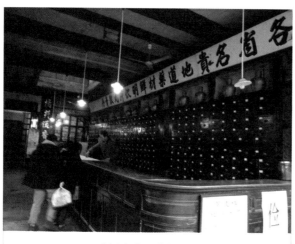
屯溪老街同德仁药店

请名医名流，当众宰杀本山仙鹿，配制全鹿丸，以此大张旗鼓做宣传，曾在休宁、黟县、祁门等地设有分店，1996年11月获国内贸易部"中华老字号"称号，2013年1月获批安徽省重点文物保护单位。

7.全鹿丸

组成：中鹿1只，人参、白术(炒)、茯苓、炙甘草、当归、川芎、生地黄、熟地黄、黄芪(蜜炙)、天门冬、麦门冬、枸杞、杜仲(盐水炒)、牛膝(酒拌蒸)、山药(炒)、芡实(炒)、菟丝(制)、五味子、锁阳(酒拌蒸)、肉苁蓉、破故纸(酒炒)、巴戟肉、葫芦巴(酒拌蒸)、川续断、覆盆子(酒拌蒸)、楮实子(酒拌蒸)、秋石、陈皮各1斤，川椒(去目，炒)、小茴香(炒)、沉香、青盐各半斤。

制法：在高架上将鹿缢死，除毛剖腹刷洗干净，将鹿肉剁碎加酒煮熟，将肉横切，焙干为末；取皮、肚杂洗净，入原汤熬膏，和药末为丸；其骨须酥炙，为末，和肉末、药末一处；另精制诸药为末，和匀一处，候鹿膏制成，和捣为丸，梧桐子大。用黄绢作小袋50条，每袋约盛1斤药丸，置透风处，阴雨天须用火烘之。

服法：每服80~90丸，空腹及临卧时用姜汤、盐汤或白汤送下，冬月温酒亦可。

功效：补血气，益精髓，壮筋骨。

主治：诸虚百损，五劳七伤，精神虚惫，头眩耳鸣，面色萎黄，体虚怕冷，腰膝酸软，阳痿精冷；妇人宫寒不孕，崩漏带下；老年阳衰，精髓空虚，步履不便，手足麻木，遗尿失禁。

(六) 杭州胡庆馀堂药店

胡庆馀堂由徽商胡光墉创办于浙江杭州。胡光墉(1823—1885)，字雪岩，著名红顶商人，政治家，徽商代表人物。出生于徽州绩溪，13岁起移居杭州，清同治十三年(1874)筹设胡庆馀堂雪记国药号，光绪四年(1878)55岁时正式营业，推出了十四大类成药，并免费赠送辟瘟丹、痧药等民家必备的"太平药"，并在《申报》上大做广告，名声远播，全盛时期将救死扶伤扩大到全天下所有的百姓。光绪五年(1880)胡庆馀堂资本达到280万两银子，与北京百年老字号"同仁堂"南北交相辉映，有"北有同仁堂，南有庆馀堂"之称。"胡庆馀堂"药号以宋代皇家药典《太平惠民和济局方》为基础，收集各种古方、验方和秘方，并结合临床实践经验，精心调制庆馀丸、散、膏、丹、胶、露、油、药酒方400多种，著有《胡庆馀堂雪记丸散全集》传世。

胡雪岩故世后，胡庆馀堂曾数次易主，但店名仍冠以"胡"字，声名远扬，至今仍继承祖传验方和传统制药技术，保留了大批的传统名牌产品。1988年胡庆馀堂古建筑群被国务院定为全国重点文物保护单位，2002年"胡庆馀"上榜中国驰名商标，2003年被认定为浙江省首届知名商号，2006年"胡庆馀堂中药文化"入围首批国家级非物质文化遗产名录、国药号也被商务部认定为首批"中华老字号"。

8.紫雪丹

组成:石膏、寒水石、磁石、滑石、犀角、羚羊角、木香、沉香、元参、升麻、甘草、丁香、朴硝、硝石、麝香、朱砂。

功效:清热解毒,镇痉熄风,开窍定惊。

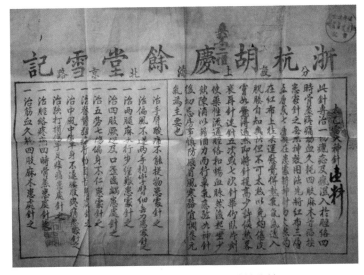

木刻蓝印胡庆馀堂太乙雷火神针仿单

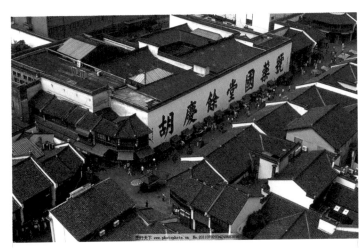

清后期徽商胡雪岩创立的胡庆馀堂药号

主治:温热病、热邪内陷心包,症见高热烦躁,神昏谵语、抽风痉厥、口渴唇焦,尿赤便闭,及小儿热盛惊厥。

按语:方中石膏、滑石、寒水石清热泻火,羚羊角凉肝熄风,犀角清心凉血解毒,升麻、玄参、炙甘草清热解毒,朴硝、硝石清热散结,麝香开窍醒神,木香、丁香、沉香宣通气机以助开窍,朱砂、磁石、金箔重镇安神。

"局方紫雪丹"是一味镇惊通窍的急救药,以其"色"和"用"命名,言此药如法制成之后其色呈紫、状似霜雪;又言其性大寒,清热解毒之方,犹如霜雪之性。按古法最后一道工序不宜用铜铁锅熬药,其中有几味药药性太活,遇到铜和铁就会变质、变色。为了确保药效、制备出真正紫色的紫雪丹,胡雪岩不惜血本请来能工巧匠,铸成一套金铲银锅,专门制作紫雪丹。现金铲银锅被列为国家一级文物,并誉为中华药业第一国宝。在胡庆馀堂百年历史中,流传着许多这样"耕心制药"的故事。

9.辟瘟丹

组成:羚羊角、香附(制)、大黄、土藿香、玄精石、玄明粉、朱砂、木香、川乌(制)、五倍子、苍术(米泔水润炒)、苏合香、半夏(制)、玳瑁、雄黄、黄连、滑石、猪牙皂、厚朴(制)、肉桂(去粗皮)、郁金、茯苓、茜草、金银花、黄芩、柴胡、黄柏、紫苏叶、升麻、白芷、天麻、川芎、草河车、干姜、丹参、桔梗、石菖蒲、檀香、蒲黄、琥珀、麻黄、陈皮、人工麝香、安息香、冰片、细辛、千金子霜、丁香、巴豆霜、当归、桃仁霜、甘遂(制)、红大戟、莪术、槟榔、胡椒、葶苈子、白芍(炒)、禹粮石(煅)、桑白皮、山豆根、毛慈姑、鬼箭羽、降香、赤豆、紫菀、牛黄、铜石龙子、芫花(制)、蜈蚣(去头、足)、斑蝥(去头足翅)、大枣、犀角(水牛角代)、雌黄。

功效:辟秽气,止吐泻。

主治:用于感受暑邪,时行痧气,头晕胸闷,腹痛吐泻。

(七)芜湖张恒春药店

张恒春国药号是芜湖市一片百年老店。清嘉庆年间江苏溧水张宏泰(祖籍徽州)在皖北凤阳始创张恒春,三代传人张文金于1850年前后,在芜湖金马门状元坊口购地兴建药号,城埠式高墙,石库大门,店前临长街,有长柜两排,一排为饮片药柜,一排为参、茸、桂、燕和丸、散、膏、丹柜;店后为加工场,自制饮片和丸、散、膏、丹各种成药。加工场紧靠青弋江,水路直达长江,货物起卸十分方便,自此收购药材范围扩展到上海、汉口,并长期派驻庄客(采购员)。以零售为主,批发零售并重。20世纪30年代,药号进入鼎盛时期,大江南北享有盛誉,与同仁堂、叶开泰、胡庆馀堂一起并称国药界"三块半招牌"。1991年被评为"中华老字号"。

10.感应救急丹

组成:真朱砂6两,雄精6两,荜拨2钱,大梅片2钱5分,真佛金200张,当门子(麝香)2钱5分,明矾1两,月石(硼砂)2两,牙消(后下)4两。

制法:上为末,用瓷瓶每装1分,黄蜡封口。

功效:祛疠气,止吐泻。

主治:急痧,阴阳反错,寒热交争,四时不正之气,郁闷成瘀,绞肠腹痛,吐泻不止;小儿惊风闭急;伤暑泄泻。遇有急痧等症,先点两眼角,再取半分入脐内,膏药贴之;如遇重症,再将余丹放舌上,阴阳水送服,小儿减半。孕妇忌服。

11.午时茶

组成:苍术、陈皮、柴胡、连翘、白芷、枳实、山楂、羌活、防风、前胡、藿香、川芎、神曲、甘草各10两,桔梗、麦芽、苏叶、厚朴各15两,陈茶2斤。

功效:疏表导滞,化浊和胃。

主治:外感风寒,头痛咳嗽,全身酸痛,内伤饮食,呕恶腹泻,晕船晕车,水土不服等症。

按语:此方药用19味,意在解表散寒,祛温导滞,疏通上下。方中羌活、防风、苏叶、白芷发汗解表,散寒止痛;柴胡、连翘疏散邪毒,解除寒热;苍术、厚朴、藿香、陈皮辛香燥湿,健脾和胃散满;枳实与厚朴相配,宽中下气,消积去滞;山楂、神曲、麦芽、陈茶健胃,增进食欲,帮助消化;前胡、桔梗宣肺止咳,疏通气机,解除胸满;川芎活血理气,可解除表里郁结之症。全方药味虽然偏多,但经过多向功能的药物配伍,组合药量分别较小,轻灵活泼,收效良好。

新安方药成就远不限于此,很多有价值的内容尚未被发现。研究、开发和利用新安名方新药,传承发展新安方药学术,充分发挥其防病治病的医疗作用,有着重要的现实意义。

第七章 新安医学名药名方

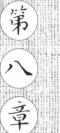

第八章

新安医学的学术价值

新安医学器范可风，特色鲜明，体现出博古通今与继承创新、学术争鸣与融通并蓄、家族相授与学术传承、以儒通医与融合道佛、地理新安与学术新安、医学科学与徽学文化的六个统一与结合。

新安医家秉持新安理学"格物致知"的思维传统，以穷理明道为本务，不迷信、不盲从、求真求是、理性探索，以形而上的科学方式积极探寻和阐发医学新知，努力把握人体生理病理和疾病诊治的规律，提出了一系列富有科学价值的新概念、新学说，发前人所未逮，解前人所未决，补前人所未备，充实和丰富了中医药学的科学内涵。

新安理学是程朱理学的重要分支，在徽州备受推崇、深入人心，渗透到社会生活的各个领域，影响深远。在新安理学浸润之下的新安医家，呈现出亦儒亦医、医儒兼通的典型文化气质，他们努力践行儒家"仁""孝"思想，知医孝亲，济世救生，以儒家风范名震医林，在特色性、传承性、创新性、认同性等方面，具有典型的非物质文化特征。

第一节　新安医学的学术特色

新安医学以名医辈出、儒医为主、世医众多、医著宏富、学说纷呈、学派林立闻名天下，这当然也是其特色优势所在。但不仅仅如此，更为关键、更为重要的是，新安医学特色鲜明、器范可风，体现在六个方面的"统一与结合"。

一、博古通今与继承创新

首先，新安医家"博古以寓于今，立言以激其后"，博古通今、引故发新，融会贯通、通变创新，理论创新十分活跃，明显地表现出在继承中发展的运动轨迹。

如明代程玠"杂病准《伤寒》治法"是对《伤寒论》辨证方法的推广运用，"心肺同治"说是从《黄帝内经》乙癸同源、肝肾同治和张仲景一方通治多种病症的思路中，触类引申推导提出的；汪机从《黄帝内经》中找到"营气"这个沟通阴阳的切入点，从而发明了"营卫一气""参芪双补"说；孙一奎在《难经》等著作的启发下，引入宋代易理太极学说而发明了"命门动气"说。

清代吴楚"脾胃分治"说是对李东垣脾胃学说的补充和完善;叶桂"养胃阴"说和吴澄"理脾阴"更是结合李东垣补土说和朱丹溪养阴说而发明的新法,将中医脾胃学说推进到一个新的高度;吴澄"外损致虚说"是在李东垣内伤说的启发下提出的;叶桂"卫气营血辨证"说是在张仲景伤寒营卫不和的病机理论启迪下,借用《黄帝内经》卫、气、营、血概念的层次性而创立的辨证新说,而其"久病入络"说追溯其源也启自《黄帝内经》,邵新甫在为《临证指南医案》作序时即提出"始知先生一生嗜古攻研,蕴蓄于胸中者,咸于临证时吐露毫端,此即随证发明之著作矣";而郑宏纲是在前人外感温病伏气学说、叶桂温病学说和火燥论的启发下,提出"养阴清肺"新说;余国珮也是吸取先辈温病、伤寒热病中燥气病机的认识,才提出"燥湿为纲"新说;至于"运气应常不应变"说,更是对五运六气学说的修正和完善。

　　从汪机"营卫一气"论到孙一奎"命门动气"说再到罗周彦"元阴元阳"之分,从罗周彦后天元阴元阳之治到叶桂"养胃阴"再到吴澄"理脾阴",从汪机"营卫论""新感温病说"和方有执"六经层次说""营卫三纲说"到叶桂的"卫气营血辨证"说,层层推进、不断完善、接龙超越、持续创新、累积性突破、叠加式立说,新安医学本身相续创说的内在逻辑也非常明显,形成发展的脉络十分清晰。

　　其次,新安医家在临床实践基础上参古博今,师古而不泥古,在具体诊疗运用上多有发明,同样体现了传承中创新的特点。如元代李仲南所创"攀门拽伸法",是建立在前代牵引复位治疗骨折基础上的;明代程玬、程玠兄弟创立的"以脉统证"诊疗模式,是对脉诊作用的弘扬和发挥;吴崑所创知柏地黄丸,是在宋代名方六味地黄丸基础上加用知母、黄柏而成;清代叶桂发明的温病舌诊辨证是对前人伤寒舌诊的推演、深化和发展。

　　其三,新安医家擅于抓住前人智慧的闪光点,引古人之说加以推演、引申和发挥,结合实践赋予其新的内涵,在经典注释、启蒙教育和总结归纳中不忘创新。如徐春甫在前人基础上,提出了"慎疾慎医"等很多富有价值的养生命题;方有执在重新编排《伤寒论》中,提出风伤卫、寒伤营、风寒两伤营卫的"三纲鼎立"新说;汪昂在其医药普及著作中,独具慧眼地记述了不少医学新论和创新见解,如"脑主记忆""胃乃分金之炉""暑必兼湿""(龙脑冰片)体温而用凉""方剂归经"说;吴谦主修中医教科书,也提出"痹虚"等新概念,做出了痹病虚实分类等诸多新的总结。

　　新安医家对医药知识的总结归纳,更是达到了前所未有的高度。陈嘉谟在为童蒙而作中"发明大意",总结出了"治疗用气味""制造资水火"等论;程国彭倡导"八纲辨证",首创"医门八法"及"外科十法";汪宏发明"相气十法"说,多有新的真知灼见,在医理上多有阐发。

而且,新安医家在编撰医书中不忘指明和修正前代的错误,像徐春甫和吴谦改定前人寸口脉象分候脏腑配位的错误,这样的例子不胜枚举。尤其汪昂编著《本草备要》《医方集解》《汤头歌诀》,为近现代中药学、方剂学的编写奠定了基础、树立了典范。

新安医家博采众长,厚积薄发,在继承基础上的一系列创用和发明,为中医学的创新和发展注入新的生机活力。

二、学术争鸣与融通并蓄

自明代16世纪开始,新安医学学术空气为之一新,学术争鸣异常活跃,但于争鸣之中又多呈互相包容的态势。

首先,新安医学虽然理论创新纷呈,但新说本身往往又是兼容了前人不同学术思想和观点而提出来的。如明代汪机将李东垣学说引入朱丹溪学说中,将两者有机地融为一体而创立"营卫一气"说;孙一奎创"动气命门说"的同时,又相辅发明"三焦相火为元气之别使"的观点,从而与汪机"营卫一气说"联网,形成"原气(命门动气)—宗气—营卫之气"这样一个维系生命动力与能量的链条;王乐匋在"寒温之争"中,吸收融合了新安"温病从属伤寒""温病不废伤寒"和寒温统一论,从而提出"寒温根叶相连"新说。

科学本身是不断发展的,原来认为正确的可能也有不妥当的地方,原来认为错误的可能有其合理的内核,中医各家学说正是在这种不断吸收、融合、纠偏中,不断完善发展起来的。

其次,新安医学虽然临床风格多样,温补滋阴、伤寒温病学派林立,但各家本身也是通过相互沟通、相互学习、取长补短、兼容并蓄而形成的。现代研究证明,汪机固本培元基本方虽以黄芪、人参、白术补气固本为主,但也往往配有黄芩、麦冬、黄柏等清热养阴药,阴中求阳而兼取朱丹溪养阴法;这种兼顾气血阴阳的固本培元治法,又启发了元阴元阳的划分,为新安养阴清润派的形成埋下了伏笔;而心法心悟学派既承固本培元之精髓,又传朱丹溪心法之附余。你中有我,我中有你,相互融通,新安医学家触类旁通、引申发明的功夫,可谓前所未有。

从用药风格上说,新安医学有"平和轻巧"行王道之风,亦还有明清以来"张一帖"针对劳力伤寒急重危症而形成的"稳准狠猛"、清代罗浩针对瘟疫重症猖獗之势而提出的"下手宜辣,早攻频攻"的霸道风格。

其三,新安医家多学出多门、转益多师,视野开阔,思想开放,为新安医学学术的多元化融合奠定了基础。像吴洋、徐春甫、孙一奎、吴崐、叶桂、许豫和等很多名家,都有游历各地、遍访名流、拜师求学的经历。吴洋为明阴阳之理而跟博士诸生学易经,为明经络之学而到浙江拜凌氏为师学针灸,听说常山杨氏伤寒造诣深即东游受业于杨,听说祁门汪机擅用参芪、医术高明即西往师从于汪;甚如吴崑为学医先后拜师不少于"七十二师",叶桂10年间"拜十七师"。世界上没有两片完全相同的叶子,每位医家在各自兼容他人之长后,都有自己的个性特色和风格。多元化融合后,有时候竟很难界定一位医家究属何门何派。

伤寒与温病、固本培元与养阴护阴、"四两拨千斤"与"重剂刘病根",这一系列对立矛盾的中医核心学术命题,和谐统一地集中于新安医学之中,为现代深入研究中医学重大的实质性学术问题,推进中医的学术进步和临床水平的提高,提供了一个良好的切入点,不愧有中医学典型代表与缩影的美誉。

三、家族相授与学术传承

新安医学有源有流、传承有序,尤以世医家族链众多、传代久远著称。新安医学世家每一支每一脉都有其"看家"本领,"看家"本领是秘不外传的。这种秘不外传的家族传承方式,用今天的话来说,是封建社会保护知识产权的一种有效方式。每个人的生命是有限的,名医世家通过一代一代人的不断接力,延续着医学的学术生命,世医家族链实质上就是一支特殊的学术链,家族传承是外在的形式,学术传承才是本质内容。譬如新安王氏内科秉承心法家风,临床以善疏肝理脾化湿、扶阳护阴为主要特色,遣方用药以圆机活法、机动轻灵见长;郑氏喉科以"养阴清肺"论治立法、以针药并治和喉科喷药为特色,代代相传,闻名全国;"张一帖"内科以"稳准狠猛"著称,诊治外感急性重症以诊断准、用药猛、剂量重为特点,"十八罗汉"末药相传至今。

在接力棒式的传承中,通过一代一代的学术、品行和人气的积累叠加,视病人之疾如同己出一样尽心,人品好、名声好病人就多,医疗经验积累就越丰富,形成一个良性循环,特色优势和声誉就更加突显,成为群众看病就医的金字招牌。所以,世医家族十分珍视和注重维护自己的声誉,"品牌"概念、"知识产权"意识十分明显。

新安医学家族链与学术链是互相融合交织在一起的,医术传承是世医之家自觉的积极主动的行动,是流淌在血脉之中的传承,家族传承与学术传承有机统一、有机结合。学术传承是中医学生命力之所在,没有学术上的传承与创新,所谓的家族传承就会成为空壳。

家族传承,由于临床时间早、临证经验多,耳濡目染,一招一式,口传心授,言传身教,毫无保留,潜移默化之中尽得家传秘术,易得病家信任,优势明显。而且代代相传、代代累积,更有利于专科特色的形成,也有利于医术的不断完善和提高。新安各家各派,内外妇儿各科齐全,形成了一个以徽州本土为中心、遍及江南城乡各地、辐射全国的医疗网络,为保障百姓健康、为中医学持续发展做出了重要贡献。

在肯定家族传承优势的同时，我们也要看到家族传承的不足。家族传承代代因袭，各承家技，难免因循守旧，继承多而创新少，门户之见也颇深。不进则退，医术水平衰减乃至传承掉链断链的现象，在历史进程中也屡见不鲜。

新安世医也逐渐认识到这一点，在继承家法的基础上，往往融合其他各家之长，学术上并不是一成不变的；而且现代各家也早已破除家术不外传的观念，"传男不传女"的习俗已转为"非其人不传"的理念，这正是新安世医长盛不衰的重要因素。

四、以儒通医与融合道佛

中医是传统文化素养高深、儒家根基深厚的群体，新安医家更是如此。

新安医家医儒不分家，医以儒医为主，或先儒后医、医而好儒，或儒而兼医、亦儒亦医，或仕而兼医、亦仕亦医，据统计由医入儒者占70%，其中仕而入医或由攻举子业转而攻医者竟有180多人，这些人中既有儒生、秀才，又有举人、贡生、进士、翰林，还有知县、知府。即使30%继承家传者，受徽州人文思想的熏陶，同样有着好儒而发奋读书的传统。

如明末清初程云鹏，号凤雏，专治《春秋》，家藏书籍仅医著就有1790余卷。明末清初程衍道，既是名儒也是名医，"日出治医，日晡治儒；出门治医，入门治儒；下车治医，上车治儒"，他指出："读书而不能医者有之，决未有不读书而能为医者。"清代程应旄著《伤寒论后条辨》一书，干脆按六艺分礼、乐、射、御、书、数6集。清代罗浩在《医经余论》论师道中强调："非通儒不能成其业，非参悟不能穷其微。"因此新安医家好言"吾儒之学"，将自己定位于儒，以儒为荣，认为"医儒一事""医儒同道"，医学与儒学互为表里，"大医必本于大儒"，行事"一以儒理为权衡"。

正是在好儒、通儒的基础上，新安地区形成了高水平、高素质、高修养、高密度的儒医群体。他们重经典、重传承、重流派、重临床、重积累、重创新，编纂、整理和保留了大量医学文献；他们援儒入医，以儒解医，以治儒之心治医，将儒学的观点、方法、见识融入医学之中；他们秉持宋代理学"格物致知"的思维传统，实事求是、理性探索，积极探寻和阐发医学新知，努力把握人体生理病理和疾病诊治的规律，提出了一系列富有科学价值的新概念、新学说，对中医学的发展和价值取向产生了重要影响。

新安医学以儒学为主，但并不排斥佛道。徽州山水之间佛教寺院及道观众多，佛道氛围浓厚，新安医家在与僧道交往中，也留下了雪泥鸿爪。

据文献记载，明代许多新安医家得到过道士奇人的指点，如程玠、程珌兄弟曾遇"至人"传仙术；汪机的成才过程是"援道入医"；余傅山、余淙同得隐者之术和"异人"授性命之学；孙一奎习医缘于路遇"异人""仙家"传授禁方；孙文胤遇异人授术而精于医；张守仁十八罗汉伤寒末药缘自"隐士"传授的秘方。

儒道同源于易，岐黄本也与道家同宗。不少新安医家对道教神仙之术颇为遵奉，多有道家思想的印迹。著名的固本培元思想很大程度上就得益于道家的启示。明代汪机"学足以溯河洛之趣"，重视后天之本，其"我命在我不在天"的思想即来源于道教；徐春甫《古今医统大全》百卷分为40帙，以"富贵荣华客，清闲自在仙；鹏程九万里，鹤算八千年；玉质成飞步，朱颜永驻延；平安无量劫，静默有真玄"一诗四十字作为每一帙之序号，此诗不用细玩，仙风道骨已自扑面而来；孙一奎十分赞同孙思邈"不知易者不足以言太医"的说法，热衷于"外丹"之术，从不讳言对"仙经要语"的兴趣和推崇，所著《赤水玄珠》就是以道家经典《庄子》所记载"黄帝遗玄珠"的典故来命名的。清代吴澄《不居集》，是根据《易经》"变动不居，周流无虚"之意而命名；郑宏纲《重楼玉钥》之书名，源自道家《黄庭经》"咽喉为十二重楼"一语，喻咽喉之危急重症犹如重楼之门被锁闭，其书乃治疗咽喉疾病、开启锁闭"十二重楼"的玉钥匙。《医学心悟·汪沂序》所谓吾乡"岩居川观者往往好以医学擅名"，道明了新安医学的道家品性。

许多新安医家不仅与道士、僧侣关系密切，而且身兼道医、僧医两重身份。如明初鲍山自称天都青莲庵的香林主人；明末孙文胤"晚而学佛"，师从九华山天台大师，认为"不通佛法，不知四悉檀因，未可以言能医也"；清代程林自称静观居士；程国彭先入道，法号普明子，后皈依佛门，俨然一救世活菩萨也。其所谓《医学心悟》，认为"医理无穷，全凭禅悟"，这种"直观领悟，内向反思"的思维特质，吸收了道家"清静无为"、禅宗"明心见性"等的思维方式。医界有"菩萨心肠，神仙手眼"的德才要求，佛家"普度众生"思想亦与医家治病救人理念是相一致、相统一的。

新安之儒实为宋儒，宋儒以程朱理学为核心，原本就是儒家从佛、道中汲取营养，儒道释三教融合形成的，道家、佛家如影随形。二程、朱熹故里，儒道佛并兴，新安医学以"儒学为魂、道学为体、释学为用"，融儒家的担当、道家的豁达、佛家的慈悲于一体，既突出了程朱理学积极向上、入世致用之精髓，又体现了以儒为主、融合道佛的有机统一与结合，具有强大的兼容性和渗透性。

五、地理新安与学术新安

新安医学并非封闭于新安一地，而是根植于本土地理时空而又不断地向外辐射。

由于特殊的山水地理环境和人文因素，新安医家习医行医并非局限于新安一地，多有游历四方、拜访名流、行医各地的经历，足迹遍及大江南北。甚或客寓外乡，学识学问、临证经验、学术影响并不局限于本土域内，而是源自新安而向外发散辐射。如明代徐春甫曾游吴越江湘，历濂洛关闽，抵扬徐燕冀，后寓京城；孙一奎认为"宇宙寥阔"，不可以"丘里自隘"，于是自新都游彭蠡，历庐浮沅湘，探冥秦淮，钩奇于越，行医于三吴、宜兴、新都；罗周彦曾南游吴越，北走燕赵，侨居江苏泰州；吴崐"由三吴，循江浙，历荆襄，抵燕赵"，未及壮年而负笈万里；程原仲自学历代医著7年，后负笈吴、楚、梁、宋、燕、赵、齐、鲁各地20载；清代卢云乘自认为，"道虽达于黄山、白岳，犹以管窥之见不足以语山海之全"，于是"历诸省，访名贤"，过江城武汉，因救治疫类伤寒流行有效而被挽留，后由县而府而司三试擢第一，乃任楚医学教授，摄普济堂医务；汪必昌认为，"家于黄山见闻不广"，于是游吴越、历齐鲁、至燕赵，"方知天地之大，黄河之深"，后入京都，选入御前太医，供奉内廷。根据文献记载，新安医家活动范围广，北至辽蓟、南达粤南，"几遍宇内"，其中最活跃的还是江浙地域。读万卷书、行万里路，行远升高、登堂入室，既开阔了视野又增长了见识，既引进了新思想，又传播了新安学术。

即使在本土，新安医家也是身处新安、放眼天下，通过各种渠道，不断与外部世界交流、研讨医道。明代汪机与江苏薛立斋互相尊崇，其辑《外科理例》时采薛立斋《心法发挥》之说参于其中；明代吴正伦师从浙江德清陆声野；清代程衍道曾求教江苏李中梓；清代曹启梧师从浙江嘉兴程玉田学外科。新安医著中节录各家或参以己见者比比皆是，如明代汪机整理梓行戴思恭《推求师意》，徐春甫编集《古今医统大全》百卷，江瓘编著《名医类案》，程充重订《丹溪心法》；清代程衍道校刊唐代王焘《外台秘要》，程林删定宋代《圣济总录》，罗美编集《古今名医方论》，吴家震搜订明代钱塘医家吴绶《伤寒蕴要全书》而编成《伤寒蕴要方脉药性汇全》，郑重光补注明代吴中医家吴有性之《瘟疫论》，吴谦奉旨编撰《医宗金鉴》，许豫和重订注释宋元时期《敖氏伤寒金镜录》，程文囿《医述》更是节录百家，"不著一字"，集诸家之大成，垂不刊之定论。

明清期间新安人刊刻的新安医籍约108种，而非新安医籍则有140多部。明代朱崇正搜集宋代杨士瀛《仁斋直指》医书4种且附其所遗方论，并请歙县虬村刻工名手黄镀刻印刊行；吴琯刊校宋元明三代13位非新安医家所著，如《薛氏医案二十四种》。明代新安出版家吴勉学广刻医书近90种，包括校刊出版《古今医统正脉全书》205卷、《河间六书》27卷、《痘疹大全八种》；胡正心汇刻《十竹斋刊袖珍本医书十三种》《伤寒三种》，绝大多数非新安医著。

新安与江浙山水相依、地缘相近,水陆来往便利,人员往来密切,商品上互通有无,关系非同一般,明清时期同属于江南这一个"大家庭"。新安江一头连着黄山,一头连着西湖,其下游是富春江,富春江入钱塘江,再归杭州湾,故钱塘江的正源和上游称"徽港"。扬州、苏州等地与徽州更有生命基因意义上的血脉关系,可以说是"徽州飞地",也是新安医家的重要舞台和基地,行医乃至客寓者比比皆是。徐春甫在北京组织成立"一体堂宅仁医会",46名会员中除新安医家21人外,江浙籍医家12人,也是一个明证。

据不完全统计,悬壶外地盛负医名的新安医家有70余人。新安名医繁多,医疗需求相对过剩,迫于生计,也为讳避师尊,乃步徽商后履,客居他乡悬壶行医,每到一地,少则十天半个月,多则数月,合适则定居行医。如孙一奎,历沅湘、匡庐、於越、秦淮、三吴,所至活人无算,其《孙一奎医案》包括《新都医案》《三吴医案》《宜兴医案》,就是三地行医留下来的医案。方广曾游学河洛,寓居陈留,常活人于危殆间,一时声著中原。明末清初程从周、吴楚、郑重光、程应旄等先后客寓扬州著书刻书,结社研医,开设药铺,为人治病。张遂辰随父由歙县迁居杭州行医,弟子众多,其中张志聪得其真传,张志聪再传杭州高士宗,新安汪文誉又师从高士宗。清代客寓浙江衢州行医的程芝田还传术于雷逸仙,雷逸仙授术于其子雷少逸,雷少逸再传术于新安门生程曦。这是一种血肉相连、骨肉相亲的交流与融合。

学术的交流融合给新安医学带来了新思想、注入了新的生机和活力,同时又促使新安医学连续不断地由周边向中华大地扩散、辐射和延伸。譬如明代徐春甫在京组织成立宅仁医会,新安医家几占一半;清末俞世球在上海南翔创设"槎溪会课",传授儿科医学。

明清时期中国的学术重心在江南,以苏、杭、徽三州为学术中心的苏中、浙中、新安三大中医流派,呈三足鼎立之势,三地互相交融、融为一体。总结明清时期的核心中医学派,其发端者或核心代表人物大多有新安人,如温补培元派的汪机、孙一奎,医经派的吴崑,伤寒派的方有执,温病派的叶桂,经典校诂派的江永、戴震、胡澍等。这些流派的传承发展,又往往是以新安及整个江南地区为大舞台,进而影响着整个中医学术界的。如随着新安医著的大量流传,新安固本培元思想对浙江赵献可、张景岳,江苏缪希雍、李中梓等著名医家的温补思想,均产生了直接或间接的影响。又如方有执重订《伤寒论》,后世新安、吴中两地医家积极响应,由江南地区蔓延至全国,从而掀起热火朝天的伤寒学术争鸣态势。反过来江浙医家也促进了新安医学的发展,清代新安医著更多引用江浙医家之说,张景岳等温补说对后世新安医家同样也产生了直接的影响。可以说,明清时期的江南地区其实就是新安医学学术交流互动的大舞台,在一定程度上说,古徽州地区曾是主导全国中医学术主潮流的地域。

明清时期新安医学以整个江南地区以及京畿腹地为重要基地发扬光大，近现代转移到以江淮大地和京沪两地为重点舞台，从而在全国各地一定范围形成继承、研究并弘扬新安医学的学术氛围，由点及面逐渐形成了被全国中医药界同仁所认可的大"新安学术"氛围。

"新安"是一个具有历史地理学属性的地域概念，地域概念是静态的，"地理新安"疆域是相对明确的，不妨称之为小新安；而学术则是动态的，"学术新安"如同新安江水一样是流动的，不妨称之为大新安。随着江水的流动，新安医学在保持地域特色的同时，积极融入和参与整个中医药体系发展的大循环中；反过来说，中医药学理论体系早已深深地植入了"新安学术"的基因。流水不腐，活水生机，大小新安的互动融合，"地理新安"与"学术新安"的有机统一与结合，构成了融通流动的新安医学学术体系。

新安医学的根本意义在于区域性医学流派的动态性、流动性，在于立足于局部放眼于全局、立足于本土放眼于全国的整体性、综合性。

"越是民族的就越是世界的，越是地方的就越是全国的"，新安医学相对于中医药学整体，可以说是这句经典名言最好的例证和注脚。具有时空广泛影响性的新安医学，已经超越了地理概念，成了精品中医学的代名词。正是这种从源头活水向外发散出来的魅力，才引起了中医界的普遍关注。可以说，新安医学是特定时期和特定地域形成的中医药学系统中的一个特殊的精品子系统，博大精深的新安医学代表了中医学的最高成就和水平，实际上就是中医药的精品王牌。

六、医学科学与徽学文化

新安医学姓"医"，名"徽"，字号"新安"。新安医学得天独厚，不完全取决于地理环境，还在于其深厚的文化积淀。

每一地域医学都有其浓厚的地域文化背景，而从江南古徽州这片文化土壤中生发出来的新安医学，不仅是中医药学的一个子细胞，也是徽州文化的重要组成部分。徽州文化包括新安理学、徽派朴学、新安医学、徽派建筑、新安画派、徽派版画、徽派篆刻、徽商、徽剧、徽菜十大主要流派，新安医学是主流之一，是中医药科学遗产与徽学文化遗产的交汇点。

文化是相通的，新安医学文化底蕴十分深厚。新安医家视野非常开阔，习医不囿于医，不仅博及医源，还从诸子百家、经史子集、野史杂记中汲取知识、扩充见闻，作为一个群体，哲学历史、天文地理、气象物候、政治军事、乐律术数、数学物理、生物矿物、冶金酿造、社会人类、三教九流，各门类知识无所不通。如经典校注中综合了多学科的学问，所撰本草更可以当作百科全书、博物之志来看待，至于理论创见更注重从传统文化中汲取营养，诸如"命门动气""元阴元阳""寒温根叶相连"等学说，都有更深层次的文化内涵。没有广博的知识，根本无法承担和完成这样的使命和责任。

文是基础医是楼。古有《脉诀》"词最鄙浅"，为朱熹所不耻。新安医家以医文并茂见长，"辞学宗工""文章巨子""以文称雄""文采飞扬"者大有人在，文笔不好是不屑一顾的。新安医籍往往有着独特的文学色彩，如新安医案医话文辞古雅、行文简练，新安本草讲究声律修辞，《汤头歌诀》更是朗朗上口。

医为百艺之一，"医学实践是一门基于科学基础上的艺术"，本身即富有艺术的品质。不少新安名医都精通艺术、爱好书画，琴棋书画无所不能，工篆刻、善山水者大有人在。据不完全统计，工诗文的新安医家有百余人，善书画者有近60人。譬如清代槐塘程芝田"博学能文，有声庠序，字法米南宫，又善指墨画"；郑氏喉科郑沛兼工篆书刻印，承黄山印派之风，得徽派正传，镌有《十琴轩黄山印册》；"新安王氏内科"世家艺术造诣深厚，擅长笔墨丹青，黄宾虹就曾称赞王仲奇的处方笺"笔墨精良，本身就是书法艺术品"。

国学大师梁漱溟说过，"中医学与艺术具有相差无几的精神"。人文艺术修养对医术境界的提高具有一定的作用，体味艺术有助于理解和掌握中医药学的深刻底蕴和内涵。而且，文艺修养能够陶冶情操，也是一个人生活品位和处世方式的具体体现，事关审美情趣和人格尊严，是涉及"形而上"之人生哲学的大事，故新安医家对此格外偏重。

新安医学的文化内涵，还有一种"传道布道"的意味在里面，自觉地承担起了传播弘扬儒家传统文化的重任。为了说明这一点，这里不妨列出清代一位徽州人士开的《人生简便验方》："夫忠孝友悌人生之太和汤也，安分知足居家之平安散也，溺于富贵者以清凉饮解之，处于贫困者以固本丹治之，罹于忧患者以定心丸救之。凡此数方尤为经验简便，服之既久，庶几元气充满，天理流行。"文中寓"忠孝节义"之道于药方之中，细细品味回味无穷。无独有偶，1960年6月18日，著名学者胡适在台南成功大学发表了《一个防身药方的三味药》的演讲："第一味药叫问题丹，每个人总得带一两个麻烦有趣味的问题在身边作伴，以丰富自己的精神；第二味药叫兴趣散，人生总得有个乐趣，不为名不计利的爱好，避免心灵枯竭；第三味药是信心汤，你总得有一点信心。"寓人生况味于药味之中，耐人寻味。

2001年5月江泽民同志视察黄山，明确提出了徽州文化"五要素"的概念，即C（文化）、B（贸易）、M（医学）、E（教育）、A（建筑），并指出："如此灿烂的文化，如此博大精深的文化，一定要世世代代传下去，让它永远立于世界文化之林。"2013年9月胡锦涛同志视察黄山，特地步入屯溪老街，参观同德仁药店，与当地新安医家亲切握手。

新安王氏内科第4代传人王仲奇处方手迹

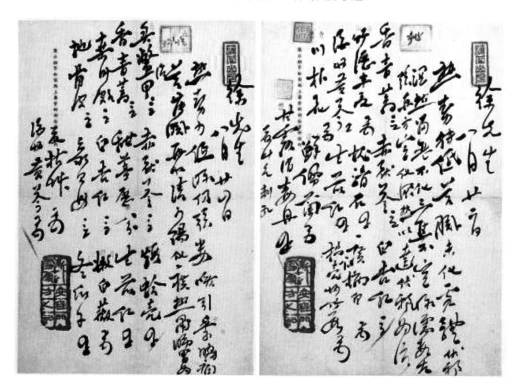

现代新安医家程门雪处方手迹

清风徐来,暗香浮动。根植于徽文化沃土的新安医学,作为徽文化的标志性符号之一, 承载着中华文明的基因, 记述着无数个百转千回的杏林故事,宛若镶嵌在新安江畔的一颗颗璀璨明珠,散发着被时光浸润过的暗香。

第二节　新安医学的科学内涵

新安医学始成于宋,宋代既是程朱理学的诞生期,也是我国古代科技发展的高峰期,为医学科学的学术繁荣奠定了科技基础和思想准备。以金元四大家为代表,宋元时期医学空前发展,学术争鸣异常活跃。在科技发达与理学昌盛两股合力的作用下,在金元医学的启发下,明清两代迎来了新安医学的繁荣发展时期。

秉持新安理学"格物致知"的思维传统,新安医家勤思考、不盲从,严谨治学、理性探索,实事求是、不主一家,不断地融会贯通、引申发明、推演深化、总结归纳,发现了许多新的客观事实和实用知识,提出了不少新的名词概念和理论学说,充实和丰富了中医药学的科学内涵,为中医药学理论体系的构建和完善做出了不可磨灭的贡献。

一、不信邪不泥古

由于生产力水平的限制, 古代先民难免会产生信仰崇拜心理甚至迷信鬼神意识。魏晋隋唐佛道玄学盛行,其中有不少鬼神迷信内容渗入医学知识之中。深受理学浸润的新安医家客观理性,不尚空谈,不惑邪说,反对迷信巫术、惑人妄说。

明代徐春甫组织成立"一体堂宅仁医会"时就明确指出:"圣人坟典之书,以援民命,安可与巫觋之流同日而语也?"他编撰《古今医统大全》,凡医家中"若涉于幻诞、理法之外,如《晋书》所载佛图澄、单道开,金之马宗素、程德斋之流,不敢悉录",凡医著中"巫祝、马铃、褚书、高诀、赵要、彭编,异说也,削而不录"。书中还明确指出"人神附体"、"人死三年,神魂着人"之类皆为谬说。他在阐述医德要求时,也是从儒家仁心仁术来明示,不苟同于因果报应、积阴德的习俗流弊来说教。

无独有偶,清代程林在纂辑删定《圣济总录纂要》时,"原本之末,有神仙服饵三卷,或言烹砂炼石,或言嚼柏咀松,或言吐纳清和,或言斩除三尸,盖是时道教方兴,故有是妄语。林病其荒诞,一概汰除,惟约取寻常颐养之药三十余方"。《程原仲医案》"张序"也强调:"则医之道,似本之理,而非疑鬼疑神者"。

这里有必要指出,中医"神而明之"的悟性和灵感思维绝非迷信,学术传承中的隐性知识,的确需要心悟神会的功夫。吴楚《医验录(初集)》自序说:

"静夜思之,思之不得,尝达旦不寐,如是月余,忽觉神鬼来告,而于诸脉之呈象主病,悉洞然于心而了然于指,试一按脉询病,如取诸其怀,辨症用药,如桴之应鼓。"这段自序恰恰说明其用心之勤,在实践基础上长期苦苦思索,忽受启发而豁然贯通,从而达到了一般人难以达到的水平,掌握了一般人难以掌握的技能。即使在科技发达的时代,以心灵洞察事物、体验生命、感知世界,仍不失为一条难能可贵的有效途径。

五运六气是唐代王冰注《素问》时首次提出的以天干地支相结合推演气候周期运动变化规律的学说,北宋盛行于世,但机械推演并不符合客观事实。新安医家不唯圣言,不泥旧说,讲求实际,据实创新,明确提出了"运气应常不应变"、"验者其常,而不验者其变"的观点。汪机、孙一奎、江之兰、吴谦、罗浩等就指出,主运、主气为常,年年如此、亘古不变;客运、客气为变,是根据日、月、五星位置变化,以六十甲子、五行生克乘侮等推演的,变易不定,很难符合六十年的实际状况。

现代医学物候学和时间医学研究表明,生物节律和人的生理病理与日月运行节律之间的确存在一定的内在联系,一年四季、六气、二十四节气乃一年中气候变迁的"常律",不同疾病的发病高峰时段也有所不同,具有一定的规律性。据现代大病例临床调查发现,风湿病患者疼痛规律近似月节律周期与塑望月周期;肺结核咯血高峰时间在"月廓满"之日,因咯血而死亡的时间也以望日前后明显居高;全国不同经纬度的心脑血管疾病患者死亡时间与月相变化呈正相关性,证明主运、主气所包含的气候特点、物候、病因、病机、病候等,具有一定的规律性、可预测性。但各年气候并非简单的重复,而是常中有变、变中有常,即使同一节气各年之间气温有高低不同,雨水有多少差异,作物成熟有迟早之别,色、味有厚薄之分,其复杂性不可一例而拘。

从天文历法来看,六十甲子是根据离地球最近的木星(岁星)运行的位次推演,其实际公转周期是11.86年而不是12年,每隔83年就有一个周期的误差,即所谓"木星超辰现象",以六十甲子推演岁运、客运、客气等缺乏天文学依据。新安医家认为,"五运六气"有常也有变,四时常令可以应验,久远之变难以推演,一定之理为常,卒然之情为变,绝不能按图索骥,拘泥于六十甲子推演某年属某气、发某病,必须以实际情况为依据,知常达变。

具体病症必须因时、因地、因人制宜,谨守病机,辨别证候的风、寒、暑、湿、燥、火六淫属性,对照运气学说中的病机、治则,寻求相应治法。"运气应常不应变"说修正了"五运六气"的错误,提高了运气学说的科学性和实用价值。

二、发明信而有征

实事求是、客观反映事实是科学的基本内涵,其本质在于可靠地概括和解释客观事实。新安医家经世致用，务实求真，严谨求是，以敏锐的观察能力和触类旁通的思维能力，发现并阐述了许多前人未知的客观实用知识。

生理上，清代汪昂以开放包容的心态，独具慧眼地记述了"人之记性皆在脑中"和"目为心窍"的认识。他在《本草备要》"辛夷"药中曰"吾乡金正希先生尝语余曰：人之记性皆在脑中。小儿善忘者，脑未满也；老人健忘者，脑渐空也。凡人外见一物，必有一形影留于脑中。昂思今人每记忆往事，必闭目上瞪而思索之，此即凝神于脑之意也"，后又在其《素问灵枢类纂约注》中指出："目"虽为肝窍，"然有辨别事物，故又为心窍"，"目为心窍""目瞪而思""凝神于脑"，其思辨分析可谓慧眼灵心，洞悉秋毫。再如脾胃的消化吸收功能，汪昂以"胃乃分金之炉"一语概括，简单明了，尽收科学抽象的神会之笔，足以启迪后人。

病理上，明代徐春甫通过亲身实践体验，提出"郁为七情之病"的经验性认识，现代已得到心理神经免疫学(PNI)的支持，亦广为中西医所普遍认可和接受。

清代汪昂和叶桂倡言"暑必兼湿"说，既反映了我国大陆性季风气候夏季闷热潮湿(尤其江南地区)的客观实际，又反映了湿热气候人体通过蒸汗散热的能力下降而易中暑的客观病理；既反映了暑季体内湿热内蕴、体液代谢紊乱的客观病机，又反映了暑季包括病毒病菌在内的微生物易于滋生繁衍、湿热酿毒而容易感染传病的客观病因。

清代叶桂提出"温邪犯肺，逆传心包"的认识，现代从SARS、禽流感等疫病由呼吸道传入、传染性极强、传变迅速的病理变化中，进一步得到了印证。明清之际江南地区灾害频仍，瘟疫流行，由于科学水平和医疗条件的限制，各种病情反而能够得到充分的展现，医家对于病情的感知能力及其内在本质的探索，反而可能要比现代更为充分。

诊断上，新安医家学以致用，言必有征，据必可信，提出了许多切实可行的诊断方法，为现代所证实和运用。

清代叶桂创立温病舌诊燥湿诊法，认为温病"必验之于舌"，辨舌形舌态、舌色舌质、苔色苔质，提出绛舌(邪入营血)和舌苔黏腻(脾瘅湿盛)等新概念，以津液为判断邪入营分病情轻重及预后的指征，并发明辨斑疹(热邪深入营血之征)、辨白痦(辨别判断病邪性质和津气盛衰程度)等法，后世舌诊从外感扩展到内伤，现代已被中西医所广泛接受和采纳。

清代郑氏喉科诊断白喉如老吏断狱，明察秋毫，其书所载"虚里跳动"重证可能就是现代所认识到的病毒性心肌炎的表现，"小儿白喉一证，五七日而毙者，不可胜计"的记述，可能就包含了大量的并发中毒性心肌炎患者。

明代徐春甫提出"脉为医之关键"，现代研究证明，脉诊确有血流动力学依据,三大生命指征中的脉搏和血压,都可以通过脉诊来把握,通过轻取、重按等方式,可以了解血流动力学的基本状态,获得血压变化的基本状况,从而判断疾病的轻重缓急。而徐春甫和清代吴谦对王叔和寸口脉象分候脏腑配位的改定,现代证明亦符合生物全息现象。他如对胃脘痛与真心痛、外感真中风与类中风、痹与痿等病证的辨别和联系,新安医家都有较为明确清晰的把握。

新安医家还对"死候""不治之症"有清醒的认识,徐春甫就曾指出:"凡不可治证,医所当知。病有一脏之气绝者,药必不能以强生。"表面上惊世骇俗,仔细深思则令人无惑也。

预防上,经学术界周密考证确认,人痘接种术预防天花,正式发明或重新发明代于明隆庆年间,宁国、徽州、上饶一带是种痘术开展最早的地区,所谓"闻种痘法起于明隆庆年间宁国府太平县(即今黄山市黄山区。引者注)"。

治疗上,明代程玠认为一方可通治多病,强调一张心病证治方也可以治疗肺病同类证候,并从《黄帝内经》肝肾同治中触类引申,认为"心肺亦当同归于一治"。现代医学肺循环与体循环的辩证关系,心肺生理、病理上的相关性,肺心病、肺炎合并急性心衰、顽固性心衰等病的治疗实践,都为心肺同治提供了有力的支持。有研究证明,中医心气虚与肺气虚对心肺功能均有密切相关性,心肺相关理论在冠心病的发生发展中占有重要位置;"肺病多瘀",药理研究证实,活血药能改善肺内微循环,促进肺系受损组织的修复,降低气道的高反应性。

汪机针对王纶《忌用参芪论》、时医过用寒凉的弊病,指出"丹溪治火,未尝废人参而不用",提出"参芪"既能补阴又能补阳的"双补说"。现代药理证明,人参具有适应原样作用,能双向调节免疫系统、内分泌系统、神经系统、心脑血管系统等功能,黄芪有促进蛋白质合成,促进组织修复,增强免疫功能,兴奋中枢神经,强心、抗衰老、抗肿瘤、抗疲劳、抗病毒等作用,两药合用能激发机体生命活力。

《古今医统大全》记载运用通下法以大黄为君药、"以利为度"治疗耳眩晕,从现代医学来看,此法与西医脱水剂治疗梅尼埃病、前庭神经炎和良性阵发性位置性眩晕同理,但对肾功能无影响,且方中大黄等药具有抗病毒、活血化瘀作用,对于改善微循环障碍、减少眩晕的诱发十分有利。

徐春甫还提出"久病当兼解郁"的观点,突出心理因素在慢性病中的重要作用,而临床已经证明,久病不愈常兼有情志不舒,长期的慢性情绪刺激可导致免疫力下降,加重病情,情志调理是治疗慢性病的重要方法。

此外,骨伤科有元代李仲南《永类钤方》首创"攀门拽伸法",以过伸牵引复位治疗压缩性屈曲型脊椎骨折,又运用盘脚膝抵法治疗髋关节后脱位;外科有明代汪机《外科理例》不拘泥于"以消为贵,以托为畏"的学术主张,指出痈疽"已成脓者,唯砭石铍锋之所取也",感染后若已化脓则要及时切开排脓引流等。这些都是十分先进和科学的。

新安医家还创制许多切实有效的名方,很多已得到药理研究的证明,如止嗽散有镇咳、祛痰、抗病原微生物、抗炎、解热等作用;五味消毒饮对减低的免疫功能有促进作用,有扶植正常菌群生长和调整菌群失调的作用,可直接抑制金黄色葡萄球菌,提高巨噬细胞消化能力,促进巨噬细胞发挥免疫学功能;养阴清肺汤具有抗菌、中和毒素和抗炎作用,对白喉杆菌有高度抗菌作用,对白喉毒素在体外有很高的中和作用,可抑制毛细血管的通透性。

至于新安医籍记载的应手见效的简易方,如明代黄古潭用瓜蒌一枚治肝郁胁痛,清代《本草备要》中柿干一味烧灰治肠风便血、清代崔默庵以生螃蟹捣敷治漆疮(过敏)之类,更比比皆是。

医案是客观真实地记录疾病诊治过程的重要方式,历代新安医家勤于笔录,积累了大量的临证医案。据《新安医籍考》载,800余部新安医著中,医案医话类有77种。

明代江瓘《名医类案》是我国第一部总结和研究历代医案的专著,《四库全书总目提要》评价"可为法式者,固十之八九,亦医家之法律矣";吴崑《脉语》则首次论述并规范了医案的完整格式。特别值得一提的是《孙一奎医案》,一改前代录案简单之例,注意询问病史、分析脉证,把病情变化与治疗的探求过程都详细记录下来,后世"一展卷间,较若指掌可寻而从事实"。孙一奎指出:"医案者何? 盖诊治有成效,剂有成法,因记之册,俾人人可据而用之。"

大量的新安医案凿凿可考,不仅如实记录了具体患者病情的来龙去脉、诊疗过程、理法方药,也客观反映了各个朝代疾病流行、气候变化等情况,既包含丰富的临床实用知识,又保留丰富的历史信息,其中蕴含无尽的科学成分,弥足珍贵。

三、科学创立新说

科学不仅要反映客观事实,更要反映客观事物的固有规律,其内涵更在于对事物规律性的认知和把握。新安医家不仅善于发现新知,而且致力于前沿知识的拓展创新,提出了一系列富有科学价值的学说,"营卫一气说""命门动气说""外损致虚说""卫气营血辨证说"对人体生理病理和疾病诊治规律的把握,就是典型的例证。

"营卫一气说"是明代汪机为修正朱丹溪"阳有余阴不足"论而提出的新说。汪机吸收引进《黄帝内经》中"营气"这个阴阳一体的概念,并根据"营卫同源"的原理,提出"营中有卫,营兼血气"的观点,又在卫营阴阳关系基础上,阐明了阴阳有余与不足之间的辩证统一关系。现代研究认为,脉管内血液中的各种营养物质相当于营气,而血细胞中包括各种白细胞如中性粒细胞、单核细胞、淋巴细胞等,都是非特异性免疫细胞,具有"卫气"的性质。白细胞能够以变形运动穿透血管内皮,到达周围组织,吞噬、消灭入侵的细菌等病原微生物;其中单核细胞穿出血管后,又可演变成巨噬细胞,巨噬细胞也能做变形运动,并有趋化性,印证了卫气剽悍滑利,具有游走、穿透的特性,一旦遇到外邪侵犯,即可窜出脉管之外以御邪。可见"营中有卫""营卫同行经脉之中"的论断是有科学基础的。粒细胞在吞噬有害物质时能量代谢突然增加,白细胞杀死细菌需要大量能量供给,而微血管中的各种营养物质(营气)一部分转入到组织细胞内以供给营养,另一部分进入白细胞中,供给白细胞免疫防御所需的能量,印证了营卫阴阳之间互补互充的辩证关系。可见,"营卫一气论"极具实证性,"营中有气、营兼血气"具有深刻的科学内涵。

"命门动气说"是明代孙一奎为探明生命的原始动力、探索生命的运动规律而发明的新说。孙一奎在易理学说启发下,以豆瓣发芽(植物生长点)取喻比类,指出人体胚胎在还不能判别男女时,二肾中间"所生之根蒂,内含一点真气"即为动气,乃阴阳之根蒂,造化之枢纽,"以为生生不息之机"。现代人体发生学认为,生命从受精卵形成胚泡着床到发育为各个器官至少3周,胚胎初具人形需6~8周。胚胎中有一"根蒂",即连接羊膜囊与滋养层呈蒂状的"体蒂",而动气命门就犹如孕育生命的枢纽或根蒂,在胚胎还没有形成人形之前、内脏器官还没有形成之时已经产生,它启动了五脏六腑的生成,控制着脏腑的生长发育和功能协调,形成了以脊椎为中心的生命整体。从基因调控理论来看,"动气命门"作为生命的起点,犹如生殖之精所承载的基因,是生命演化的信息密码,是一挂生命信息演化图谱,生发出五脏六腑、十二经脉;而且与现代遗传学操纵子模型十分相似,在分子遗传学中,操纵子作为基因调控的一个功能单位,是一个DNA片段,又是一个活的连环,由于操纵基因、结构基因等的连锁,加上诱导物、阻遏物等作用,产生了互相协调作用的种种变化,并朝着一定的功能方向发展,最终表现为一种活力或动力的性质。从整体调控系统看,现代医学证实人体"神经—内分泌—免疫网络"(NEI)具有自身平衡与全身整合机制的功能,命门非脏非腑、非水非火,三焦无形而为元气之别使,与NEI网络性质十分相似,调节命门可以改善紊乱的NEI网络。从更高层次看,人体内应有一"命门—神经—内分泌—免疫网络"系统,以完成对内环境稳态及循环、呼吸、消化、泌尿、造血、生殖等系统的调节整合。作为生命运动最高层次的概念,调控命门的阴阳即可以改善肝心脾肺肾的阴阳失调,对各系统疾病发挥治疗作用,尤其是阳气亏虚所导致的各种慢性病证。此说逻辑推理环环紧扣，富有形而上意义的系统思考，探讨了人体生命的演化模式，实质上赋予了哲学以生命科学的内涵和生命力，闪烁着古人智慧的光芒。

"外损致虚说"是清代吴澄在归纳总结前贤内伤虚损法中补充提出的新说。外界病邪侵袭人体导致虚损病证，最典型的莫如艾滋病。艾滋病全称"获得性免疫缺陷综合征"，是由于感染了攻击人体免疫系统、严重破坏免疫功能的艾滋病病毒（HIV）所致，以进行性CD4细胞数量减少与功能受损为特征，终晚期呈现极度恶病质，一派元气亏损、精气不足、脏器衰竭之象，即吴澄所谓"真气大伤，终成外损之症"，属温疫导致的全身慢性进行性虚损性病变。而其他外邪长期侵袭人体，也会"缠绵日久，渐及内伤"。至于"已有一内伤虚损底子"，外加邪侵，虚损更不待言。如慢性再生障碍性贫血，在病情缓解之后如突遇外感，往往血红蛋白迅速下降，导致病情反复加重。"外损致虚说"无论在发病学还是治疗学上，都有重要的科学研究价值和意义。

"卫气营血辨证说"是清代叶桂论述温病由卫分→气分→营分→血分渐次传变的顺序、规律、辨治大法与用药的新说。从20世纪50年代治乙脑、流脑，60年代治病毒性肺炎，80年代治甲型肝炎合并乙型肝炎、流行性出血热，到2003年至今非典、禽流感、手足口病的诊治等，包括蒲辅周、周仲瑛等名家在内，均以卫气营血辨证为指导分期或分型治疗，均取得良好疗效。现代临床研究证明，慢性乙型肝炎肝组织病理学分级分期与中医卫气营血辨证存在一定的相关性；免疫球蛋白A（IgA）肾病在病变过程中有明显的卫气营血变化；SARS发病进程呈现气分、气营两燔和血分3个阶段，基本遵循卫气营血辨证规律。卫气营血辨证还得到动物模型实验各项客观指征的印证，如舌面湿度和酸碱度、血清钾、血清钠、超氧化物歧化酶活性、淋巴细胞转化率、溶菌酶含量、病理解剖、血液流变学、微循环、血浆内毒素、细菌培养等指标与各证之间相关性强。叶桂从实践中构建起的温病理论框架，不仅得到实践的验证，而且卫气营血4个阶段与西医将感染性疾病（包括传染性疾病）过程分为前驱期、明显期、极盛期、衰竭期4个时期也是一致的，至今仍有较高的科学实用价值和实际指导意义。

四、融会引申贯通

科学还有一个不断深化提高、不断进步发展的过程，新学说新理论往往都是在纠正前人的错误，并在原有理论学说基础上修正、改进和升华而形成的。一代又一代的新安医学家，在继承前人基础上勤于思考、勇于探索，善于发现、敢于突破，不断地从不同角度和层面推理深化、推演完善、推导新说，譬如从"营卫一气"到"命门动气"，从"培元论"到"火热论"，从"固本培元"到

"元气划分阴阳"，又从元阴进而分别推引出理脾阴、养胃阴之治和养阴清润之说，全面完善了新安医学的理论体系。

元气作为生命的原始动力，是《难经》首次引入医学领域的一个概念，并认为来源于先天，化生于下焦命门(右肾)；到了金元时期，李东垣又补充了"胃气为元气"的含义。明代汪机面对朱丹溪学说盛行过度，时医动辄滋阴降火、戕伤元气的局面，尊重客观事实，不盲从权威，不回避矛盾，通过理性思考、比较和分析，提出了"营卫一气说"，以营气为切入点"引李入朱"，临床上形成擅用参芪"温养气血，固本培元"的特色治法。

汪机及其弟子培元以"脾胃元气"为主，而其再传弟子孙一奎则修改了命门的概念，以非水非火的肾间动气为命门，创立了"命门动气说"，侧重阐发了下元虚寒之治，并与"营卫一气说"相结合，认为先天命门元气与宗气互相为用，宗气又推动营卫之气，形成"原气—宗气—营卫之气"的动能之链。临床上注重温补下元，形成擅用"人参、黄芪合附子、干姜、肉桂"的固本培元新风格。

众所周知，临床疾病中虚证具有普遍性、多发性，"老年必虚，慢病必虚，重病必虚，多病必虚"，机体免疫力低下、内分泌功能衰退和脏器功能衰退，既是疾病发生的基础，又是影响疾病发生发展的重要因素。现代研究发现，免疫系统与脾虚证及脾肾阳虚证密切相关，细胞免疫紊乱、免疫器官和功能损害，是脾虚及脾肾阳虚证的一个重要表现。

临床与药理研究证明，运用人参、黄芪、白术、附子等固本培元，能够调节非特异性免疫、调动免疫功能、提高机体免疫力，促进造血、改善心脏功能和血流动力学指标，增强体质、提高机体的整体抗病能力等，合理应用对慢病久病、重病虚证、老年病、多器官疾病等具有不可替代的治疗作用。培固脾胃元气对于任何疾病、任何阶段，无论是从营养和药物作用来看，还是从增加自愈能力来看，都具有无可取代的价值；而温补脾肾固下元对慢性顽固性水肿、心脏病、肺心病、心力衰竭、慢性肾炎、肾病综合征、肝硬化、糖尿病等的治疗作用，也得到了现代临床运用的证明。

新安培气论是与火热论交织在一起的。火有君、相之分，李东垣指阴火相火，以之为"元气之贼"，继而朱丹溪倡说《相火论》，认为心君情欲之动，君火牵动相火，肝肾相火妄动扰乱下焦精室，致"阴精暗流而疏泄"，以此揭示"阳有余阴不足"的表现。明代汪机"营卫一气说"以补气即补阴立论，沟通和解释了"阴不足"说，但其目的仍是维护滋阴说。

理论上彻底纠正滋阴降火流弊的重任，则是由孙一奎最终完全的。孙一奎认为阴阳不能等同于水火，否定右肾属相火并指为贼火之说，强调命门非水非火，"命门不得为相火，三焦不与命门配"，并作《丹溪相火篇辨》，不同意其君火属人、相火属天和肝肾之火属人、雷龙之龙属天的主张，指其"认相火不真，前后自相矛盾"，认为无论在天在人凡属正火都是主于生化的元气，无论外来内生凡属邪火都是有害于元气的贼邪，将火分为正邪两类，提出"外邪火、五志之火为贼火"的观点，彻底否定了以相火为贼火的论调，为纠正滋阴降火之弊提供了理论依据，也为其推行温补培元之治扫清了障碍。

到了清代又有程国彭作《火字解》，分外邪实火（贼火）和内伤虚火（子火）两类，确立了"贼至驱不可留""子逆养不可害"的治疗大法，分别提出了"发、清、攻、制"的驱贼火四法和"达、滋、温、引"的养子火四法，使"千古晦义，一旦昭然"。

在汪机及其弟子培元实践的基础上，明代又有罗周彦进一步辨析先后天元气，吸收汪机培元之气血阴阳并补的双重意义，第一次将元气分为元阴、元阳，明确提出"元气空虚生百病论"，细分出4类具体可征的辨证概念，通过整理、归纳和提炼，系统完满地总结出了"元阴元阳说"。

现代研究认为，罗周彦阐发的元气具有物质性（功能性）、遗传性、可变性3个特征，其本质类似于细胞生命。从受精卵细胞分裂到胚胎发育都体现出精子的激发作用，人就是由先天的精卵物质分裂增殖形成，细胞生命又依赖后天营养的供给，先天不足或后天失调均可能导致细胞生命力低下或发生退行性病变；元气包括了中枢神经系统、内分泌系统、造血系统、免疫系统等功能，并与物质代谢有关；而从神经系统来看，元阴、元阳体现了自主神经系统的平衡和协调。

从命门元气到元气划分理论，新安医学家从抽象到具体，对哲学之"气"进行了实用理性的改造和创新，彻底摆脱了"气"无所不在却无所指定的抽象，赋予了可以实证的科学内涵，深化和提高了元气理论的实用价值。

从"固本培元"之论到"元阴元阳"之说，都强调脾胃之治，因为无论先天后天均需以脾胃为途径。关于脾胃的调理，徐春甫和罗周彦均已认识到胃气和脾阴两方面的重要性，但明代医家仍偏于脾胃之阳。清初吴楚温补强调脾升胃降，主张脾胃分治。从元气细分阴阳出发，到了清中期，理虚大家吴澄提出脾阴虚说和理脾阴的大法脉络，叶桂提出胃阴虚说和养胃阴、救胃阴的治法，完善了脾胃学说，填补了理论空白。

继续沿着元阴元阳划分的思路，叶桂的"养胃阴"主要体现在"治疫必重养阴"，仍是针对温病火热伤阴、消耗津液之症而设；郑宏纲父子3人则针对白喉之治，提出"养阴清肺说"；余国珮重养阴润燥之治，针对时运燥火强调"伏邪宁多用救阴"，治内伤持"欲作长明灯，须识添油法"之论。可见，兼顾气血阴阳的固本培元治法，还为新安养阴清润派的形成埋下了伏笔，新安医学家触类旁通、引申发明的功夫，可谓前所未有。

五、理性构建新知

科学不只是事实或规律的知识单元，更是反映事实和规律的知识体系，系统化、条理化、规范化和标准化是科学内在的本质要求。新安医家不仅善于创新发明，更注重知识的系统整理、总结提炼、归纳分类和模式建构，如诊断有程国彭"八字辨证"，汪宏望诊"相气十法"；治疗有吴澄"虚损十法"，程国彭"医门八法""外科十法"；针灸有王国瑞子午流注"飞腾八法"等，还有从100卷《古今医统大全》到90卷《医宗金鉴》对各科各方面的归纳凝练，都为中医药体系科学化做出了重大贡献。

对中医理论进行系统的归纳，无不体现了新安医家对经典的心悟。明代吴正伦将《伤寒论》的病理，归纳为"表、里、虚、实、阴、阳、寒、热"八个字和"有表实、有表虚；有里实，有里虚；有表里俱实，有表里俱虚；有表寒里热，有表热里寒；有表里俱热，有表里俱寒；有阴证，有阳证"十二句话。清代程国彭进一步归纳为"表、里、寒、热"四个字和"有表寒，有里寒；有表热，有里热；有表里皆寒，有表里皆热；有表寒里热，有表热里寒"八句话，更简约更实用。

以有限的篇幅对中医临床知识进行严谨系统的理性总结，程国彭《医学心悟》尤为突出。其阴阳、表里、寒热、虚实"八字辨证"法，是分步辨分外感内伤、表里、寒热、虚实的连续二分法，至今仍是中医分析归类病情的辨证总要和纲领。现代研究发现，八纲证候与内分泌、神经、免疫、环核苷酸及物质能量代谢等方面存在密切的复杂机制，有潜在的物质基础。八纲实质是对机体致病动因八种"机体典型反应状态"的概括，既有较高的临床价值，也具有深刻的科学内涵。

医门汗、吐、下、和、温、清、消、补八法，有"中医基本分类法"之誉，也有其深刻的作用机制。现代研究认为，汗法能扩张周围小动脉，促进循环，有利于有害代谢产物的排出；下法可增加肠血流量，促进肠道推进功能，保护肺肠、肝肾等功能；清法中清热解毒中药有抑制炎性细胞产生炎性因子，调节免疫功能等作用；消法中化痰止咳平喘类中药多能增强溶菌酶的分泌和活性，调节正常菌群，恢复微环境的生态平衡；和法如合理使用免疫增强剂与免疫抑制剂，可调节体液免疫与细胞免疫之不平衡；补法能提高单核/巨噬细胞或中性粒细胞的吞噬功能，促进自然杀伤细胞（NK）的杀伤作用，提高红细胞免疫功能及淋巴细胞数量，促进正常人体淋巴细胞转化，促进补体、细胞因子的产生；温法能显著提高血浆IgG浓度，双相调节cAMP/cGMP比值，刺激细胞因子参与机体免疫调控，增加脑血流量、增强脑组织能量代谢、扩张冠状动脉、增加心肌血液灌注、增强心肌收缩力、调整胃肠运动功能、改善胃肠道血液循环。作为基本治法的分类，医门八法具有一定的科学基础。

六、承扬格致精神

"科学"是一个外来词,英文"science"是从拉丁文"scientia"衍生而来,本意为知识、学问,我国曾译为"格致",即"格物致知",语出《礼记·大学·中庸》,理学家朱熹注为"即物而穷其理也""穷理以致其知也",核心则是格物致知论,即穷尽一切事物之理而达到极致,推极我心固有的知识以达到全知。格物以致知,随事以观理,即理以应事,程朱理学为新安医学的形成奠定了认识论基础。

新安医家认为,医道至精至微,医学要穷理尽性,格物致知,见微知著,知行合一。早在明代,徐春甫在组织一体堂宅仁医会时,就将"力学""明理""格致"等列入"医会条款"之中,并指出"医学贵精,不精则害人匪细"、"性命攸关,操术不可不工";清代程知对先学每以"读书不求甚解"为境界不以为然,指出"此语未可用之医人",医者"须一一明其所以然,了如指掌";程国彭认为,为医"知其浅而不知其深,犹未知也;知其偏而不知其全,犹未知也",这些论述都充分体现出了客观理性的科学精神。

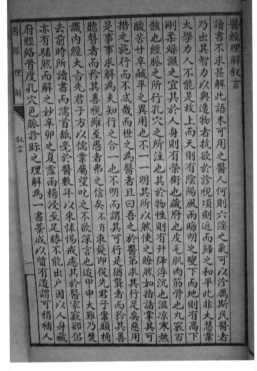

明末清初程知《医经理解》谈读书习医之道

新安先贤"耻于深信,笃于深求",以敏锐的观察能力、丰富的思辨能力、严密的逻辑能力、传神的概括能力和形而上的科学方式,努力探寻医学新知,把握生命规律,构建知识体系。通过历代不间断地积累叠加,其原创性的理论成果十分丰盛,先知先觉的功夫令今人惊叹不已,即使从现代经典科学的角度来分析,也很有说服力,为中医学理论体系的构建、完善和提高做出了不可磨灭的历史性贡献,不愧有中医药学"硅谷"之称。

近现代徽籍著名学者胡适先生在新文化运动期间提出"大胆假设,小心求证"的观点,大胆假设就是要打破旧有观念的束缚,挣破旧有思想的牢笼,大胆创新,对未解决的问题提出新的假设或解决的可能;小心求证就是不能停在假设或可能上,要以严谨求实的态度论证其真伪,论证过程中不能捏造事实,不能按自己的意愿去改变事实,更不能用道听途说的东西去充当事实,而是要尊重事实,尊重证据,不能有半点马虎,千万要"小心"。"大胆假

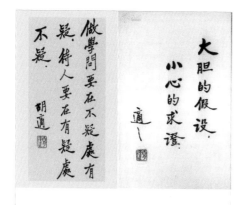

徽籍著名学者胡适谈治学

设，小心求证"正是求新精神和求实态度的结合。

关于科学，胡适先生也有论述，他在《科学与人生观》中说："近几十年来，有一个名词在国内几乎做到了无上尊严的地位，无论懂或不懂的人，无论守旧和维新的人，都不敢公然对他表示轻视或戏侮的态度，那名词就是科学。"这位新文化运动的"开山鼻祖"，被认为是20世纪初期反对中医的重量级人物，1920年在他罹患糖尿病并发肾炎被西医"判了死刑"，却被名中医陆仲安治好后，虽承认事实也对中医的"真价值"有所醒悟，但仍坚持认为"中医能治病但不认识病，很糊涂，所以不科学"。而在他奉赠给近代新安医家王仲奇的一帧鼓励之词中，则明确指出其医术有合于唐代孙思邈"胆欲大而心欲小"之旨和现代"大胆假设，小心求证"的科学方法。时中医界有云"吾党数陆王，盛名久洋溢"，将王仲奇与陆仲安并论。是否因胡适的缘故，有待考证。由此可见，胡适"反对中医"可能是将其作为传统中华文化的象征和符号来看待的。

科学与科学性是两个完全不同的概念，仅从形式逻辑加实验实证的数理实验科学类型来看，传统中医不完全属于这样的科学。局限于以今日的科学彻底否定昨日的知识体系，本身就是不科学的思维方法。现代研究也不难发现，在缺乏现代先进诊疗仪器的条件下所建构起来的中医理论体系，其科学内涵即使从数理实验科学的角度也一再得到了证明，仅新安医学的科学内涵就能完全驳斥和否定中医不科学的论断。

诺贝尔物理学奖获得者丁肇中的观点值得深思，他在《应有格物致知精神》的演讲中曾呼吁："希望我们这一代对于格物和致知有新的知识和思考，使得实验精神真正地变成中国文化的一部分。"不纠结于中医学是不是"科

新文化运动引领者胡适评民国新安医家王仲奇医术之手迹

学",更不考虑把中医学改造成经典形态的"科学",但应发扬理性思考的传统精神,吸收科学实验、循证医学、数据分析、计算机技术、人工智能、复杂科学、组学、高概念思维等新的研究方法,使之成为构建中医学体系的方式方法的一部分,进一步充实、完善和发展中医学知识体系,以造福于人类社会,这是丁肇中的呼吁所给予我们的启示,更是时代赋予中医人的历史使命和责任。

第三节　新安医学的人文属性

新安医学在特色性、传承性、创新性、认同性等方面,具有典型的非物质文化特征。

一、非遗特征

世界《保护非物质文化遗产公约》(以下简称《公约》)明确定义,非物质文化遗产"指被各群体、团体、有时为个人视为其文化遗产的各种实践、表演、表现形式、知识和技能,及其有关的工具、实物、工艺品和文化场所",并进一步阐述了构成非物质文化遗产的基本要素,即特色性、传承性、创新性、认同性。结合新安医学的实际内容,新安医学具备非物质文化遗产特征。

1.特定区域的认同性

《公约》指出:"各个群体和团体随着其所处环境、与自然界的相互关系和历史的条件不断使这种代代相传的非物质文化遗产得到创新,同时使他们自己具有一种认同感和历史感,从而促进了文化多样性和人类的创造力。"非物质文化遗产及其扎根、生长、发展的人文环境和自然环境,是其作为遗产的整体价值所在。

我国地处欧亚大陆东部,四周大海江河、高原山脉、戈壁沙漠环绕,构成了一片相对封闭式的大陆,四周的天然险阻促成了区域文化的相对独立性,但江水的流动性又给区域文化带来活力和发展的空间,中国文化正是在这片相对独立的区域内自成体系的。徽州"居万山环绕中,川谷崎岖,峰峦掩映",崇山峻岭环峙,其境高山60%以上平均海拔在1300米以上,30%以上平均海拔在1100米以上;徽州地区水资源丰富,新安江横贯徽州,其支流率水、横江、丰乐河、富资河、布射河、练江等布满各县城乡,"深潭与浅滩,万转出新安",流动的江河沟通了徽州与外界的联系,徽州一府六邑均通过新安江水系直达杭州。徽州文化正是在这样半封闭的地理环境下形成的,很具有中国区域文化的典型性。

新安医学作为徽州区域特色明显的医学流派,其形成绝不是一种偶然,而是诸多因素催化作用的共同体。

（1）安定的地理环境。徽州地处江南万山丛中，环境相对封闭，历来较少战乱骚扰，晋宋两次南渡及唐末避黄巢之乱，中原人入迁的文化开发，尤其南宋迁都临安（杭州），新安成了近畿之地。南迁来的大族，不仅给当时相对荒凉的古徽州带来了中原地区的先进生产技术、生产工具，而且带来了以孔孟儒学为核心的中原文化。人民的安居乐业，为新安医学的兴盛提供了良好的自然条件和环境。

（2）强大的经济基础。徽商是新安历史全面高度发展的支点，经济的繁荣为新安文化的发展奠定了经济基础。徽商贾而好儒，重视对文化的全面投入，许多新安医著的出版与徽商的资助是分不开的。徽商散布全国各地，新安名医跟随徽商的足迹行医各地，多数都在经济活跃的县城附近和鱼米之乡，对于促进医学交流、吸取众家之长，也起到了一定的作用。从这一角度来说，新安医学是伴随着经济的兴盛而繁荣起来的。

（3）深厚的文化底蕴。新安地区自唐宋以来，郡邑普设书院，文学逐兴，"徽墨""歙砚"驰名于时，中原地区一些官员和文人学士相继移居新安，对新安文化的发展产生了一定的影响。特别是"程朱理学"流风所及，使新安学风为之所振。徽州文人学士都"耻于深信，笃于深求，长于考据"，英才辈出，成为文化之邦，并有"东南邹鲁"之称。明清徽州书院林立，文社成群，受这种文化因素的影响，新安医家也大量涌现。不少文人学士"不为良相，即为良医"。在新安医家中，"以儒通医"者占有相当的比例。

（4）丰富的药用资源。徽州地处中亚热带北缘，气候湿润，气温适宜，春夏秋冬四季分明，植物资源居全省首位，各类植物共有200余科3000多种，其中可供食用的山珍和具有药用价值的植物有9大类800多个品种；野生动物资源中，有飞禽100多种，走兽50余种，爬行类20余种，两栖类10多种，鱼类30余种。林木、茶叶等土特产品种琳琅满目，白术、贡菊、山茱萸等药材资源极其丰富，大自然的恩赐为新安医学的发展提供了有利条件。

2.突出的文化表现形式

《公约》明确说明，非物质文化遗产的表现形式包括"口头传说和表述（包括作为非物质文化遗产媒介的语言）；表演艺术；社会风俗、礼仪、节庆；有关自然界和宇宙的知识和实践；传统的手工艺技能"。徽文化是中国传统文化的典型代表，新安医学伴随着徽文化的兴盛而有过辉煌的历史，本身也成为徽文化的重要组成部分。依托黄山地理环境优势和徽文化的深厚底蕴，新安医学有突出的文化表现形式。

（1）家族世医。据不完全统计，自宋元到清末，新安一地有文献记载的医生1200余人，称得上医家的有800多位，在中医界有人才"硅谷"之称，其中大多是以家族世家群体存在。新安医学正是得益于家族世医而传承发展的。据不完全统计，从北宋以来世医家传3代以上者就有139支，有的甚至传至15代乃至30代，其中歙县黄氏妇科、"张一帖"内科、郑氏喉科、王氏内科、黄源村--吴山铺程氏伤科等世代相传至今，经久不衰，目前至少还有20支世医后代在城乡各地以医术济人。

(2)古典文献。据《新安医籍考》记载，新安医家共编撰中医著作800余部，其中医经类107种、伤寒类70种、诊法类40种、本草类54种、针灸类22种、内科类210种、外科类15种、妇科类24种、儿科类84种、五官科类30种、医案医话类77种、养生类15种、丛书类37种。新安医学的文化价值正是体现在实用的、不断被创新的、至今仍在造福于人类的知识体系中，新安古典医学文献则是这些知识体系的载体。

(3)经营模式。新安医学随着徽商的崛起，至明清时期达到鼎盛，医家足迹几乎遍及全国各地，行医兼办药店多形成一定气候。已知最早的药店是宋代陆氏"保和堂"，明代较著名的有徐春甫家族"保元堂"、汪一龙"正田药店"、洪基"胞与堂"、"叶开泰"药店等。宋明时期新安药店处在初期发展阶段，多为医家开设，重视名方秘方收集，为以后中药走向企业化、为清代徽商经营药店提供了先例。清代最著名的是"胡庆馀堂"药店，清末胡雪岩在杭州创设，是历史上新安最大的药店，它的产生标志新安人经营中药达到了鼎盛，对后世新安药店的发展起到一定的影响。至民国虽然徽商退出历史舞台，但徽商经营的药店相当一部分延续下来，如屯溪"同德仁"药店建于同治二年(1863)，至民国元年(1912)职工由原来12人发展到百余人，至今仍存在。历史上新安药店是集医疗、药材加工、成药制作与药品经营为一体的行业，这些药店在激烈的商业竞争中不断扩大规模，其生产经营药品的经验非常有价值。

3.不断创新的传统知识体系

《公约》强调："在本公约中，只考虑符合现有的国际人权文件，各群体、团体和个人之间相互尊重的需要和可持续发展的非物质文化遗产。"新安医学是一个综合性的地域医学，涉及经典考据、伤寒学说、温病学说、方剂学、本草学、针灸推拿、临床特色专科、医学教育等中医传统理论体系，而新安地区特殊的地理人文环境又赋予了新安医学特殊的内涵，如表现在地理上的山区医学特性、文化上的家族链医学特性、学术上的地方流派特征等不同于其他区域医学的地方性特色。

所有的非物质文化形式都是与孕育它的民族、地域融为一体的，从而构成文化综合体，并随着其所处环境、与自然界的相互关系和历史条件的变迁，而不断使这种代代相传的非物质文化遗产得到创新发展。新安医学体系正是如此。以新安医学"经典校诂派"的形成和发展为例：新安医家重经典、重传承,通达经史,善于注释,明代汪机、方有执、徐春甫、吴崑等在程朱理学指引下,就对《黄帝内经》《伤寒论》进行了整理和注释,产生了很大的影响。到清代乾嘉时期,皖派朴学兴起,考据对象从儒家经书扩展到医学、农学、历算等科技典籍。其中乾隆年间徽州儒商汪泰安、汪梧凤父子风雅好学,心仪陶渊明田园之境,在家乡歙县西溪村创建读书游憩的私家园林——不疏园,免费接待造访学者读书休闲,设学馆、藏书楼,礼聘黄生、江永、汪绂等徽州学者讲学,乾隆十七年(1752)"招戴震东原先生等学子,来从江永研习六经之学",著名的"江门七子"郑牧、汪肇龙、戴震、程瑶田、汪梧凤、方矩、金榜同在不疏园从江永研习,他们都是徽派朴学的核心代表人物,不疏园也由此成为当时全国的学术中心之一,吸引了郑虎文、刘大櫆、汪容甫、黄仲则等非徽籍经学家的造访。其后还有江有诰、俞正燮、胡澍、汪宗沂、许承尧等徽州学者,戴震的嫡传弟子段玉裁、王念孙和王念孙的儿子王引之,以及俞樾、于邺、章太炎等江南名流,均步其后履。所谓朴学,是从文字音韵、章句训诂、典章制度入手,以朴实的经史考证为方法,学风朴实,治学严谨,重"实据考证",言必有据,考据精详,引证确切,与理学重"义理阐释"的风格形成了鲜明的对比。可以说,不疏园聚集了当时几乎所有的第一流优秀人才,在文献考据上取得了辉煌成就,使中国文献研究达到了历史上的最高水平。其中汪宗沂是不疏园最后一个主人,辑佚和注疏成果亦很多。他们的考据向医学文献渗透,涉及《内经》《难经》《伤寒论》《神农本草经》的训诂辑复,很自然地形成了一条在徽派朴学影响下医学考证流派学术链条。

不疏园学术传承链

黄生(徽) → 程瑶田(徽) → 段玉裁(苏)

江永(徽)——→戴震(徽)→王念孙(苏)→王引之(苏)

汪绂(徽) → 金榜(徽) → 私淑:俞樾(浙)→章太炎(浙)→黄侃(鄂)、吴承仕(徽)

徽派朴学后继学者:俞正燮、江有诰、胡澍、汪宗沂、许承尧

"非物质文化遗产是文化遗产的重要组成部分,它更注重的是以人为载体的知识和技能的传承,是活的重要文化遗产","传统知识是基于传统创造、发展与应用的知识,具有民族性、地域性、连续性等特征,是已经形成的智力成果",根据世界知识产权组织这一定义,中医药知识完全具备这些特征。也就是说,当前文化传统中最值得保护的应该是那些具有知识性、创新性且仍在造福于人类的非物质文化遗产。充分认识并高度重视新安医学的非物质文化遗产特性,对于弘扬中华优秀传统文化、促进健康事业和医药产业的发展,都具有积极的意义。

梁启超在评价清代学者的成就时说得好："盖以中国之大，一地方有一地方之特点，其受之于遗传及环境者盖深且远，而爱乡土之观念，实亦人群团结进展之一要素，利用其恭敬桑梓的心理，示之以乡邦先辈之人格及其学艺，其鼓舞浚发，往往视逖远者为更有力，地方的学风之养成，实学界一坚实之基础也。"

二、由儒入医

朱熹理学在宋理宗时被改造成官方儒学，元明以后朱学被定为国学，成为科举考试的主要内容和标准。由于徽州先贤的倡导和徽商的支持，新安理学在徽州地区产生了深远的影响，使得诸多儒生转而学医，走向悬壶济世的道路。

1.尊奉理学

朱熹祖籍在徽州婺源，其血脉源于婺源朱氏家族。朱熹对故乡感情很深，曾三次回乡省墓。每次回乡，他都逗留数月，四处讲学，故徽州从学者甚多。《紫阳书院志》记载："先生受业者甚众，今论定高弟子十二人。"朱熹本人在政治上并不得志，可作为新安理学的开创人物则备受推崇。他致力于著述和讲学，通过朱熹的传授，新安学风为之一变，原来醉心于科举功名的新安士人，转而"多明义理之学"，其中不少儒生放弃科举，转而从事医学，治病救人。他们著书大成，贯穿笺释，或可有功前贤，嘉惠来世。

如清代汪昂著《本草备要》，希望能使后代受益，传之久远，《四库全书总提要》称其"疲精瘁神，著辑方书数种，以为有当于民生日用之实，且集诸家大成"。

又如清代李承超，《婺源县志》记载其少时非常聪明，长大后博览群书，重考据，一名一物，务引先儒诸家之说，曲证旁通，受朱熹之学影响，"悉心研理，一以朱子为宗"，因祖母经常生病，"恍然曰：吾儒一生学问，岂徒事考据哉。"始研岐黄，著有《六经条考》《仪礼大略》《春秋大略》《脉法正宗》《倭寇辩证》等书。

2.知医孝亲

在儒家的伦理道德体系中，孝道占据着十分重要的地位。以孔孟为代表的先秦儒家，提出了"百善孝为先"的做人根本，宋儒程颐进而提出"知医孝亲"说，朱熹倡导"儒医双修"。在程朱理学影响下，徽州宗族对孝尤为重视，如绩溪县华阳邵氏宗族《家规》记载："孝为百行之原，人子所当自尽孝，大而扬名显亲，小而承颜顺志，皆孝子。"徽人为尽孝道而步入杏林者不在少数。徽州宗族观念根深蒂固，修族谱，建宗祠，严族规，聚族而居，形成了异常严格的宗法制度，出身于医学世家的后代，传承医学不仅是生存之道，更是责任、义务和使命之所在。

"为人子者,不可不知医",徽州大批儒生在父母亲人生病以后,毅然走向从医的道路。清代程国彭在《医学心悟》自序中称:"古人有言,病卧于床,委之庸医,比之不慈不孝。是以为人父子者,不可以不知医。"婺源王佩恭,"少随父授读,辄知爱敬。母病,侍药不忍离,迨殁,掉念瓶罄,旁观为之惨动。因思为人子者,不可不知医,辑《医学纂要》八卷,颜曰《志痛篇》。后事父益谨,调护无已时,故父得享遐龄,目睹孙曾绕膝焉"。胡翔凤"嗣因母病慨然曰:为人子不可不知医。自此究心岐黄,著有《本草歌》《医学蠡测》若干卷。"程曦在《程正通医案》序中写道:"古人云:病人卧于床,委之庸医,比于不慈不孝。斯言良是欤!吁!父母在而不知医,父母亡而始学医,风木之悲,今昔同慨,每一念及,未尝不涔涔然泪下耳。"由上可见,孝养父母长辈成为很多新安医家选择从医的内在动力。

在一片孝心的促使下,新安医家割股疗亲、尝粪救亲的故事也层出不穷。清代嘉庆年间江应全,早年丧父,事奉母亲,尽心尽孝,一次母病,为疗母病而割股煎药,治好了母病。道光年间王燧周,其母突患重症痢疾,危在旦夕,王为救母,亲自尝母亲的粪便,以了解病情,帮助诊断,最终治好了母病。

今天歙县棠樾村口百余米长的甬道上,仍井然有序地屹立着7座牌坊,这就是全国罕见的棠樾牌坊群。牌坊群以"义"字坊为中心,按"忠、孝、节、义"的顺序由两头向中间依次排列,呈半弧形展开。其中鲍灿"孝子坊"为明代嘉靖初年始建,清乾隆十一年(1746)重修。牌坊额刻"旌表孝行赠兵右部右侍郎鲍灿"。鲍灿,读书通达,不求仕进,因母亲两脚病疽,延医多年无效,即持续吸吮老母双脚脓血,终致痊愈。其孝行感动了乡里,经请旨建了这座旌表牌坊。建于清嘉庆二年(1797)的鲍逢昌"孝子坊",因母亲病重在床,鲍逢昌历尽艰辛,攀崖越岭,四处采药医治,并割股疗亲,以表孝心,感动朝廷,乾隆三十九年(1774)下旨旌表,称赞他"天鉴精诚""人钦真孝",后即建此坊,传誉乡里。

今天医学技术的发达,当然不需要我们再去继承割股疗亲或尝粪救亲的举动,但"孝心"的传统美德应是中华民族永恒的主题。

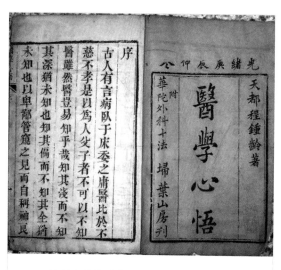

清代程国彭在《医学心悟》序中论孝道

3.经世致用

儒家经典《礼记·大学》曰"诚意、正

心、修身、齐家、治国、平天下"；宋理学家张载自称他的学问是"为天地立心，为生民立命，为往圣继绝学，为万世开太平"；朱熹虽在政治上不得志，但他一生始终不放弃自己的社会责任，在国家危难之时，多次向朝廷上书，力主抗金和收复中原失地，认为"金虏于我有不共戴天之仇"，表现出崇高的民族气节与爱国主义精神。

朱熹经世致用的思想，对徽州学子产生了广泛而深远的影响，徽州儒生们明白自己对社会应当承担的责任，而不是消极地"两耳不闻窗外事，一心只读圣贤书"。对读书人而言，金榜题名是崇高的梦想，也是苦苦追求一生的事业，但科举录取名额有限，落榜后是继续去考、一直考到老，还是从此消极厌世，或者重新寻找出路？徽州读书人普遍选择了第三种生存方式，除从事科举之外，就是经商和从医等谋生之道。

正是由于一批批读书人的加入，徽商的知识层次不断提高，力量不断壮大，凭着对商业的精明和"徽骆驼"吃苦耐劳的精神，开辟了"无徽不成镇"的局面。经商之外，行医也是读书人很好的出路之一。对读书人而言，如不能治国平天下，就退而求其次，"不为良相，即为良医"，从事治病救人，去尽一份自己的社会责任，这也是徽州地区众多儒生从医的原动力。明代洪基设"胞与堂"制药施人，所谓"胞与"即"民胞物与"之缩略词，认为天下同胞情同手足，体现了热爱人民、热爱天地自然的生命关怀思想。新安医家认为，"诚以济人为急，相之良则安天下，医之良则自乡而国，罔不获济。虽隐与显有殊，而名闻于一时"。

新安医家积极入世的精神不仅体现在从医者众多，而且历代太医众多。有的医家身兼朝廷官员，积极为朝廷效力，为万民解忧。如宋代婺源王炎，从小勤奋学习，精于儒学，考中进士后调任鄂州崇阳文书职，期满后又授潭州教授职，曾上书朝廷，请求减轻苛税。任湖州知州时，不少皇亲贵族较难治理，他不畏强暴，力主公正，凡有皇亲国戚违政令者，王炎斥之："汝为天子亲，乱天子法；炎为臣，正天子法。"所到之处，百姓无不称誉载道。

新安医家积极服务于社会，践行自己的崇高理想，"拯黎元于仁寿，济羸劣以获安"，精诚为国效力、为民解忧，为后世留下了宝贵的精神财富。

三、医德医风

新安医家闻名于世，不仅是因为其卓越的理论水平、精湛的医疗技术、显赫的学术地位，更重要的是他们视病人之疾若己之出，诠释了医生的职业准则，践行了医生的道德精神。每一位新安医家的医疗特长各不相同，但医德医风均对后学者产生了深远的影响。

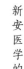

1.仁心仁术

"仁者爱人"作为孔孟思想的核心,一直为儒家学者所竭力倡导,程朱理学更是不遗余力地发扬光大,程颢、程颐提出为学以"识仁"为主,朱熹明确以医为"仁人之心","仁"经过数千年的说教,早已深入人心。

新安医家的责任意识和担当精神,源自于内心深处的道德本能。他们把践行"仁心仁术",当作实现"兼济天下"这一人生理想的途径,医学被赋予了伟大的济世情怀,关心百姓疾苦,以治病救人为己任,以不务活人为可耻。如明代鲍山曾在黄山白龙潭筑室隐居七载,撰成《野菜博录》一书,动机在于救荒活命,"采集野蔬以防岁歉,随处便于民取",《四库全书》赞其"亦仁者之用心"。明代程剩生"家无长物",有熬药锅一具,病家"求方予方,求药予药",虽"以医给食",然"食不继不以告人,有余辄以济人"。清代程国彭"一日所获之钱,多合膏散,任人取携,取之辄效"。郑氏喉科为人治病,"未尝受人丝粟之报"。

新安医家诊疾,有求必应,医不取利,"贫者不计酬",每逢瘟疫流行,则群起而动,公布秘方,出资制药,替天行道、为"天子"分忧。明代汪机,某次瘟疫突发,倾其家财,大锅煮汤,施药救治,缓解疫情,活人无数;清代汪钰,曾寓涿州,时疫盛行,乃制辟瘟丹散之,服者无不立效;清代叶昶,咸丰时皖赣疫病流行,其出资在歙县、休宁、黟县等地办医局,自制成药,奔走于皖、浙、赣交界数县,送诊施药,救治甚众;清代吴志中侨居杭城,某年瘟疫流行,百姓惶恐不安,其毅然倾家荡产购药救治,全力抢救近万名百姓,而自己家里的生活则陷入窘困之中。

仁心仁术,舍其谁属?

程朱理学种下的圣人仁爱之心,在新安医学中生根发芽,盛开出一朵朵璀璨的文明之花。

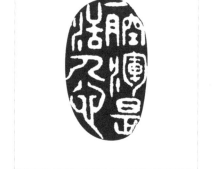

歙县郑氏喉科"一腔浑是活人心"处方印章

"前世不修,生在徽州,十三四岁,往外一丢",这是一句在徽州广为流传的民谣。徽州地狭人稠,生计维艰,生在徽州是不幸的;生在徽州又是万幸的,生病有人管,生了大病重病有人救治有人帮,生命与健康有新安医学护佑。

千年心灯,点亮大爱。

此"心"字,有一语双关之义。能为天地立心者,斯能为生人立命。"以圣贤之心为心"。正因为如此,新安医家绝大多数是有心法情结的,新安医籍以心法、心鉴、心书、心印、心传、心悟等为名者大有人在,绝非一脉一派。明代江瓘"披阅诸子百家之文中有案会心者",集录为

《名医类案》;方有执"心仲景之心,志仲景之志",而著《伤寒论条辨》;徐春甫创办"宅仁医会",以"活人救人为心","心手相应,百发百利",认为"夫医者,非仁爱之士不可托也";孙一奎"存上古贤圣之心","以心融千古之秘","道其道,心其心",一心救死扶伤;叶桂运枢机以转天心,按症酌方"各有因心之妙用";许豫和"历验三十年,始能得古人之心法",用药"必使吾之精神与药之气味,两相融洽而后药为我用";吴谦《医宗金鉴》中的四诊和各科临床均编有《心法要旨》《心法要诀》篇;汪文绮积数十年之心血著《杂证会心录》,强调"今人当以意会古人";郑宏纲在其处方起首处,刻印了一方"一腔浑是活人心"的印章等。

医乃仁术,无德不立。良好的医德赢得了更多的患者和实践机会,提高了医术创新发明的概率。新安医学德术双修,德促艺馨,"为天地立心"与"为往圣继绝学"水乳交融。爱因斯坦晚年就曾明确地说过:直到现在我才明白,"有一种无穷无尽的能量源,迄今为止科学都没有对他找到一个合理的解释。这是一种生命力,包含并统领所有其他的一切。而且在任何宇宙的运行现象之后,甚至还没有被我们定义。这种生命力叫'爱'。"

2.诚信为本

新安理学家对"至诚""笃信"等道德规范非常关注和重视。朱熹曾强调:"诚者,真实无妄之谓,天理之本然。"肯定"诚"的重要性。明代新安理学家程敏政曾谈道:"大哉诚乎,原于天性,于人亘万古而不息,放四海而皆准。人伦舍是则无自而明,风俗舍是则无自而厚,养民舍是则无所恃而臻于富庶,御夷舍是则无所恃而致其咸宾。盖天下之理虽众,求其操之约、制之广,莫有过于诚之一言者。"

徽州人经营医药,深受孔子"言必诚信,行必忠正"思想影响,胡庆馀堂就是诚实守信的典型代表。徽商胡雪岩有"药之真伪视乎心之真伪"之说,为胡庆馀堂立下"采办务真,修制务精"之训,并亲笔题"戒欺"匾额悬挂于内,谆谆告诫:"凡百货贸易均着不得欺字,药业关系性命,尤为万不可欺。余存心济世,誓不以劣品弋取厚利,惟愿诸君心余之心,采办务真,修制务精,不至欺余以欺世人,是则造福冥冥,谓诸君之善为余谋亦可,谓诸君之善自为谋亦可。"对外则高悬"真不二价"之匾。屯溪"同德仁"药号,立有"同德同心利人利己,福国福民仁慈仁福"的座右铭等,不胜枚举。

3.视疾若己

新安医家不仅医术精湛,而且对待患者不分高低贵贱,"视天下犹一家,救路人如骨肉","见彼苦恼,若己有之",感同身受,以仁爱之心、至亲之想,为患者驱除疾病的痛苦。

南宋张杲《医说》指出:"医以救人为心,医者当自念,云人身疾苦与我无

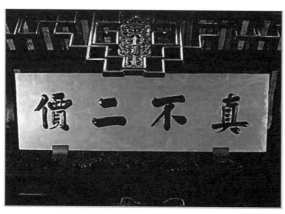

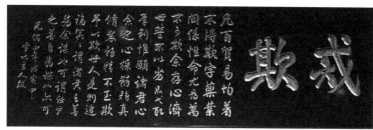

坐落于杭州的胡庆馀堂,对外高悬"真不二价"之匾,对内则高悬"戒欺"之匾

异,凡来请召急去,无迟或止。求药宜即发付,勿问贵贱,勿择贫富,专以救人为心。"

明代歙县江瓘"凡来请召,急去无迟",不避风雨,而且"勿问贵贱,勿择贫富,专以救人为心"。明代歙县张守仁,时常赠送方药给患者,并留饭馈金。明代张柏,随祖父迁浙江兰溪,治病不取厚报,凡有人请他治病,即使夜间起床十几次也不推辞。明代婺源江志洪设药局,以济世扶贫为乐,自号存济。

封建社会等级森严,贵贱不相通,如明代娼妓盛行,妓女地位最低,被称为贱人,但明代孙一奎并未歧视,《孙一奎医案·三吴治验》三十一案载:有一妓女名李双,患痛风,自二月起到仲冬,诸治不效,鸨母认为是痼疾,放弃治疗,其相好程芹溪托请孙一奎治疗,孙一奎诊为行痹,笑而对曰:"君能娶,予能治之。"经孙氏治愈后嫁给程芹溪为妻。孙一奎以仁爱之心,救患者于水火之中,不仅祛除患者的身体之痛,而且尽力帮助患者过上幸福的生活。

清代婺源张明征免费施药,曾救路人于病痛之中,并赠路费资助返家;清代歙县张思敬开设药局,以接济贫苦患者;程国俊避地淳西湖溪,家虽贫,然求药辄与,有病亟医之,从未以雨雪炎蒸推辞。

4.淡泊名利

新安医家深知医为生死之门,性命相托,绝不为名利所驱使,对目不知书、耳授数方便欲寄人生死者,以及依仗医术而迟迟不应,以观成败,进而收取高额利益者,深恶痛绝。

明代孙一奎医名显赫一时,达官贵人争相交往,但他一生心系天下苍生,从不依附或屈从于某一官宦,挟方书奔走于三吴、新都、宜兴等地,只要有患者家属请他前去治疗,便躬身前往,绝不推辞;运用娴熟的治疗方法,从不为蝇头小利而秘而不宣,相反在治病的同时不断地普及推广医药知识,让更多的人掌握解除疾苦的方法。清代郑于丰不仅视病人如己,而且热衷于慈善事业,乾隆年间曾出现饥荒,米价居高不下,郑于丰购米千笏,平价出售,活人甚众。

新安医家虽积极入世,但淡泊名利。宋代江晫,医术高超,有一年疫病流行,他以大锅煎药施送预防,时值宋理宗染病,经多医治疗不愈,经前郡守范仲荐举,投药2剂即告痊愈,皇帝欲赐封为官,他坚辞不受,在京城行医10年后,称病归里。明代胡庆龙精岐黄术,曾随军北征朝鲜,治好众多的军士,总督尚书邢某授以把总职衔,他坚辞不受,后行医南越一带,名声越来越高。

新安医家深受儒家文化、理学思想的影响,即使走出徽州,这种从小耳濡目染的熏陶,在他们身上打下了深深的烙印,伴其终身。

"文化是民族的血脉,是人民的精神家园"。近百年来,通过一代又一代科技工作者的不断努力,中医药学的现代化研究取得了丰硕的科研成果,但中医药理论始终没能得到现代科学的阐释和证明,反而陷入了某种迷茫之中。其实,作为历史悠久、人文内涵丰富的传统文化遗产,作为中华民族共有的精神家园之一,中医药学的发展并非只有尖端科技这一条单行道,完全还可以借助传统文化的定力而深入人心。

如果说科技成果是一种硬实力的话,人文内涵则是渗入中医药科学内部的软实力。软实力的内涵,既包括对民族传统文化的开拓和发现,还包括国民素质的全面提升。新安医学硬实力与软实力一体两翼,除了继续开展数据挖掘、药理实验等现代科研工作,通过科技成果发挥硬实力的作用外,还完全可以借重传统徽文化的软实力来弘扬新安医学,以满足人民群众医疗养生和精神文化的双向需求,更好地为社会主义物质文明和精神文明建设服务,更好地造福人类、造福于社会。

第九章

新安医学成因分析

一方水土养育一方人,一方水土也培植一方文化,我国地域辽阔,不同的气候地理环境和地域文化催生出了众多的地域性医学流派,新安医学就是其中杰出的代表之一。

江南徽州钟灵毓秀,人杰地灵,人文荟萃,文化底蕴深厚,是一片盛产文明的沃土,新安医学正是从这片土地上生发出来的医学流派。独特的地理环境为新安医学的生成提供了良好的人文生态环境,中原文化的南迁为新安医学的形成播下了文明的基因和种子,上层建筑的引导强化了新安医学的传承和创新,新安理学为新安医学的兴盛做好了充足的思想准备,徽州儒风的熏陶为新安医学营造了浓厚的文化氛围,徽商经济的繁荣为新安医学的发展奠定了雄厚的经济基础。新安医学的形成与发展得益于天时、地利与人和,是自然、历史、政治、文教、经济诸多因素集聚和催化的结果。

第一节　天地自然的造化

江南黄山,祖国锦绣山水、大好河山的代表和象征。黄山山脉山谷密布,溪流纵横,其南麓山下有大小不一、相间相通的盆地和谷地,盆谷之中千溪百川宛转曲折相萦绕,并汇流入自西向东蜿蜒而行的一江之水中,江水清澈见底、皎洁如镜,两岸峰峦叠嶂、青翠秀丽,白墙青瓦马头墙掩映其间,鸡犬之声隐约相闻。这片山水相连、阡陌相通的盆谷之地,就是人杰地灵的古徽州地域,就是渔歌帆影的新安江水系流域,名斐杏林的新安医学就发源于此。

一、大好山水的滋养

大好山水提供了独特的人文生态环境。

徽州奇山异水、天下独绝,是潜心学问的绝佳境地,自古以来就是文人学者向往的地方。徽州宋代以前曾称"新安",晋太康元年(280)有"新安郡"之行政建制。早在1500年前,南朝梁武帝就曾动情地对赴任的新安太守徐摛叮嘱道"新安大好山水……卿为我卧治此郡",文学家沈约更赋诗赞道"洞澈随深浅,皎镜无冬春,千仞泻乔树,百丈见游鳞",这是现存最早的新安山水诗篇；此后历代文人墨客不惜笔墨盛赞其美，唐代孟浩然有诗曰"湖入洞庭阔，江入新安清"，李白也曾借问黄山南麓之新安江水，以衬托黄山北麓之"清溪清我心"，"人行明镜中，鸟度屏风里"更应是新安山水画卷的真实写照；北宋词人晏殊称其"峰峦掩映，状若云屏，实百城之襟带"。宋徽宗时更名为"徽州"。《尔雅》曰"徽者善也"，《大雅》笺曰"徽者美也"，后世历朝历代《徽州府志》都无不自豪地自颂"山水幽奇，鸟道萦纡"；明代戏曲家汤显祖有诗曰"一生痴绝处，无梦到徽州"，地理学家徐霞客两次登临黄山，赞叹道："薄海之内，无如徽之黄山，登黄山天下无山，观止已。"清代诗人黄景仁五入徽州，做出了"地气磅礴，人风古淳"的总体评价；近代人民教育家陶行知在一封公开信《徽州人的新使命》中，更是自豪地说："我们徽州山水灵秀，气候温和，人民向来安居乐业，真可谓之世外桃源。察看他的背景，世界上只有一个地方和他相类，这个地方就是瑞士。"徽州人从来以"黄山山中人"、"家在黄山白岳间"而自豪，如今黄山与徽州古民居被列入世界文化与自然遗产，实至名归，当之无愧。

黄山脚下、新安江畔的古徽州，位于北纬30°这条神秘奇特、贯穿四大文明古国的环球线上，

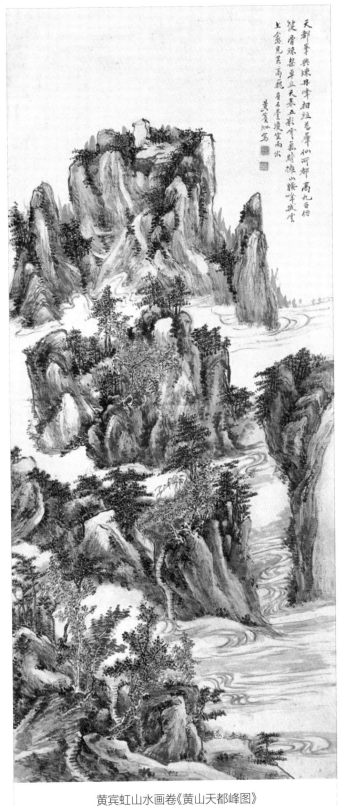

黄宾虹山水画卷《黄山天都峰图》

峰峦叠嶂、烟云缭绕、山环水转、林木苍翠、茂林修竹、急湍怪石随处可见,野生动植物资源丰盛,生态环境宜人宜居,人与自然和谐相处。山的巍然,水的灵动,徽州的山山水水决定了徽州人的生产方式和生活习俗,塑造了徽州人的独特个性。

"梦笔生花"寄托了多少学子的祈盼,"百步云梯"留下了多少求索的脚步,生活在这样的环境里,人的思想观点、思维方式显然会受到潜移默化的影响。山川钟毓,以形相感,地灵人杰,代有奇人,黄宾虹就曾称誉"新安王氏内科"第5代传人王任之为"黄山灵秀所钟也"。记得有位西医专家来徽州参加中医学术会议,上黄山后深有感触地说,看到从悬崖绝壁的石缝生长出的黄山松,看到波涛翻涌、瞬息万变的黄山云海,看到从云海中喷薄而出的黄山日出,一刹那间忽然有些明白,中医学"天人合一"的生命观和整体动态的形象思维是十分深邃的。

"问渠哪得清如许,为有源头活水来",南宋新安籍理学家朱熹这首《观书有感》的哲理诗,又何尝不是源自新安江水的启发呢?新安医学格物致知的思维、穷源探本的思路、考镜源流的功夫,和追求尽善尽美、完善完美知识体系的努力,又何尝不是源自于徽州秀美山水的启示呢?山光水色,朝夕相伴,大好河山孕育并滋养了包括新安医学在内的人文基因,优美的自然环境为新安学术研究提供了得天独厚的条件。

二、地理环境的铸就

地理环境成就了独特的学术体系。

徽州形胜,崇山峻岭环峙,《徽州府志》载"徽之为郡,在山岭川谷崎岖之中,东有大鄣之固,西有浙岭之塞,南有江滩之险,北有黄山之厄,即山为城,因溪为隍,百城襟带,三面距江,地势斗绝,山川雄深",四境高山64%平均海拔1332米,另36%海拔也在1131米以上,全境1.288万平方千米之内,有280多座海拔千米以上高山,其中海拔1864米的黄山、1787米的清凉峰、1728米的牯牛降,号称"华东三大高峰",分别盘踞于徽州大地的中部、东部和西部。山高水激,清代诗人黄景仁有诗赞曰:"一滩复一滩,一滩高十丈,三百六十滩,新安在天上。"思想家魏源也赋诗赞颂:"峰奇石奇松更奇,云飞水飞山亦飞。"峰峦环拱,四面险阻,形如城垒,势如高台,巍然耸立于江南水乡。天然的险峻在很大程度上阻碍了域内之民与外部世界的交流与联系,崇山峻岭的阻隔、人民生活的安居乐业,促成了区域内文明的相对独立性,包括新安医学在内的徽文化,就是在这种天下独绝的环境下酝酿产生、自成一派。

徽州北以黄山山脉与长江水系为邻,东南以天目山脉和白际山脉与浙江、江西两省接壤,在高台城垒式的独特环境之中,又有一条连通外部世界

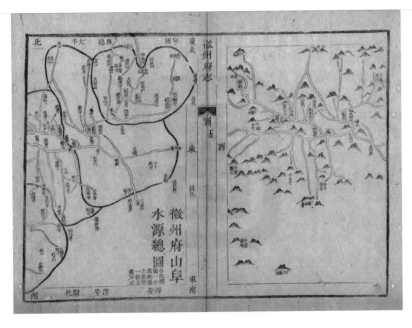

清康熙《徽州府志》(万青阁藏版)中徽州府山阜水源总图(右山阜、左水源)

的水系——新安江。新安江是徽州的母亲河,由渐江和练江汇合而成,渐江由发源于婺源县北部五股尖、休宁县西部五龙山六股尖的率水和发源于黟县五溪山主峰白顶山的横江汇合而成,练江由发源于绩溪东北黄花尖的扬之水,纳入歙县黄山东麓的布射水、富资水、丰乐水汇合而成,沿途分别又有珮瑯水、桂溪、濂溪、棉溪、昌溪、小洲源、大洲源、大源河、登源河等大大小小支流汇入,由四周辐辏聚集覆盖整个徽州盆地,自西向东延绵数百里而与千岛湖接通,向东南汇入钱塘江,由杭州湾注入大海的怀抱。"天上徽州"与"人间天堂"山水相连,属钱塘江水系上游的新安江,加上由徽州先民开通的蜿蜒曲折的徽杭古道等多条沟通外界的官道,人称"九龙出海",成为徽杭经济文化联系的纽带。南宋迁都临安(今杭州),近畿之地的徽州通过新安江航运和"九龙出海"之道,打开了与外部世界联系的通道。尽管四面环山,但"隔山不隔水",江水的流动性又给区域文明带来活力和发展的空间。

黄山的巍然不移,强化了徽文化的地方性、独立性、稳定性;新安江水的流动不居,扩展了徽文化的兼容性、渗透性和灵动性,封而不闭的地理环境,为包括新安医学在内的徽文化的外向发展预留了空间和舞台。

三、人文自然的塑造

人文自然塑造了新安医学的品质。

徽州被誉为"中国最美的乡村",徽州民居白墙灰瓦与青山秀水相映趣,构成了一幅天然的水墨画；徽州村落枕山环水、面屏朝阳，负阴而抱阳；徽州街巷纵横交错，起承转合有章法；徽州建筑内部虽因"天促地窄"而紧凑逼仄，但"四水归堂"的天井、开阖转换的布局又延伸了空间。徽州人傍水结村，依山造屋，借助山水格局以聚山水之灵气，一山一石、一草一木都与人的生活息息相关，处处体现了"天人合一""气脉阴阳"的哲学理念。诸如龙形江村、凤凰雄村、鱼形渔梁村，棋盘石家村，呈坎的八卦迷阵，湖村的太极阴阳，宏村的青牛卧岗，唐模的水口园林，西递、龙川的扬帆起航，许村的双龙戏珠，风水村落横空出世、琳琅满目，"天工人巧，两臻其美"，融"生态""形态""情态"于一体，中华传统哲学的思想基因，早已深深地植入了徽州人的骨髓之中。

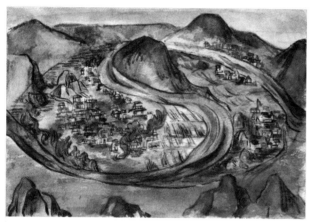

徽州绩溪县太极阴阳村——湖村

天下名山僧道多，新安山水间佛寺道观林立，有歙县府城天宁万寿寺，有新安画派代表性人物渐江大师曾隐居的黄山慈光阁，有新安医学代表性医家程国彭修行的天都峰，而齐云山更是"中国四大道教名山"之一，毗邻的九华山是中国四大佛教名山之一，与诸山脚下的古徽州儒家文化和谐相处。而杭州的普陀寺，也因新安江而缩短了徽杭之间的人文距离。如此高密度融集儒、道、佛人文盛景于一地，在全国并不多见。文人与僧道之间多有交往，浓厚的儒释道氛围对新安医家的影响很大。以儒为主、融合道释，新安医学正是以新安理学、徽派朴学、齐云山道教和普陀寺、九华山佛教等传统文化为底蕴而发展壮大起来的。

"天下名山，必产灵草"，徽州山区动植物资源丰富，植物资源居安徽省首位，各类植物共有200余科3000多种，药用植物有1200多种，大宗药材有400余种，道地珍惜品种有60余种。其中白术为徽州第一良药，以品质优良闻名于世，新安固本培元特色就与新安道地药材歙术、祁术有密切的关系，彰显了新安医学的特色。大自然的恩赐，也为新安医学的兴盛提供了有利条件。

一方山水孕育一方人文，新安大好山水为新安医家提供了绝佳的思考空间，独特的地理环境为新安医学的形成和发展提供了良好的自然条件。

第二节 人文历史的变迁

新安医学的产生、形成和发展,与国家的命运、历史的变迁息息相关。

一、千年徽州的建制

千年不变的徽州建制奠定了区域文明的基础。

追溯历史,古徽州地域的最早政权建制,是公元前221年秦始皇统一中国后所设立的黝(即黟)、歙二县;西汉承袭了这一建制,然曾一度封黟县为广德王国,东汉献帝建安十三年(208)设新都郡而辖六县,为徽州辖六县行政建制之开端;三国、两晋、隋唐新都郡、新安郡、歙州地名交互切换,所辖范围大致包括今日区划之安徽省黄山市(歙县、徽州区、黄山区、屯溪区、休宁县、黟县、祁门县)、绩溪县、旌德县,江西省婺源县、浮梁县,浙江省建德市、淳安县等地,辖域略有变更、互有出入;唐代大历五年(770)定歙州辖歙县、黟县、休宁、婺源、祁门和绩溪六县,北宋徽宗宣和三年(1121)改歙州为徽州,至民国元年(1912)徽州废府留县设置更大行政区,民国二十三年(1934)婺源县划归江西省、民国三十六年(1947)回归安徽省第七区(含徽州)、1949年再次划属江西省为止,自唐起近1200年来"一州辖六县"的行政区划从未改变。长期稳固不变的格局,为地域社会经济的发展、特色文明的形成和区域文化的认同创造了条件。

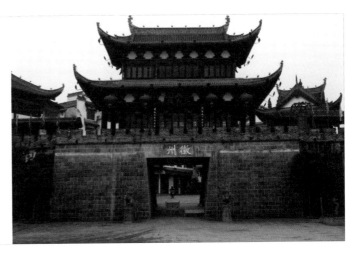

建于明代的徽州府城门

二、中原文化的迁入

中原文化的迁入播下了区域文明的种子。

我国历史上因为战争有过三次人口大迁徙,两晋之际的永嘉之乱、唐末的五代之扰、两宋之际的靖康之变,中原氏族大量南渡,汉文化重心逐步南移,文明程度上呈现出南方反超北方的发展态势。江南徽州因地理偏僻、四面环山,兵燹罕至、少有战乱,成为躲避战乱的世外桃源,休养生息的理想场所,避乱迁徙之民皆仆仆归向这片绿洲。有诗为证:唐代末年战争不断,中原动乱,时任歙宣(歙州和宣州)观察使王凝就写下了"华夏支离已隔河,又来此地避干戈"的诗句。徽学专家卞利根据明代《新安名族志》中统计,当时新安共有60多个名族,其中在三次人口大迁中迁入徽州的大姓望族就有49个。新安医学始于宋代张扩,这位张扩就是中原士族之后,唐末年乾符年间(874—879),张氏先祖彻公为避战乱与众多名门望族、文人雅士辗转迁徙新安。这些南迁的中原人士,多为仕宦之第、衣冠之族、儒学世家,崇儒尚教,重视文化教育,其中不乏隐士高人、饱学之士,对生命意义有较为深入的思考和追求,对健康的需求相对要大得多。这些文化精英的到来,不仅带来了先进的生产技术,而且带来了先进的儒家文化,注入了中原文明的基因,使新安一带逐步发展成为中国少有的儒士高密度聚集的地区。

三、学术中心的形成

全国学术中心地位的形成促进了医学学术的繁荣。

南宋王朝迁都杭州,致使中原文化再度南移,新安成了近畿之地,徽州自此步入了鼎盛的时期。尤其由北宋理学家程颢、程颐等创立,南宋理学家朱熹"集诸儒之大成"而形成的程朱理学体系,在中国思想文化史上占有极其重要的统治地位,早在南宋时其正统地位即被朝廷正式确立,元明清更成为"显学",《四书集注》被列为科举考试的主要蓝本,成为元明清三代的官方意识形态,朱熹更被誉为"孔子以后,一人而已",影响中国思想文化600年。徽州向以"程朱阙里"自诩,朱熹家住婺源,徽人还不嫌烦琐,考证得出程颐、程颢和朱熹祖籍均在歙县篁墩,所谓"氏族吾乡重本源,程朱故里在篁墩";而更重要的在于,"朱子之学,本之二程;朱子之生,本之新安;粤稽程子先世,且自新安徙焉"。作为程朱理学"桑梓之邦",新安学术以中心和霸主的地位向医学领域延伸。

明代重视发展地方医学,开国皇帝朱元璋定都南京,徽州与其祖籍地凤阳一并被划入直隶中书省,后世虽迁都北京,但南直隶区划一直保留,促进了学术中心地位的提升。

清代乾嘉年间"汉学"复兴,产生了以汉代训诂、考订、考据为主要治学方法的"乾嘉学派",其中以惠栋为首的"吴派经学"和以戴震为首的"皖派经学"影响最大。"皖派"实为"徽派"。《清代朴学大师列传》分清代经学为7派,共收163位经学家,其中收徽派76人,占46.6%。鼎盛于乾嘉时期的"徽派朴学",再次以"几乎独占学界势力"的影响力向医学领域渗透。

在社会发展、人民生活安居乐业的基础上，学术的繁荣和领先，为新安医学的兴盛提供了良好的社会环境。

四、宗族观念的保证

宗族文化保证了医学技术的有效传承。

中原大族南迁徽州，聚族而居，同姓血缘家族凝聚力大。宋代理学重视宗族伦理，北宋欧阳修、苏洵创立五世图式体例，尤其南宋朱熹撰修《家礼》等书，强化了徽州的宗族观念。自此以来，修族谱、建祠堂、立牌坊成为徽州常态，宗族经济发达。据徽学专家胡中生统计，目前仅公藏机构收藏的徽州家谱在1500种以上，祠堂、牌坊名冠全国，现仍完整保留的牌坊就有94座。"千年之家，不动一抔；千丁之族，未常散处；千载谱系，丝毫不紊"，形成了系统规范的宗法、族规、家训，并成为徽州文化的核心。尊祖敬宗、慎终追远、子承祖业，为医者把祖先积累的临证经验和笔录继承下来不致失传，并示教于后世，是子孙的义务和孝道。济世活人、光宗耀祖，成了新安医家的"座右铭"和终身的希冀，也是新安医学得以发展的思想根源所在。

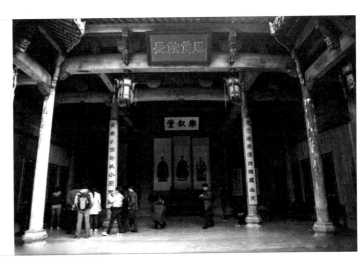

徽州宏村祠堂乐叙堂

宗法制度是医学家族链稳固和发达的土壤和环境，促成了以家族为纽带的新安世医的传承，保持了家族传承医术的长期稳定。而牢固的家族世医是新安医学传承的有力保证，有效地防止了中医学术的失传。新安"保和堂"陆氏医药世家唐、宋、元、明传承至少500年，歙县黄氏妇科南宋、元、明、清、民国以至于今凡800余年25代，歙南"张一帖"内科明、清、民国以至于今计400余年15代，就是典型的例证。

五、医疗需求的增长

人口增长带来的医疗需求促进了医学的发展。

大规模的移民使徽州地区人口激增。从唐初至近代的1300多年里,徽州受战乱破坏严重的仅有2次,一次是元至正年间的1352—1357年,红巾军部将项普略攻下徽州;一次是清咸丰同治年间的1853—1864年,太平天国与清军在徽州展开了相持10年之久的拉锯战。但总体上人民安居乐业,人丁渐旺,人口日增。南北朝大明八年(464)徽州人口仅3.6万,隋朝末年(606)也不过6154户,唐天宝元年(742)增至3.8万多户、24万多人,北宋元丰三年(1080)有16万多户、54.2万多人,元至正二十七年(1367)有15.7万多户、82.4万多人、人均耕地4.05亩,明万历六年(1578)增至30.4万多户、145.2万多人,人均耕地1.75亩,清康熙五十年(1711)有21.7万多户、约80万人口。人口增长所带来的医疗需求,是刺激新安医学形成和发展的基本因素。而且新安医学的作为并不仅仅局限于本土,据不完全统计,客寓他乡而盛负医名的新安医家就有70余人,传下医著30余部。新安医学重点以整个江南地区为大舞台,而曾为京师重地的江南,其人口繁衍更是急剧上升,人烟稠密。密集的人口带来了诸多的卫生健康问题,医疗需求急速增长,进一步促进了新安医学的发展。

第三节 上层建筑的引导

古代圣贤的推崇和示范引领了新安后学由儒入医,国家政策的导向强化了新安医学的传承创新,文人志士的选择推动了新安医学的繁荣。

一、古代圣贤的推崇

自古圣贤明哲没有不留心于医药者,医者"古昔皆君、师、卿相及贤智之士",司马迁有"圣人不得志则隐于医卜之间"的说辞。追溯起来,新安医学的萌芽,就与第一次中原人口南迁之后,几位贤能之士的到来密切相关。如东晋新安太守羊欣"素好黄老,兼善医术",唐初高僧慧明为民治眼疾、歙县尉杨玄操为《黄帝内经》注音释义。

宋代重视并扶持医学的发展,上至天子下至百姓都关心医药,为政者热衷医药,仕人懂医、文人通医成为风尚。北宋名臣名流范仲淹、苏颂、沈括、苏轼、苏辙、陆游等均通医,乐与医家交往,范仲淹更提出"不为良相,则为良医"的口号,把医学抬高到与治国安邦一样崇高的地位,苏辙及《伤寒论》专家许叔微等还先后到过徽州绩溪任职。医相地位虽悬殊,然济人利物之功则同。如北宋新安医家张扩,因医术"名满京洛",而深得范纯仁(范仲淹次子)、王安石、蔡卞等北宋重臣的赏识。再如南宋新安医家程约、马荀仲,与南宋爱国词人辛弃疾(1140-1207)是同时代人,辛弃疾42岁谪居上饶带湖,居十年(1181—1191),期间作有《定风波·用药名招婺源马荀仲游雨岩·马善医》一首,因为马荀仲是医生,故就用药名写入邀他一起去游雨岩的词中。

宋徽宗二年(1103)诏谕"今欲别置医学,教养上医",将医学纳入儒学教育体系,医生入儒学教育方可称"上医",从此有了儒医之称,《宋会要辑稿》有曰"伏观朝廷兴建医学,教养士类,使习儒术、通黄素、明诊疗而施于疾病,谓之儒医";医学考试也纳入科举考试范围,且给予较高的地位,《宋史·选举志》就有"能深通《内经》者,升之以为第一"的记载。北宋开始逐渐扭转了唐代"目医为小道"的看法,医生被尊称为大夫、郎中。从此由儒入医之风潮涌起,包括徽州学子在内的一大批高素质人才由儒入医,改善了医生的文化素质和知识结构;医学队伍文化水平的提高,反过来推动了医学理论的发展和临证经验的总结。

南宋(1127—1279)对医药的重视有过之而无不及。新安"保和堂"陆氏医药世家,自北宋绍圣年(1094—1098)起父子祖孙数代人均为进士,或入翰林院为学,或入枢密院为官,南宋时文天祥、谢枋等诸位高官名臣纷纷为之作序作记;新安御医吴源,就是在绍兴年间(1131—1162)医生考试中考了第一名而入翰林院的;新安医家黄孝通则因妇科医术,于孝宗年间(1163—1189)受御赐"医博";新安医家江嚞居京10年,因治愈宋理宗(1224—1264)在位久病之证及其公主之疾,上屡赐官职而不受,辞归故里时赐宅一区。

南宋新安理学家朱熹对《黄帝内经》等经典也深有研究,对医学和养生有较深的造诣,"对症下药"一词就出自《朱子语类》。针对以往医工"多是庸俗不通文理之人"的状况,还提出:"择民之聪明者,教以医药,使治疾病,此仁人之心也。"并倡导修儒须兼修医学,对医学的发展产生了重要影响。

明代尊医重孝,太祖朱元璋、成祖朱棣先后颁布了一系列发展地方医学的诏令,朱元璋第五皇子朱橚、第十七皇子朱权和嘉靖帝朱厚熜更是十分留心于医药,均著有医药著作,尤其朱橚编著有《普济方》426卷和《救荒本草》4卷;上行下效,明代王公缙绅多热衷于医学。正是从明代开始,新安医学如雨后春笋般蓬勃发展起来,御医、"明医"众多,名著、学说纷呈。

忠君孝亲是儒家的核心道德观,其中尽孝道在传统伦理道德中居首位,也是宗族文化最为看重的核心。自唐代王勃提出"人子不可不知医"后,北宋理学家程颢、程颐,进而提出"病卧于床,委之庸医,比于不慈不孝。事亲者,亦不可不知医",对徽州人影响很大。从遵奉"为人子者不可不知医",到清代新安医家程云鹏进而提出"为人父者不可不知医",新安学子身体力行,学医习医蔚然成风。

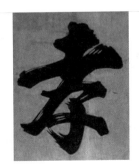

徽州各家祠堂高悬的"孝"字

经圣贤明哲的倡导,医学从宋代开始就被视作儒家学术,"学而仁则医"逐渐为士大夫阶层所普遍接受和认可。元明清三代延续了重视医药的政策,掌握医术被士大夫看作应尽的义务和责任,治病同治国一样成为儒家分内之事,医学被视为推行仁道、履行孝道的重要手段,悬壶济世是经国济民的重要途径。尤其宋代二程"知医为孝"说、范仲淹"良相良医"说、朱熹"儒医兼修"说,更与新安医学结下了不解之缘,成为新安医学持续发展的内在源泉和动力。

清代考据之风大兴,"徽派朴学"(即"皖派经学")为其典型代表,黄生、江永、汪绂、程瑶田、金榜、戴震、俞正燮、江榜、江有浩、汪宗沂、许承尧等一大批徽州鸿儒,以经世致用为宗旨,考经证史为方法,研究内容渗透到了医学领域,触及《黄帝内经》《难经》《伤寒论》《本草》及临床诸科等医学各方面,对新安医学也做出了独特贡献。许多著名的新安理学大家、徽州经学大师对医学的青睐,也是引领众多新安后学由儒入医的一个重要因素。

徽州是藏龙卧虎之地,宋元明清徽州籍出仕为官而兼修医学的甚多。如明代官户部口的程玠开启了程姓医学,曾任县令的余傅山研医并鼓励堂弟余淙弃举子业从医、成就了余氏世家,清末俞世球曾先后转任江苏多个县县丞、苏州府知事等,"槎溪会课"正是在其任职期间设立的。至于各级新安医官更多,像惠民药吏或吏目、医学训科或正科、太医或太医院使、御医乃至御医首辅、翰林院医官等医职,不下百人,太医徐春甫、吴谦的作为更为医界所熟知。仕而兼医不仅抬升了医学的社会地位,促进了医药知识的传播,更重要的是强化了悬壶济世、经国济民的抱负和愿望,对中下层习儒者起到了引导作用。

明代新安医家余傅山就曾告诫堂弟余淙说:"士人遭际不遇,诚能益世利人,斯不负所学。""学而优则仕"毕竟是少数,科举失意、棘闱不售,机会不遇、仕途受阻,但心思才力不没、学识才华还在,从医退而可以为生计,进而可以"佐圣天子之仁政",确实"不负所学"。明代徽籍文学家汪道昆(1525—1593)在《医方考引》中曾分析说:"今之业医者,则吾郡良;吾郡贵医如贵儒,其良者率由儒从业。""学而仁则医",新安后生由儒入医成为一种必然的选择,带有明显的"良相良医""家国天下"情结。

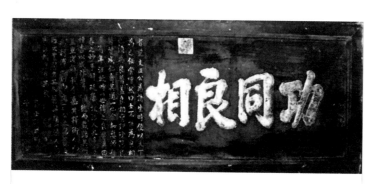

清道光年间新安婺源儒医汪启时受赠"功同良相"匾

二、国家政策的导向

元代有职业和地位之政策分定,行医可以子孙继承祖业,但必须精通医术,且须经选试及注册;明代不仅沿袭了这一政策,还制定了一套更为严格的世医制度,《大明会典》明文规定:"凡军、民、医、匠、阴阳诸色户,许各以原报抄籍内定,不许妄行变乱,违者治罪,仍从原籍。"医户世袭,登记造册,定期清查,不许妄行变乱,违者治罪,使子承父业由自愿选择变为带有指令性的制度。政策的主导,巩固和强化了新安医学的家族传承。

16世纪是新安医学发展的第一个高峰期,而此时世界的西方正进入"文艺复兴"时期。关于"文艺复兴",恩格斯评价说"这是一次人类从来没有经历过的最伟大的进步和变革,是一个需要巨人而且产生巨人的时代",这场思想解放运动给欧洲带来了空前的繁荣,此后科学技术逐渐加速发展。相对西方的巨变和进步,东方的中国自明成化年间开始,实施闭关锁国政策,社会发展进入全面停滞期,明清日趋衰落,传统科技未能跟上世界科技发展的潮流,科学技术水平由领先逐渐到落后于西方发展的步伐。万幸的是,恰恰就是从明成化年间开始,新安医学风生水起,并从此繁荣兴盛,名医辈出,新说纷呈,在医学领域开创了"一个需要巨人而且产生了巨人"的时代。

冥冥之中东西方医学科技文化似有所感应。1505年在苏格兰成立了爱丁堡皇家外科医师学会,这是目前已知世界上最早成立的自然科学学会;仅仅相距60余年,1567年由新安医家组织创立的我国第一个全国性医学学术团体"宅仁医会"成立。这是一个典型的事例,具有一定的象征意义,象征着东西方医学遥相呼应,呈现同步发展的态势。

医书"秦火不焚",秦始皇"焚书坑儒"医书不在其列。生老病死人人平等,王侯将相概莫能外。健康长寿、长命百岁是人类美好的追求,长生不老、永生不死更是帝王梦寐以求的愿望。在一系列鼓励从医研医的政策推动下,一大批知识分子由学入医,尤其新安医家面对疾病流行的新变化,实事求是,格物致知,不断突破创新,著书立说,"为天地立心,为生民立命,为往圣继绝学,为万世开太平",由此产生了一个奇特的现象:在万马齐喑的年代,在整体科学技术日渐落后的情况下,中医药学的发展却一枝独秀,尤其新安医学开启了医学发展的小阳春时代。

三、文人志士的选择

到了明末清初,朝代更迭,江山易主,包括徽州志士在内的一大批文人志士,不得不对未来的人生设计做出新的选择、安排和规划。"有所为而有所不为",他们重点转向于无关政治的技艺领域,或寄情山水乐在其中,或转向学术领域里去寻求真谛,理想、志趣和情操发生了深刻的变化。"诸艺之中,医尤为重"，超然世外的徽州隐士每每爱好钻研医学，从此更以医学闻名于世了。文人心中有太多的家国天下情结，找一个既可实行抱负又可寄托心灵的精神家园，无论朝廷昏暗还是政治清明，躲进医学领域自成一统。一个典型的证明就是，清代初期有一大批新安医籍编撰出版，而其序跋及行文中多有隐讳之辞，是其心迹历程的表露，甚至不少著作连朝代的纪年都不再署号。他们虽然都有悲剧性的人生况味，但都是文明的使者、民族的脊梁。"不知有汉，无论魏晋"，反倒开辟出了一番医药事业的新天地。新安医学之所以能够持续不断的辉煌，靠的就是这些文明的使者、民族的脊梁。

当今中医学界有一种极端的观点，认为古代医家很多其实是书家，是文人士大夫阶层沽名钓誉的行为，这是不了解历史的缘故。对待历史我们应当采用历史唯物主义态度，要还原到当时的历史现状去分析评价。古代医学作为仁政的一种手段，济世济困被士大夫认为是分内之事，是应尽的责任和义务。因此，确有很多士大夫参与到医学研究之中，有的因机会不遇而干脆走向行医的道路，其学识、视野和思想境界不是一般医生所能比肩的。虽也不可否认，其中不少人理论有余而实践不足，医术上可能难以与专职医生相媲美，但退一步说，即使有少部分医家是书家士人，那也是建立在一大批默默无闻的临床医家实践基础之上，才能在医学上有所著述、在理论上有所思考。就一个地域乃至一个国家而言，医家多、医著富、学说丰，总体上肯定是建立在这个地域、这个国家长期大量的临床医疗实践基础之上的。

第四节　儒家风范的熏陶

徽州系"中原飞地"，素有"东南邹鲁"之称，本具孔孟儒学的底子，医学也有一定的积淀。譬如东晋爱好医学的新安太守羊欣，出身于官宦书香门第，"泛览经籍，尤长隶书"，幼时即深得东晋大书法家王献之怜爱。这是机缘的巧合，还是冥冥之中某种气韵文脉的安排？

一、人文教化的作用

人文教化为新安医学营造了良好的社会环境。

徽州历史源远流长，早在旧石器时代这里就有人类活动的足迹，从新石器"百越文身"的鸿蒙始判，到春秋战国"吴头楚尾"的"山越之邦"，先秦两汉山越人在这里"火耕水耨""饮稻羹鱼"。到晋唐两宋，北方各地大族大量入迁，在给这片"南蛮之地"注入了新鲜血液的同时，也带来了不同文明的冲击和振荡。为了化解土著与移民的矛盾和冲突，历任新安或歙州行政人员都致力于社会教化，逐步完成了双方关系的历史性调适，实现了中原文化与山越文化的实质性融合。

民国许承尧《歙县志》指出:新安"尚武之风显于梁陈,右文之习振于唐宋"。反客为主的中原仕族,落地生根后进一步本土化,在与山越土著日进月化的交融磨合中,儒家礼教文章、五伦六经逐渐在这片土地上生根、开花、结果,逐步实现了由"劲武"向"文雅"的转化,唐宋时期基本形成了崭新的"徽文化"框架。

体现在生活起居上,钟情山水、追求安居,结合北方院落式和土著干栏式两大特征的"厅井楼居式"徽派民居风格业已形成,兴起于隋唐、为南宋君臣津津乐道的"歙味"饮食亦已形成特色,到中唐歙州已被称作"上州""大州""富州"了。

体现在生产经营上,除开垦梯田和经营山林外,在唐宋时期新安笔墨纸砚已闻名全国,冠压群芳。南唐于歙州置砚务,歙人李少微成为历史上绝无仅有的砚官;唐末河北易水奚超、奚廷珪父子来到歙州,制作出世代称颂的名墨,被南唐后主李煜御赐"国姓"。北宋徽墨、歙砚、澄心堂纸、汪伯立笔驰名于世,深得梅尧臣、欧阳修、蔡襄、苏东坡、黄庭坚、米芾等一大批名臣名家的称颂和追捧,并成为皇室的贡品。南宋政治中心南迁临安(今杭州),徽州成为宋王朝的大后方,一年一度的科举考试直接拓展了文房四宝的市场。新安文房制作技艺"流派纷呈,名工辈出",能工巧匠代代相传,对徽州文教的繁荣兴盛起到了促进作用。

二、程朱理学的影响

宋代程朱理学的形成为新安医学的繁荣奠定了认识论基础。

宋代程朱理学勃兴,程朱理学将宇宙论与伦理学结合,提高了儒学的理论价值和社会效果,自此我国开始有了自己的系统哲学,一种形而上的、富有逻辑性的哲学体系,从南宋时起就在意识形态上占据了统治地位,深刻影响了12世纪以后中国学术文化发展的大势。作为"程朱阙里",即二程的祖籍地、朱熹的故里,徽州从此也有了自己的核心理念和精神支柱,随之也带来了徽州文教学术的繁荣兴盛。

朱熹对徽州与徽人对朱熹,都有强烈的双向乡土认同。朱熹曾三次回乡讲学,开启了将近600年的新安学术风气。徽州从学者甚众,不少原来醉心于科举功名的徽州士人,转而"多明义理之学",并自觉地运用于自己的治学和社会生活之中,理学生活化、世俗化,言行伦理化、规范化,由此形成"新安理学",成为徽州文化发展的指导思

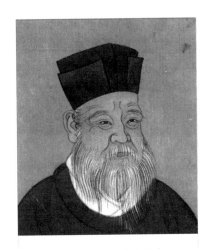

南宋理学集大成者朱熹

想。新安理学是朱子学的重要分支,起于南宋,兴于元明,绵延至清;因朱熹师承于二程之四传,其学术可直接追溯到北宋周敦颐等,故新安理学实源于北宋理学思潮,故也可视为"宋代理学""程朱理学"的分支。

徽州学人以光大传播朱子之学、继承弘扬朱子义理为己任,追求卓越,并以正宗嫡传和卫道者自居,视"理学"为徽州"道地特产","我新安为朱子桑梓之邦,则宜读朱子之书,取朱子之教,秉朱子之礼,以邹鲁之风自待,而以邹鲁之风传之子若孙也。""其学所本,则一以郡先师朱子为归。凡六经传注,诸子百家之书,非经朱子论定者,父兄不以为教,子弟不以为学也。朱子之学虽行天下,而讲之熟、说之详、守之固,则惟推新安之士为然。"在徽州人的心目中,新安理学占据了至高无上的地位。程朱理学之于徽州,就如同孔孟儒学之于邹鲁一样,深入人心。

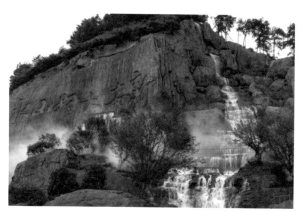

作为徽文化的重要组成部分,"新安医学"(而不是"徽派医学")的提出,有其深厚的历史文化和学术思想背景。朱熹曾提出儒道传承谱系的"道统"概念,他在著述或作序、跋中多以"新安""阙里篁墩"署址,又因徽府歙县有紫阳山而自号"紫阳",以寓不忘桑梓之意。南朝梁武帝曾称颂"新安大好山水",朱熹途经歙县长陔寄宿南源古寺时亲笔写下了这六个字,民国《歙县志》载"朱文公读书寺中手书'新安

南宋朱熹手书"新安大好山水"摩崖石刻

大好山水'镌于岩壁",引以为自豪,"新安学术"也由此滥觞。

在新安理学的熏陶下,宋代以降包括医学在内的新安学术蓬勃发展。据考证,徽州一地自宋迄清见于史料记载的医家有800余人,医著有800余部,在这些医家的医著中,每每效仿朱子以"新安"称址,尤其在明代的16世纪,祁门县汪机、陈嘉谟、徐春甫,休宁县方广、汪副护、孙一奎,歙县方有执、程伊、吴勉学等大家,在其著述中均署款"新安某某"或"新安某地某人",以明其学术之"道地正宗",非一般三教九流之类可比,自豪感和优越感油然而生。

正是在程朱理学格物致知精神指引下,新安医家善于思考,理性探索,发现了许多新事实,提出了不少新的创新学说,彰显出新安医学学术盛况空前的繁荣景象。格物以致知,随事以观理,即理以应事,穷尽一切事物之理,程朱理学为新安医学的学术创新做好了充足的思想准备。

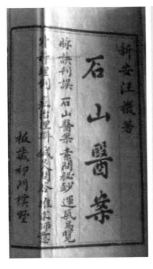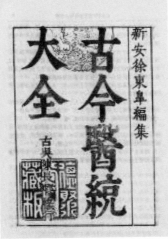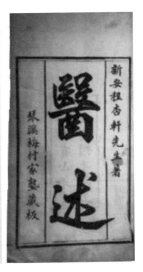

新安医著往往署"新安"以称址

三、徽派朴学的推动

清代徽州朴学推进了新安医学的经典传承。

清代乾嘉年间考据之风盛行,搜书、校书、刻书、藏书、著书,对中国古典文献进行了一次大整理、大集成,同时对中医古典文献进行了一次大整理、大集成,为中医学的传承做出了重大贡献,其中皖派经学的出现是汉学发展达到高峰期的标志,以戴震为代表的徽州朴学贡献尤大。戴震本人就著有《难经注》《伤寒考注》《金匮要略注》。朴学考据对象从儒家经书扩展到医学等科技典籍,将实证方法引进医学文献领域,同时也引进了实事求是的治学

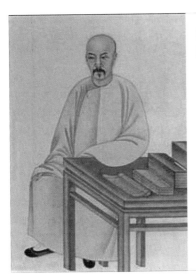

清乾嘉学派代表性人物戴震

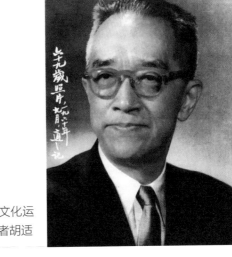

近现代新文化运动的引领者胡适

精神和严谨的治学态度。

前有程朱理学之肇兴,继有徽派朴学之所出,近代又有胡适之新文化,形成三座学术文化高峰,文风所及,几乎达到登峰造极的地步,由此徽州从南宋以来的各个时期,都涌现出庞大的学术文化群体,学术阵营从未出现过断层。这个学术思想库,不仅影响了中国思想文化的发展进程,而且影响了包括新安医学在内的中医学的发展轨迹。

四、徽州刻书的促进

徽州刻书为新安医学奠定了文献基础。

徽州刻书始于唐宋,与制墨技艺同步成熟。徽墨生产需要刻制精美墨模,从而与徽州版刻互相促进、互为因果。宋代以降古徽州雕版业发达、雕版精良,著书立说蔚然成风。北宋有《歙州图经》《黄山图经》《文房四谱》之官刻,两宋仅《黄山图经》就有4次印刷;南宋徽州刻书有百起、近百种,有确切记载和实物可考的也有76起、70种以上,其中官刻38起、32种、1300余卷,私刻中徽本《朱子语录》40卷尤显突出,已形成以徽州为中心的大江南北府州刻书带,成为全国重要的区域刻书中心;元代徽州路印书58起、57种,占全国总数的1/9以上;尤其到了明清,刻书业空前发展,官刻、私刻齐头并进,大量编刊丛书,刻书品种超过万种,万卷以上的私刻家超过1300人,各类刻书人

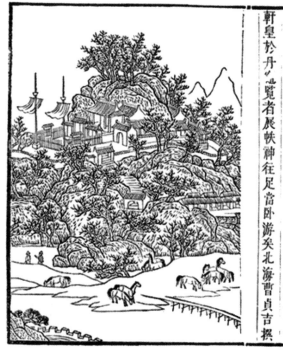

清乾隆年版《古歙山川图》

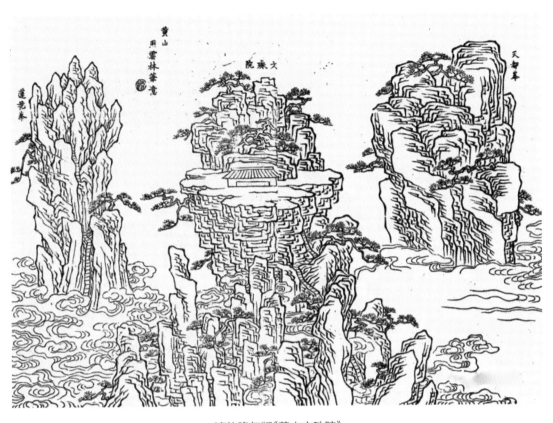

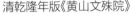

清乾隆年版《黄山文殊院》

物超过2000人，仅歙西虬村黄氏一族刻工就超过500人、刻书署名并存世者241种（尚不包括外迁支系），达到了"家传户习""村墟刻镂"的程度，成为全国四大刻书中心之一。

　　明初编纂《五经大全》，其中有四经皆采自徽人著述；清乾隆三十八年（1773）诏求天下遗书编撰《四库全书》，全国私人献书500种以上者有马、鲍、汪、范4家，前3家均是徽籍藏书家、出版家，而全书收存书目10254种、172820卷中，徽州六邑著述438种、5000卷左右（尚不包括寄居外地的徽籍人士之作），占这项文化工程的1/20；清道光年间总结乾嘉学术的《皇清经解》73家183种著作凡1400卷，即是徽州刊刻。徽人编刊图书还体现在对家乡的自豪和偏爱上，早在梁代就有《新安山水记》问世，唐代有《歙州图经》之编撰，宋代有罗愿编撰《新安志》，徽州历代修志有200次左右、存世版本169种，总卷数达1935卷。清道光《徽州府志·艺文志》著录徽人著述达4218种、7万余册，其中南朝梁代1种、唐代5种、宋代529种、元代293种、明代1546种、清代（道光以前）1844种。蒋元卿《皖人书录》收著者6000多人、著述17000部，其中徽州著者和著作分别占1/3和1/4。据徐学林不完全统计，明清徽人编刊丛书221套、261版次，其中《中国丛书综录》收存世丛书2797部，徽人编刊138种，占

4.9%。历史上徽州学者著述总数超过8000种，现存各种文献超过9000种，徽版古籍则超过万种，占当今全国古籍10万种中的1/10以上；20世纪末又发现了近百万件（册）徽州文书，被认为20世纪继甲骨文、汉晋简帛、敦煌文书、明清大内档案之后中国历史文化的第五大发现；现存古村落、古民居、古祠堂和古牌坊等文物古迹1万余处。曾国藩曾赞徽州"典章文物，固宜非他郡所敢望"，所谓"文献之邦""文物之海"之称，名副其实。

医学领域，新安医家张杲《医说》就有宋版传世；明代徽府最大出版家吴勉学广刻医著，其"师古斋"不惜巨资校刊医书近90种。著名的歙县虬村黄氏版刻世家也参与了新安医著的刊刻，如《赤水玄珠》最佳刻本就是明万历十二年黄鼎刊刻本，王重民《中国善本书提要》载其"《卷一》下书口题'歙邑黄鼎刊'，手写上板，写刻精美"，今列为国家珍贵古籍名录；又据民国《歙县志·义行》载，清代歙县潭渡出版家黄履暹，曾延请叶桂等名医到扬州住所，与友人共同考订药性，并为之开设"青芝堂"药铺，为城中百姓服务，后为其刊刻《临证指南医案》。明清期间新安人刊刻的新安医籍约108种，各地医籍140多部，保存了大量的珍贵中医文献。仅据《全国中医图书联合目录》统计，明清时期全国刻印的医籍现存2200种（部），而徽版医书就有270余种，占总数的1/8。在卷帙浩繁的新安医著背后，不难发现新安医学成功的密码，也不难理解其丰富的内涵和厚重的底蕴。

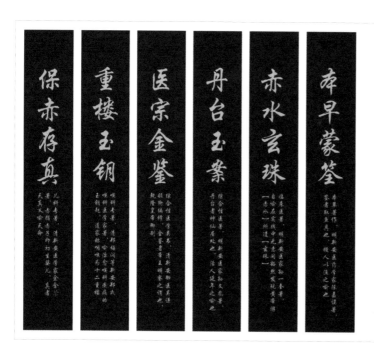

底蕴丰厚深邃的新安医籍书名

五、儒家文化的自觉

儒风的熏陶造就了高素质的新安儒医群体。

"天下郡县之学,莫著于新安",古徽州重教兴学,自宋代以来府学县学、塾学义学发达,书院林立、文社成风。元代赵汸《商山书院学田记》曰:"新安自南迁后,人物之多,文学之盛,称于天下,当其时,自井邑田野,以至远山深谷,居民之处,莫不有学、有师、有书史之藏。"一般来说宋初无官办的州县学校,而新安郡却率先有官办学校的设置,北宋新安郡县设有府学、县学、书院、书塾、书堂、书斋、学仓、学会、精舍、谈经阁、藏书楼、御书楼等文化教育机构或设施场所。南宋淳祐六年(1246)为纪念朱熹而建的"紫阳书院",乃宋理宗御书匾额,清康熙《徽州府志》载"新安书院之盛,胜于他郡,尤以紫阳为大",形成了一个以紫阳书院为核心的学术教育网络,所谓"十家之村,不废诵读"、"山间茅屋书声响"、"后渐户诵家弦矣"。据不完全统计,徽州从宋至清共建有书院、精舍之类260多所;宋元共有书院42所,其中宋建18所(约占全国总数的4.5%),元代所建者24所(约占全国新建书院总数的8.5%),均处于全国领先地位;明代中叶徽州府学"美轮美奂、壮伟闳丽","为南畿诸学之冠",明清共存书院约93所,在全国名列前茅。

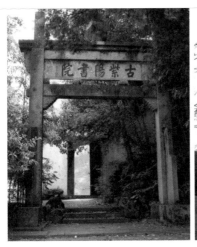

坐落于歙县古城的古紫阳书院

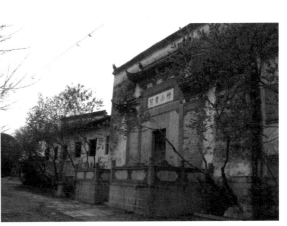

坐落于歙县雄村的竹山书院

新安中原之族重视文教,尤其朱熹提倡"读书穷理",徽人自幼诵读四书五经,以攻举子业为重,多出状元、进士。从唐至五代进士及第14人,到宋代进士及第783人,明清两代中举人2600多人,文武进士1303人,均位居全国各府前列,其中明清文进士1136人,占全国总数的2.2%,而徽州一府六县的面积、县数和历代人口均不到全国的1/200。状元人数则更为突出,清代共出状元112人、徽州籍有19人（本籍4人，寄籍15人），占17%，超过苏州籍状元数（清苏州府共出状元24人，其中含徽籍状元6人）而位居第一。徽州"父子宰相"、"同胞翰林"、"连科三殿撰，十里四翰林"、"同科十进士"，传为佳话。

南宋以后徽州每个时期都出现了庞大的学人群体，有重要学术贡献者人数众多。明初程敏政《新安文献志》卷首记录了两宋141位新安先贤事略，嘉靖年程曈《新安学系录》收录宋至明前期徽州有突出贡献的学者112人。《明史》载海内人物一千七八百位，徽州居百数之多；清代黄宗羲、全祖望《宋元学案》共著录重要学派学者2000余人，其中徽州学者有75人，占3.75%，大大高于全国平均水平。清道光《徽州府志》之《儒林》《儒林续编》所录人物，南宋34人、元代26人、明代64人、清代（道光以前）86人，徽州名人在全国首屈一指。徽人无论做官还是治学，几乎达到当时最高水准。徽州士人入朝参政，徽州文人活跃于各个文化圈，他们既给徽州带来了其他区域的文化，又把徽文化传播到其他地域，并参与到中国大文化的循环之中。

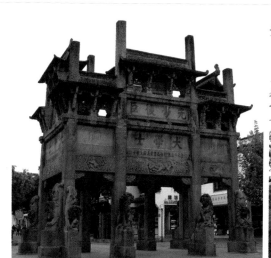
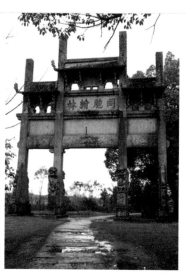

坐落于歙县徽城镇的许国石坊　　　　坐落于歙县唐模村的同胞翰林坊

有一则人文轶事很能说明问题。明嘉靖万历年间文坛盟主王世贞组织三吴两浙百余位文人游黄山，他的同僚兼好友、徽州士人领袖汪道昆尽地主之谊，据清代歙县文学家张潮在其《洪恕庵玉图歙问序》中记载："王弇州先生来游黄山时，三吴两浙诸宾客，从游者百余人，大都各擅一技，世鲜有能敌之者，欲以傲于吾歙。邑中汪南溟先生，闻其至，以黄山主人自任，傡名园数处，俾吴来者，各各散处其中，每一客必一二主人为馆伴。主悉邑人，不外求而足。大约各称其伎，以书家敌书家，以画家敌画家，以至琴、奕、篆刻、堪舆、星相、投壶、蹴鞠、剑槊、歌吹之属无不备。与之谈，则酬酢纷纷，如黄河之水，注而不竭。与之角技，宾时或屈于主。弇州大称赏而去。"

徽州人有教无类，各显其能，人尽其才，人才辈出，文化水平和修养在明清处于全国前沿。据有关学者估计，明清徽州地区男子识字率应为70%~80%，远远高于全国乃至江南地区平均水平；徽州女子从小接受识字、书写及妇德等方面的教育，其识字率亦高于其他地区。古徽州文化氛围浓厚，几乎家家户户贴有这样的对联："第一等人忠臣孝子，头两件事耕田读书"、"第一等好事只是读书，几百载人家无非积善"、"孝悌传家根本，诗书经世文章"、"事业从五伦做起，文章本六经得来"，徽文化已流淌在徽州人的血脉之中。

"儒风独茂甲东南"，文化熏陶，润物无声；蓬生麻中，不扶自直。读朱子之书，秉朱子之教，以邹鲁之风自恃，浓厚的文化氛围铸就了高素质的徽民群体，从高素质的徽民群体中走出了高素质的新安儒医。行医不仅仅是衣食父母，更是文化自觉，不仅仅是生存之道，更是济民之术，是传统文化向心力的体现。更为突出的是，公卿显贵出自乡里，名家学者代出不穷，凡一说即出，自有前辈作序于前，名士撰跋于后，传播极广，新安医学流风所及，登峰造极。故新安医家虽多游学四方以增长见识，但罕有卖狗皮膏药、招摇撞骗的江湖游医。

地理之势与文化之人，天人合一形成了独特的区域文化。徽州是一方盛产"文明"的沃土，她不再仅仅是一个地理的概念，更是一个内涵历史、文化、思想的概念，新安医学正是这片文化土壤生长出来的不朽产物。重教兴文、儒风淳茂的人文环境，为徽州文化的全面发展与繁荣昌盛打下了良好的基础。所谓"天下名医出在新安"，盖源于博大精深的徽文化的滋养。根植于传统徽学文化的沃土之中，新安医学更多地表现为一种文化，是一种特定地域环境下的医学文化，这是新安医学特有的文化注脚，也是新安医学形成和发展的动力所在。

第五节　徽商经济的支持

"民以食为天"，徽州山美水美但自然生存条件并不美，峰峦叠嶂，群峰环抱，山多地少，土地贫瘠，大规模的移民使徽州人口激增，繁衍后人口稠密，导致"地狭人稠，耕获三不赡一"，"土产不足以给居民之食"，粮食不能自给。"八山一水半分田，半分道路和庄园"，为了养家活口，"小民多执技艺，或负贩就食他郡"，小农经济的手工艺根本无法解决缺粮危机，转毂求食于四方成了徽人谋生的基本出路。"书中自有黄金屋""学而优则仕"更是徽人孜孜以求的梦想，但科举取士毕竟人数有限，"学而困则商"亦成为徽人无奈的选择。在徽州一直流传着这样一首歌谣："前世不修，生在徽州；十三四岁，往外一丢。"这是无奈的徽州人真实生活的写照。

一、徽人谋生的出路

徽商萌芽于六朝,成长于唐宋,鼎盛于明清。

据《徽州府志》记载,李白因在洛阳"传舍"中看到墙壁上的一首题诗,经徽商指点后,方前往徽州拜访作者许宣平隐士。宋以商代耕者不乏其人,南宋初祁门程津、程海兄弟经商致富,人谓"十万大公";朱熹外祖父祝确于汉上(今武汉)经营商店,客栈、邸舍和酒肆"几有郡城之半",时被称为"祝半州";南宋罗愿《新安志》中记载的"商船""商旅",则是新安土著商人活动的纪实;徽人方有开有一首小词:"笑我尘劳,羞对双台石,身如织,年年行役,鱼鸟浑相识。"也是当时徽州人背井离乡、经营四方的写照。大自然没有给徽民提供良田沃壤,却也赐予了山林土产之利,南宋范成大《骖鸾录》云:"盖一木出山,或不值百钱,至浙江乃卖两千。"新安人内采外销,竹、木、漆、茶行销四方,如黟县宏村汪仁雅携巨资游历各地,后客居金陵,经营木材生意。

明代成化、弘治年间(1465—1505)推行盐务赋税折银制,徽人呼亲唤友,"抛妻抛子,牵车牛远服贾",长途贩运,"仰给四方",结伙行贾成风,"田少民稠,商贾居十之七"。穷则思变,变则通达,经商谋生之路一旦打开,人们

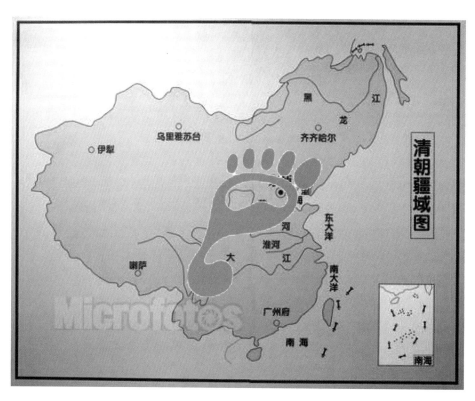

徽商的足迹遍及天下

便蜂拥而出,徽商资本以前所未有的势头膨胀起来。到万历十五年(1587)推行纲法,徽商在纲册上已居优势,两淮盐类经营特权固化。随着徽商经济的发展,活动范围日益广泛,从沿江区域的淮、浙、楚、汉,逐渐扩展到全国各地,经营范围灵活多样,以盐、典、茶、木四大行业为主。明代谢肇淛《五杂俎》云:"富室之称雄者,江南则推新安,江北则推山右。"据清光绪《两淮盐法志》列传记载,从明嘉靖到清乾隆的200多年间,移居扬州的客商共80家,徽州籍的就有60家;清代设总商督征盐课,两淮总商以徽州所占比例最大,乾隆两淮八总商,歙县人"恒占其四",乾隆时位列全国十大商帮之首,鼎盛时期曾占有全国总资产的4/7。营商人数之多,活动范围之广,经营资本之厚,曾一度主宰了中国经济的命脉。

徽州人自诩"徽骆驼",天促地窄限制徽人也"玉成"了徽人,在求食四方中磨炼出精明慎敏、好学进取的性格。"天下之民寄命于农,徽民寄命于商","十三在邑,十七在天下","徽之俗,一贾不利再贾,再贾不利三贾,三贾不利尤为厌也"。正是凭借这种百折不挠的精神,徽商发展到"贾人几遍天下"、"贾之名播海内",独执牛耳300年。徽州有句名言:"读书好营商好,效好便好;创业难守成难,知难不难。"徽商文化素质出类拔萃,以"儒术饬贾事","富而张儒,仕而护贾",仕商相因,审时度势,迭相为用,一弛一张,进退自如,经营上讲求"诚""信""义",童叟无欺,也是其成功的重要因素。

二、徽州文化的酵母

徽商是徽州文化的酵母和催化剂。徽商贾而好儒,认为"富而教不可缓",重视对文教的全面投入,清代学者戴震评曰"虽为贾者,咸近士风"。据《安徽通志稿》载,清乾隆年间,寓居扬州的歙县大盐商程晋芳,酷爱文学,购书5万卷,交接四方文人学士,诗文、星志、《尔雅》《方言》无所不涉,乾隆第三次下江南时召试第一,后考中进士,著述甚丰,并参加《四库全书》的编修。徽商上交天子,下恤贫民,"盛馆舍,召宾客,修饰文彩",在乡里"扩祠宇,置义田,敬宗睦族,收恤贫乏",架桥铺路、赈灾济贫,慷慨解囊,对桑梓教育和文化基础设施建设尤为投入,不惜斥巨资兴学助教、捐资剞劂刻书,支持学术事业,极大地促进了徽州文化的繁荣和发展。其中不乏投资于医药事业者,新安医籍

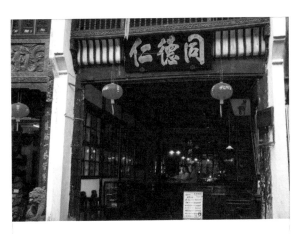

坐落于屯溪老街的同德仁药号

的出版就有赖社会捐资梓行,其中吴勉学出资10万银两,校刊出版大部头、高质量医学丛书;盐商鲍漱芳乐善好施,赈灾济困,尤重医学,曾出资刊印马莳《素问灵枢注证发微》,编著《灵素要略》;红顶徽商胡雪岩开设的"胡庆馀堂"药店,是与北京同仁堂相提并论的全国两大药店。

三、徽商足迹的带动

徽商活动范围是一大块(今长三角一带)、两条线(长江、运河),足迹"几遍宇内",遍及城乡,所谓"钻天洞庭遍地徽","星星点点遍全国",既把徽文化传播到全国各地,又把全国各地文化之精华带回徽州。胡适说:"一个地方如果没有徽州人,那地方只是一个村落。徽州人来了,就开始成立店铺,逐步扩大,把小村变成小市镇了。"徽商所到之处,往往形成了一个又一个融徽州文化与当地文化于一体的亚徽文化圈,譬如扬州、苏州、南京、芜湖、武汉等地。

无徽不成镇,无徽不成学,徽学无边界,新安医家也正是伴随着徽商的足迹行医各地的。新安最早的药店"保和堂",自宋时起就是药商、医家一体,陆氏家族亦商亦医,陆氏足迹未至而其药已及;明代汪机《针灸问对》,载有徽商从苏州凌汉章、六合李千户学针灸之事;明代孙一奎就是在前往浙江从兄经商的途中,遇"异人"传授方术转而从医的;著名的歙县郑氏南园、西园喉科,就是清代郑于丰、郑于蕃兄弟二人经商于江西南丰,得名医黄明生喉科秘传而弃商从医,从而形成发展起来的。清代李庭芳助父经商,因其父认为客游外籍之人应精通医学,受劝而攻医,学成后亦贾亦医,为人治病,不收报酬。经商外出扩大了世面,也促进了新安医学的形成。

商成帮、学成派,经商做儒商,行医为儒医,这已是汩汩流淌于徽州人的血液里、深深植根于徽州文化中的永恒不变的儒家信仰和精神理念。

水到渠成,新安医学凭借着天时、地利、人和的优势,在徽州这块儒家圣土上萌芽、成形、传承、发展,以深厚的文化底蕴、独特的区域特色、鲜明的流派色彩、突出的学术成就、深远的历史影响,在我国传统医学中独树一帜。

主要参考文献

1.著作

[1] 明·孙一奎著.赤水玄珠[M].万历十二年(1584)黄鼎刻本.

[2] 清·丁廷楗、卢询等修,赵吉士等纂.康熙徽州府志[M].康熙三十八年(1699)万青阁藏版刻本.

[3] 清·许豫和.许氏幼科七种[M].同治十一年(1872)壬午刻本.

[4] 民国·石国柱、楼文钊修.许承尧纂.民国歙县志[M].歙县旅沪同乡会校印,民国26年(1936)排印本.

[5] 日·丹波元胤.中国医籍考[M].北京:人民卫生出版社,1956.

[6] 清·周溶修,汪韵珊纂.安徽省祁门县志(同治十二年刊本影印)[M].//中国方志丛书·华中地方·第二四O号.台北:成文出版社有限公司,民国55–78年(1966–1989).

[7] 杜孚信纂辑.周光培,蒋孝达参校.明代版刻综录[M].扬州:江苏广陵古籍刻印社,1983.

[8] 裘沛然.中医历代名家学说[M].上海:上海科学技术出版社,1984.

[9] 宋·朱熹.朱子语类[M].北京:中华书局,1986.

[10] 元·赵汸撰.东山先生存稿·卷四·商山书院学田记(文渊阁四库全书影印本)[M].台北:台湾商务印书馆.中华民国75年(1986).

[11] 徽州地区医药公司.徽州地区中药资源普查资料汇编[C].徽州,1986.

[12] 安徽省新安医学研究会编.安徽省新安医学研究会成立大会暨第一次学术讨论会资料汇编[C].屯溪,1986.

[13] 宋·赵不悔修.罗愿纂.淳熙新安志[M].北京:中华书局,1990.

[14] 洪芳度编.新安医学史略[M].歙县卫生局、歙县医中医院编印,1990.

[15] 李济仁.新安名医考[M].合肥:安徽科学技术出版社,1990.

[16] 余瀛鳌,王乐匋,李济仁,等.新安医籍丛刊[M].合肥:安徽科学技术出版社,1990–1995.

[17] 严世芸.中国医籍通考[M].上海:上海中医学院出版社,1991.

[18] 季家宏.黄山旅游文化大辞典[M].合肥:中国科学技术大学出版社,1994.

[19] 清·马步蟾、夏銮修,黄崇惺、邵棠纂.道光徽州府志[M].//中国地方志集成–安徽府县志辑(48–50册).南京:江苏古籍出版社、上海书店、巴蜀书社,1998.

[20] 清·何应松修,方崇鼎纂.道光休宁县志[M].//中国地方志集成–安徽府

县志辑(52册).南京:江苏古籍出版社、上海书店、巴蜀书社,1998.

[21] 清·吴甸华、吕子珏修.程汝翼、俞正燮、詹锡龄纂.嘉庆黟县志道光黟县续志[M].//中国地方志集成–安徽府县志辑(56册).南京:江苏古籍出版社、上海书店、巴蜀书社,1998.

[22] 清·清恺、彭志溶修.席存泰纂.嘉庆绩溪县志[M]//中国地方志集成–安徽府县志辑(54册).南京:江苏古籍出版社、上海书店、巴蜀书社,1998.

[23] 王宏毅,王运长.王任之医案[M].合肥:安徽科学技术出版社,1998.

[24] 明·汪机著.高尔鑫编校.明清名医全书大成·汪石山医学全书[M].北京:中国中医药出版社,1999.

[25] 明·孙一奎著.韩学杰,张印生编校.明清名医全书大成·孙一奎医学全书[M].北京:中国医药科技出版社,1999.

[26] 明·吴崑著.郭君双编校.明清名医全书大成·吴崑医学全书[M].北京:中国中医药出版社,1999.

[27] 清·汪昂著.项长生编校.明清名医全书大成·汪昂医学全书[M].北京:中国中医药出版社,1999.

[28] 清·永瑢,纪昀主编.四库全书总目提要(整理本)[M].海口:海南出版社,1999.

[29] 王乐匋.新安医籍考[M].合肥:安徽科学技术出版社,1999.

[30] 朱文锋.中医诊断学[M].北京:人民卫生出版社,1999.

[31] 中华文化研究会.中国本草全书[M].北京:华夏出版社,1999.

[32] 余瀛鳌,李经纬.中医文献辞典[M].北京:北京科学技术出版社,2000.

[33] 明·谢肇淛.五杂俎[M].上海:上海书店出版社,2001.

[34] 民国·许承尧撰.李明回等校点.歙事闲谭[M].合肥:黄山书社,2001.

[35] 王宏毅,王怀英.中国百年百名中医临床家丛书·王任之[M].北京:中国中医药出版社,2001.

[36] 刘尚恒.徽州刻书与藏书[M].扬州:广陵书社,2003.

[37] 明·程敏政编撰.何庆善,于石点校.新安文献志[M].合肥:黄山书社,2004.

[38] 清·叶天士著.黄英志编校.明清名医全书大成·叶天士医学全书[M].北京:中国中医药出版社,2004.

[39] 张玉才.新安医学[M].合肥:安徽人民出版社,2005.

[40] 徐学林.徽州刻书[M].合肥:安徽人民出版社,2005.

[41] 明·程瞳编撰.王国良,张健点校.新安学系录[M].合肥:黄山书社,2006.

[42] 清·李斗著.王军评注.扬州画舫录[M].北京:中华书局,2007.

[43] 郭秀梅.医籍考[M].北京:学苑出版社,2007.

新安医学研究集成 学术研究

[44] 清·赵吉士.周晓光,刘道胜点校.寄园寄所寄[M].合肥:黄山书社,2008.

[45] 薛清录.中国中医古籍总目[M].上海:上海辞书出版社,2008.

[46] 上海中医药大学.江南名医医案精选·程门雪医案[M].第2版.上海:上海
科学技术出版社,2008.

[47] 安徽省卫生厅,安徽省科学技术协会,安徽中医学院.新安医学论坛论
文汇编[C].黄山,2008.

[48] 王键.中医药理论与应用研究——安徽中医药继承与创新博士科技论
坛论文集[M].合肥:安徽大学出版社,2008.

[49] 明·胡应麟撰.少室山房笔丛[M].上海:上海书店出版社,2009.

[50] 王键,吴毅彪,任何.中国现代百名中医临床家丛书——王乐匋[M].北
京:中国中医药出版社,2009.

[51] 清·黄应昀、朱元理等纂修.道光婺源县志[M].上海:上海古籍出版社,
2010.

[52] 上海中医药大学.近代中医流派经验选集[M].第3版.上海:上海科学技
术出版社,2011.

[53] 王键,陶国水.中华中医昆仑·王乐匋卷(线装本)[M].北京:中国中医药
出版社,2011.

[54] 黄辉.中华中医昆仑·李济仁卷(线装本)[M].北京:中国中医药出版社,
2011.

[55] 中华中医药学会,中国中医科学院基础理论研究所,安徽中医学院新安
医学研究中心.全国第三次中医学术流派交流会论文汇编[C].黄山,
2011.

[56] 黄辉,王惟恒.中医文明之旅[M].北京:人民军医出版社,2012.

[57] 中华中医药学会,安徽中医药大学.中华中医药学会第十六次医史文献
分会学术年会暨新安医学论坛论文汇编[C].合肥,2014.

[58] 国家中医药管理局中医学术流派传承推广基地办公室,中华中医药学
会,安徽中医药大学,广州中医药大学.首届全国中医内科流派高层论
坛暨全国中医内科高级研修班论文汇编[C].合肥,2015.

[59] 黄辉.中国历代名家学术研究丛书·徐春甫[M].北京:中国中医药出版
社,2017.

2.论文

[1] 余瀛鳌.明清歙县名医在医学上的贡献[J].安徽医科大学学报,1978,
(4):225-228.

[2] 黄忠民.浅谈"新安医学"对温病的贡献[J].皖南医学,1979,(10):5-6.

[3] 王乐匋.柳宝诒对伏气温病的认识与发挥[J].浙江中医学院学报,1983,

(2):5-8.

[4] 项长生.简述新安医家关于仲景学说研索的概况[J].安徽中医学院学报,1984,3(1):31-35.

[5] 魏稼.郑梅涧、夏春农的针灸学说[J].江西中医药,1985,(6):49-52,32.

[6] 李洪涛,刘培雷.浅论新安医学及其发展兴盛的历史动因[J].安徽中医学院学报,1989,8(1):20-23.

[7] 童光东.论新安医家家族链是新安医学发展的重要形式[J].安徽中医学院学报,1990,9(2):23-26.

[8] 张其枨,李济仁.新安医家研究《内经》概要[J].安徽中医学院学报,1990,9(4):18-20.

[9] 童光东.明清时期徽版医籍刻印及其影响[J].中国医药学报,1990,5(4):60-62.

[10] 黄辉.《本草备要》浅谈[J].四川中医,1990,(5):50-51.

[11] 吴锦洪.新安医学培元派的形成和影响[J].安徽中医学院学报,1991,10(2):13-15.

[12] 项长生.我国最早的医学团体一体堂宅仁医会[J].中国科技史料,1991,12(3):61-69.

[13] 吴曼衡.新安医家对《伤寒论》研究的贡献[J].安徽中医学院学报,1991,10(4):21-23.

[14] 郝恩恩.新安医家对温病学的影响与贡献[J].安徽中医学院学报,1991,10(4):23-24.

[15] 陶广正.新安医派对仲景学说的重大贡献[J].新中医,1992,(1):6-9.

[16] 高明明.《医宗金鉴》的编纂及其成就[J].中华医史杂志,1992,22(2):80-83.

[17] 任何,王键.轻灵达变治湿温,酌盈济虚理胀满——王仲奇学术经验蠡测[J].上海中医药杂志,1993,(7):5-6.

[18] 王乐匋,任何,王键.论王仲奇医案的特色[J].中医杂志,1993,34(12):713-715.

[19] 任何.王乐匋治外感热病运用附子的经验[J].中医杂志,1994,(1):11-13.

[20] 吴毅彪,任何,吴南民.王乐匋教授运用条达木郁法的经验[J].安徽中医学院学报,1994,13(2):15-17.

[21] 周海虹.王任之处方用药特色浅析[J].新中医,1995,(1):7-8.

[22] 黄孝周.新安妇科学术成就评析[J].安徽中医学院学报,1995,14(1):17-18.

[23] 徐子杭,洪军,陶红.新安医学及其价值浅识[J].安徽中医临床杂志,

1999,11(2):130-133.

[24] 任何.王乐匋教授学术经验撷英[J].安徽中医学院学报,1999,18(3):6-9.

[25] 刘惠玲,吴华强,李洪涛,等.新安温补培元医家及其学术特点[J].安徽中医学院学报,1999,18(6):16-18.

[26] 张玉才.吴楚温补学术经验初探 [J].中国中医基础医学杂志,2000,6(4):57-60.

[27] 童光东,袁静,刘慧玲,等.温补培元方对脾虚与脾肾阳虚模型细胞免疫功能影响的实验研究[J].中国中西医结合消化杂志,2001,9(1):8-10.

[28] 顾植山.汪机学术思想及临床思维探析[J].中医文献杂志,2001,(2):3-5.

[29] 项长生.固本培元派的形成和发展[J].中华医史杂志,2001,31(4):247-251.

[30] 张玉才,李净.新安医家继承发展金元四大家学说概要[J].中国中医基础医学杂志,2002,8(8):78-79.

[31] 甄仲.汪昂对《黄帝内经》研究的贡献[J].江西中医学院学报,2003,15(2):30-31.

[32] 王国良.朱熹理学体系及其对徽州文化的影响[J].徽学,2003,(1):13-24.

[33] 郑日新.新安郑氏喉科医学述略[J].安徽中医学院学报,2003,22(5):13-16.

[34] 余永燕.近代中医防治白喉病史略[J].中华医史杂志,2004,34(2):79-82.

[35] 梁嵘.1949年以前中医舌诊学术发展历程的探究[J].自然科学史研究,2004,23(3):257-273.

[36] 王新智.叶天士"久病入络"学说之探析[J].福建中医药,2004,35(3):43-44.

[37] 万四妹,许霞.汪机《伤寒选录》对温病学的贡献[J].安徽中医学院学报,2004,23(3):9-11.

[38] 张玉才,万四妹.新安医学的历史地位及影响 [J].中医文献杂志,2004,22(4):4-7.

[39] 陈继业,尤光明.从现代科学看中医中营卫二气[J].现代中西医结合杂志,2006,15(13):35.

[40] 王飞,倪英群,袁静,等.汪机《石山医案》119首方配伍规律探析[J].辽宁中医杂志,2007,34(7):888-889.

[41] 叶显纯.《医方考》剖析[J].上海中医药杂志,2007,41(11):54-58.

[42] 李姿慧.王键教授运用化湿法治验举隅[J].甘肃中医学院学报.2008,25(1):3-4.

[43] 余洁英,邱仕君,肖莹.《临证指南医案》之"肝—胃"相关理论探析[J].广

州中医药大学学报,2008,25(2):169–172.

[44] 李姿慧,蔡荣林.汪机运用化湿法验案浅析 [J].中医药临床杂志,2008,20(4):331–332.

[45] 王键,李姿慧.中医化湿法有关问题的初步研究[J].中华中医药学刊.2008,26(4):684–687.

[46] 黄辉.《本草蒙筌·序》述评[J].安徽中医学院学报,2008,27(6):12–14.

[47] 汪沪双.论新安医籍刻本特色[J].中医文献杂志,2008,(6):9–12.

[48] 王耀帅,周惠芬,李成,等.吴崑《针方六集》针药并用思想浅析[J].山东中医药大学学报,2009,33(2):145–146.

[49] 罗梦溪.《素问吴注》学术思想研究[D].合肥:安徽中医学院,2009.

[50] 黄辉.李济仁践行新安医学治验[N].中国中医药报,2009年12月7日第4版(学术与临床).

[51] 章健.新安医家对方剂学的贡献[J].浙江中医药大学学报,2010,34(1):21–22.

[52] 黄辉.《本草蒙筌》医论药话评析[J].中医杂志,2010,51(1):89–91.

[53] 黄辉.李济仁教授《内经》教学法探析[J].安徽中医学院学报,2010,29(1):75–77.

[54] 黄辉. 秉承新安学风独创医学心机——国医大师李济仁先生的治学之路[J].中医药文化,2010,5(1):4–7.

[55] 许霞.新安槐塘程姓家族医学的传承对中医教育的启迪[J].辽宁中医药大学学报,2010,(2):49–51.

[56] 吴桂香,王旭光.6位新安医家生平资料新证 [J].安徽中医学院学报,2010,29(4):4–6.

[57] 王键,牛淑平.新安医学研究的文化视野[J].中医药文化,2010,5(4):8–12.

[58] 黄辉.《本草备要》医论药话评析[J].中医杂志,2010,51(6):570–571.

[59] 黄辉.新安医药学家汪昂[J].中医药临床杂志.2010,22(10):919–925.

[60] 何静,王键.新安医家化湿法研究[J].安徽中医学院学报,2010,29(6):16–18.

[61] 李杰,王宁,吕光耀,等.叶天士脾胃分治用药特色方剂计量学分析[J].中华中医药杂志,2010,25(12):2285–2288.

[62] 王键,黄辉.中医学与中华传统文化[J].中医药临床杂志,2011,23(1-3):5–17,95–105,197–198.

[63] 张宇鹏.略论明代命门三家学说[J].现代中医药,2011,31(1):45–48.

[64] 张宇鹏.孙一奎三焦相火学说探析[J].河北中医药学报,2011,26(1):

11-12.

[65] 王键,李姿慧,胡建鹏.调畅气机与健脾化湿关系辨析[J].安徽中医学院学报,2011,30(2):1-3.

[66] 罗梦曦,王键.吴崑《医方考》学术特色[J].安徽中医学院学报,2011,30(6):14-16.

[67] 万四妹,戴慎.浅析《素圃医案》临证实践仲景学说的特色[J].时珍国医国药,2011,22(9):2267-2268.

[68] 王键,牛淑平.新安医家时空分布规律探析[J].中医杂志,2011,52(24):2075-2077.

[69] 叶铭钢,叶敏,李姿慧,等.王任之辨治痢疾浅析[J].中医药临床杂志,2012,24(7):599-600.

[70] 周雯,刘兰林,杨矛,等.新安医家固本培元法临床应用的数据分析[J].北京中医药大学学报,2012,35(4):255-260.

[71] 孙娟,王键.孙一奎运用健脾化湿法验案浅析[J].安徽中医学院学报,2012,31(4):19-21.

[72] 刘玉凤,王键.新安医家之德容医风[J].医学与哲学,2012,33(5):74-76.

[73] 吴裕存.试论新安医学学术链[J].中医药临床杂志,2012,24(9):813-817.

[74] 岳冬辉,王键.新安医家对温病学发展的重要贡献[J].中医杂志,2012,53(17):1446-1448.

[75] 李姿慧,王又闻,江爱娟,等.王键教授运用健脾化湿法临证经验撷萃[J].中华中医药杂志,2012,27(11):2869-2871.

[76] 王键,黄辉,王又闻,等.新安医学系列讲座(12讲)[J].中华中医药杂志,2013,28(1-5,6-12):146-149,439-443,739-746,1008-1015,1787-1794,2051-2057,2341-2349,2654-2660,2980-2987,3295-3300,3600-3605;2014,28(1-2):174-181,497-503.

[77] 张宇鹏.简述孙一奎临证施治思想[J].中国中医基础医学杂志,2013,19(1):24-25.

[78] 杨星哲.叶天士胃阴学说与脾胃分治思想初探[J].四川中医,2013,31(3):19-21.

[79] 杨奕望,李明,胡蓉,等.晚明时代"脑主记忆"说的源流与传播[J].中国中医急症,2013,22(4):526-527,530.

[80] 王旭光,陆翔.《素问吴注》发微[J].安徽中医学院学报,2013,32(6):17-19.

[81] 王键,黄辉,蒋宏杰.新安固本培元派扶阳理论与临床应用研究[J].安徽中医药大学学报,2014,33(1):15-18.

[82] 王键,李新军.徽州理学文化背景下的新安医家风格[J].中医药文化,2014,9(1):17-21.

[83] 贺云周,董昌武,张晓军,等.新安固本培元方对脾虚型溃疡性结肠炎大鼠细胞因子的影响[J].山西中医学院学报,2014,15(2):30-32.

[84] 黄辉,蒋宏杰,叶敏,等."新安王氏医学"的医学成就与学术特色[C]//中华中医药学会第十六次医史文献分会学术年会暨新安医学论坛论文汇编(合肥),2014,8:157-168.

[85] 岳冬辉,王键.王乐匋论治温病特色浅析[J].中医杂志,2014,55(16):1365-1367.

[86] 郑日新,郑铎,郑公望,等.徽文化与新安医家成才的相关性[J].中医药临床杂志,2014,26(12):1215-1217.

[87] 张红梅,陈雪功,胡建鹏,等.新安医家"温补重脉诊"临床经验探析[J].安徽中医药大学学报,2014,33(6):11-12.

[88] 潘云，王键. 汪机《营卫论》阴阳观探析 [J]. 安徽中医药大学学报,2015,34(1):9-10.

[89] 王键,黄辉.试述新安医学心传心悟派[C].//首届全国中医内科流派高层论坛暨全国中医内科高级研修班论文汇编(合肥),2015,10:53-55.

[90] 黄辉,万四妹,朱来顺,等.新安医学家徐春甫生平事迹考辨[J].安徽中医药大学学报,2016,35(1):8-11.